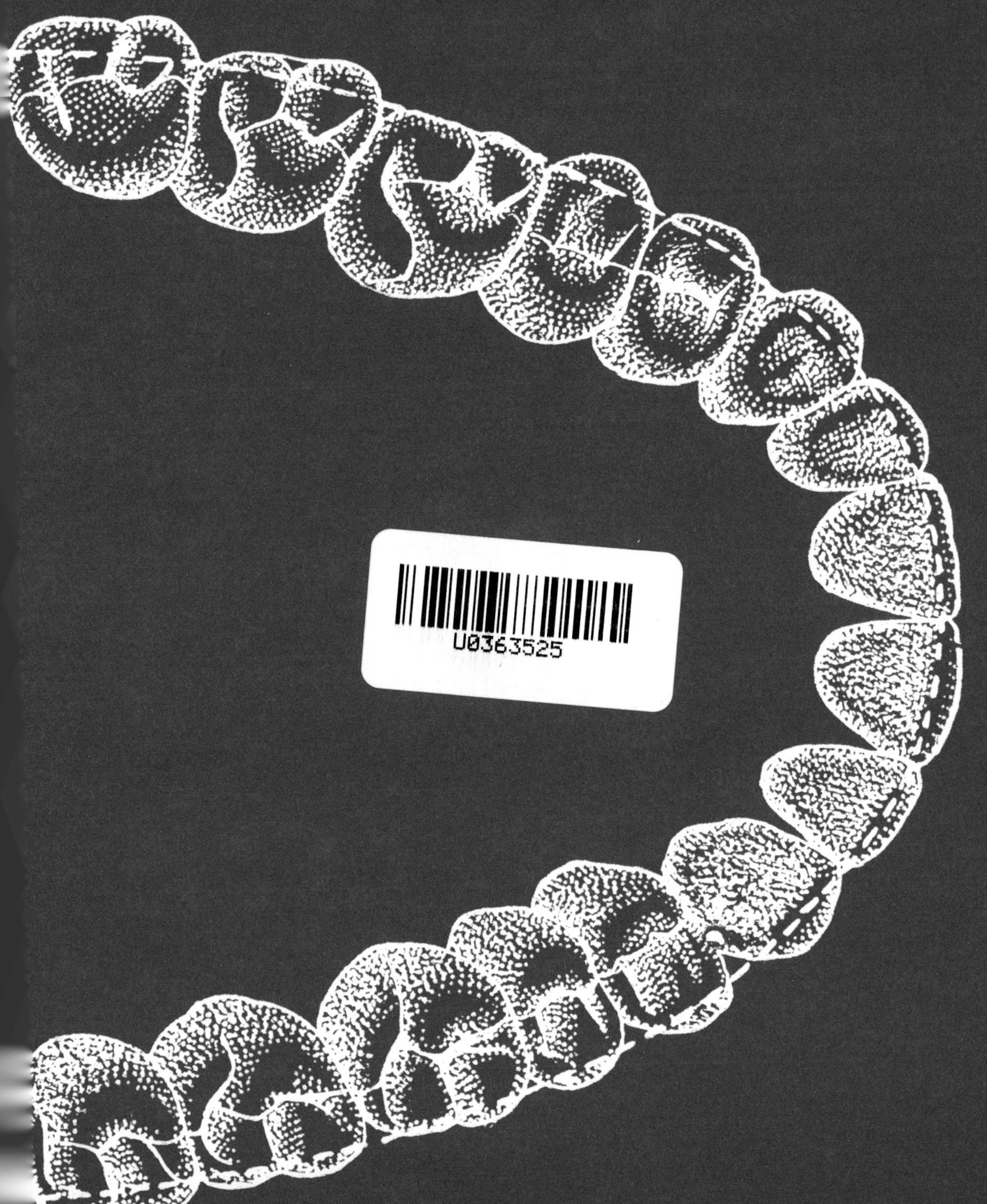

想象另一种可能

理
想
国

imaginist

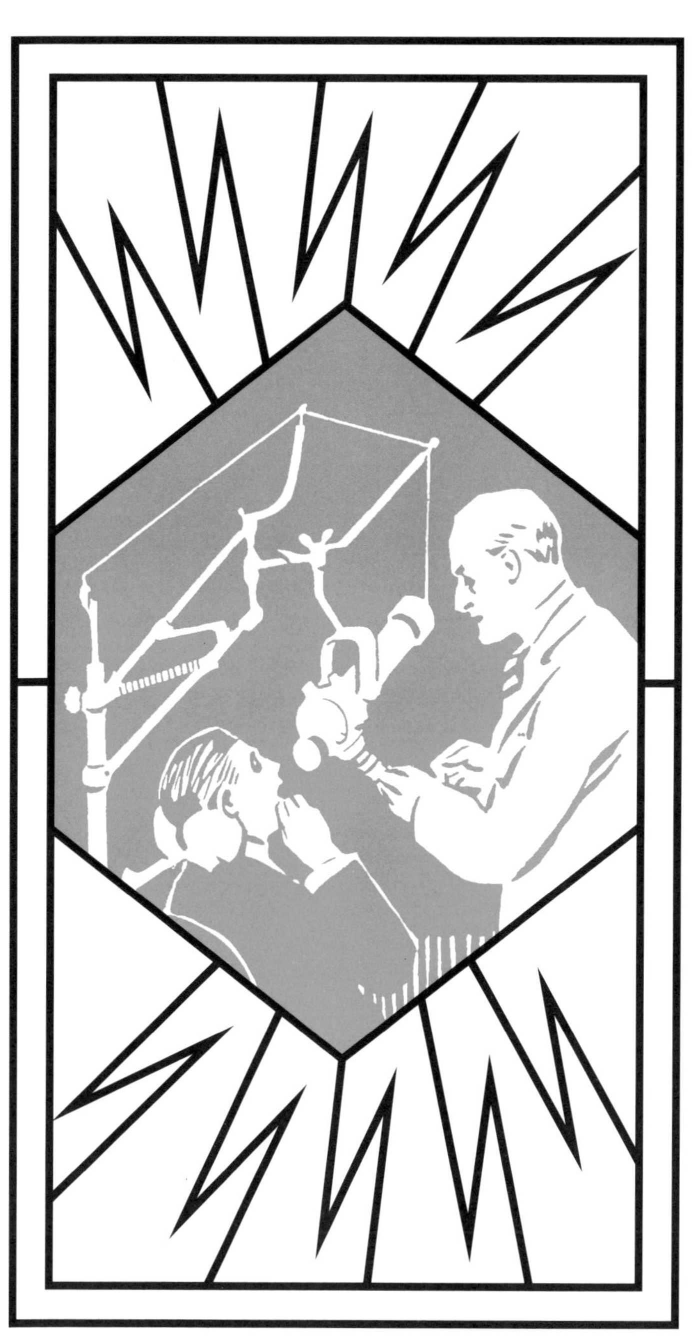

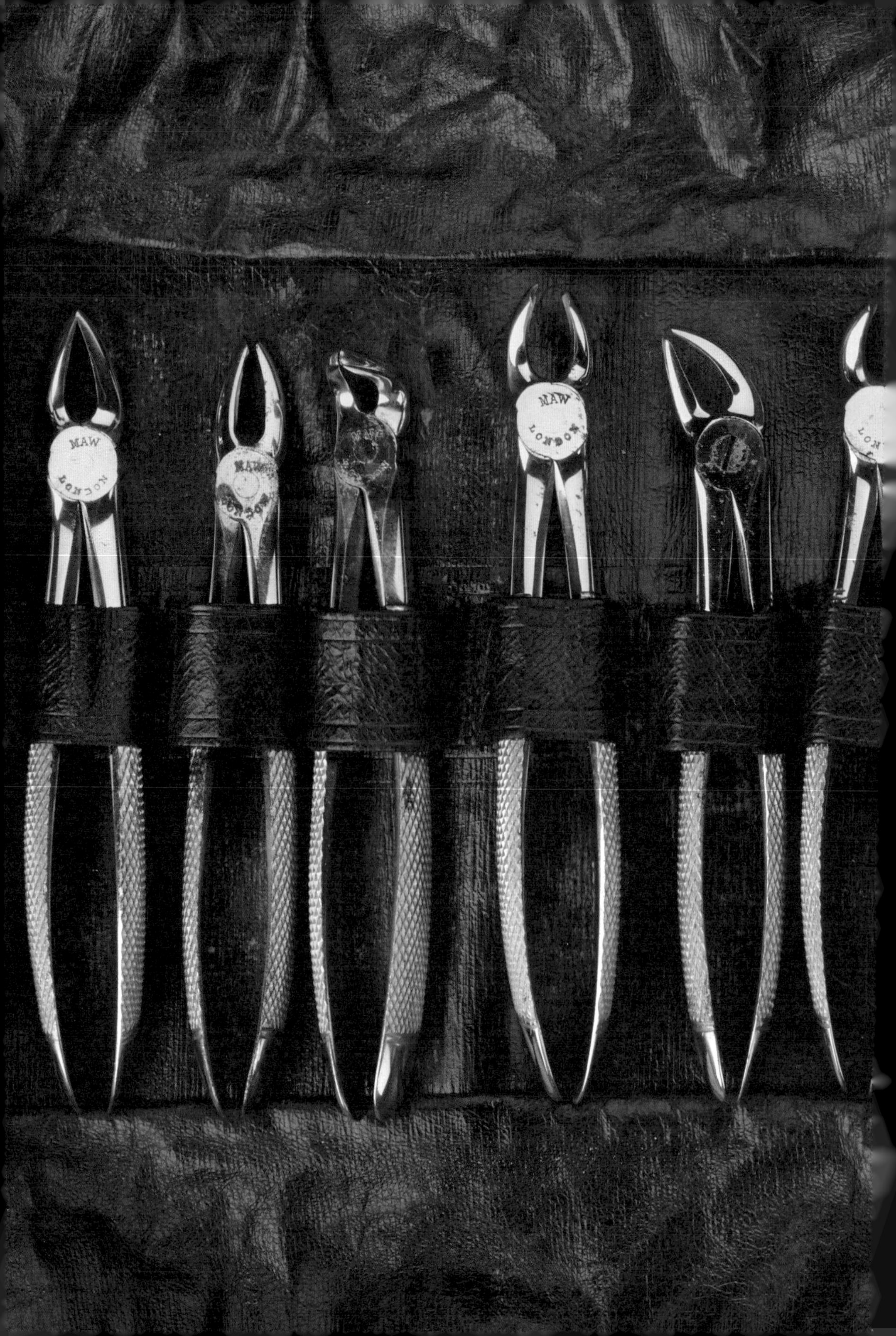
MAW
LONDON
MAW
LONDON

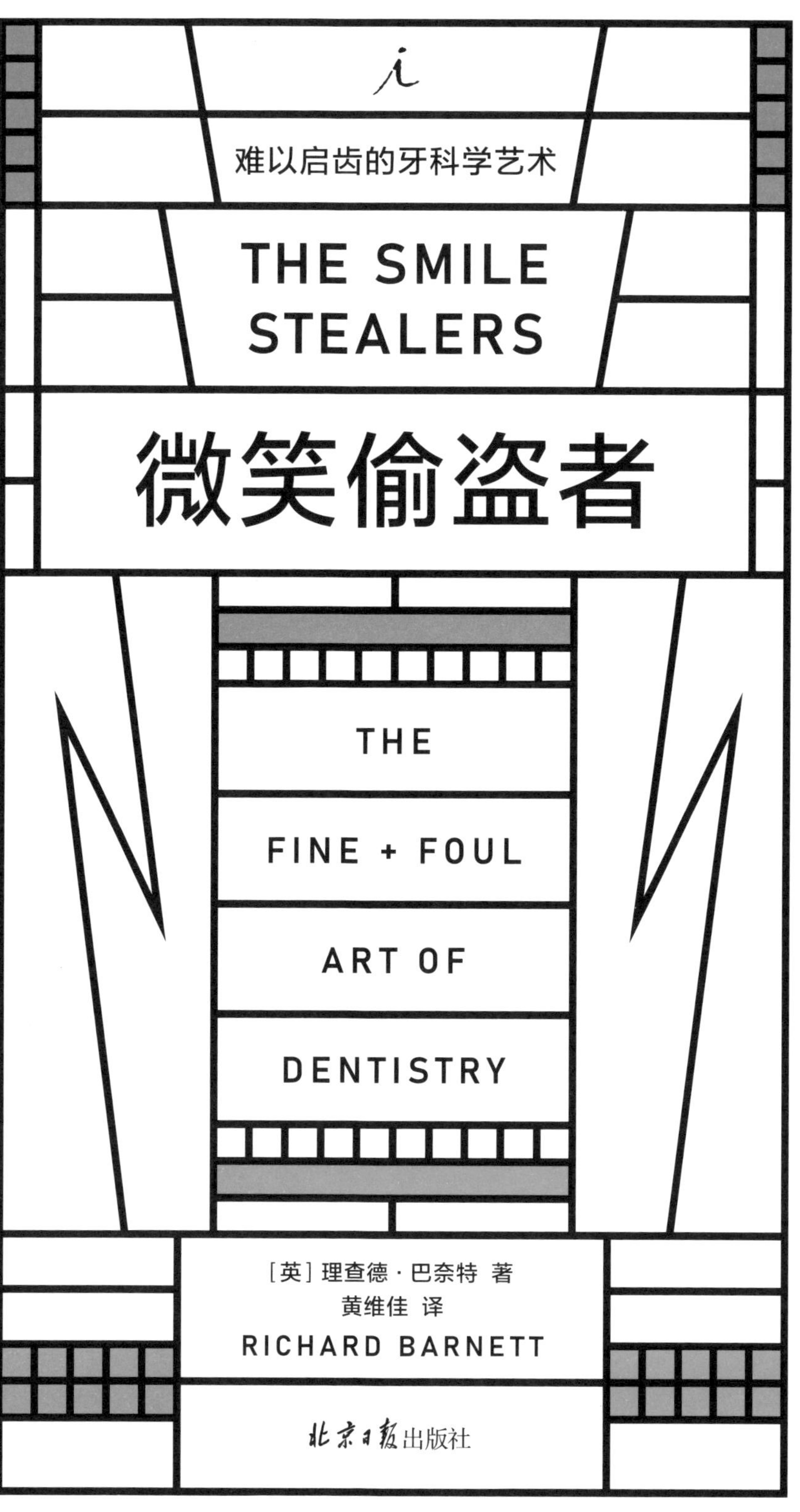

难以启齿的牙科学艺术

# THE SMILE STEALERS

# 微笑偷盗者

THE FINE + FOUL ART OF DENTISTRY

[英] 理查德 · 巴奈特 著
黄维佳 译
RICHARD BARNETT

北京日报出版社

**封面** | 手工上色插图，H. 雅各布（H. Jacob）展示牙钳拔牙技术，来自让 - 巴普蒂斯特 · 马克 · 布尔热里（Jean-Baptiste Marc Bourgery）的《人类解剖与外科手术图谱》（*Traité complet de l'anatomie de l'homme comprenant la médecine opératoire*，意大利语简明版，1841 年）第一卷图 25。

**封底** | 来自 1933 年拉斯伯恩（Rathbone）牙科综合治疗台的产品图录封面。

wellcome collection

惠康博物馆（Wellcome Collection）

惠康博物馆是你无可救药的好奇心的无偿满足之地，致力于探索医学、生活与艺术在过去、现在和未来的联系。惠康博物馆隶属惠康基金会（Wellcome Trust）。惠康基金会是一家全球慈善基金会，其宗旨是通过促进先进理念的发展，增进所有人的健康福祉。除另有注明，书中所有图像皆转载自惠康图书馆。详细信息，请见第 251 页。

www.wellcomecollection.org

好奇即本能，探索即欲望

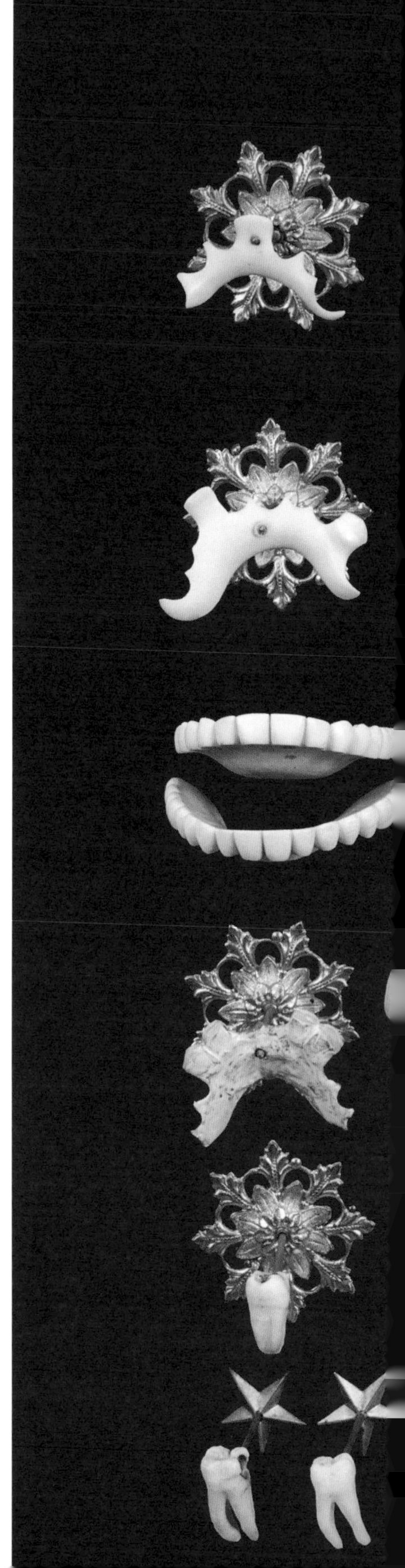

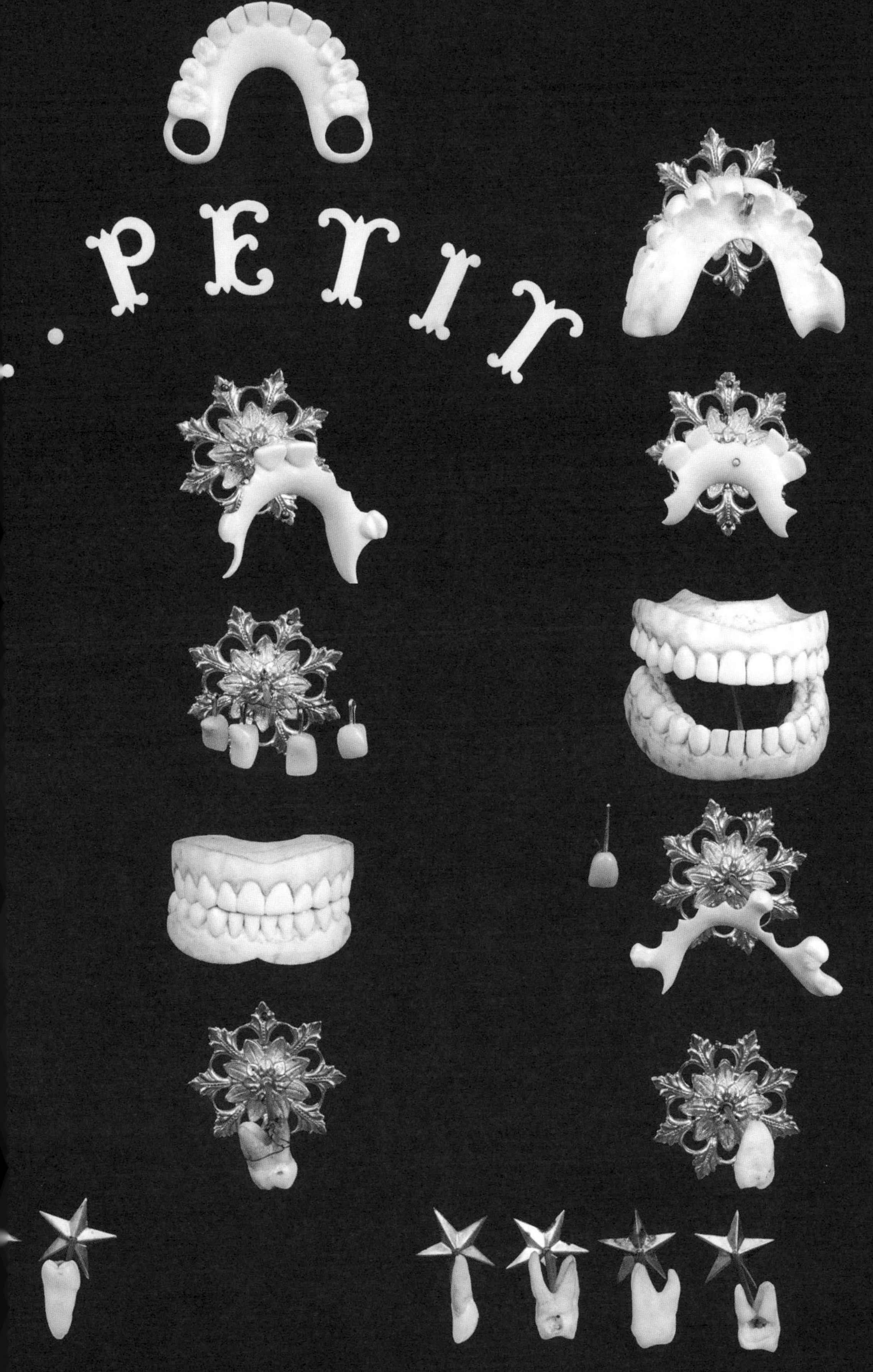
PETIT

**第 1 页 |** 沃特森父子电子医疗公司制造商的产品目录（Watson and Sons Electro-Medical Ltd.，约 1924 年）。牙科 X 射线仪的应用：X 射线原理简述及其牙科用途。

**第 2 页 |** 牙科镊钳，存于英国医疗器械商 S. 玛欧父子与汤普森公司（S. Maw, Son and Thompson，1870—1901 年）制造的一个黑色皮质拉杆箱内。各类镊钳适用于不同大小和形状的牙齿。每件器械的表面都刻有制造商的标记“玛欧伦敦”。

**4–5 页 |** 一位牙医的橱窗广告，展示了象牙制成的义齿和拔除的牙齿，专为 J. 派蒂（J. Petit）定制，巴黎（约 1880 年）。

**6–7 页 |** 油画《牙科守护神阿波罗尼亚像》（*Portrait of St Apollonia*）。由一位追随弗朗西斯柯 · 德 · 苏巴朗（Francisco de Zurbarán）的画家所作。

**8–9 页 |** 各类可调节牙椅的模型，包括一台专为儿童设计的液压铸铁牙椅（1910—1930 年，左下），配件以桃木制成，由英格兰牙科公司制造。另一台“钻石 2 号”（1925—1935 年，右下）由费城 S.S. 怀特牙科制造公司（S.S. White Dental Manufacturing Company）生产。

**10–11 页 |** 油画《拔牙手术》（*An Operator Extracting a Tooth*），17 世纪，临摹自阿德里安 · 布劳威尔（Adriaen Brouwer）。

**12–13 页 |** 各类牙科器械图示，包括柳叶刀、牙匙、去根器、清洁牙齿和去除牙石的工具，载于《牙医教育 II》（*Il Dentista Istruito*，1834 年），作者 J.C.F. 莫里（J. C. F. Maury）。

**第 14 页 |** 英国艺术家欧内斯特 · 博得（Ernest Board）画作（约 1912 年），描绘了 1846 年牙外科医生威廉 · 托马斯 · 格林 · 莫顿首创性地将乙醚用于牙科麻醉时的场景。

**第 15 页 |** 19 世纪卢西亚诺 · 内佐（Luciano Nezzo）的画作，展示了一位外科医生将牙匙匿于身后的情形。作品的主旨之一是两人间的反差：她信任地张大了嘴，他却悄悄地将工具藏起。

**16–17 页 |** 收藏在伦敦布莱斯大厦（Blythe House）的一组全口和局部义齿。

**18–19 页 |** 两位年轻患者在伦敦法莱恩医院（Friern Hospital）检查他们腐烂的牙齿，出自一套临床病理学影集（约 1890—1910 年）。

**第 20 页 |** 选自《牙齿充填方法》（*Methods of Filling Teeth*，1899 年），作者罗德里格斯 · 奥托伦吉（Rodrigues Ottolengui）。

**第 22 页 |** 利特尔牙科公司（Ritter Dental Manufacturing Company Inc.,）大约在 1920 年生产的三叉牙科治疗台，由金属、玻璃和陶瓷制成，开创了将牙科器械工具集于一体的先河。气、水、电都在牙医手边，还包含高速涡轮机、可调灯光和痰盂。

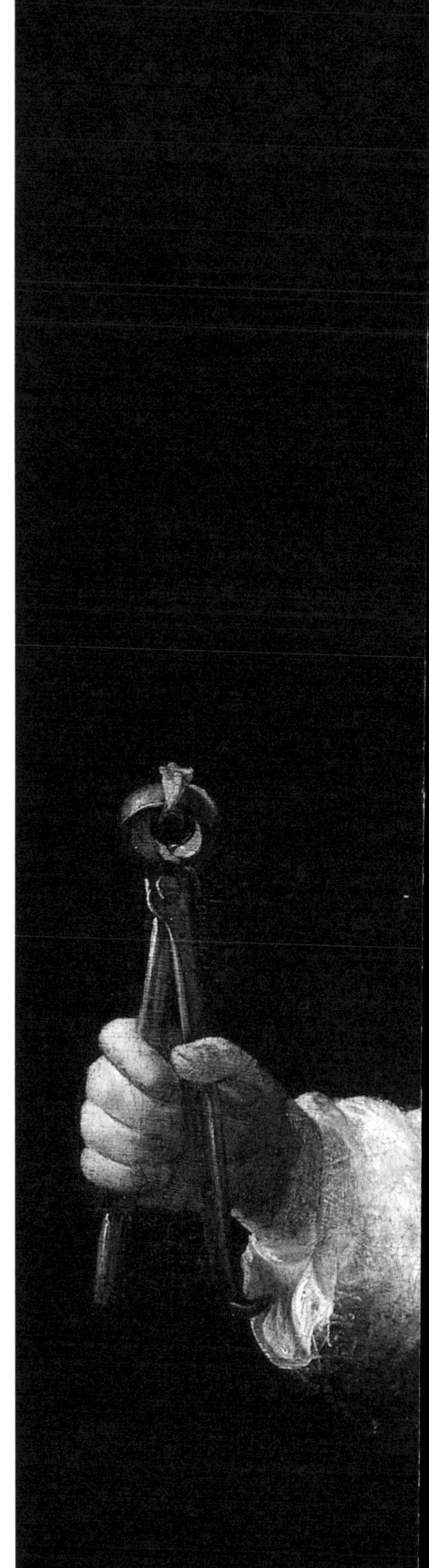

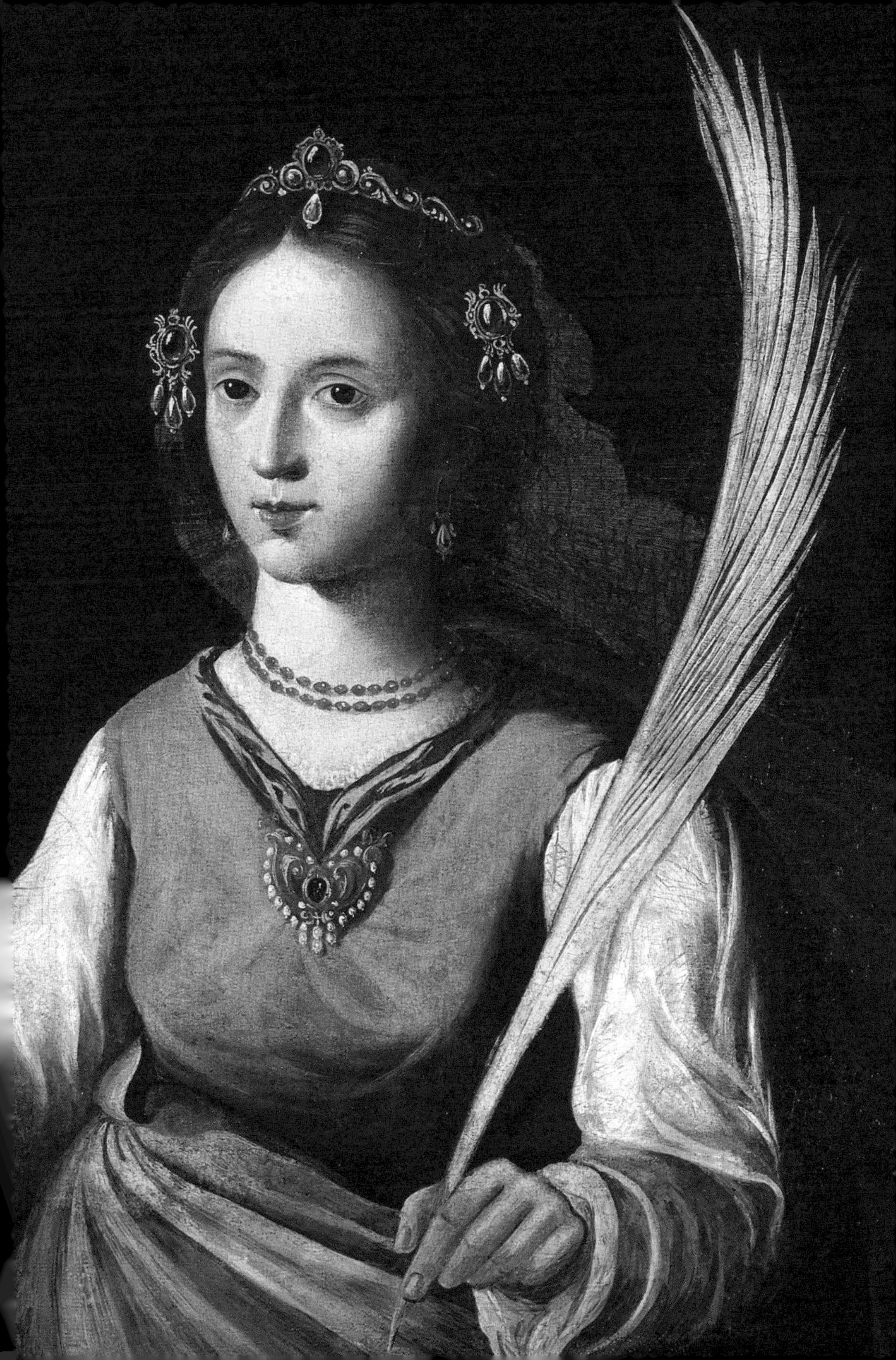

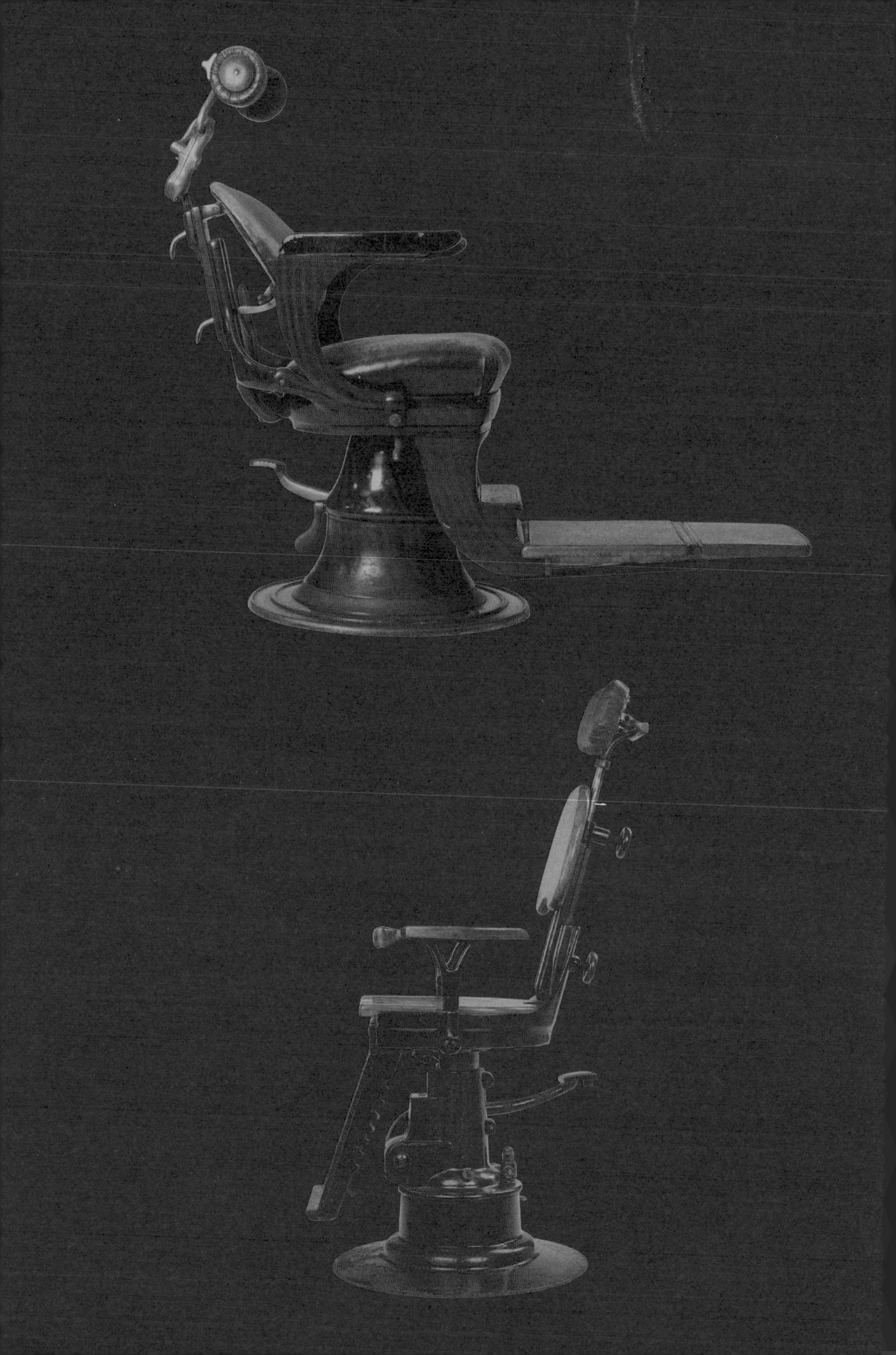

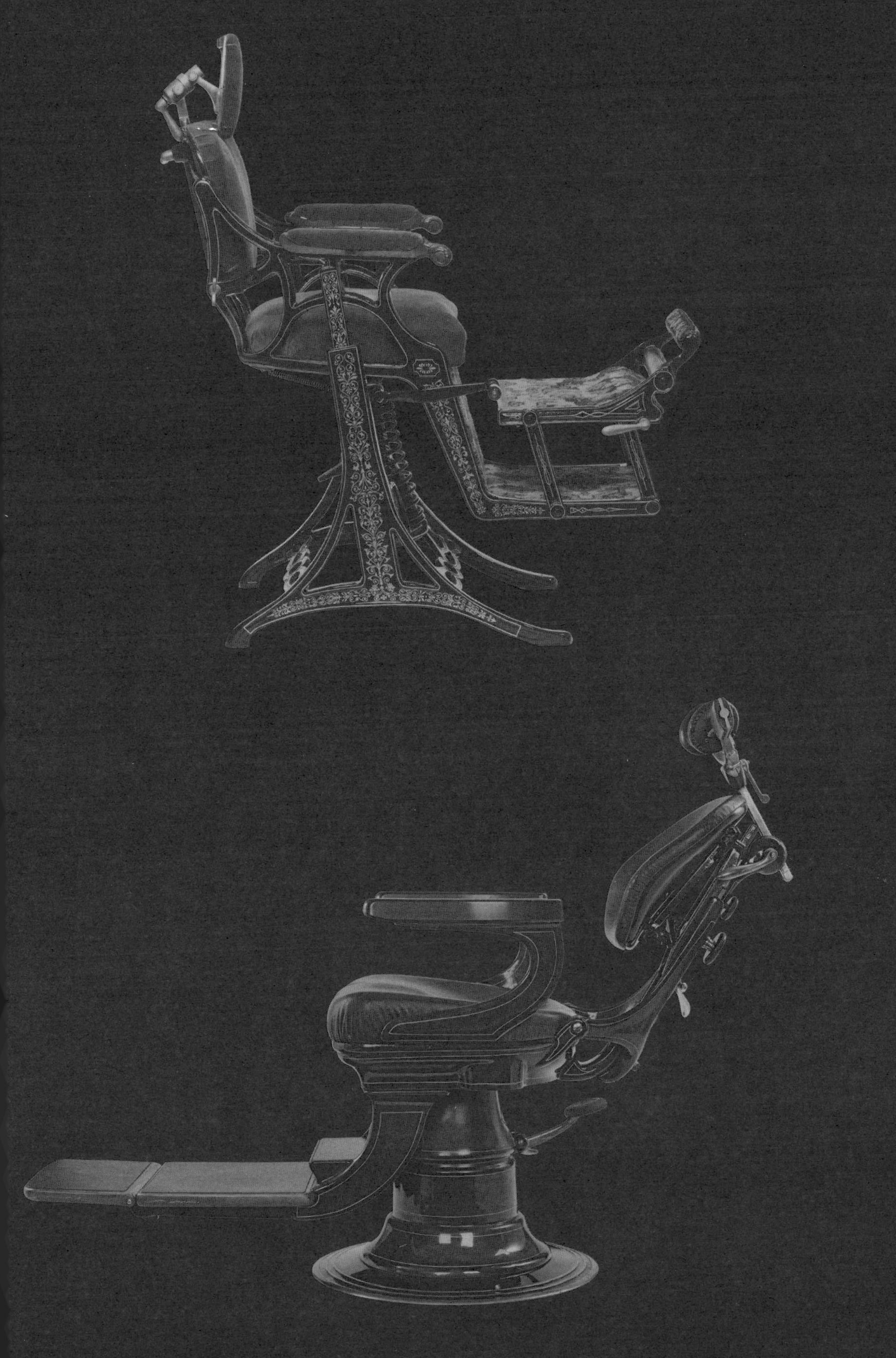

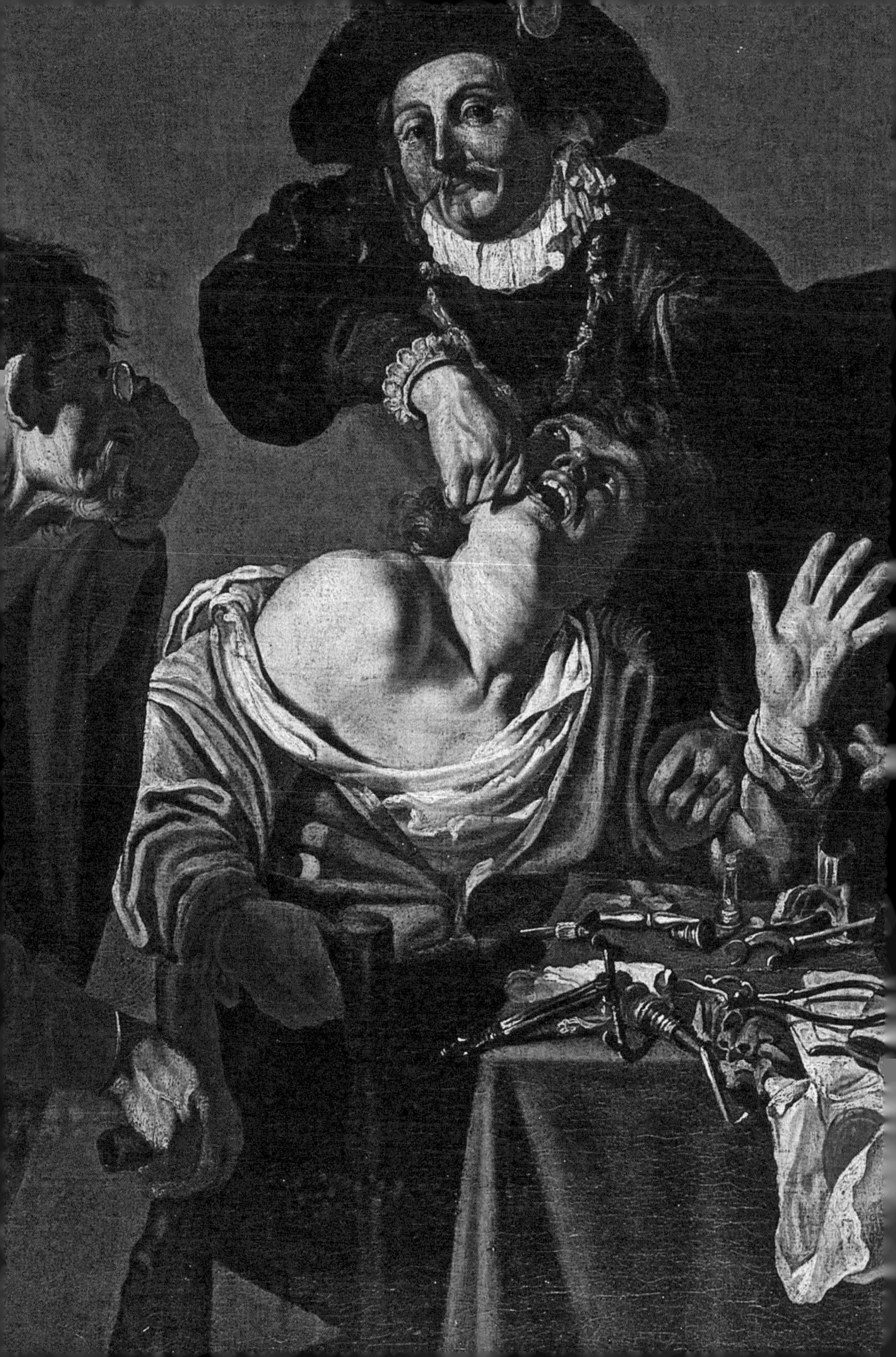

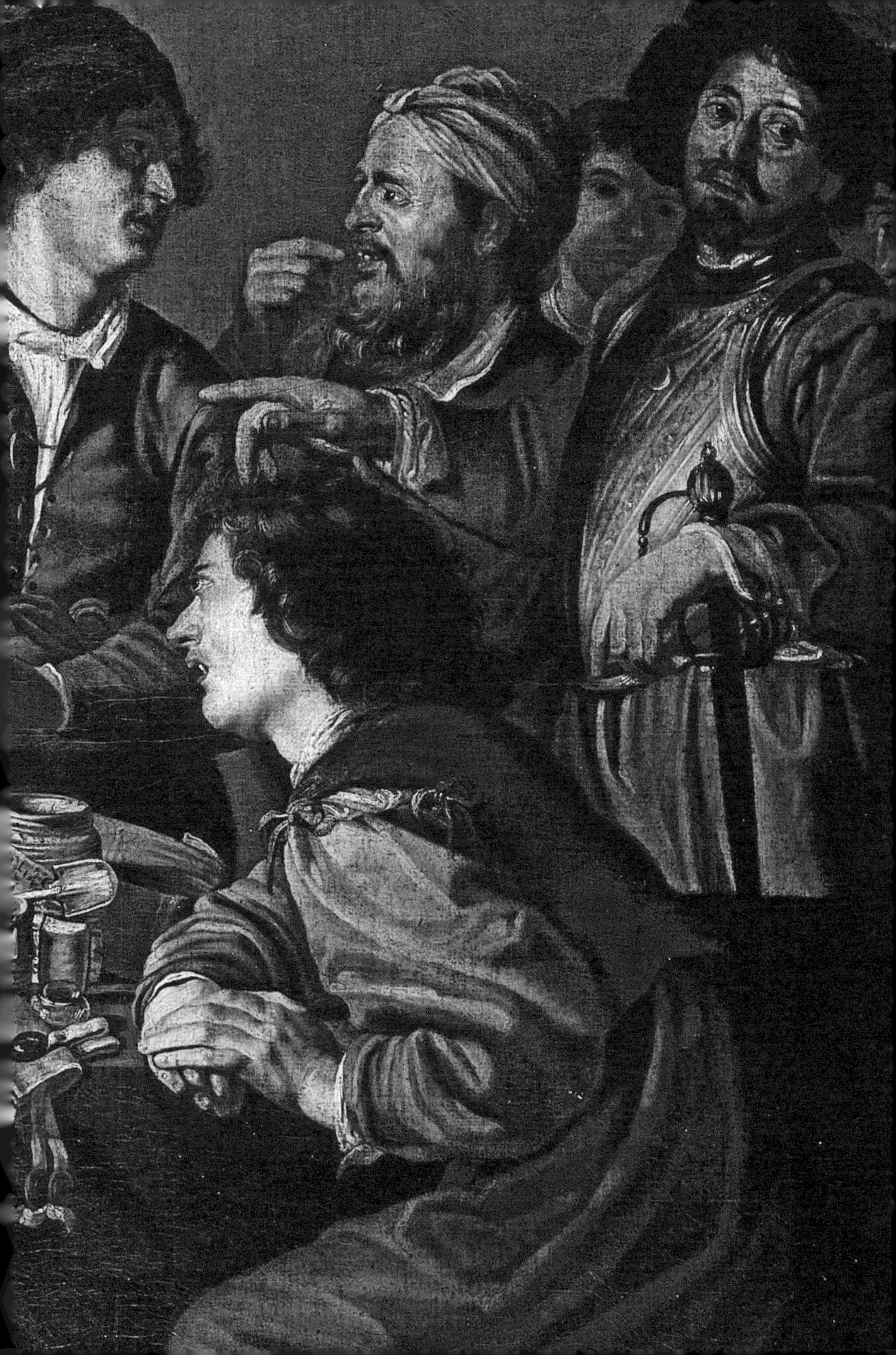

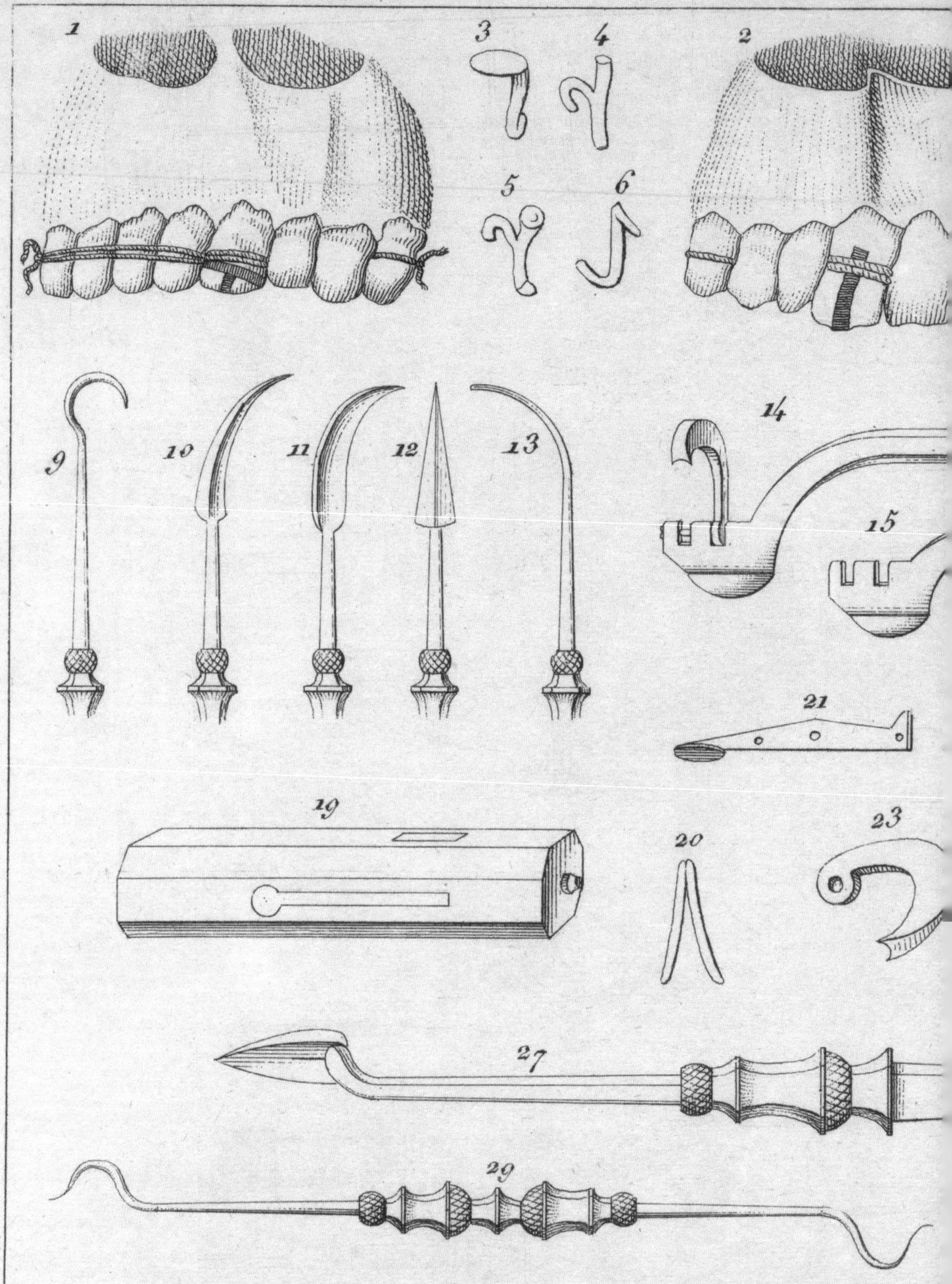
1
3
4
2
5
6
9
10
11
12
13
14
15
21
19
20
23
27
29

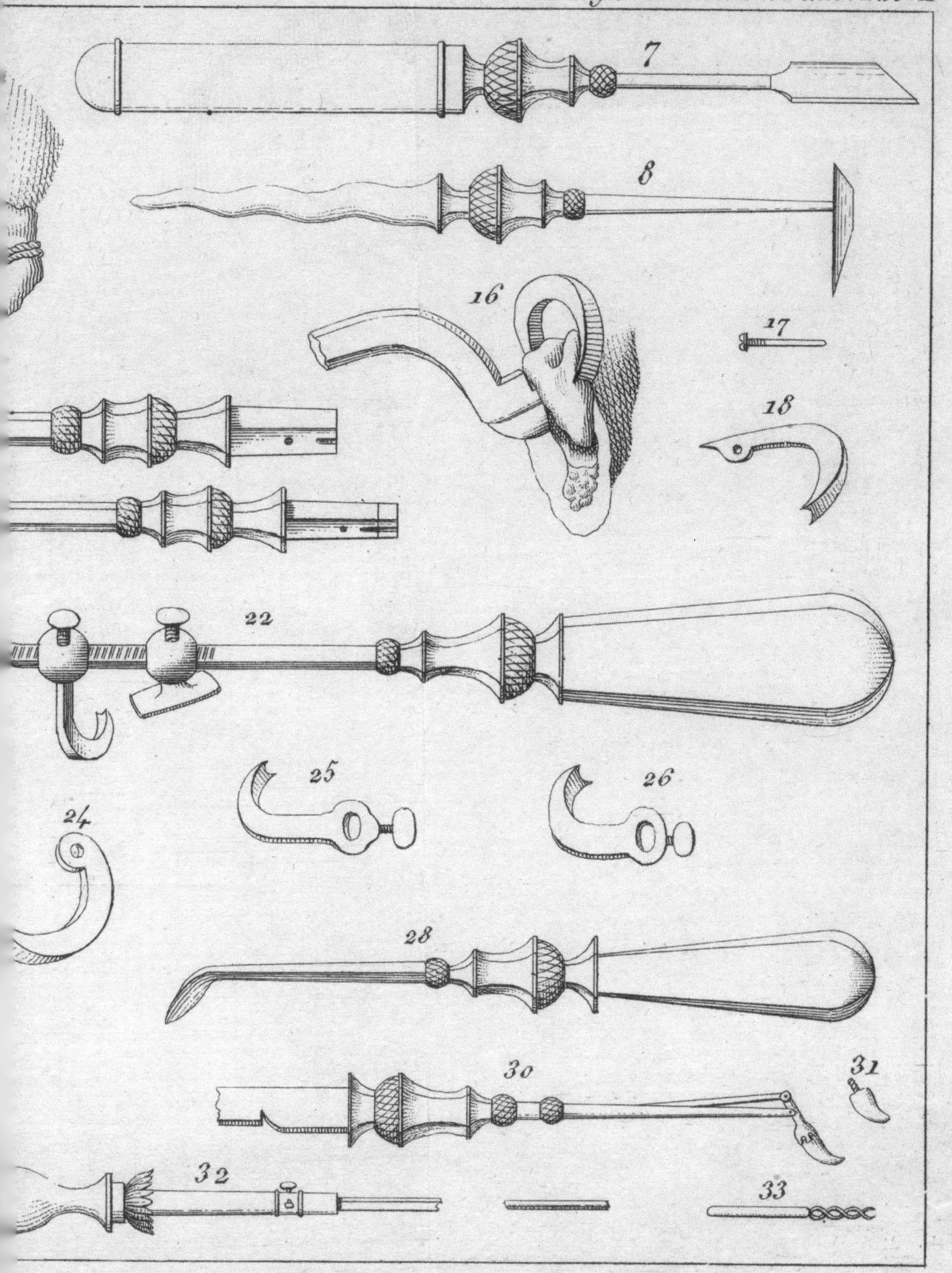
7
8
16
17
18
22
25
26
24
28
30
31
32
33

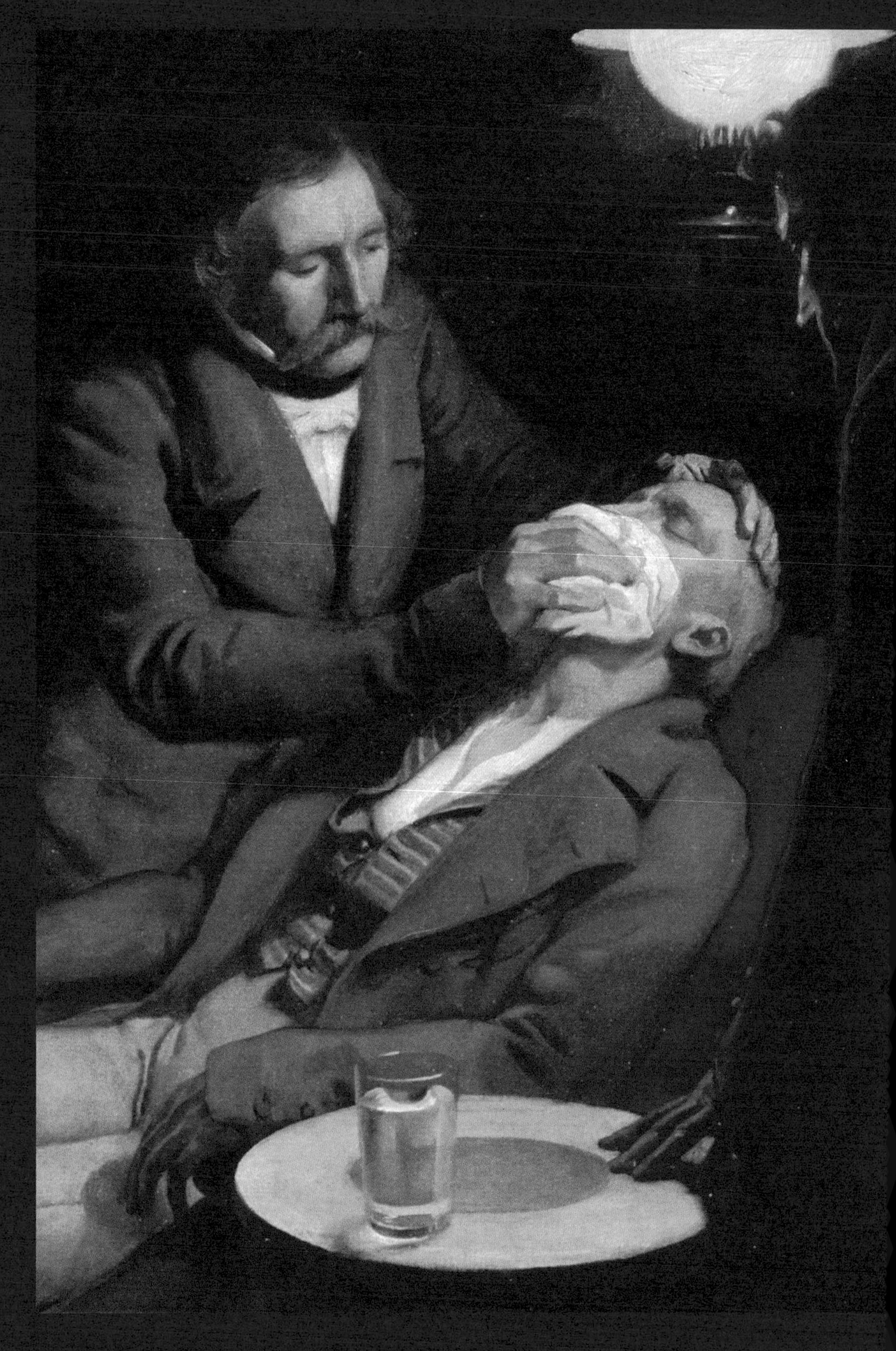

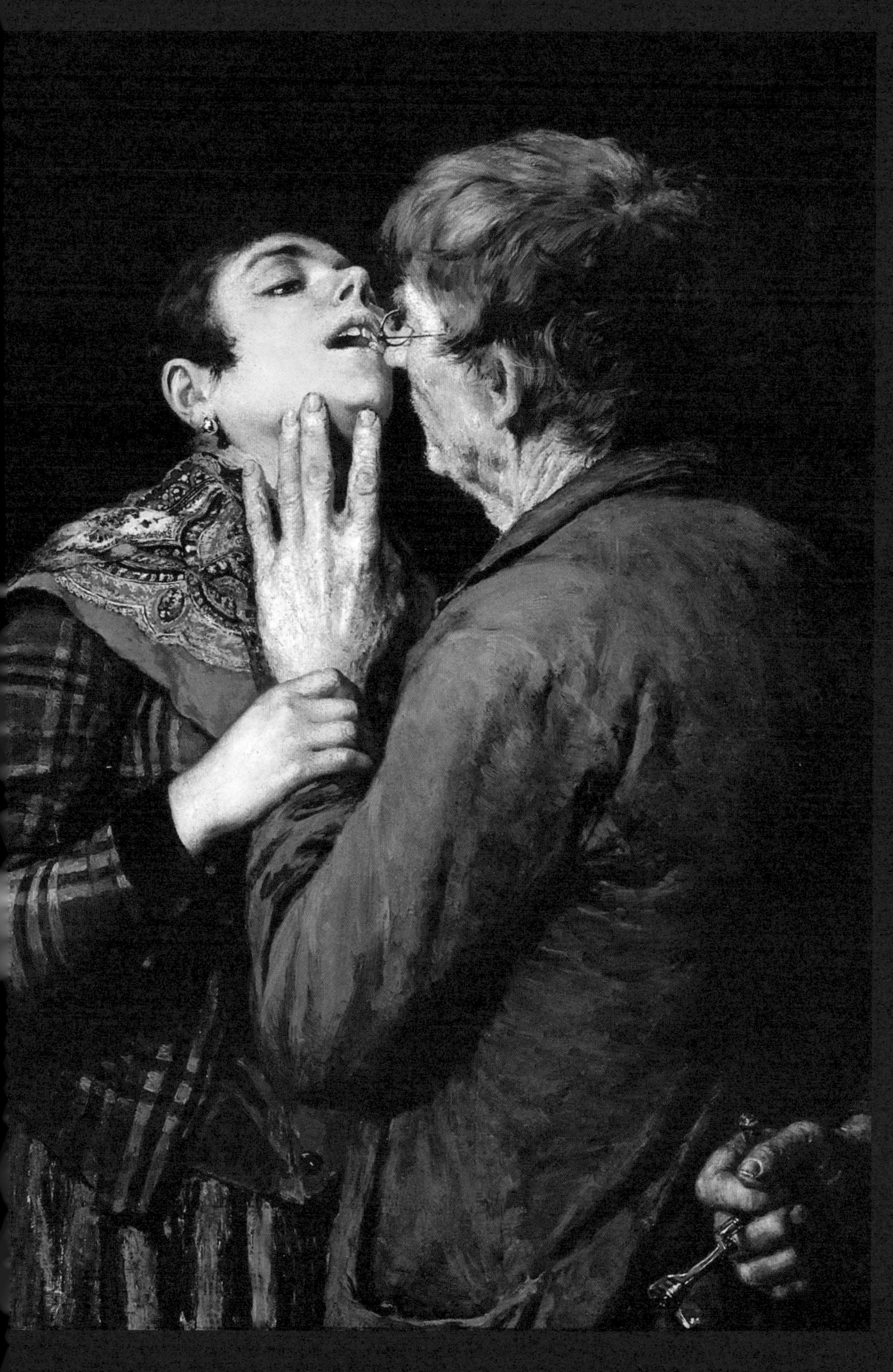

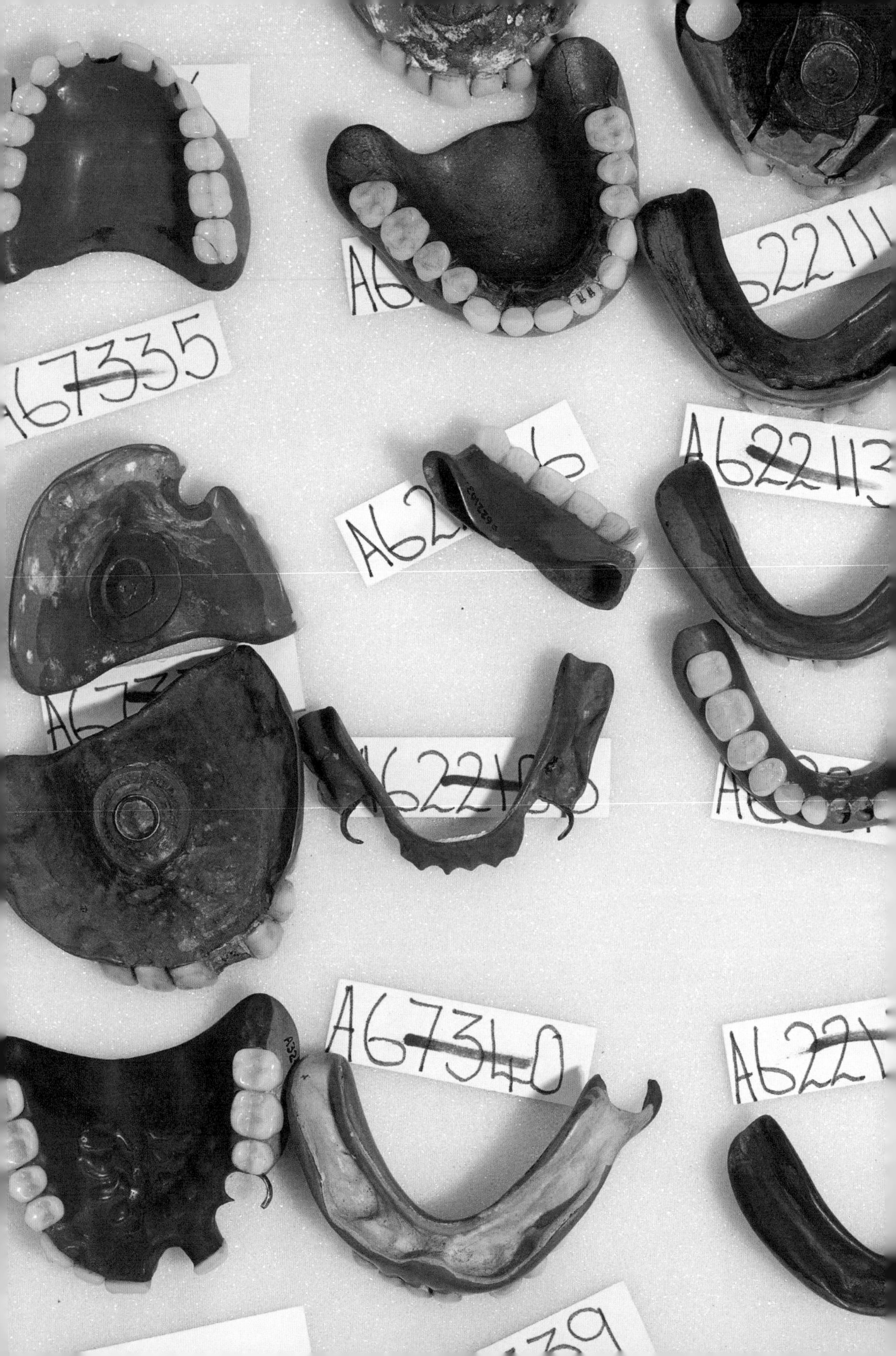
A67340

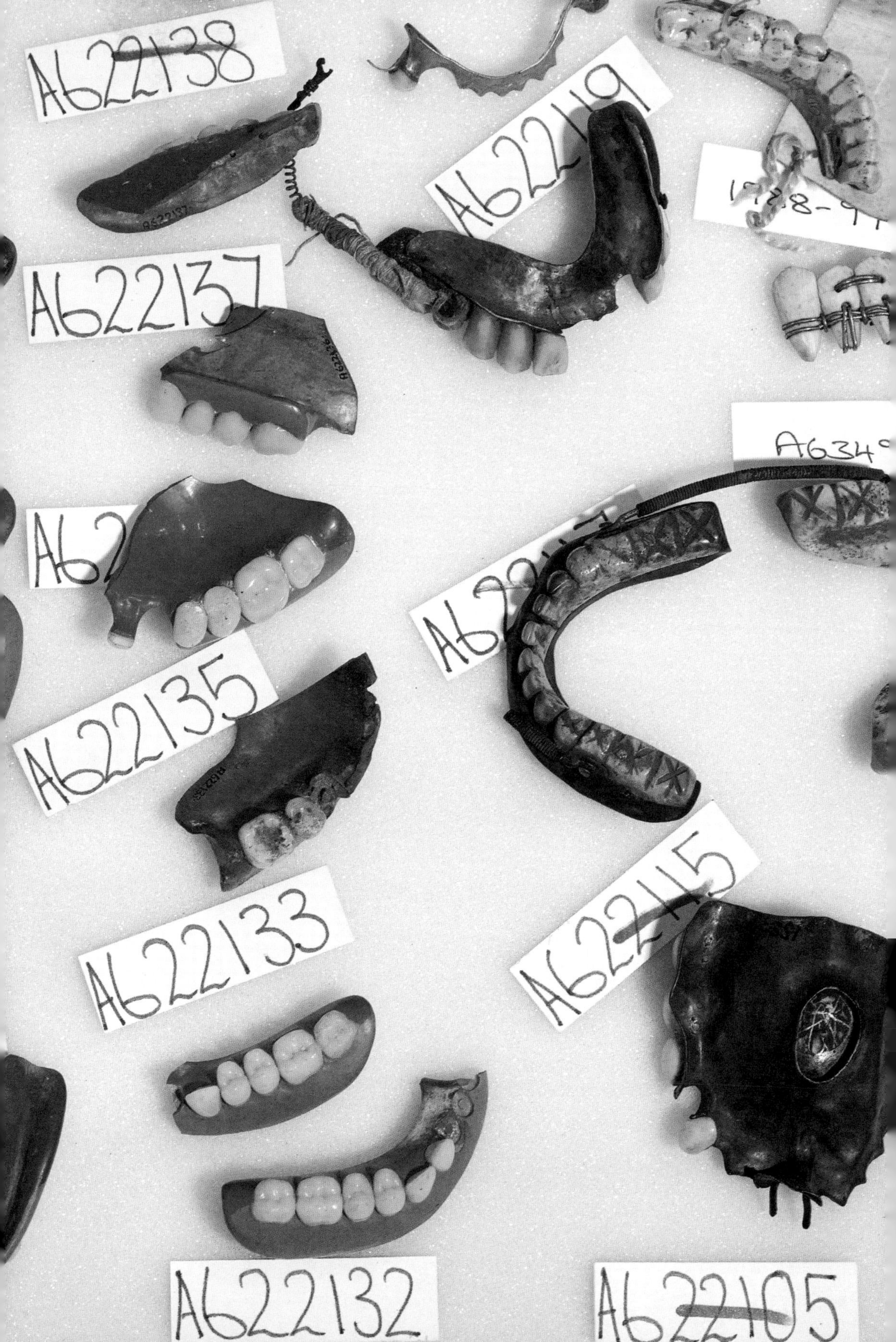
A622138
A622119
A622137
A622135
A622133
A622115
A622132
A622105

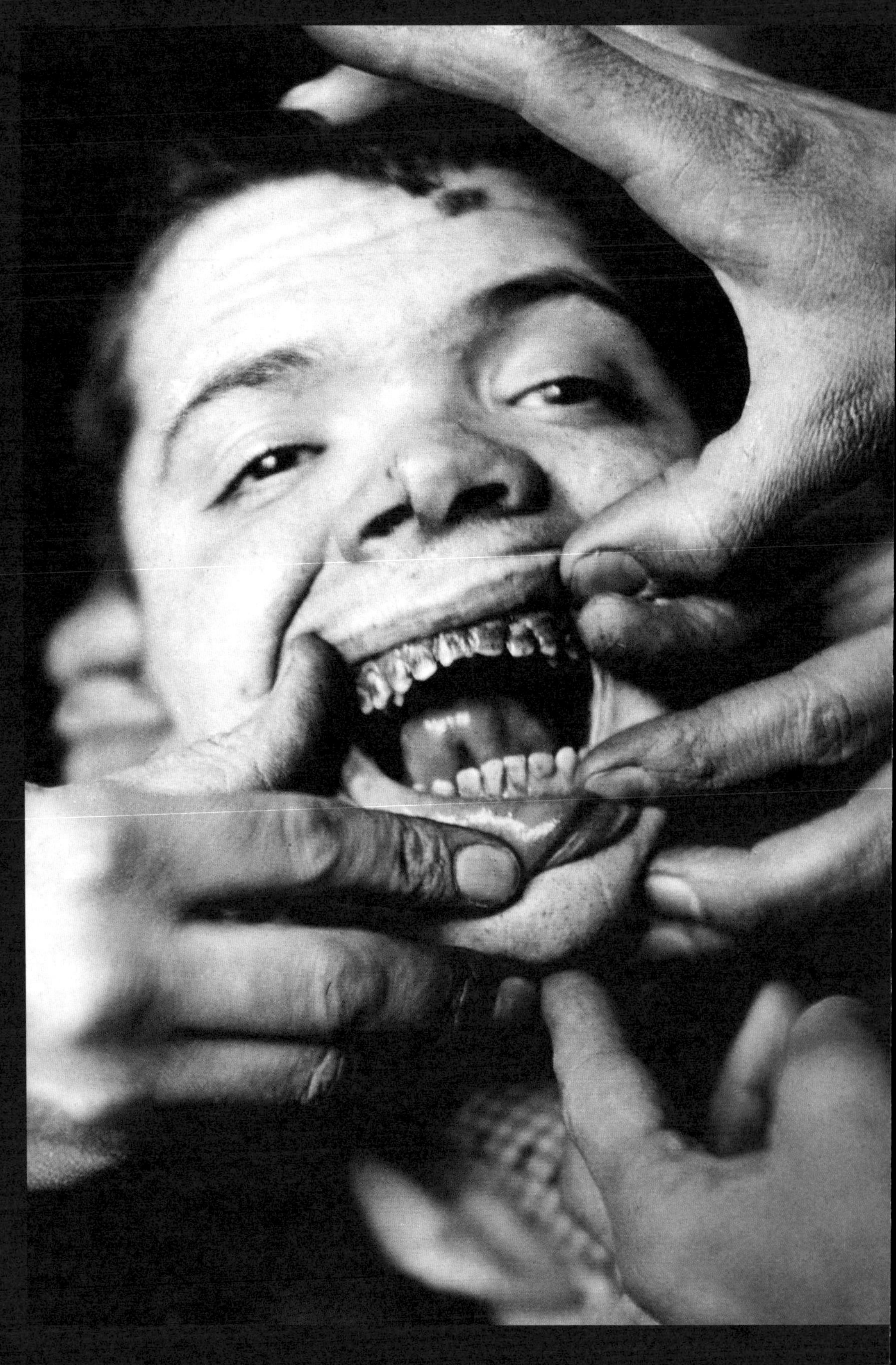

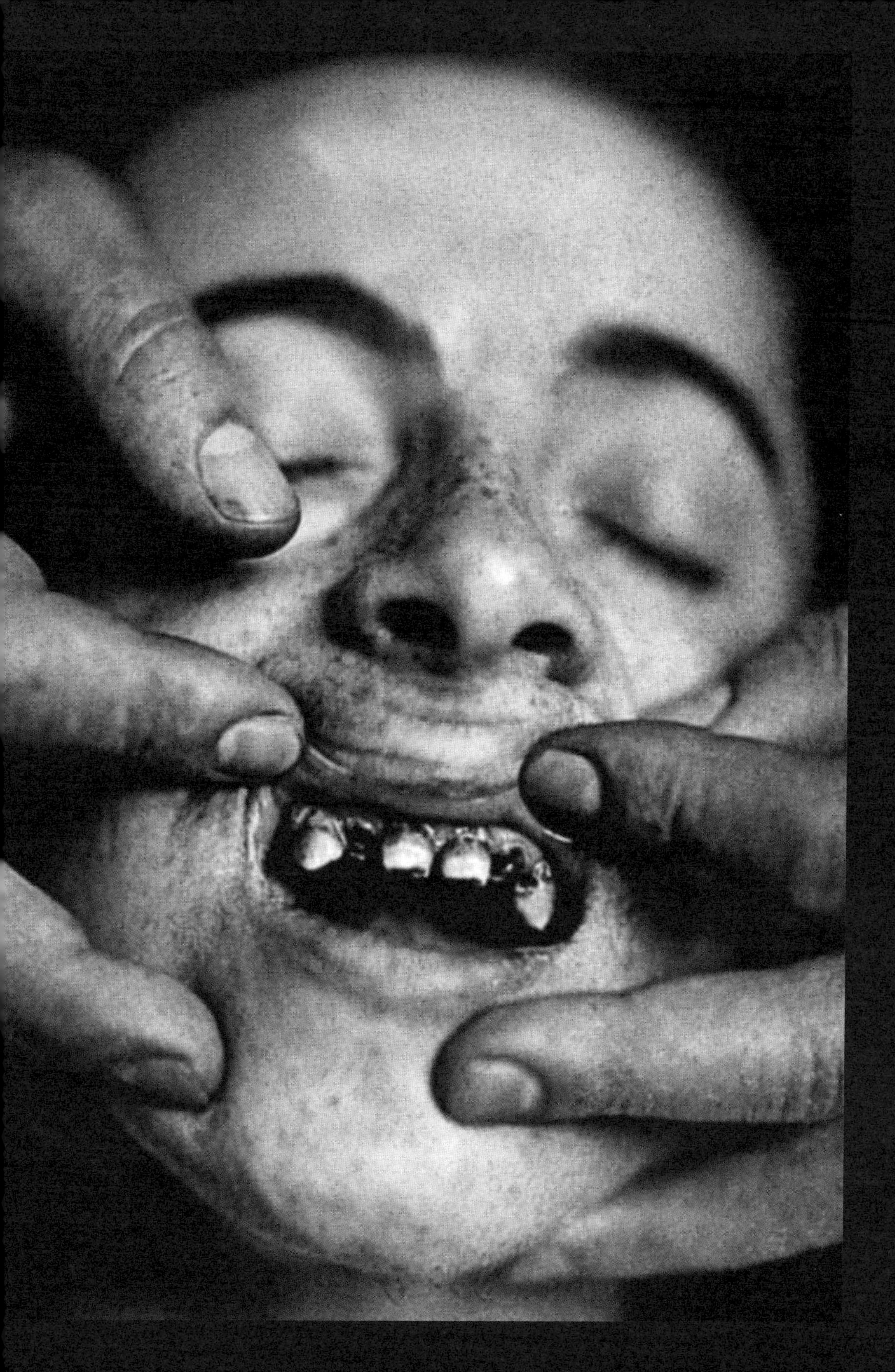

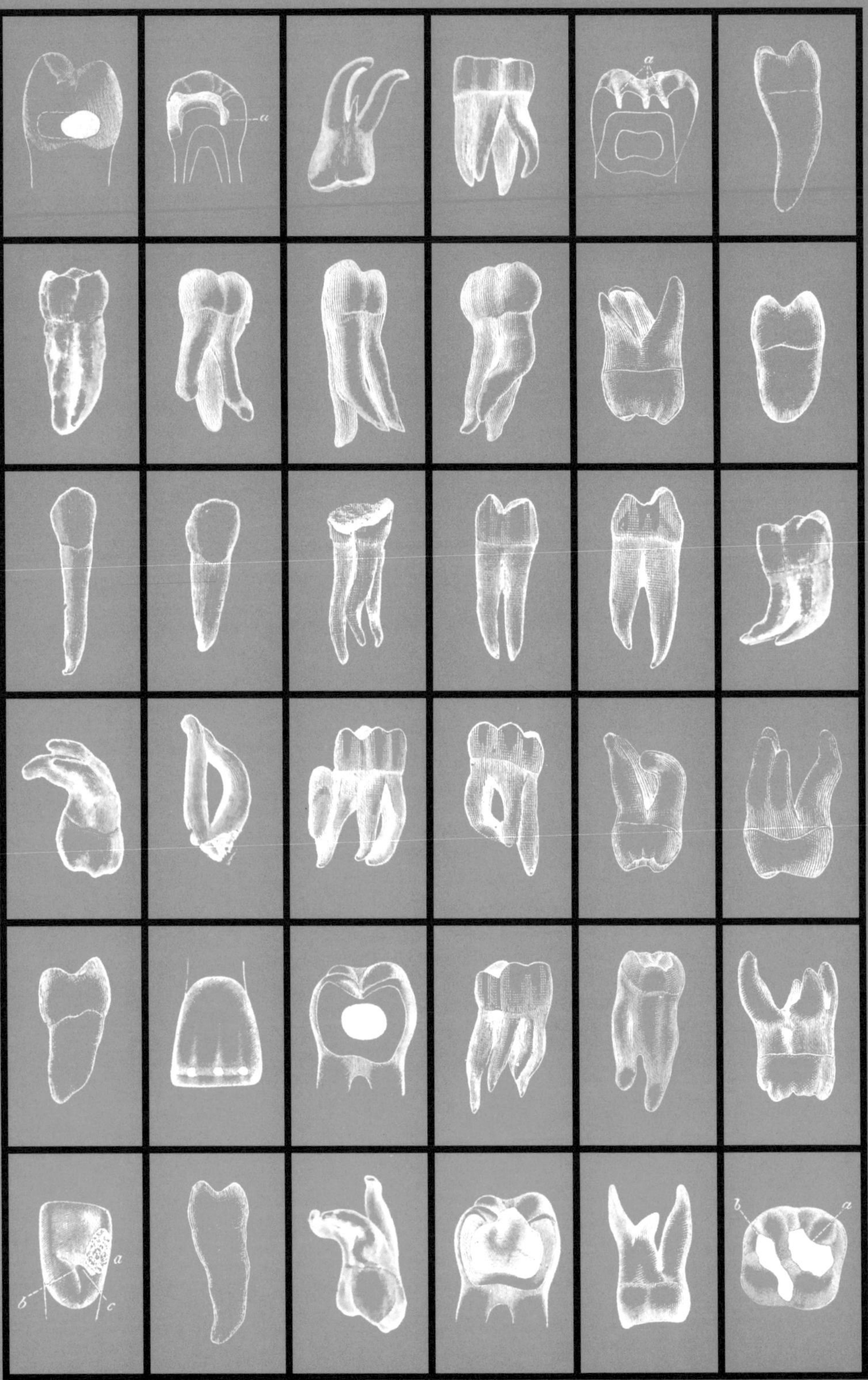
a
a
a
b
c
b
a

# 目录

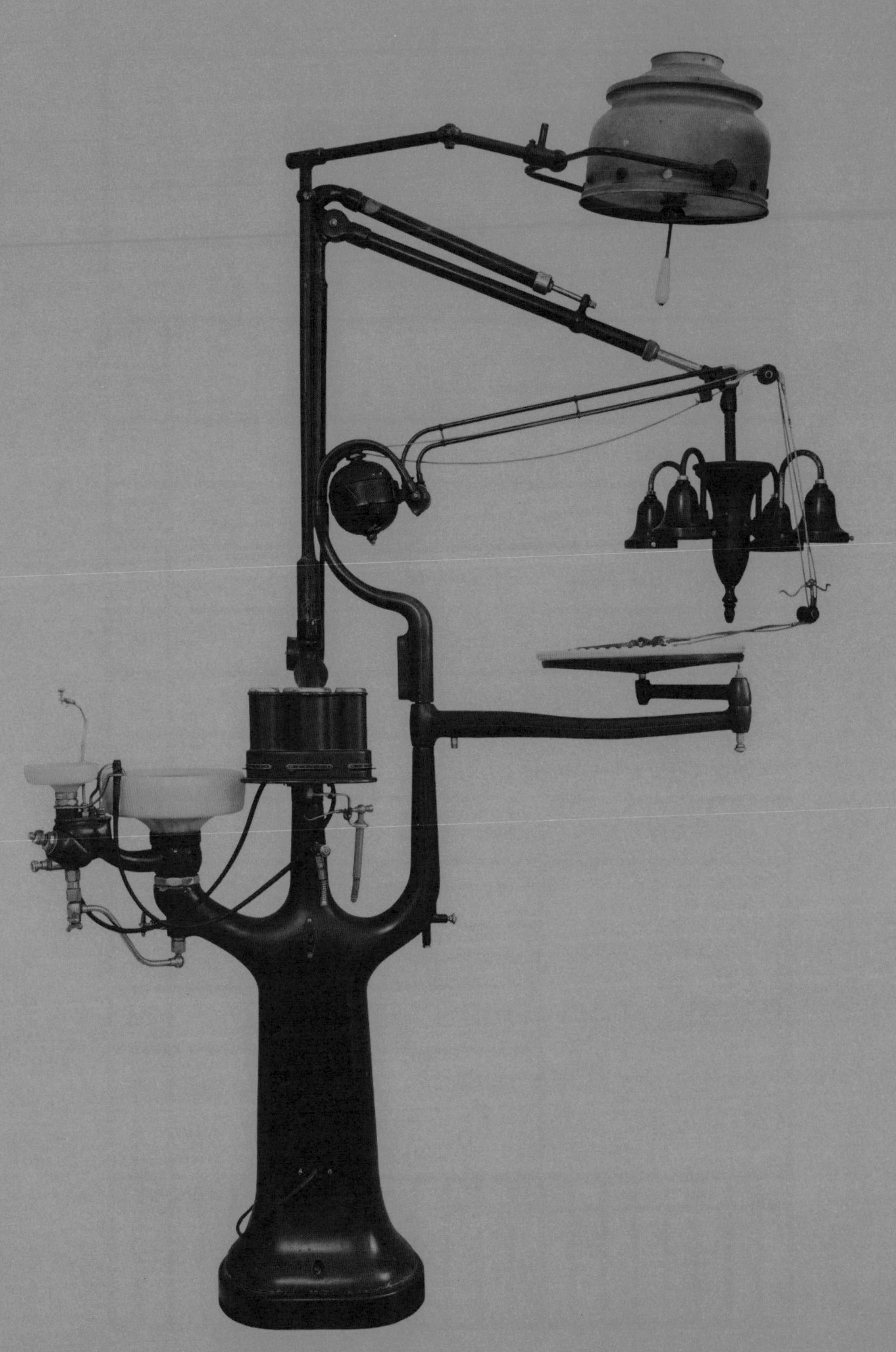

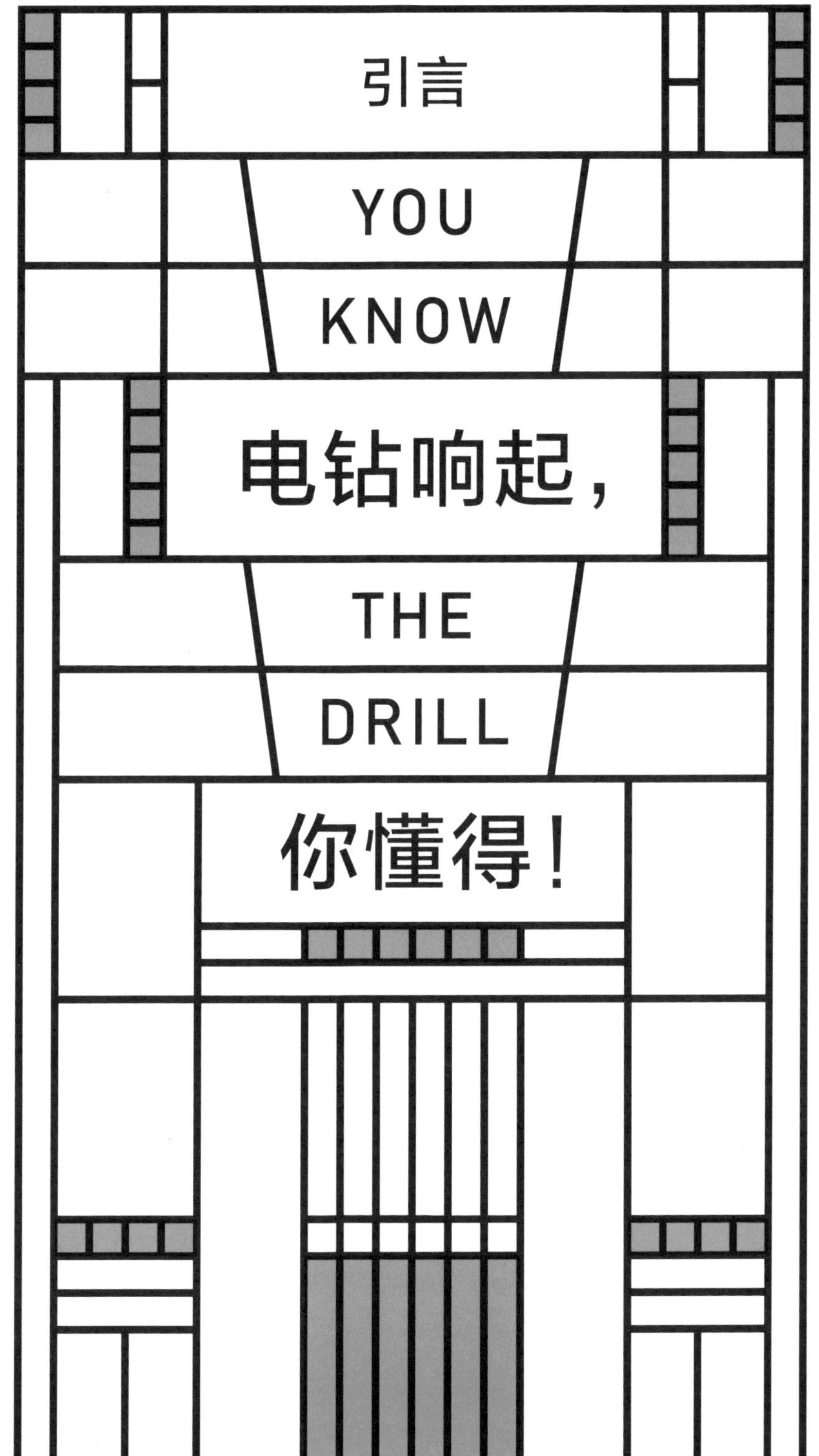
引言
YOU
KNOW
电钻响起，
THE
DRILL
你懂得！

倘若要求马塞尔·杜尚以某件现成物来再现塞缪尔·贝克特的作品《等待戈多》（1952 年）中的那棵树，没什么比利特尔的三叉牙科治疗台（Ritter Tri-Dent dental station）更合适的了（见第 22 页）。这个将玻璃、陶瓷以及斑锈的镀铬精巧堆叠起来的架子，于 19 世纪 20 年代初制造，目前立在伦敦惠康博物馆（Wellcome Collection）阅览室内的一个底座上。枝丫从它橡树般挺直的主干上生发，被漆得犹如抛光后的木材。其中一枝托举工具材料台，一枝固定痰盂，再一枝则连接着可调节聚光灯和一盏有 4 个球形灯泡的电灯——不过，大多数访客的目光都会聚焦到牙钻上。牙钻末端的线缆通电，连接到治疗台底部的电动马达。这台外包钢管的铰接支架，或许就是万向灯或蒸汽朋克义肢的前身。

围着它细细打量，这台不同寻常的装置引发了我的双重思考。

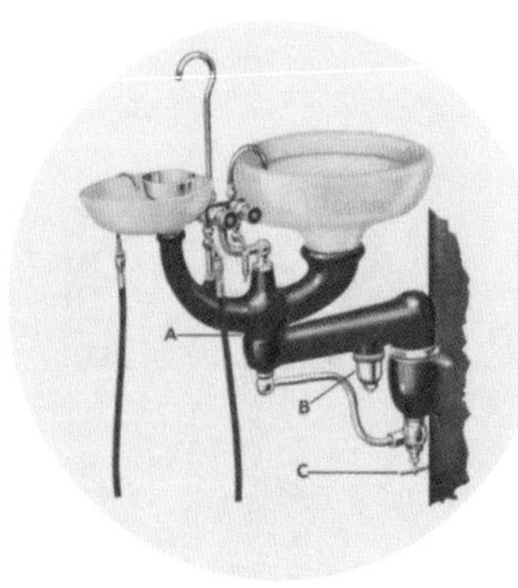

A

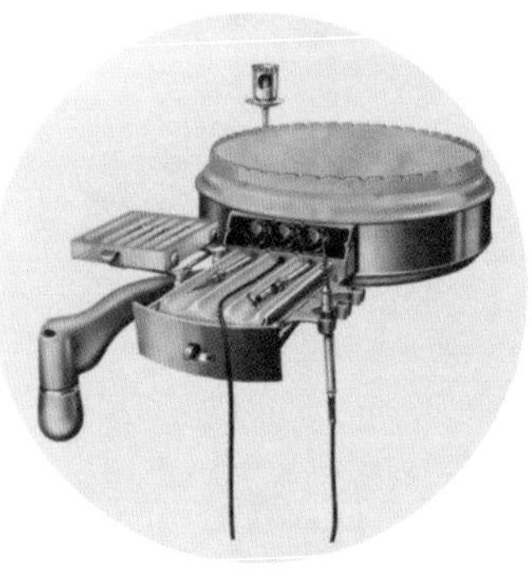
B

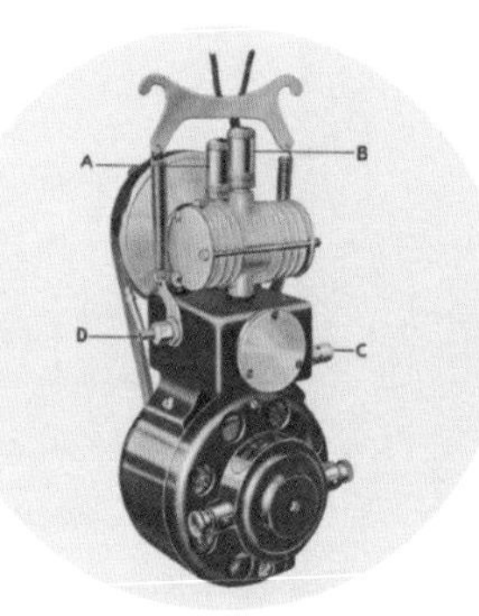

C

作为历史学家，我发现三叉牙科治疗台涉及医学史上的一个特殊时期——牙科学为迎接大工业时代所进行的重塑。它创造了关于人体工学效应的新观念，同时，正如上一代人发明的工业装配流水线一样，也将人类作为部件融入更加庞大的机器。电钻和电灯提醒我们，新兴牙科学已经接入 20 世纪初的国家电力网络。白色可冲洗的痰盂和工具台昭示着细菌理论和无菌手术的影响，麻醉气体喷头则令人们忆起在 19 世纪取得的伟大成就——从此看牙医时的疼痛减少了（尽管并不总是无痛）。自此，牙科医生、患者和牙科治疗台三位一体，在充斥着好莱坞式微笑和含氟牙膏的时代合并成为某种意义上的生化机器人（cyborg）——一台批量产出健康口腔的机器。

然而，若我以患者的身份靠近，三叉牙科治疗台又会唤起另一种截然不同的感觉：焦虑、恐惧以及秘隐于躯体深处的战栗。回忆起来，戴着橡胶手套的手指在我的脸颊和牙龈上摸索，抛光刷头置于磨牙上，一阵温热突然袭来，牙刮匙在牙齿间呈“之”字形游走，清理着牙菌斑，而最可怕的莫过于高速钻头开始发出不祥的呜咽声。这身临其境的感觉，便是我们坐在牙科候诊室时所担忧的场景。从这个意义上讲，三叉牙科治疗台体现了我们对于自身牙科保健复杂且矛盾的态度，这也是本书的核心内容之一。设若向公众提问：医学科学有哪些标志性的进展？那么不论是谁，都有很大概率提及现代牙科技术。若继续向同一个人提问：20 世纪电影中最令人不安的画面有哪些？恐怕不少人会想起影片《霹雳钻》（*Marathon Man*，1976 年）中那恶名昭著的场景：劳伦斯·奥利弗（Laurence Olivier）将达斯汀·霍夫曼（Dustin Hoffman）捆在牙椅上，试图以牙科钻头和牙刮匙逼供。

在大多数时代和地区，社会上都有负责保养、修复、拔除、更换



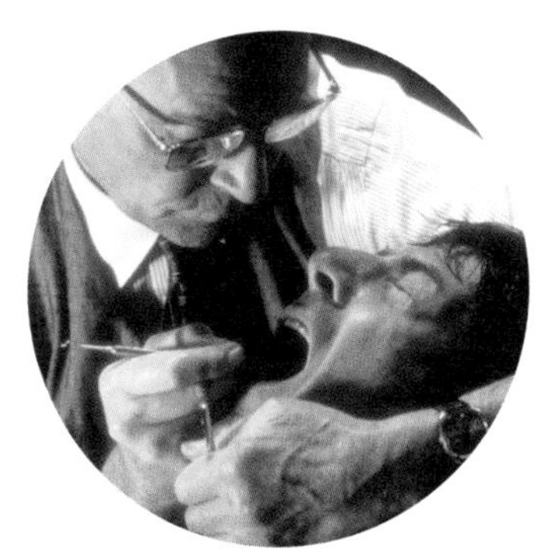

D

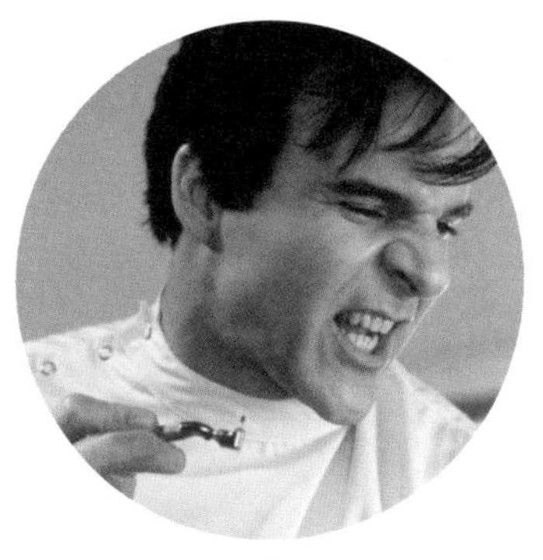

E

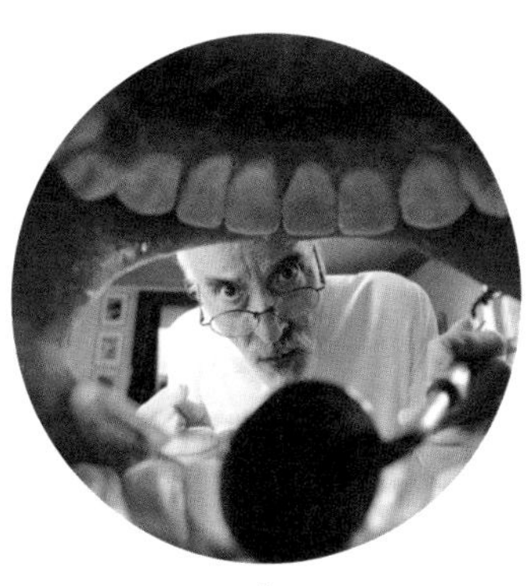

F

病牙的专业人员，但是把这些不同专科的从业人员统称为“牙医”，恐怕会遗漏这个称谓非常特殊的历史和意义。17 世纪末的巴黎，“牙科医生”（dentistes）一词横空出世，在渴望与恐惧的矛盾冲突之中建立了新的职业身份。用“现代牙科之父”皮埃尔·福沙尔（Pierre Fauchard）的话来说，他们是相当现代的一个群体：不仅采用最先进的工具和技术修饰“精致的嘴”（la bouche orneé），同时也不忘照拂富裕病患的感受，减轻这些人的痛苦。与此同时，他们诬蔑自己的前辈为野蛮的江湖术士，尽管有时被称为“第一位牙医”的福沙尔与同时代“最后一个伟大的巴黎江湖术士”——伟大的托马斯（Le Grand Thomas）之间的差别，并非如双方自认为的那样明显。此外，后来牙科学的发展亦不像外科学一般迅速崛起并成功。19 世纪到 20 世纪，欧美牙医耗费大量时间，卷入了一系列争论，比如自己是否属于医学

领域，还有与政府的矛盾关系等。

瑞士面相学家约翰·卡斯帕·拉瓦特（Johann Kaspar Lavater）在其于1775—1778年间出版的著作《面相学原理：拓展对人类的认知与爱》（*Physiognomische Fragmente zur Beförderung der Menschenkenntnis und Menschenliebe*）中断言：干净、洁白和整齐排列的牙齿……（代表着）美好高贵的思想，以及善良诚实的心灵；反之，腐坏失序的牙齿则揭示了“疾病或道德瑕疵”。不论我们怎么看待拉瓦特的面相理论，有一点值得注意：牙科学所讲的，并不只是牙齿的故事。一张功能完善、没有病痛的嘴，是每个人的实际需要（我们都需要呼吸、饮食和说话），同时它也是我们自我感觉的中心。头疼令人难以忍受，因为它发生在迫近灵魂之处，而一张恶臭的嘴或是满口烂牙，则更是个人乃至公众的痛点。正如我们所见，牙科治疗一直带有美容性质，兼顾美观性和功能性。不过根据当下的消费文化，拉瓦特会笑到最后。一本2000年出版的美国正畸医师协会（American Association of Orthodontists）手册这样说：“一口整齐的牙齿代表了良好的自我修养”，以及“爸爸妈妈关爱宝宝的证据”，展现了“和谐之美”与“成功者的微笑”[1]。

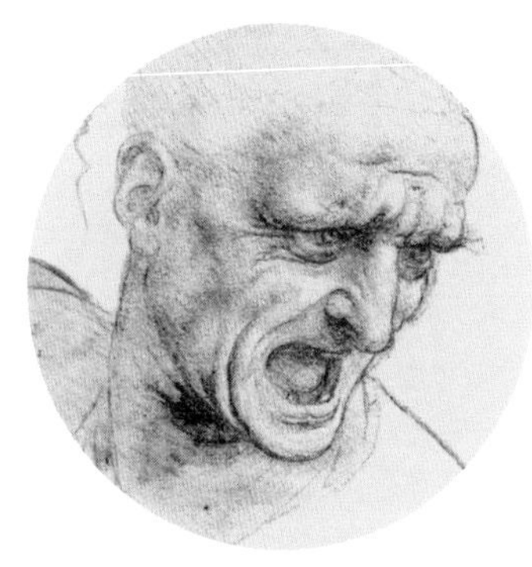

G

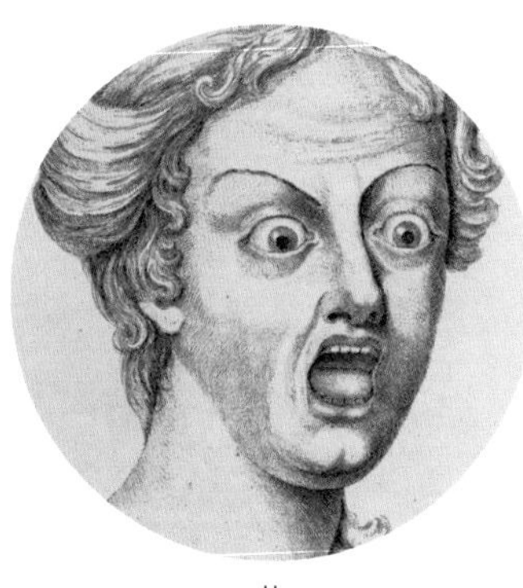

H

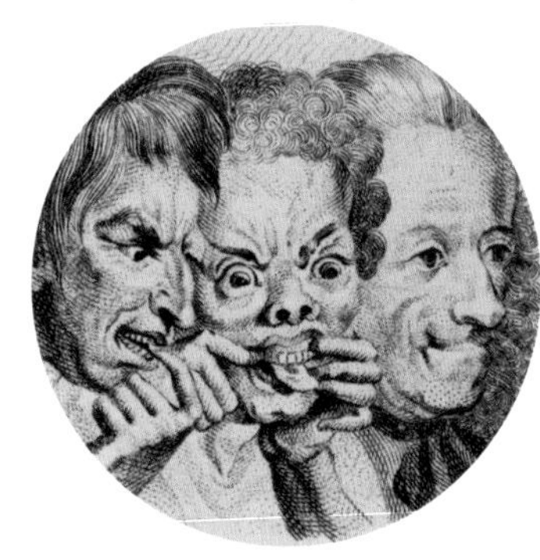

I

21世纪概念中的“精致的嘴”，是人类祖先从未能企及的境界。在遥远的过去，他们的牙齿被面包中的磨石沙砾磨损，被廉价的糖所侵蚀。本书中的图片展示的是人类健康与疾病的悠长历史，从拔牙的壮举到当代的预防口腔医学。这些图片同时也阐明了一段关于美丽与丑陋、食物与时尚、文化观念与个体焦虑的历史。作家、艺术家们从但丁到弗朗西斯·培根都张大了嘴，尖叫着，露出参差不齐的一口牙，这象征着人类最意义深远的痛苦。苏联评论家米哈伊尔·巴赫金

（Mikhail Bakhtin）曾这样形容：

那些古怪扭曲的面庞上，最显眼的部位是嘴。它占据着主导地位。一张荒诞的脸上可以只余下张大的嘴，而其他部分只是陪衬，深渊般的裂口，将吞噬一切[2]。

让我们跟随巴赫金的目光，一起坠入深渊吧。

1.Eric K. Curtis, *Orthodontics at 2000*, American Association of Orthodontists, 2000, p. 10.

2. Mikhail Bakhtin, *Rabelais and His World*, trans. Hélène Iswolsky, MIT Press, 1968, p. 317.



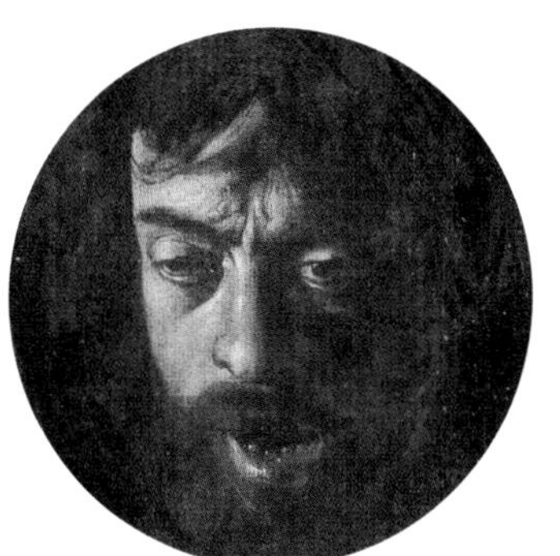

J

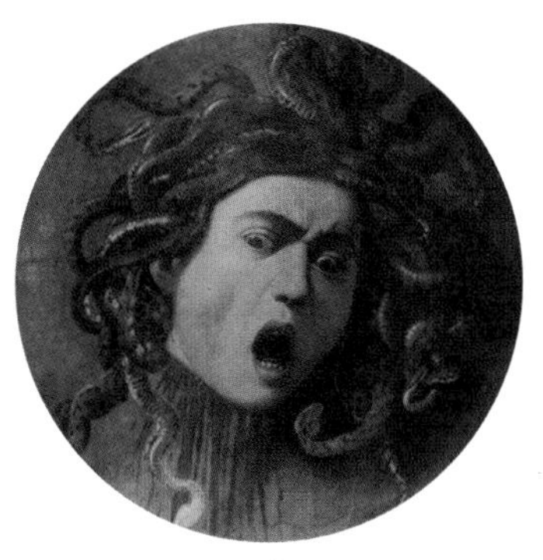

K

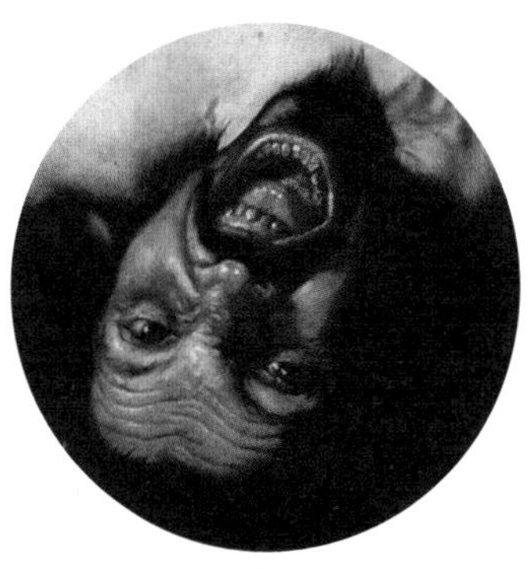

L

**24–25 页**

制造商牙科设备产品目录中的拉斯伯恩牙科综合治疗台（1933 年）：

[A] 拉斯伯恩痰盂；[B] 拉斯伯恩工作台；[C] 拉斯伯恩冷暖水流系统 / 气泵。[D]《霹雳钻》中，劳伦斯·奥利弗正残暴地往达斯汀·霍夫曼的牙齿上钻洞。[E]《异形奇花》（*Little Shop of Horrors*,1986 年）中，斯蒂文·马丁饰演一位暴虐的牙医。[F]《查理和巧克力工厂》（*Charlie and the Chocolate Factory*,2005 年）中，克里斯托弗·李饰演威利·旺卡的牙医父亲。

**对页与本页**

[G]《安吉亚里战役中士兵头像的习作》（*Study for the Head of a Soldier in the Battle of Anghiari*,1503—1505 年），木炭画，列奥纳多·达·芬奇。[H]《忧虑和恐惧》（*Fear and Terror*），版画，麦恩迪所作，选自詹姆斯·帕森（James Parsons）的《人类面相学阐释：克鲁尼安讲座之论肌肉运动》（*Human Physiognomy Explain'd: In the Crounian Lectures on Muscular Motion*，1747 年）。[I] 三名恶棍的版画像，选自约翰·卡斯帕·拉瓦特所著的《论面相学：旨在提升人类的知识与爱》（*Essays on Physiognomy: Designed to Promote the Knowledge and the Love of Mankind*, 1799 年）。[J]《手提歌利亚头的大卫》局部（1610 年），卡拉瓦乔，罗马博尔盖塞美术馆。[K]《美杜莎》（1596—1598 年），卡拉瓦乔，佛罗伦萨乌菲兹美术馆。[L]《阿波罗与马西亚斯》（1637 年）中的细节，胡塞佩·德·里贝拉（Jusepe de Ribera），那不勒斯圣马蒂诺国家博物馆。

**28 页**

来自底比斯的古埃及新王国时期直背椅。椅框由西克莫无花果木制成，凳面部分为织物。

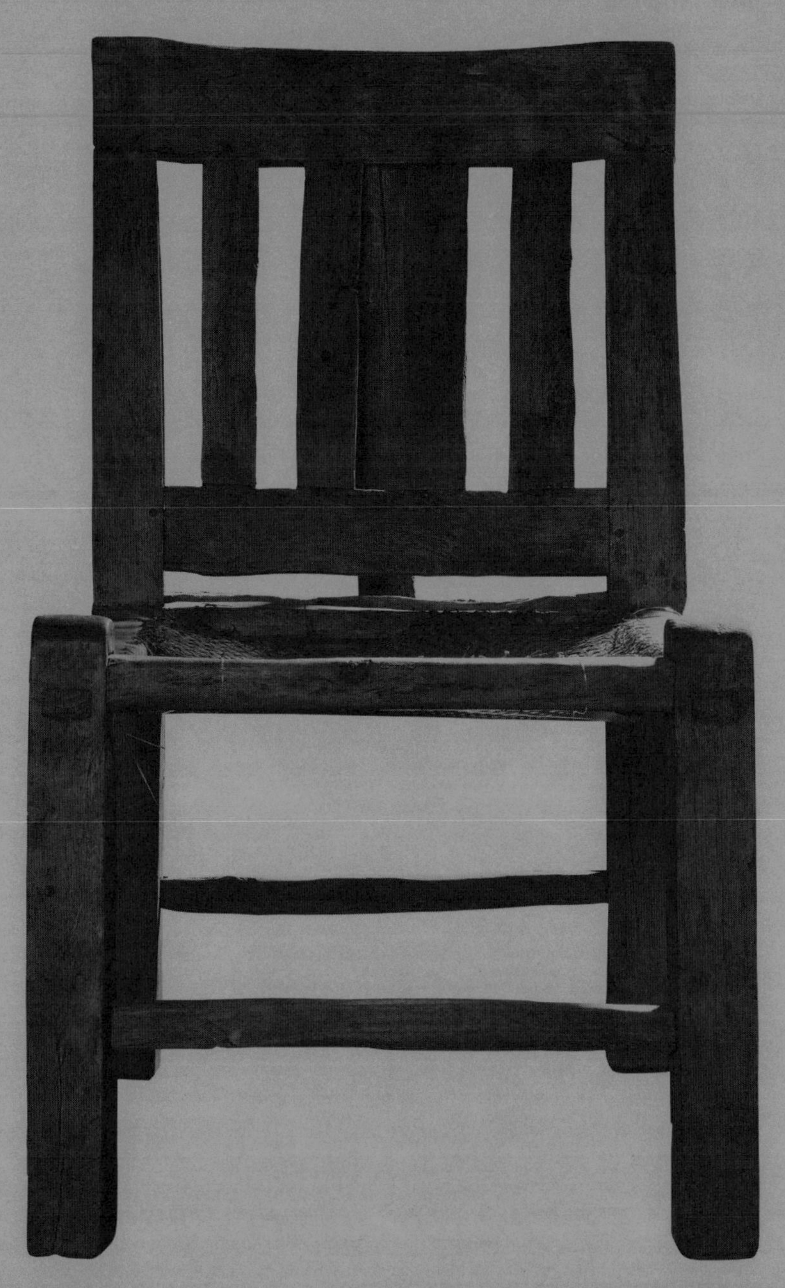

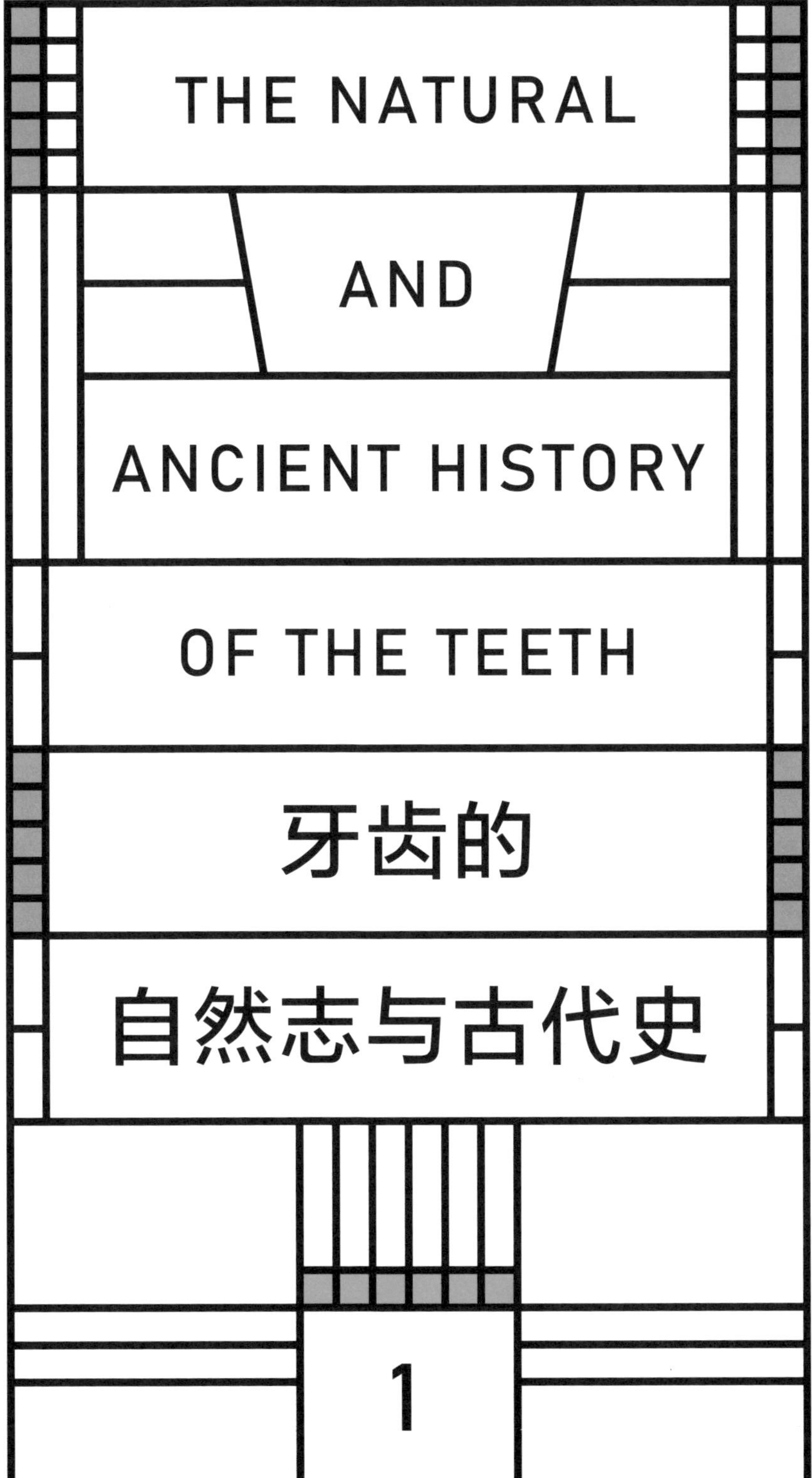
THE NATURAL
AND
ANCIENT HISTORY
OF THE TEETH
牙齿的
自然志与古代史
1

较之动物界的其他成员，人类的牙齿显得平淡无奇。援引英国考古学家西蒙·赫尔逊（Simon Hillson）的观察结论，其他哺乳动物的牙齿样本极为亮眼和奇异：

谁能拒绝，例如，一头犀牛优雅的上颌磨牙，或是小型蝙蝠（Microchiropteran Bat）牙齿的流畅曲线？更别说哺乳动物的牙齿中最不可思议的——复齿鼯鼠属（Trogopterus）松鼠那惊人的繁杂复合牙体（complex-tooth），以及缘木林跳鼠（Napaeozapus）牙齿那电脑芯片般的细节，当科学家们首次在显微镜下观察到它们时，简直不敢相信自己的眼睛。[1]

不论是长在犀牛还是老鼠的颌骨上，哺乳动物的牙齿都有着共同的基础结构。生长在牙龈上方的硬质牙冠外层是透明釉质，它的弹性表面适于切割嚼磨，牙根则深植在颌骨内。牙冠内层是一层牙本质，好比我们熟悉的海象和大象的象牙——讽刺的是，那正是早期义齿所使用的常见材料。沿着牙本质向内，则是布满血管神经的柔软牙髓——引起诸多人类苦难的管线，每颗牙齿由牙骨质包裹，围绕在坚韧的牙周纤维中。在这基础结构之上，哺乳动物的牙齿各有不同，但大多数（按照从前往后的顺序）都可以被归类为切牙、尖牙、前磨牙和磨牙。大多数哺乳动物一生都有两套牙列——非永久的和永久的，这些牙胚从婴儿时期开始，就埋藏于颌骨之内。

牙齿萌出的环境和热带雨林颇为相似：温暖、潮湿，生态广泛多样且不乏竞争。事实上，人类口腔是身体中微生物群落最为丰富的地方，细菌、病毒、酵母以及原虫等均兴盛繁殖于此，并遍布在这隐蔽而又丰饶的体腔之内。与其他生态系统一样，不同的生态位吸引着不同的生物：链球菌占据着磨牙点隙，而厌氧放线菌属则定植于牙间隙内。因此，即便是最精心维

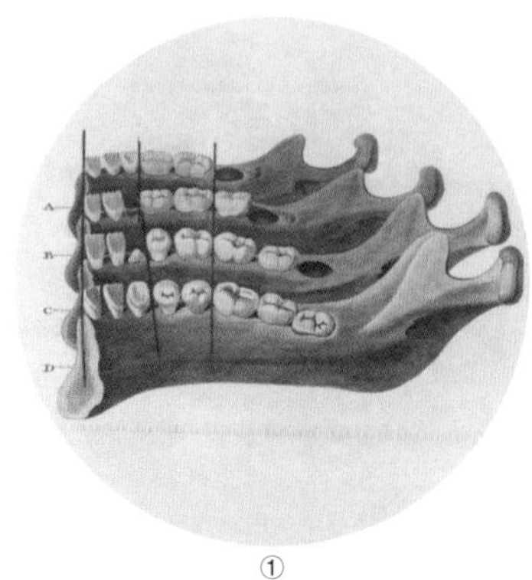

①

《人类牙齿的自然志与疾病》（*The Natural History and Diseases of the Human Teeth*,1814 年）中的插图，约瑟·福克斯（Joseph Fox）。

① 人类牙齿的发育变化及恒牙在颌骨内的形成：[A]6 岁，[B]8 ~ 9 岁，[C] 第二磨牙及 [D] 成年形态。
② 吸收、龋坏及其他病灶牙体。
③ 排列不整齐的恒牙。

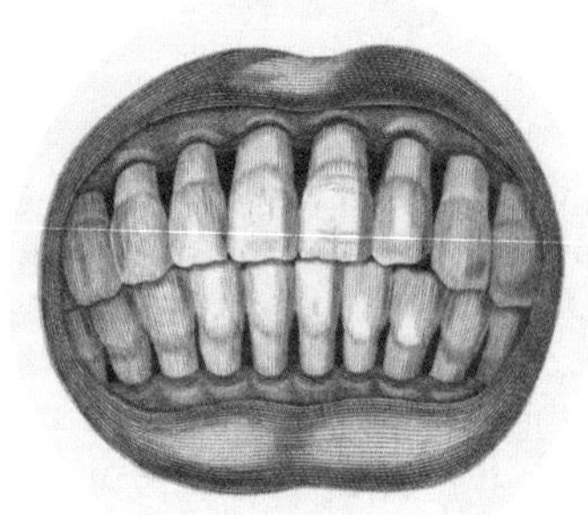

②

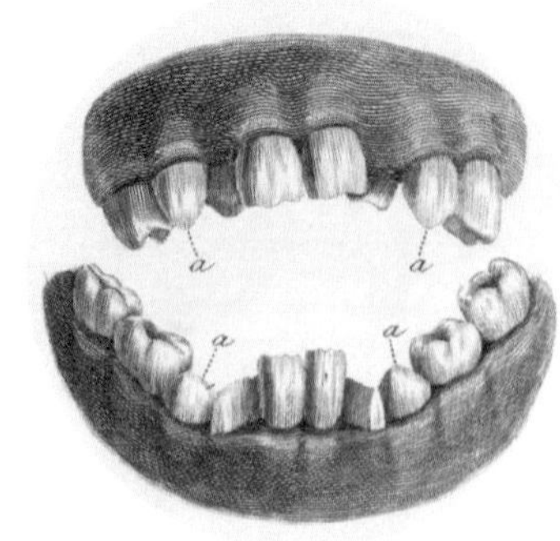

③

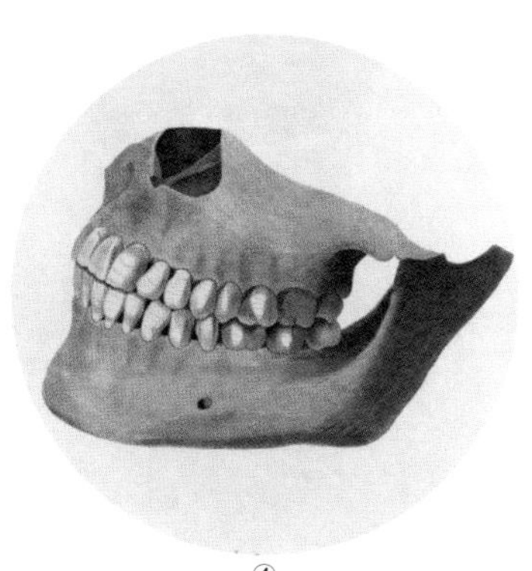

④

《人类牙齿的自然志与疾病》中的插图，约瑟·福克斯。

④ 人类恒牙牙列。全系列图展示了上下颌骨乳牙和恒牙之间的区别。
⑤ 吸收、龋坏及其他病灶牙体的进一步展示。
⑥ 字母“a”指向的是乳牙，一般需要拔除以纠正牙列。

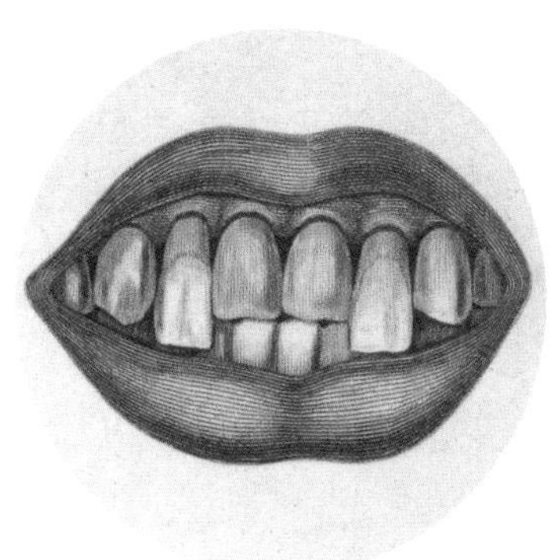

⑤

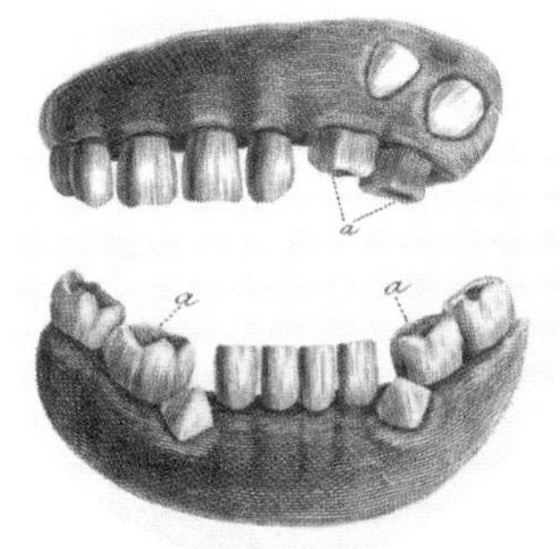


⑥

护的口腔，也免不了在难以触及的地方滋生菌斑。同牙齿一样，菌斑的强大之处在于它的成分——唾液中的蛋白质、细菌泌出的聚合物以及磷酸钙晶体。菌斑本身并不会损害牙齿，却是产酸菌的温床，后者以菌斑中的碳水化合物（尤其是糖类）为生，然后代谢出酸性废物。来自菌斑的酸性物质造成了大部分的龋齿和牙釉质矿化，随后侵入髓腔并导致脓肿。若不及时清除，菌斑还会堆积并升级为使人痛苦丑陋的牙结石，比如伦敦牙医托马斯·贝德摩尔（Thomas Berdmore）的论文《牙齿和牙龈的缺损病变》（*A Treatise on Disorders and Deformities of the Teeth and Gums*，1768 年）中所描述的糟糕病例：

一位不到 23 岁的银行职员，来我这里看牙……他时常牙痛。我发现，他所有的牙齿都被结石所包裹，没有一颗例外，（它们）连成了一大块，一点缝隙也没有，完全看不到任何一颗牙齿的形状和大小。硬结的壳突出于牙龈的内外两侧，对牙龈产生了强烈的压迫，由此导致疼痛。这层结石至少有半英寸厚。

对考古学家来说，牙齿化石有助于阐明深邃久远的人类历史。它们甚至比人体最大的骨头在泥土中保存的时间都要长。并且它们在人类童年时就存在于口腔中，萌出以后也鲜有改变，因此，牙齿化石能够提供丰富的个体生长发育信息。在牙齿发育之初，釉质横纹（恒牙的细小同轴波纹，可以在显微镜下明确观察到）的间隔是固定的，一旦这间隔发生变化，则代表可能产生了因压力、营养不良或是先天性梅毒等疾病带来的影响。通过对活体人类牙齿及其他大型类人猿和古人类牙齿化石的比较，考古学家厘清了进化树的分支。同时，牙齿也解释了现代人类突现的某些转折点。

赫尔逊指出，具有较小磨牙的“人类”的出现，可视作大型类人猿从杂食觅食向“持续捕猎”肉食过渡——它们出其不意地袭击猎物，然后追逐直至后者筋疲力尽。在年代更近一些的考古遗迹中，牙齿被用于标记下一次大转变，即从狩猎采集到农耕以及更加稳定的生活方式，同时也为牙科疾病的改变提供了证据。大多数史前人类只有浅小的龋齿，但需要大量研磨咀嚼的食物却造成了磨牙釉质和本质的广泛磨损。如果这些先祖能活到三四十岁，暴露的牙髓腔势必会成为他们难言的痛楚。

考古记录和现存最早的文献尚未追溯到现代牙科学的直接起源。对牙齿的修饰则可以拥有多重隐喻和内涵，世界各地的土著文化——从澳大利亚和巴布亚新几内亚到美洲——都有削磨和充填牙齿或是在牙齿上镶嵌水晶、黄金以及黑曜石以展示美丽和所有权的著名仪式。但我们也发现了根植于多元文化中的不同传说故事，其核心都围绕着病牙造成的痛苦和毁容，还有以缓解或治疗为目的的一系列仪式及措施。流传最广泛和久远的一种说法起源于中东和亚洲，认为牙痛肇因于一种邪恶的蛀虫。公元前 7 世纪的某一时期，亚述巴尼拔王（King Ashurbanipal，新亚述时期的最后一位伟大君主）令人在尼尼微城图书馆的一块泥板上刻下了这个生动的传说。一条蛀虫蠕动着从泥沼中钻出，向天神讨要吃食，却对天神提供的食物非常愤慨：

给我的！这是什么？无花果干还是杏干？让我钻进牙齿里面，将它们的躯体据为寓所。在牙齿外面，我可以吸吮血液，在龈肉之间嚼咬髓汁。让我钻进牙齿！

几行话之后，泥板上刻下了祈祷文和用于治疗的药用植物：“将天仙子研成粉末，混合乳香，放置在牙齿上方，念诵咒语三遍。”当亚述巴尼拔王的书记官写下这个故事之后，牙齿蛀虫便作为一个常见概念，在

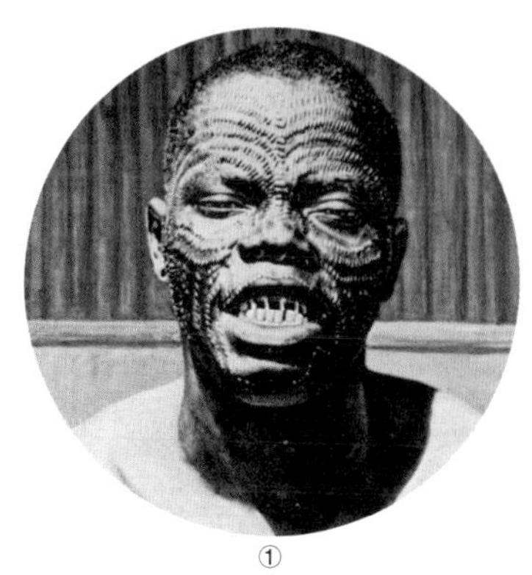
①

① 北刚果的波普托人（Bopoto）有在大概十五岁时将上颌牙齿用小凿子磨尖的习俗，这恰好是他们可以开始忍受疼痛的年龄。
② 古埃及第三王朝法老卓塞尔的御用牙医赫赛－瑞的石室中的一块香柏木板。
③ 奥斯曼帝国时期的细密画，描绘了牙齿的解剖结构，牙痛的根源被表现为来自地狱的魔鬼。

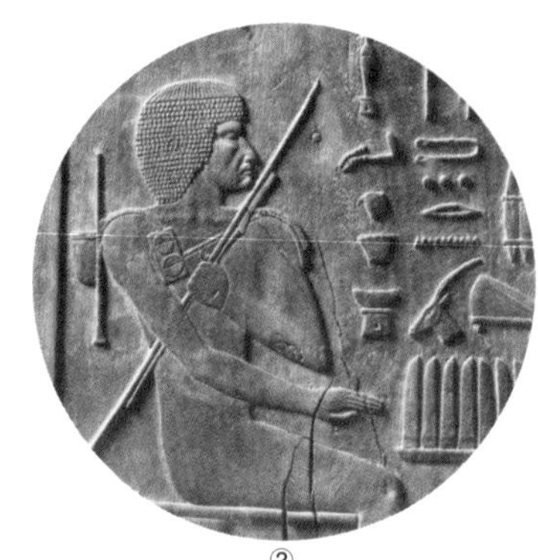
②

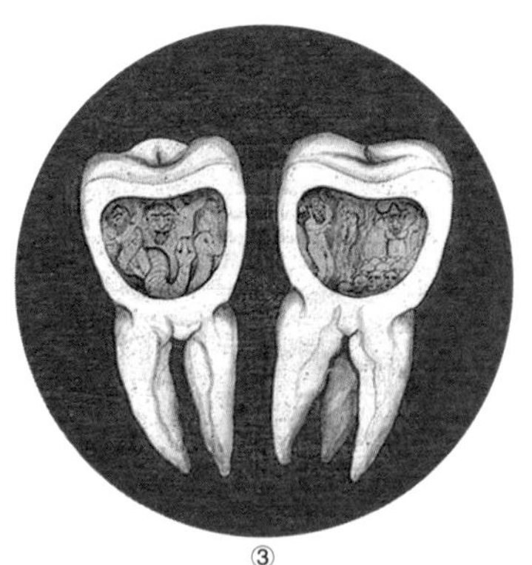
③

中东和亚洲文化中开始了 2000 多年的流传。中国医疗典籍如《本草纲目》和《黄帝内经》的作者也曾就牙痛的问题进行探讨，追问它究竟是牙齿蛀虫还是体液失衡造成的，并推荐了一种辛辣药物来缓解疼痛：

将一片大蒜煨熟，夹于牙齿之间，混合以切碎的山葵籽或硝石，再加上人乳调成糊状，制成药丸，取一颗放入牙齿疼痛处对侧的鼻孔中。（编按：此处引文由英文译出，与中文原典可能有出入。）

在这些社会中，至高无上的权力世袭罔替，但总的来说，君王们的牙齿状况却越来越糟糕。古埃及中王国时期祭司和贵族们的木乃伊牙齿上满是龋洞和脓肿，可见在他们的生活中，牙齿护理也是一桩烦心事。一些贵族则雇用仆人专门来为他们清洁牙齿，例如法老卓塞尔（King Djoser）的“首席洁牙师”赫塞－瑞（Hesi-Re），逝于公元前 2600 年，被葬在了他专属的豪华墓穴之中。大概在同一时代，印度宫廷珠宝商则在富人们松动的牙齿上束以绸缎或黄金制成的丝线，用来固定它们。直到 2500 年后，罗马的牙科学才赶上并超越这一精湛技艺。多亏早期的罗马人会在火化前取下尸体上的珠宝和牙科物件，并连同骨灰一起埋葬，今天的我们才得以了解在当时的罗马，工匠们已经能够制作精美的黄金冠桥以及象牙或黄杨木材质的义齿了。

像古典文化中时常见到的一样，古罗马无论是在思想还是实践方面，都继承了古希腊的传统。《希波克拉底文集》（*Hippocratic Corpus*，约公元前 400 年）的作者们认为，造成龋齿的直接原因是嵌塞于牙齿之间的食物颗粒，但体液平衡的个体差异会使得某些人具有更高的牙病风险。罗马名医克劳狄斯·盖伦（Claudius Galen）在此基础上更进一步，提出牙痛是由“辛辣和腐蚀性的体液”刺激了敏感的牙髓所造成

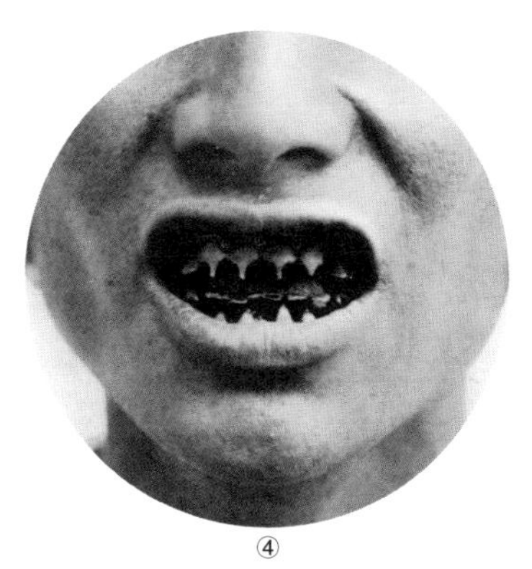
④

④ 菲律宾的巴格勃人（Bagobo）将牙齿削尖为楔状。
⑤ 古埃及木乃伊的头部细节，牙齿依然存留，都灵埃及博物馆藏。
⑥ 18 世纪描绘牙痛的象牙雕刻《地狱恶魔般的牙齿蛀虫》（*The Tooth Worm as Hell's Demon*），将牙痛的折磨表现为与“蛀虫”的恶战，包括小骷髅头、地狱之火，以及赤身裸体挥舞大棒的人类。

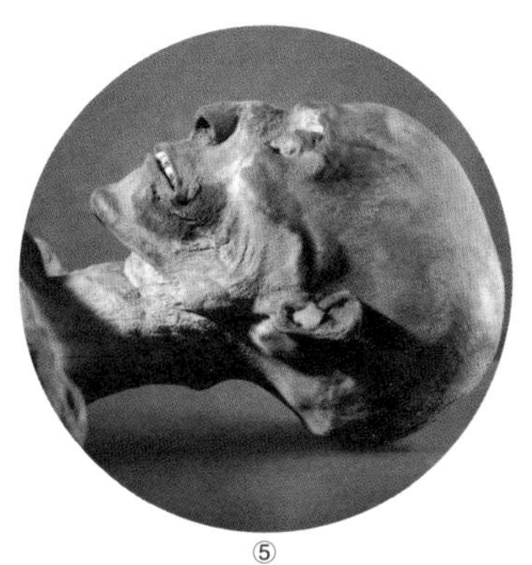
⑤

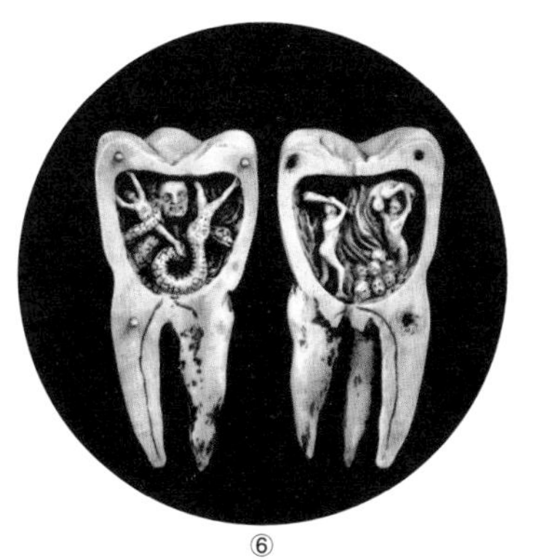
⑥

的。5 世纪北非作家塞利乌斯·奥雷利安努斯（Caelius Aurelianus）则认为，古罗马的标准拔牙工具（名为“dentiducum”的对钳）是对古希腊“odontagogon”的完全模仿。“dentiducum”和“odontagogon”都由软铅制成，用于应对拔牙时断根的状况。1 世纪时，奥勒斯·科涅琉斯·塞尔苏斯（Aulus Cornelius Celsus）在他的医学典籍《论医学》（*De Medicina*）中推荐，拔除龋齿之前，先用铅和毛毡将其暂时充填，以起到稳固作用。塞尔苏斯还提出了一种更温和但也更缓慢的拔牙方法，即先用柳叶刀切开周围牙龈，再用手将牙齿从牙槽窝中拔出——这也是古代日本拔牙匠更为偏好的一种方式。

在古罗马，几个世纪以来，尽管还有其他的措施，但对于牙痛的常见解决方式就是拔除。罗马皇帝克劳狄斯（Claudius）的医生斯喀利波尼·拉格斯（Scribonius Largus）建议他的病人用天仙子种子的烟雾熏蒸口腔，借以驱赶造成龋齿的蛀虫。他还记录了克劳狄斯的皇后梅沙丽娜（Messalina）钟爱的一款牙粉的成分，其中包括氯化铵、乳香树脂和鹿角灰。与拉格斯几乎同一时代的叙利亚-希腊医生阿基杰尼斯（Archigenes）描述了一种手动环锯（孔锯），它可以在病牙上钻孔，以释放出淤积的体液。但早期牙科专著长期延续的主旨还是在于棘手的牙痛、拔牙，因长达几周甚至数月的痛苦折磨而憔悴的脸，以及缓解疼痛的艰难。塞尔苏斯开出一种舒缓疼痛的处方，其成分包括曼德拉草根、鸦片和肉桂。盖伦则推荐将腌制菊根直接敷于疼痛的牙齿上。世界上其他地区的医生们尝试了天仙子、印度大麻以及诸如针灸之类的疗法。

鉴于牙齿和惨绝人寰的疼痛之间的持久关联，我们可以毫不诧异地发现，在同一段历史中，拔牙成为一种酷刑和惩罚。或许，最臭名昭著的一个例子便是圣阿波罗尼亚（St Apollonia）的故事，她出生并逝于2 世纪的埃及。我们所了解的有关阿波罗尼亚的一切，

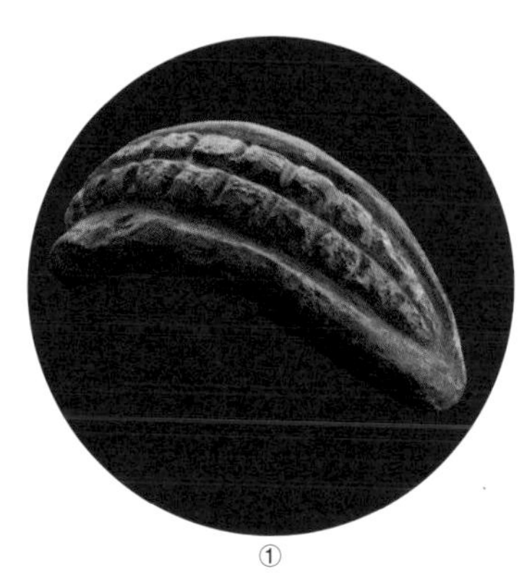

①

① 罗马陶土祭器（公元前 200 年至公元 200 年）。这类器具通常出现在宗教场所，是献给诸如阿斯克勒庇俄斯（Asklepios，古希腊医药之神）等天神的。通常用来喻示需要治疗的身体部位，或表达被疗愈的感谢。
②《牙痛》（*Toothache*），英国林肯大教堂房顶一处木雕的局部。
③ 佚名，《圣阿波罗尼亚的酷刑》（*Torture of St Apollonia*，约 1515 年，局部），手工上色木版画。

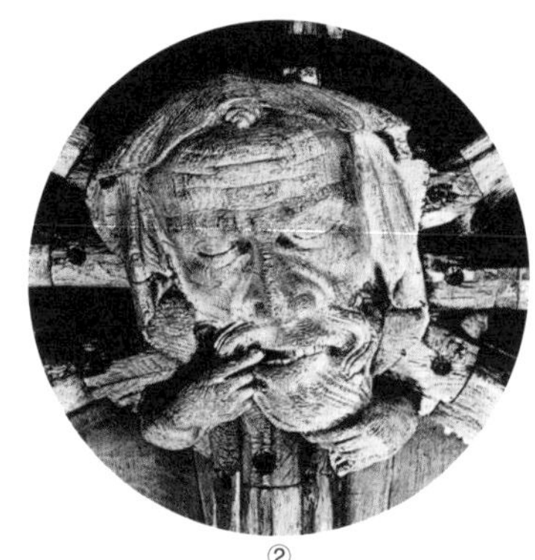

②

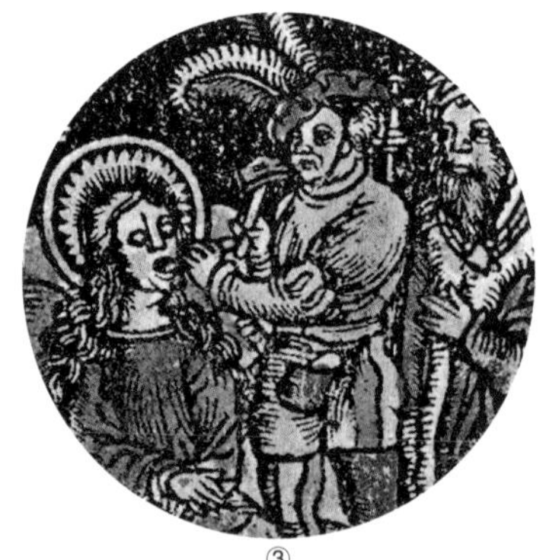

③

几乎都来自后世的“圣徒传”，而其中的一些细节——诸如她的母亲向圣母玛利亚祈祷要一个孩子，她后来成为埃及圣安东尼的追随者，以及判处她以极刑的恰巧是她的法官父亲——倒是有些“遮羞布”的意味。但关于她生平的最早版本，描述她是在 248—249 年间爆发于亚历山大的一场针对基督徒的迫害中殉难。此后不久，亚历山大的主教狄奥尼修斯（Dionysius）在信中写下了她殉道时的情形：

当时，圣女阿波罗尼亚（字面含义“圣洁贞女”，神职人员的一种）深受敬重。那些男人抓住她，反复敲碎她的牙齿，然后在城门外堆起柴垛，威胁她如果再拒绝跟着他们念出那些不敬的话语，就要将她活活烧死。在她的要求下，她获得了一点自由，于是她迅速跳进火中，殉道而死。

阿波罗尼亚以中世纪天主教的恐怖风格，成为拔牙匠和牙痛受难者们的守护神。人们在圣像和玫瑰窗上描绘着她的形象和折磨她的工具——通常是一把很长且钝的铁匠钳子。此外，据说在葡萄牙的波尔图大教堂有一只圣髑盒，里面收藏着一颗从她颌骨上拔下来的牙齿。

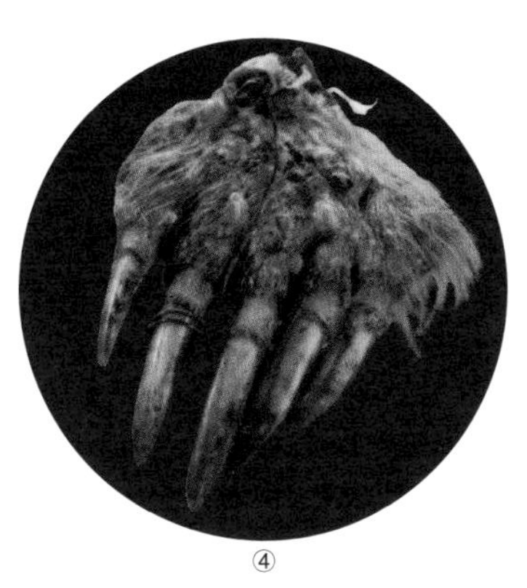

④

④ 鼹鼠足护身符（1890—1910 年）。将鼹鼠爪子作为护身符来对抗牙疼，是一个广为流传且历史悠久的传统。1 世纪时古罗马作家老普林尼（Pliny）即有推荐。
⑤《牙痛》（*Toothache*），英国威尔士大教堂房顶石刻的局部。
⑥《圣阿波罗尼亚》（*St Apollonia*，1516 年，局部），佚名，出自《心灵花园》（*Hortulus Animae*），镶金手工上色木版画。

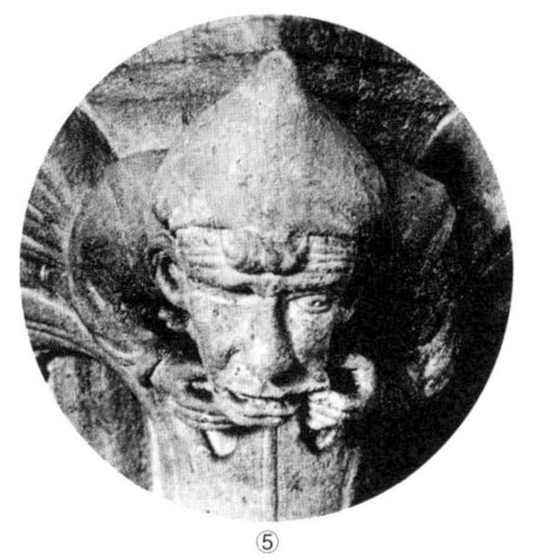

⑤

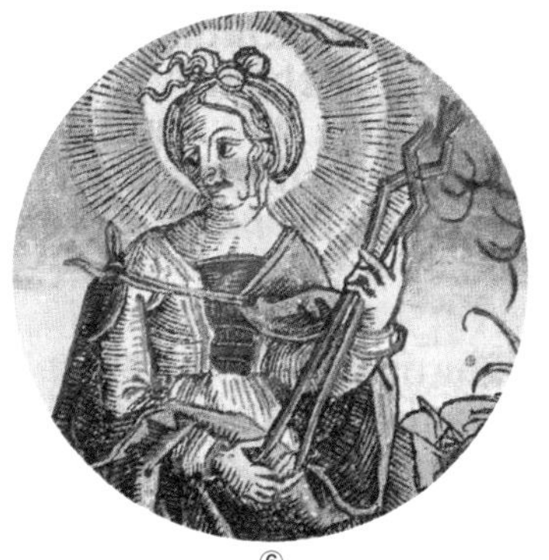

⑥

1. Simon Hillson, *Teeth*, Cambridge Manuals in Archaeology, Cambridge University Press, 2005, p. 6.

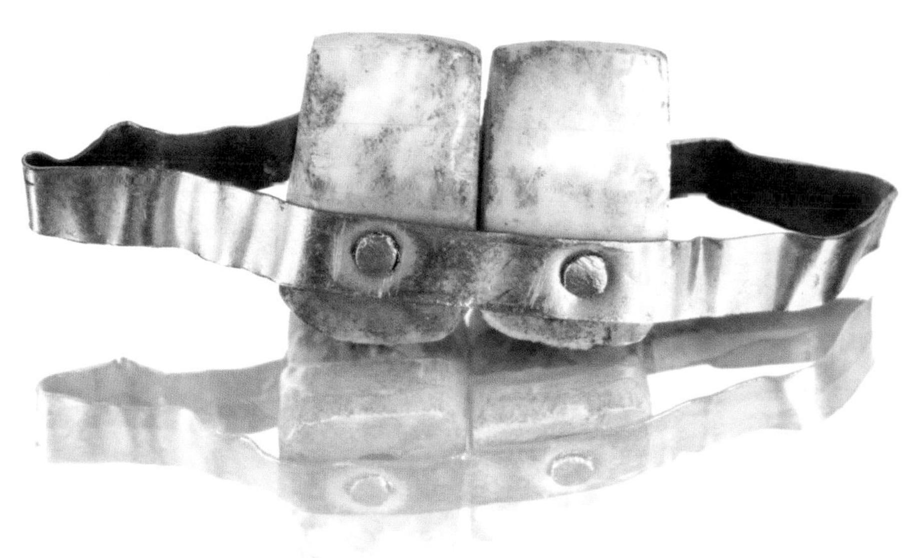

**上图 |** 伊特鲁里亚（Etruria）人的下颌义齿。由两枚人类牙齿和黄金基托组成，出土于意大利伊特鲁里亚墓葬中，时间约为公元前 700 年。

**下图 |** 古罗马人下颌桥体义齿。由锉平后的公牛牙齿和黄金基托组成，出土于意大利拉提姆（拉齐奥）的萨特瑞孔（Satricum），时间约为公元前 700 年。

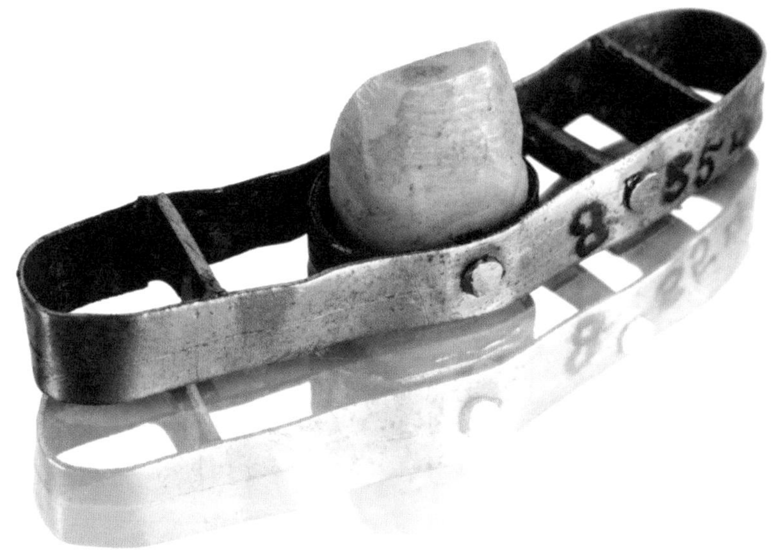

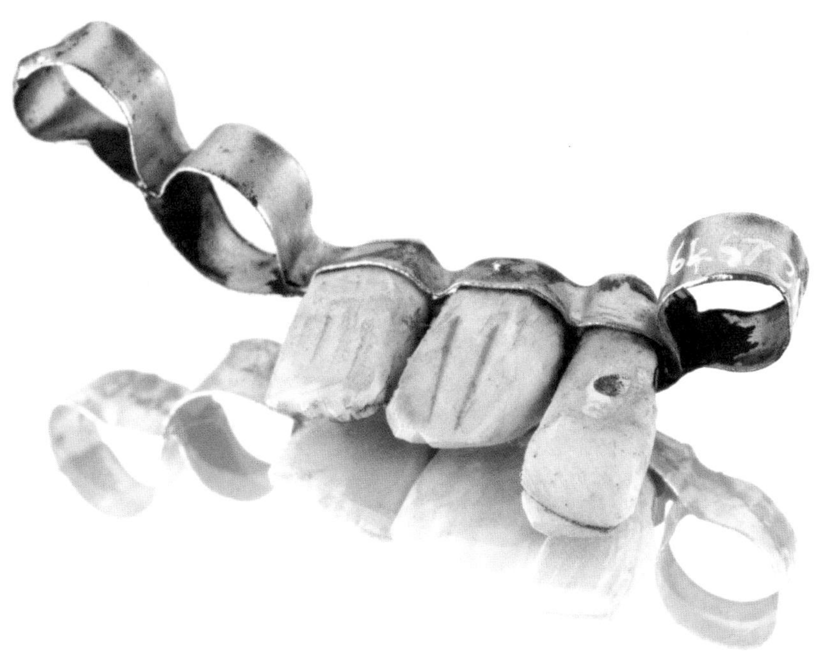

**上图 |** 金属桥及可替换的牙齿，由金属钉固定着。金属桥最初发现于意大利南部的泰阿诺（Teano）。

**下图 |** 黄金基托与可替换的动物牙齿。应该是由医生固定在患者的余留牙上的。

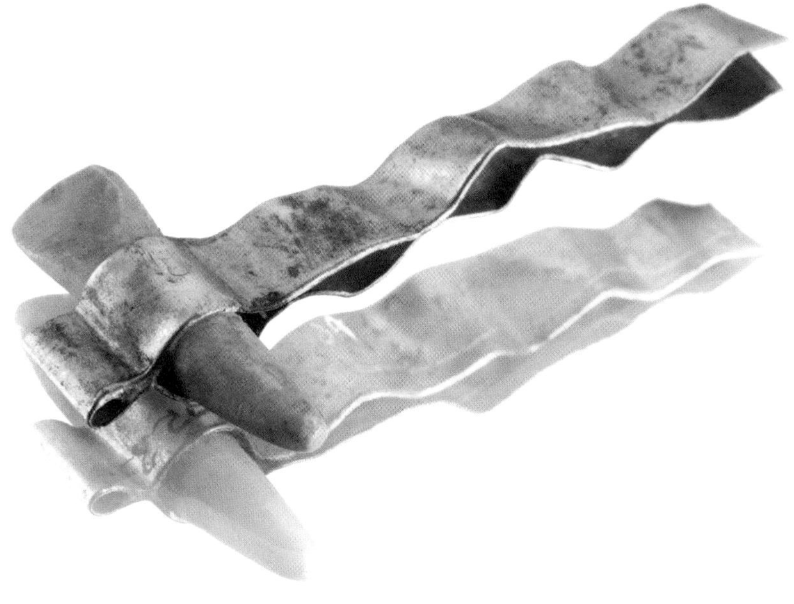

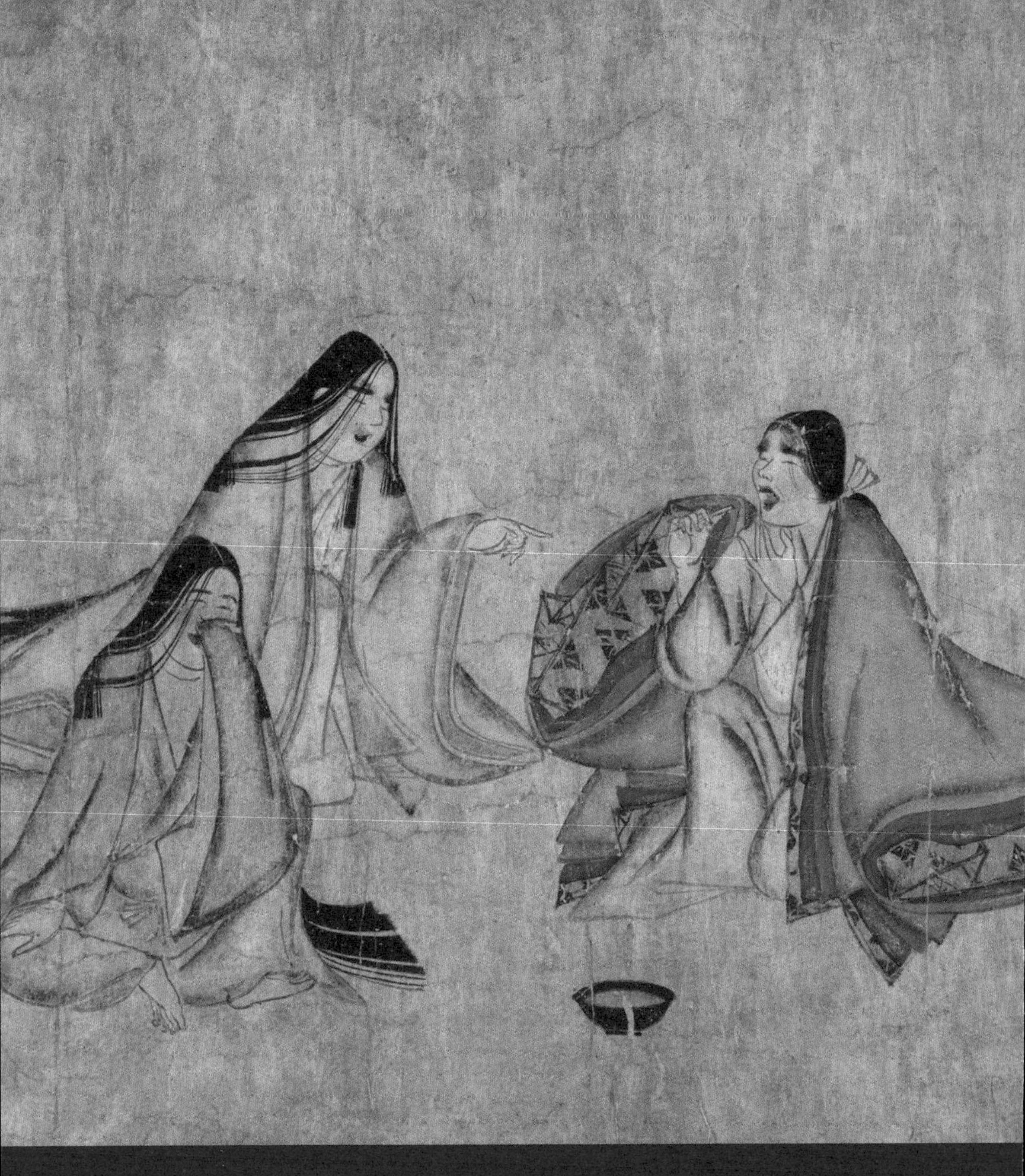

《口臭的女人》（左侧）和《缺牙的男人》（右侧），出自《病草纸》系列，手绘画卷，日本江户时代宽政年间（1789—1801）名古屋诗人大馆高门摹 12 世纪原作。

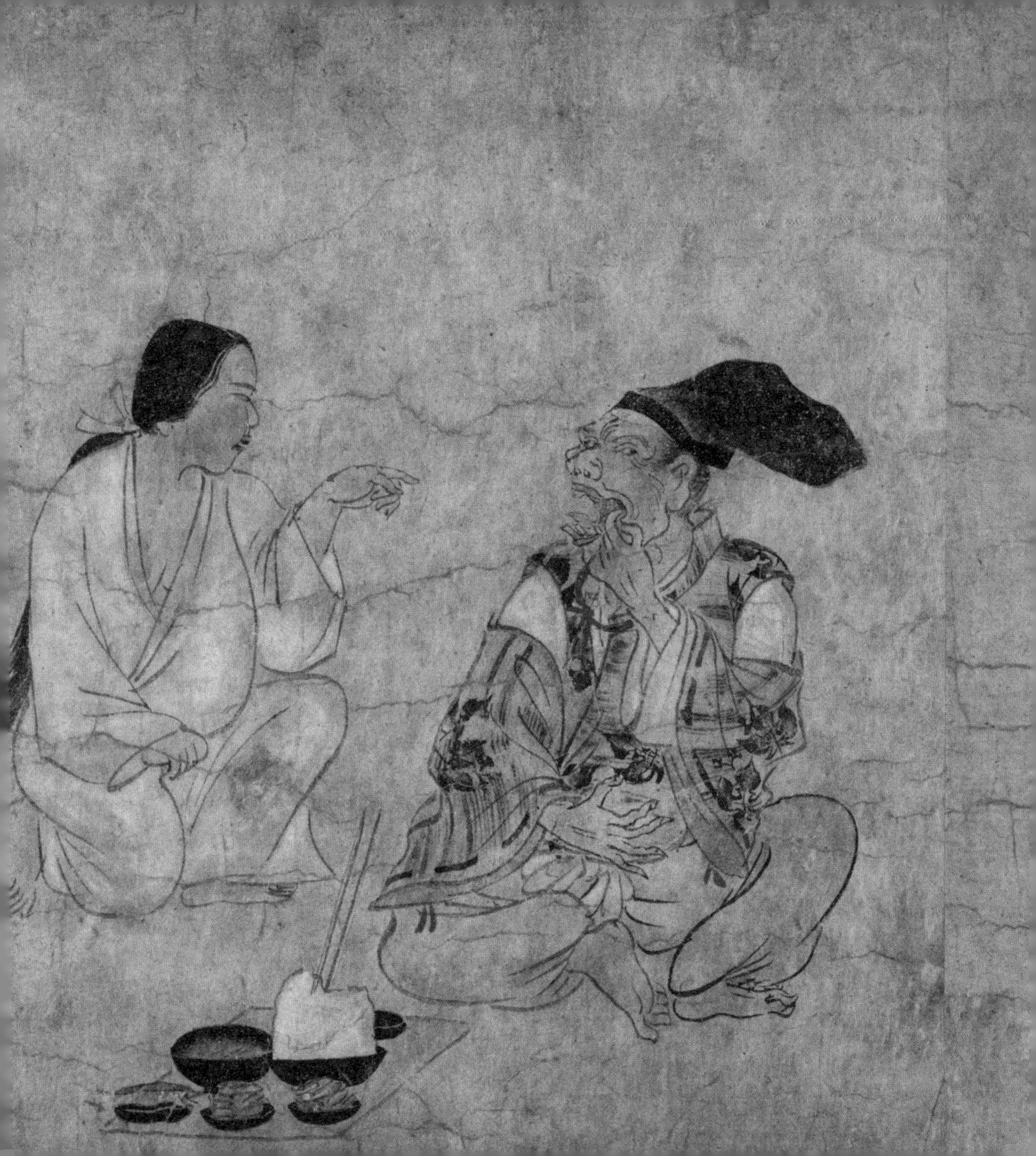

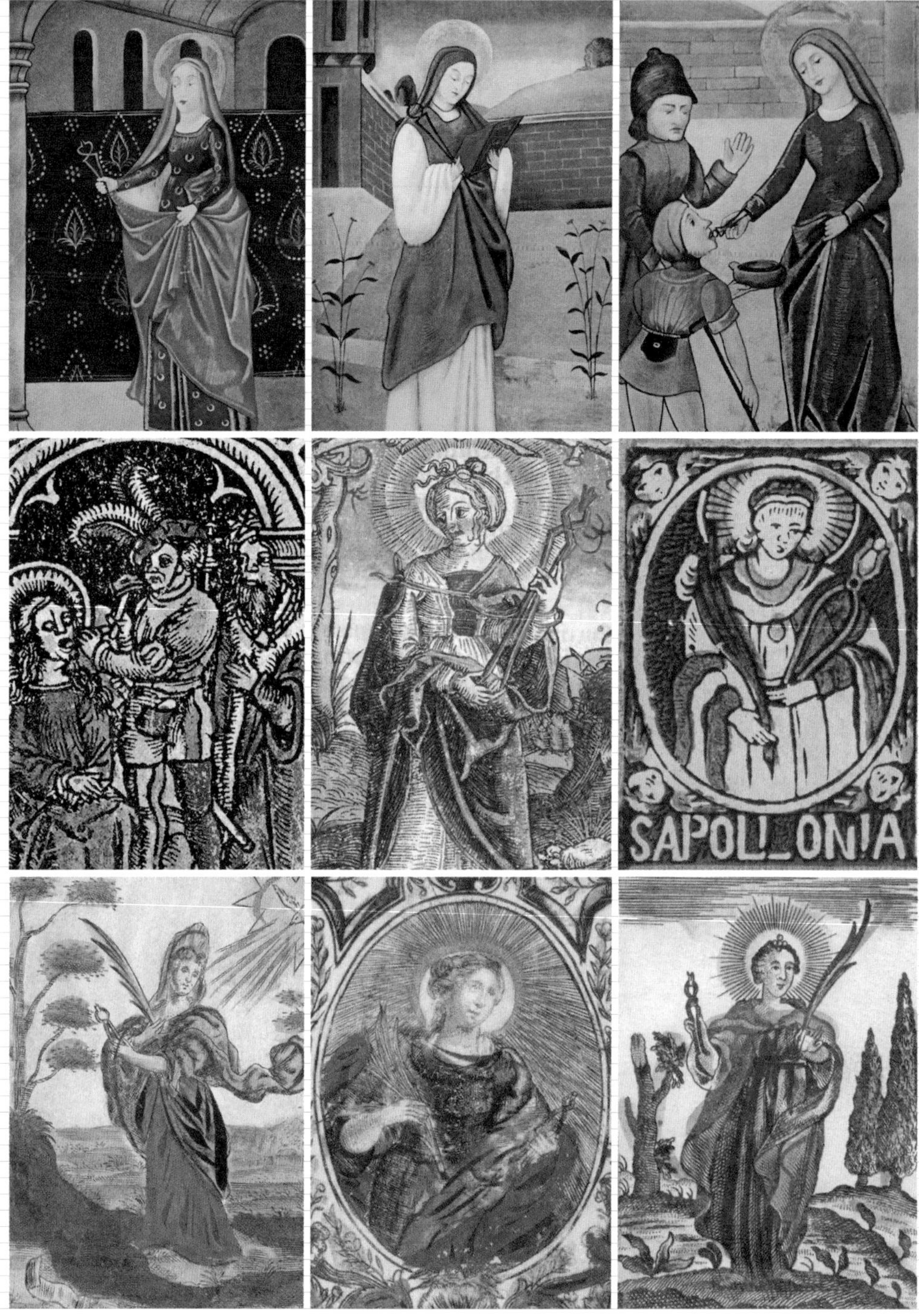


**顶行左至右 |** 牙科守护神圣阿波罗尼亚的插画，出自 15 世纪的手稿。
**中行左至右 |** 佚名，《圣阿波罗尼亚的酷刑》（约 1515 年），手工上色木版画;佚名，《圣阿波罗尼亚》（1516 年），出自《心灵花园》，镶金手工上色木版画；佚名，《圣阿波罗尼亚》（约 1550 年），明暗木版画。
**底行左至右 |** 米歇尔 · 卡贝伊（Michiel Cabbaey），《圣阿波罗尼亚与白鸽》（*St Apollonia and the Dove*，约 1720 年），手工上色版画；佚名，《圣阿波罗尼亚》（1750 年），手工上色版画；J. 布施（J.Busch），《阿波罗尼亚圣人像》（*St Apollonia VM*，约 1750 年），手工上色版画。

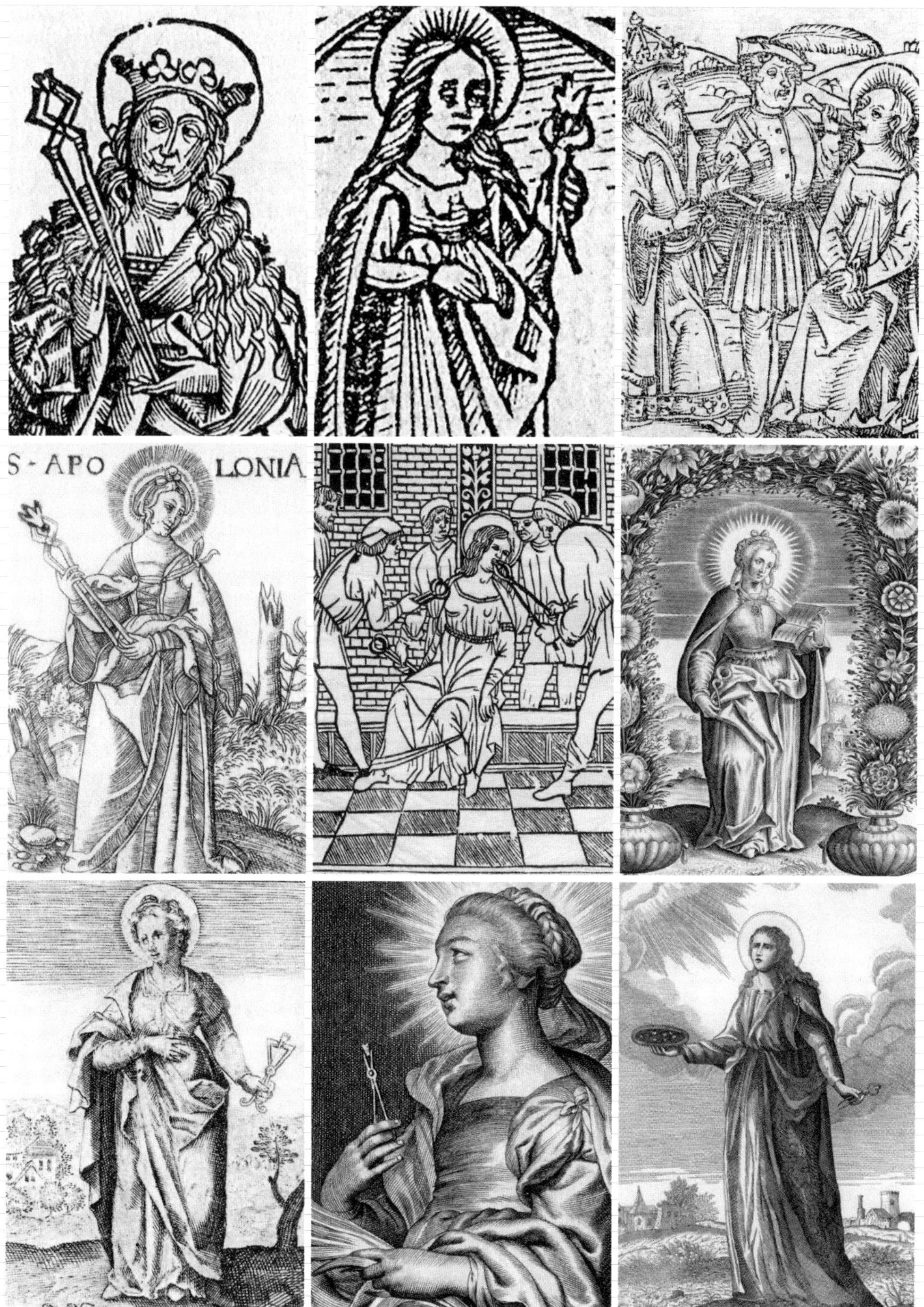


**顶行左至右｜**哈特曼·舍德尔（Hartmann Schedel），《纽伦堡编年史》（*The Nuremberg Chronicle*），1493 年初版；《心灵花园》中的木版画，迈克尔·冯特（Michael Fürter）印制（1506 年）；佚名，《圣阿波罗尼亚的酷刑》（1507 年），木版画。

**中行左至右｜**佚名，《圣阿波罗尼亚》，手执刑具铁钳（约 1550 年），版画；佚名，《圣阿波罗尼亚的酷刑》（1600 年），木版画；亚伯拉罕·范·马伦（Abraham van Merlen），《阿卡迪亚拱门下的圣阿波罗尼亚》（*St Apollonia under an Arcadian Arch*，约 1625 年），版画。

**底行左至右｜**佚名，《圣阿波罗尼亚》（1650 年），版画；施特·波尔斯沃特（Schelte Bolswert）《圣阿波罗尼亚》（约 1650 年），铜版画；佚名，《天堂之光下的阿波罗尼亚圣人像》，(*St Apollonia VM, Shone from Heaven*，约 1700 年），版画。

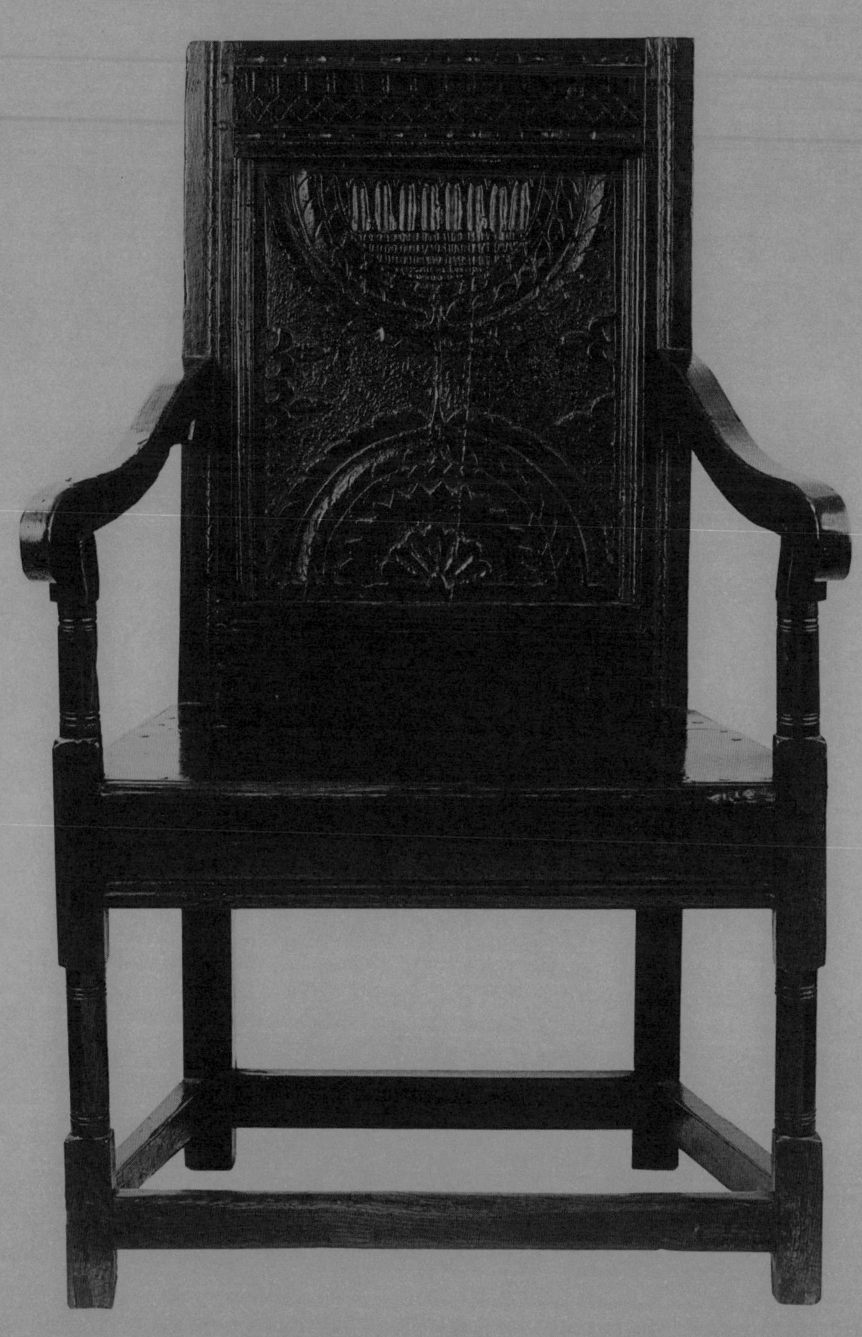

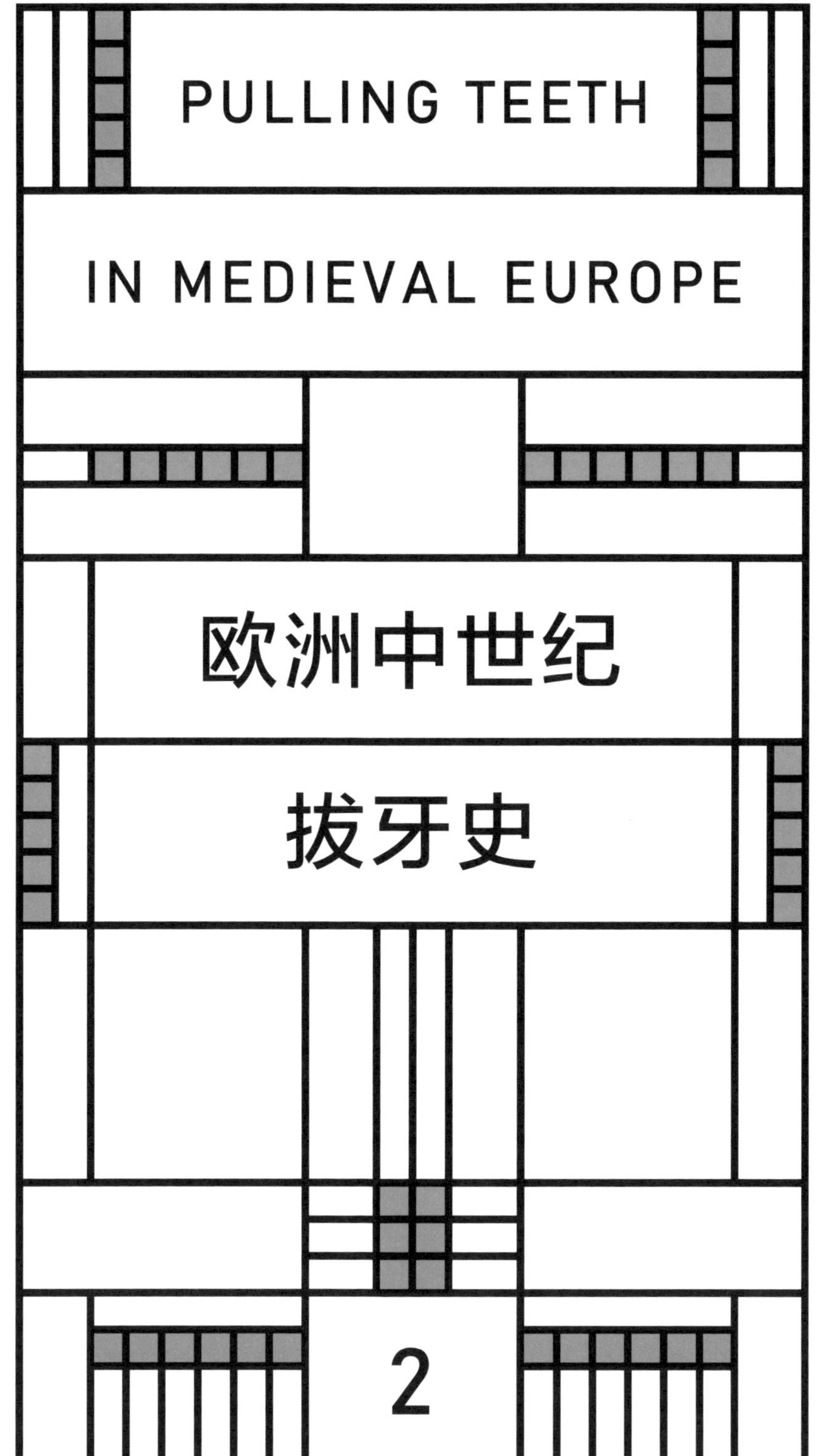
PULLING TEETH
IN MEDIEVAL EUROPE
欧洲中世纪
拔牙史
2

以现代人的眼光审视，圣阿波罗尼亚所受的惨烈折磨，在相当程度上反映了早期欧洲牙科的实质。想象一下，但凡见到那些戴着腐烂臼齿做成的项链来给人拔牙的野蛮家伙，谁不吓得落荒而逃？然而这些血腥传说，多半来自第一代“正统”牙医对前辈们的恶意揣测和无端中伤，充满了所谓文明者的倨傲。事实上，中世纪牙科学虽然令人痛苦——这点毫无疑问，但撇开恐怖的印象，我们发现了更为丰富的事实，这让我们得以了解那些在中世纪牙医粗壮臂膀影响下的人们所经历的希望与恐惧。

不论贫穷还是富有，对大多数中世纪和早期现代欧洲人来说，失牙是一件再寻常不过的事。普通工人与农民阶层通常会在 40 岁前失去一到两颗牙，而假如他们活得足够久（超过 40 岁）的话，这个过程便一直反复并持续到一颗牙也不剩为止。欧洲大陆最为尊贵的君主们也未能豁免。路易十四，法国的“太阳王”，40 岁出头就整口牙几乎都掉光了。而伊丽莎白一世，据一位在 1578 年访问了女王宫殿的德国人所述，“她抿着嘴，牙齿漆黑”，“这是一种英国人常有的牙齿缺损，因大量摄入糖分所致”。这直接指向欧洲人饮食习惯与牙科疾病的重要变化之一：从过去的长期磨损，转变为高糖饮食所导致的牙齿色素沉积、龋洞以及脓肿。

富有而强大的君主们，比如路易十四和伊丽莎白一世，往往更易为这种嗜甜之好所影响。尽管早在 14 世纪，欧洲人就食用北非产的蔗糖，但直到 16 世纪，摩洛哥与英国开通了直接贸易，大量蔗糖才进入英国市场。到了 1593 年，英国人每年要消耗约 2000 吨糖，这些糖几乎都直接进入了富人口中。当时每磅糖的价格在 19 便士左右，相当于一个熟练工人一天的报酬，因此糖并不是面向大众的商品，而是唯有贵族才能消费得起的奢侈品。之后，随着奴隶贸易的出现和由此而来的西印度群岛种植园的兴建，1660 年斯图亚特王朝复辟时，糖的价格骤然降低。大约同一时期，另一

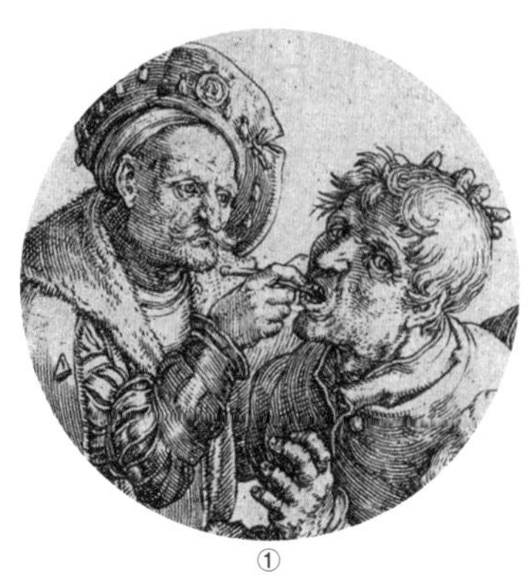

①

**42 页 |** 英国橡木雕刻扶手椅，约 1620 年制，包含椅座和靠背。

① 卢卡斯 · 范 · 莱顿（Lucas van Leyden）所作版画的局部（1523 年），拔牙匠在病人被扒窃时拔下了他的一颗牙。
② 路易十四画像（1701 年）的局部，作者亚森特 · 里戈（Hyacinthe Rigaud）所作。画中法兰西国王紧闭双唇，以免暴露他的缺牙。
③ 弗朗索瓦 · 拉伯雷所作《巨人传》中序言的插图。

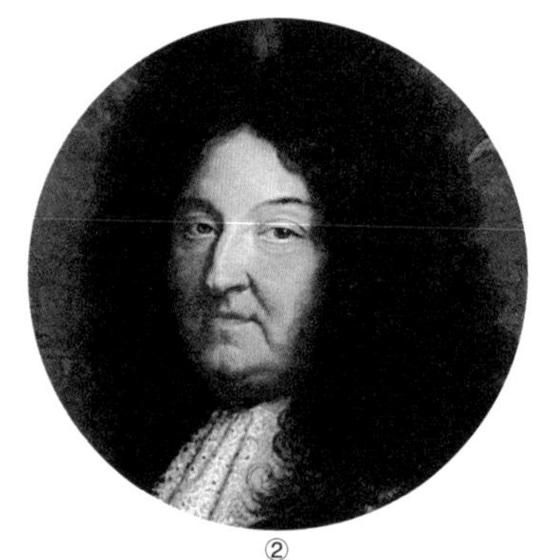

②

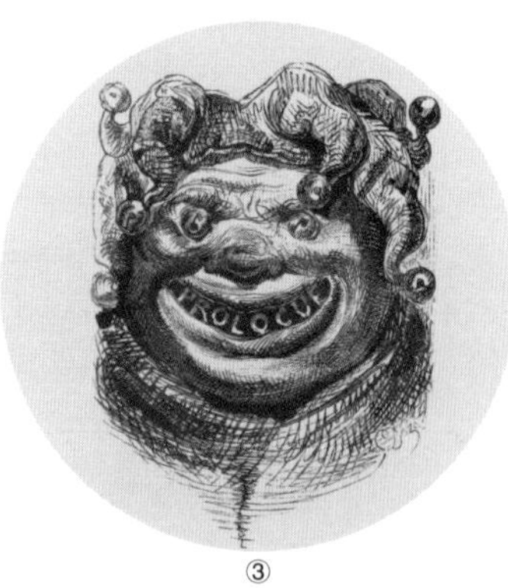


③

种奴隶种植园的产品——烟草，又成为欧洲富裕阶层的新宠，为他们口中的恶臭加上烟熏的口味。

牙齿疾病带来了各种实际问题：难以忍受的疼痛，进食困难，随之发生的消化不良，甚至语言和呼吸困难。而在有教养的上流社会，这被视为羞耻，会被社会排斥。

16 世纪的法国作家弗朗索瓦·拉伯雷（François Rabelais）在他粗俗的小说中概括了口腔和肛门之间滑稽的共同点：同样散发恶臭，同样能（以某种形式）“说话”，同样以令人忍俊不禁的方式独立于身体的控制之外。不过，中产阶级一直试图以更文明的方式生活。英国历史学家柯林·琼斯（Colin Jones）以“七窍管理法则”[1]来形容这些共识：在公共场合，应该控制身体并使其不那么显眼；不应造成同伴的不快，尤其不应引起别人的关注；不可挖耳朵和鼻子，不可抓挠臀部和阴部，以及最重要的——不可剔牙。

目前为止，文艺复兴时期最广为流传的一部仪态指南，并包含许多约束口舌内容的手册，叫作《侍臣手册》（*Il Libro del Cortegiano*）。它是 1528 年由一位名叫巴尔达萨·卡斯蒂利昂（Baldassare Castiglione）的意大利侍臣所著。除了大量引用先例以外，卡斯蒂利昂还尝试引导读者建立新的行为规范，尤其是他们该用自己的嘴做什么、怎么做。琼斯（前文提过的历史学家）形容拉伯雷式（放纵无忌）的笑声“是野蛮人才有的”，而张着嘴停不下来的笑，尤其是女性如果这样笑，则被认为是极其放浪且低俗的。到了反宗教改革时期，在天主教影响下的欧洲，对于仪态虔诚的要求达到了登峰造极的程度。笑，几乎可以算作渎神。当时的基督像都是深沉而痛苦的，从无欢颜。一位合格的侍臣应当沉默少言，鲜有笑容，并紧锁他的双唇（并不仅仅是为了遮住发黑的牙齿或浑浊的口气）。总而言之，他必须对一切出口之物具有完全、绝对的控制。

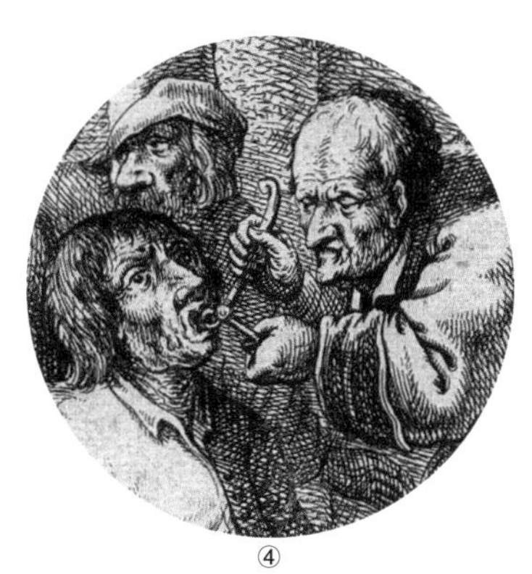

④

④ 蚀刻版画局部，卡雷尔·阿勒德（Carel Allard）临摹自阿德里安·布劳威尔的画作，画中一位拔牙匠正从病人口中拔牙，后者的妻子则焦虑地望着他们。

⑤ 伊丽莎白一世画像（约 1595 年），小马库斯·吉拉尔特（Marcus Gheeraerts the Younger）事务所所作。画中女王的双唇紧闭，以免暴露她糟糕的牙齿。

⑥《卡冈图亚在桌边》插图局部，出自 1854 年出版的拉伯雷所著《巨人传》，作画者为古斯塔夫·多雷（Gustave Doré）。

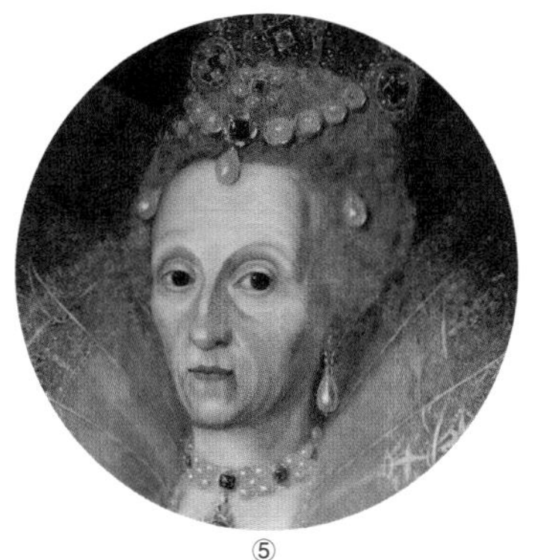

⑤

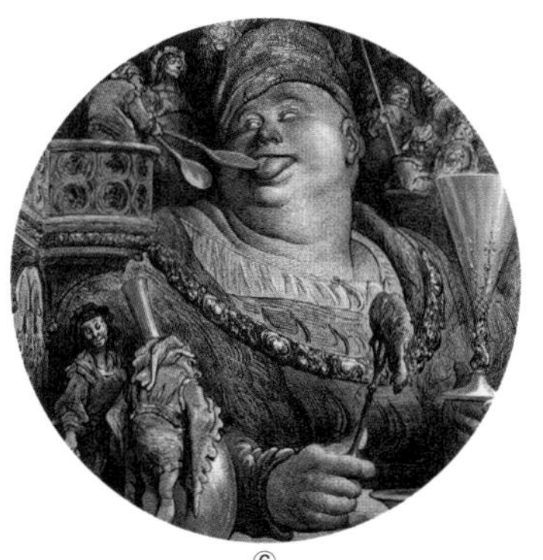

⑥

在这种追求高雅举止的文化之下，人们开始关注可以保持口气清新芬芳的方法。近代早期关于个人举止礼仪的书籍就告诫人们务必保持口气清香，至少不得令人掩鼻而走。一些书籍还提供了除臭漱口水的配方，如托马斯·维卡里（Thomas Vicary）的作品《英国人的宝藏》（*The English Man's Treasure*，1613 年）：

如果想要去除口腔异味，请用清水和醋汁漱口，然后咀嚼乳香脂，再以浸泡着茴香籽、薄荷以及丁香的酒漱口。

16 世纪早期，出版商便开始大量出售保护牙齿健康的实用指南。尤其受英国读者欢迎的是《实用健康手册：如何强化和改善视力，保持口气清新、牙齿洁净和牙龈强健》（*Useful Instructions on the Way to Keep Healthy, to Strengthen and Reinvigorate the Eyes and Sight with Further Instructions on the Way of Keeping the Mouth Fresh, the Teeth Clean, and the Gums Firm*），翻译于 1544 年，原作者是声名狼藉的德国药剂师兼抄袭者沃尔特·赫曼·里夫（Walther Hermann Ryff）。金银质的雕花牙签也开始风靡，成为贵族们镜匣和腰链上的新装饰品。17 世纪 40 年代中期，流亡法国的英国议员拉尔夫·韦内爵士（Sir Ralph Verney）收到一封友人来信，信中询问他能否帮忙找到一件欧洲新潮物件："用于清洁牙齿的小刷子，大部分是银质的，也有一些是金银镶嵌的，还有配套的小匣子可以收纳它。"

如果牙齿状况已经无法通过用草药漱口和银质手柄牙刷刷牙来改善，这些贵族们会向谁求助？在中世纪直至近代早期的医生们眼中，从事手工劳动是一种耻辱和禁忌，这意味着他们中的大多数都不会屈尊去关心牙齿的治疗。这一时期的医生对失牙不以为意，就像脱发和听力下降一样，他们认为这只不过是

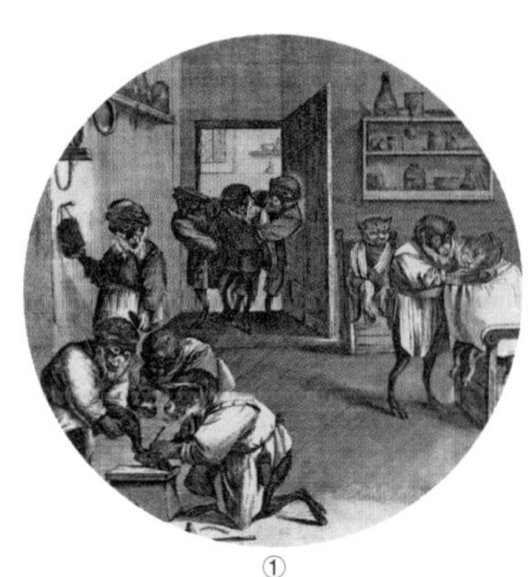

①

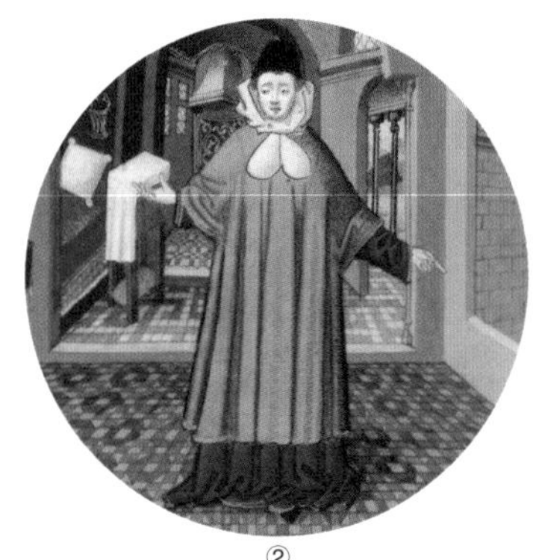

②

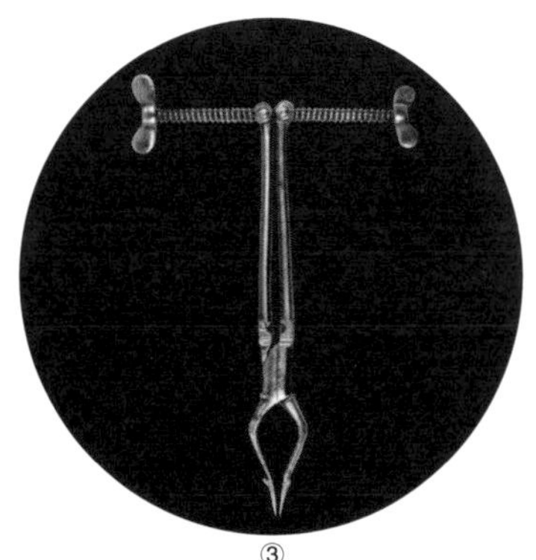

③

① 在科兰·博尔（Coryn Bol）临摹的大卫·泰尼斯（David Teniers）的讽刺版画中，猴子和其他动物装扮成医生和病人，出现在医疗理发师（barber surgeon）的铺子里。
② 药剂师的细节，出自《解毒剂与外科合集》（*Antidotaire*；*Collectorium Chirurgicum*，1461 年），由巴纳德·德·戈登（Bernard de Gordone）和盖伊·德·肖力亚克所作。
③ 16 世纪后期的德国张口器，用来打开口腔或使其保持张开状态。

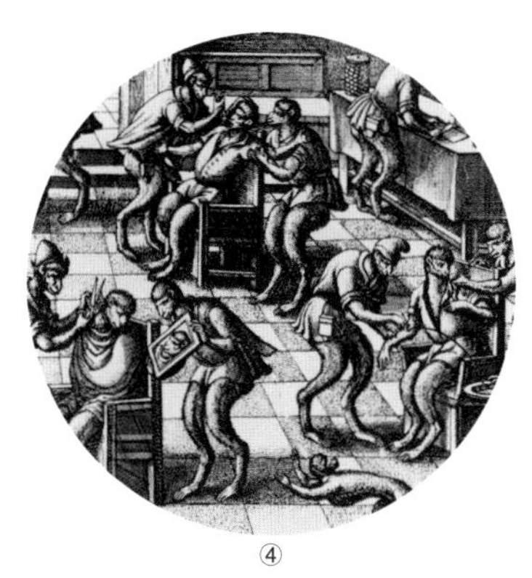

④

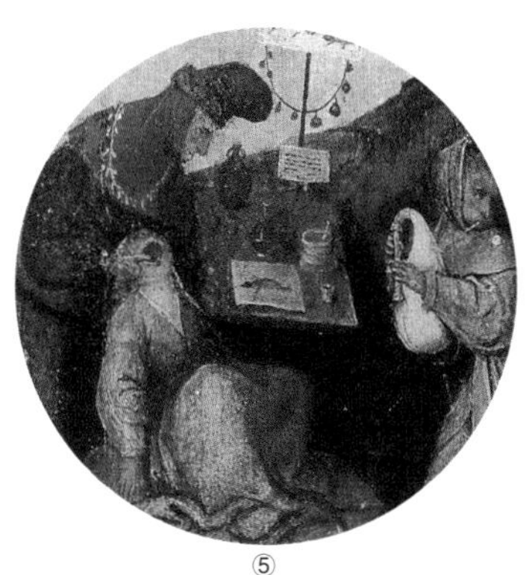

⑤

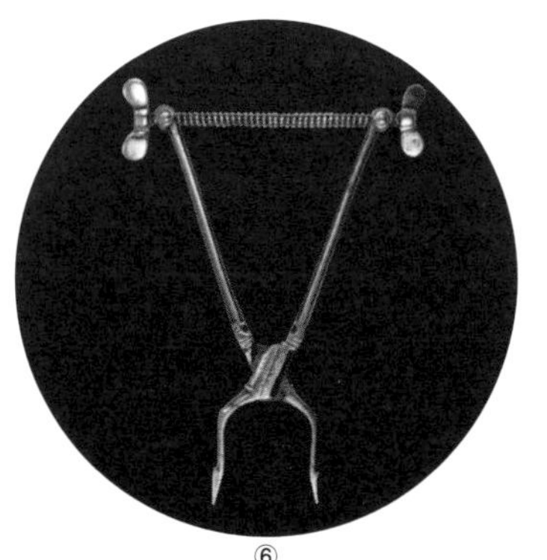

⑥

④ 这幅讽刺版画（约 1570 年）描绘了医疗理发师的职责：放血、拔牙、处理外伤等。
⑤“拔牙匠、风笛手、砍柴的”，出自《干草车三联画》（*The Haywain Triptych*，约 1515 年）的中间部分，作者为耶罗尼米斯·博斯（Hieronymus Bosch）。
⑥ 张口器的构造，可以在需要的情况下适当加力。

衰老过程的一部分，自然也就没什么可做的。外科医生——这一身份多元化的群体，成员从本地放血理发师（blood-letting barber）到意大利一流学府的教授们，不一而足——对牙科产生了浓厚的兴趣。虽然 14 世纪法国外科医生盖伊·德·肖力亚克（Guy de Chauliac）曾提出，应当将牙科划归为一个独立专科，建立自己的技术和学习体系，但文艺复兴和近代早期的多数外科学作者们并未采纳这一观点，依旧将牙科治疗与其他医疗活动归为一类。

为了探明牙痛的机制，这些外科医生们借鉴了古希腊和古罗马的作者们的理论，其中也折射出伊斯兰复兴运动中的学者，例如伊本·希恩（Ibn-Sīnā）和阿尔·扎尔瓦什（Al-Zahrāwī，拉丁文分别翻译为 Avicenna 和 Albucasis）的思想。他们中的大多数认同龋齿的蛀虫理论。伊丽莎白的朝臣约翰·哈灵顿爵士（Sir John Harington）还将题为“撒勒尼坦健康守则”（*Regimen Sanitatis Salernitanum*）的 11 世纪意大利论文译作诗篇，描述了其中一种标准疗法：

> 若你的牙齿偶遭不幸，是那细小的蠕虫在孕育，疼痛（如果注意到的话）可以避免，吃过食物，便要勤刷你的牙齿；用炙烤过的乳香（一种没有坏处的香口胶），将天仙子敷于其上，配合洋葱籽送入龋齿洞中，让烟雾进入，疼痛就散去了。

将当时人们眼中龋齿的罪魁祸首熏走之后，另一位文艺复兴时期的医疗理发师发明了一种可以保持牙齿不再受蛀虫侵扰的新方法。15 世纪末，意大利作者乔凡尼·德·阿柯利（Giovanni d'Arcoli）描述了以锻压平整的金箔来充填龋洞的方法。约 1 个世纪后，意大利外科医生乔凡尼·达·维戈（Giovanni da Vigo）为这一新技术设置了标准：用牙签和环钻（trephine）将龋坏组织去除干净后，以砷剂覆盖暴露的牙髓腔，保证每一层金箔都密实贴合于龋洞。尽管这项精湛的手艺可以拯救牙齿并使之存续数年，但刮削和锤钻所需的时间往往长达几个小时，因此在人类发明麻醉技术之前，它并未得到广泛普及。医疗理发师还会用浸了硝酸（意大利语 aqua fortis）的抹布来清洁变色的牙齿。这样一来虽然牙齿变白了，却进一步破坏了牙釉质。还有些从业者炫耀他们徒手拔牙的技艺，即先用酸液令牙齿松动，然后就能毫不费力地徒手取下。

当然对多数平民而言，治疗牙痛的方法既非采用银质牙刷，也不是金箔充填之类，而是简单粗暴地拔牙。和其他外科工具一样，最早的拔牙器械来自中世纪匠人们的工作台。“喙夹”（pelican）是一种看上去就很吓人的带钩手杆，它起源于给箍桶铁环施力的一种装置。病人坐在矮脚凳上，头部置于拔牙匠的双膝之间，后者则将喙夹卡紧在需要拔除的牙齿上，将其拔除。文艺复兴时期的著名法国外科医生安布洛斯·帕雷（Ambroise Paré）对此表示忧虑，他认为医生在拔牙时应该注意，不要给病人造成严重的损伤：

> 拔牙切不可过于暴力，否则会造成下颌脱臼甚至脑部和眼睛的震荡，乃至部分的颌骨随同牙齿一起被带下（作者本人曾目睹好几次），更不用说后续可能发生的严重后果，例如高热、脓肿、大量出血甚至死亡。

喙夹之类的工具可以挂在小包内随身携带，于是早期欧洲最庞大的一支牙科从业队伍带着这些工具，在城镇之间走街串巷。罗马作家嘲讽这些游医，称他们为“补牙的”或“拔牙的”，中世纪的欧洲各国也有诨名奉送：英格兰人喊他们“弄牙的”，法国人称其为“拔牙匠”，意大利人对他们的称呼则是“拔牙庸医”。拔牙匠们在城镇集市和乡村农场开设店铺，不过他们的大部分生意似乎是在近代早期欧洲的大集会和市场上做起来的。和其他游医一样，他们深谙哗众取宠之

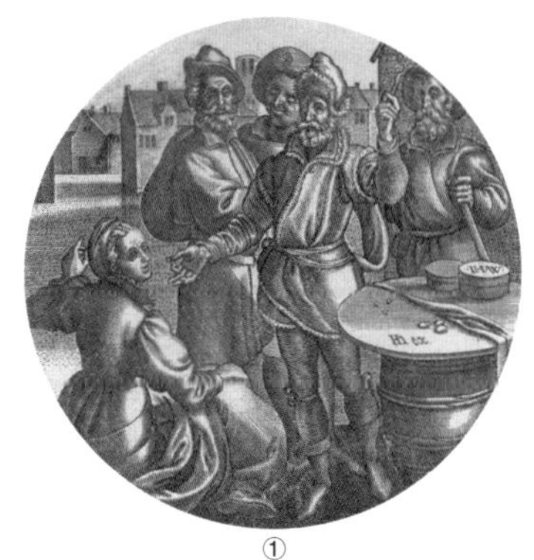

①

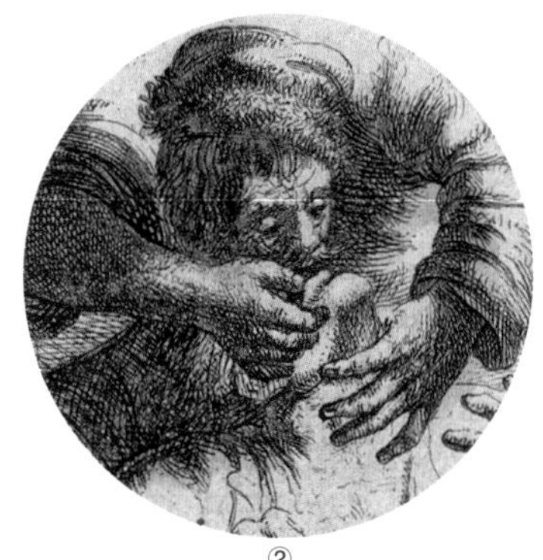

②

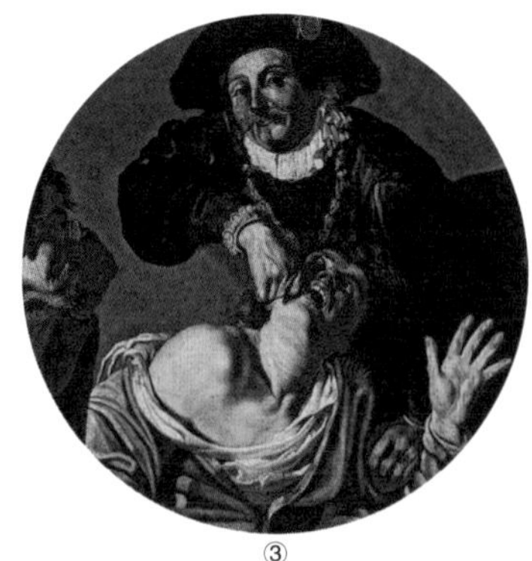

③

①《拔牙匠当街炫技》（*Extraction Sitting on the Street*，约 1590 年），由 J.H. 威尔瑞克斯（J.H.Wierix）所作版画，画中一位拔牙匠展示了他的技术。
②扬·范·弗利特蚀刻画（局部）。画中一个女人占了病人的便宜，从他的包里偷东西。
③一幅临摹自阿德里安·布劳威尔的画作的局部。画中，一名穿着考究的术者在拔牙时，对病人的痛苦似乎显得漠不关心。

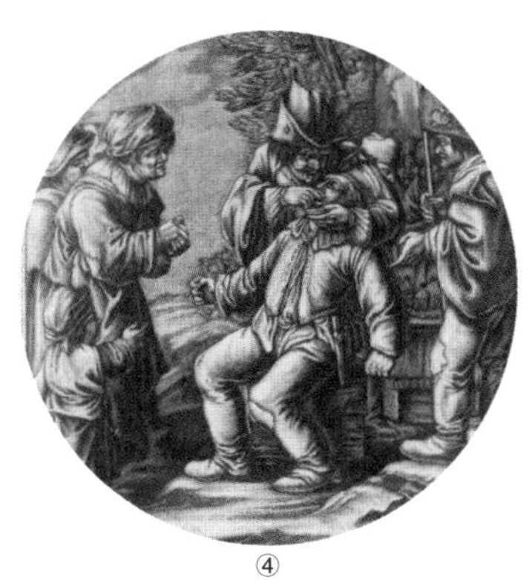

④

④《五感》(*Five Senses*)系列中的“触觉”(‘Touch’，1630—1652年)，由简·波斯(Jan Both)临摹自安德烈亚·波斯(Andries Both)的作品。画中一个江湖郎中正从一个男人嘴里拔牙，农民们在一旁围观。
⑤《牙医》(*Der Zahn-Artz*，1699年)的局部，出自荷兰图书插画家卡斯伯·鲁肯(Casper Luyken)所作的蚀刻版画。
⑥《术者在拔牙》(*An Operator Extracting a Tooth*)的局部，画中的桌上摆满了牙科工具。临摹自阿德里安·布劳威尔的17世纪油画。

道。在法国巴黎新桥(Pont Neuf)，拔牙匠身着夸张的服装，通常饰以被他们拔下的那些牙齿。他们和舞者、滑稽演员以及猴子一起表演，俨然是一道都市风景。

在扬·范·弗利特(Jan van Vliet)和提奥多·罗姆波特(Theodoor Rombouts)所作的荷兰风俗画中，拔牙匠们通常被表现为低俗吵闹的江湖骗子。不过正如历史学家罗杰·金(Roger King)指出的，这样的描绘时常会被曲解。在集会和市场上，江湖骗子们在拔牙匠身旁的人群中叫卖，宣称他们贩售的药物可以治愈任何牙痛，其中最有名的是法国神药“orviétan”，它含有包括毒蛇肉在内的几十种成分。骗子们通过对拔牙的夸张模仿，来使人信以为真。当艺术家们展现出骑着马的男人用宝剑将牙齿从牙窝内撬出时，他们并不是在描绘拔牙匠工作的场景，而是以一场精心设计的商业骗局夸大了这种痛苦——“拔牙还不如截肢”[2]。

但对许多人来说，即便拔牙匠们如此卖力地表演，也无法使他们克服对于拔牙的恐惧。比起拔牙，他们宁愿忍受那没完没了的牙痛。1578年12月，45岁的伊丽莎白一世被“要命的牙痛”折磨得几天几夜无法入睡。但她仍拒绝治疗，直到年长的伦敦主教约翰·埃尔默(John Aylmer)进言劝谏：

> 主教告诉她(女王)，(拔牙)没有那么疼，完全不必担心；并且为了使她信服，尽管他年事已高，且没有几颗余牙了，但他会当面向她证实。他们立即召来外科医生，在女王陛下的面前拔下了主教的一颗牙(应该是颗龋齿)。于是大功告成，她因此而受到鼓舞，亲自接受了手术。

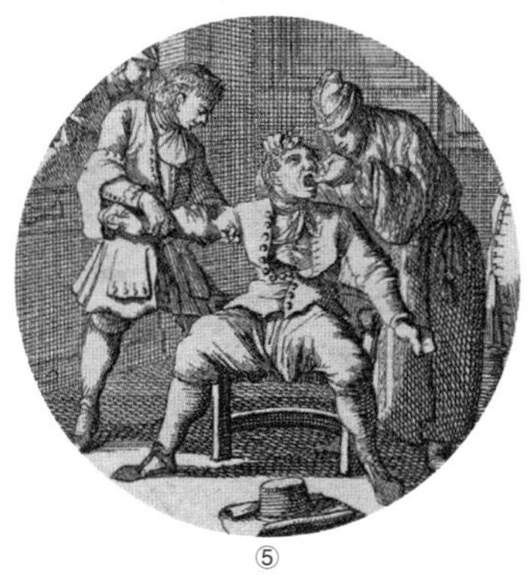

⑤

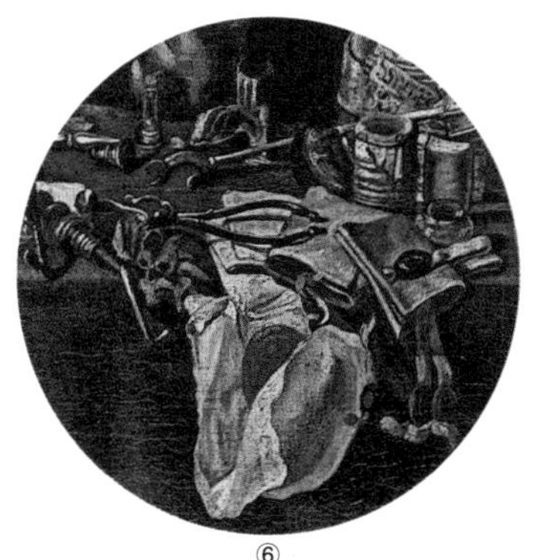

⑥

1. Colin Jones, *The Smile Revolution in Eighteenth-Century Paris*, Oxford University Press, 2014, p. 34.
2. Roger King, *The Making of the Dentiste*, c. 1650 - 1760, Ashgate, 1998, p. 11.

Fedt vnd Stadtbůch.

alle also gefunden vnd gezelt werden in eim heyß gesottnen todten haupt. Vnnd darumb ist kundtlich/das siben namhaffte beyn seien so das hirn behalten/mit fügenn/ einer segen gleich/ kerffecht/zůsamen gefügt. Magst dise figur besehen.

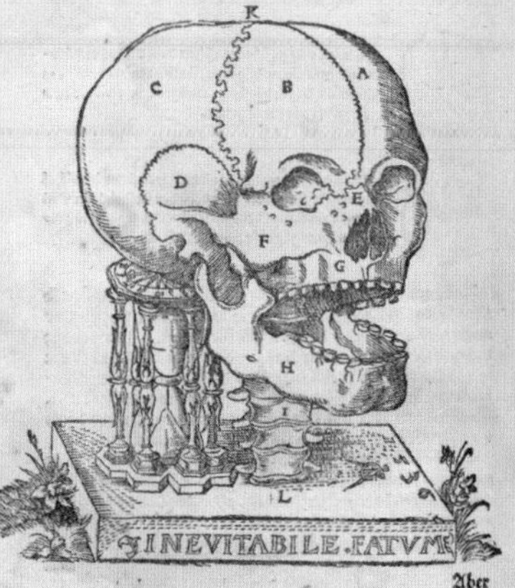


Aber

Bewerter Wundartznei. 9

Aber die so inwendig behalten seind/magstu nit beweisen mit dem gesicht des hirnschedels/der werde dann getheylet mit einer segen nach der rundigkeyt/Vnd so du dann auffhebest das ober theyl/das erst das dir zůkompt das ist dura mater/vnnd pia mater/das seind zwey aderechte fellin/das ein ist an dem hirnschedel/das ander vmb das hirn/vnnd decken die gantze substantz des hirns/wie auch obgemelt.

Das Hirn hat nach der lenge drei beuchlin oder cellen/vñ ein jegkliche hat zwey theyl/vnnd in eim jegklichen theyl übet sich vnd wirt ein krafft. In dem ersten theyl des fordersten beuchlins/odder cellen/wirt verzeychnet die gemeyne vernunfft. In der andern/die Imaginierung. In der mitteln cellen würdt gesetzt die bedencklich vnnd vernünfftige krafft. Vnd in der hindersten wirt behalten die bedächtlich krafft der memori. Vnd vnder disen cellen so ist die forderst die aller gröst/vnd die mittel die kleynest/vnd die hinderst ide mittelmässige. Von einer zu der andern sind weg durch die der geyst geht/vnd in dem vordern weg ist die empfindtlicheyt des geruchs oder geschmacks. Vnd von jm so gehn an dem grösten end adern/zu den augen/zů den oren/zu der zungen/zu dem magen/vnd zu den aug glidern. Vnder dem fällin des wunderlichen netz/ Rete mirabile genant/seind alleyn die adern die da von dem hertzen gehn/inn denen auffquilt der leblich geyst des menschen.

Am hindersten/sichstu wie das marck des rucken kommet von dem hindersten theyl des hirns/vmbwunden mit zweyen fellin/das hirn absteigē durch das mittel des ruckgrats/biß an das end des ruckens/von welchem auch anfengklich entspringen bewegliche adern/als hernach gemeldt wirdt. Wann das marck ist gleich dem hirn/vnd wirt erachtet ein theyl dauon/auß vrsach viler vergleichungen/so es mit dem hirn hat/als Galenus auch sagt.

C

Feldt vnd Stattbůch.

Vnd vnder den ohren seind drüsechte fellin/die da seind des hirns außgeng. Bei welchen seind adern (als Lanfrancus spricht) zu tragenn die materi genant sperma zu den gemechten/Vnd so die geschnitten werden/so wirt verlorn die krafft der geberung. Besihe dise figur.

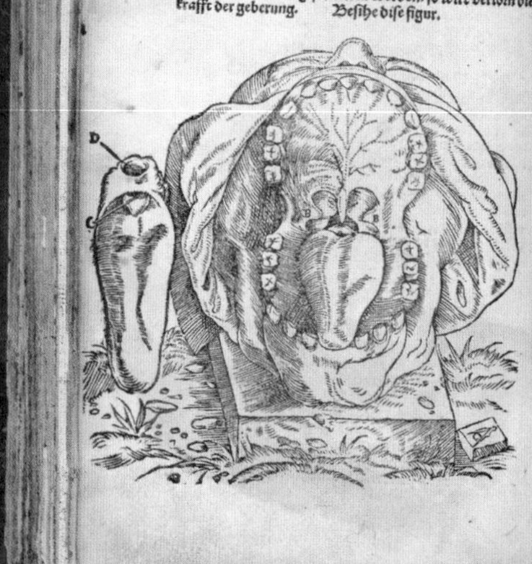


Bewerter Wundartznei. 11

Dise Figur eins auffgesperten munds/zeyget ann die zung/rachen/gummen/zäpflin/vnd schlund/ꝛc.

B. B. seind die löcher am gummen zů der nasenn/dardurch sich das hirn reyniget.

C. ist an der zungen das bauchblat/oder zünglin/das die gurgel oder keelrör bedeckt.

D. Bedeut den anfang der speißröron vnd schlundt.

Vom Mund.

Theyl des Mundts/seind die lefftzen/die zän/die zunge/vnd das blat/Die zän seind võ der natur der beyn/wiewol sie entpfindtlicheyt haben/von etlicher aderen wegen/so absteygen von dem haupt/jrer wurtzeln. Die zung ist ein fleyschig stuck vnd weych/vonn vilen neruen/ligamenten/adern vnd arterien zůsamen gelegt/allermeyst ordiniert dem geschmack zu/die speiß in dem mund zu entpfahen/vnd zum reden. Zu jr gehn vj. par schmackender vnd beweglicher adern vnd nerui. Vnder den zungen ist hart klotzecht fleysch/darinn seind zwey mundtlöcher dauon die speycheln kommen. Hinder der zungen gegen dem rachen ist der Gumm/vnd mandelen genant/vnd das blat/hangend den lufft zubereyt in sein instrument. Darnach heißt es das gantze teyl des munds/vnd ist gedeckt mit seinem teyl/mit eim fellin das da geht von dem innerlichen fellin des magens. So vil von den theylen des Angesichts/Ann denen begeben sich mancherhand siechtagenn/zu wellicher curierung vast nutz ist der obgemelten erkantnuß.

Von dem Halß.

Im halß ist nach d leng vornē zu/zu dem erstē die lufftröre/die ist der wege des luffts zu der lungenn/ist auß vil knorbelen. Darnach auff den gräten ist die speiß-

C iij

**上图｜**绘有完整牙列的人类头颅的木刻插图原作手稿（1546 年），出自《适用于全身多种疾病的医书》(*Artzneybuch köstlich für mancherley Kranckheit desgantzen Leibs*)，作者约翰·梅尔基奥·萨克斯

**下图｜**绘有口腔及舌部解剖图的木刻插图原作手稿，出处同上。

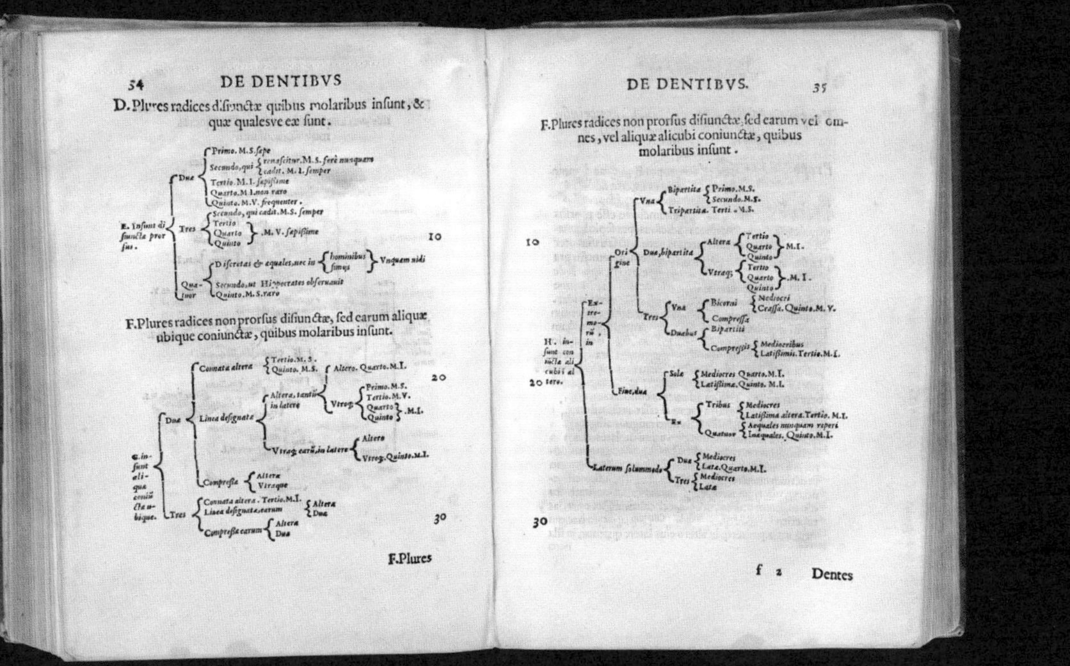

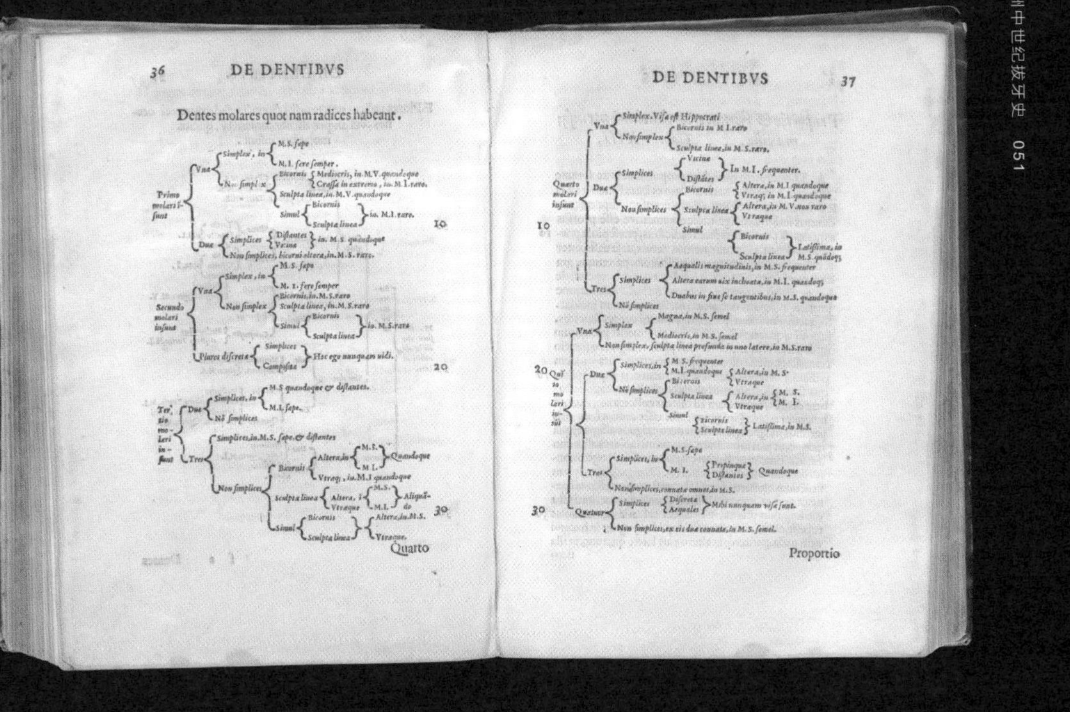

54 DE DENTIBVS
D. Plures radices disiunctæ quibus molaribus insunt, & quæ qualesve eæ sunt.
F.Plures radices non prorsus disiunctæ, sed earum aliquæ ubique coniunctæ, quibus molaribus insunt.
F.Plures
DE DENTIBVS. 35
F.Plures radices non prorsus disiunctæ, sed earum vel omnes, vel aliquæ alicubi coniunctæ, quibus molaribus insunt.
Dentes

36 DE DENTIBVS
Dentes molares quot nam radices habeant.
Quarto
DE DENTIBVS 37
Proportio

**上图 |** 出自《解剖小品》（*Opuscula anatomica*）的论文《牙科学》（*De dentibus*，1564 年），巴托洛梅奥 · 欧斯塔奇（Bartolomeo Eustachi，译按：腭帆张肌的发现者）所作。该图表解释了不同磨牙中牙根之间所成的角度。

**下图 |** 该图表说明了第一、第二、第三磨牙（左侧）以及第四和第五磨牙（右侧）的牙根数目。出自欧斯塔奇的《解剖小品》。

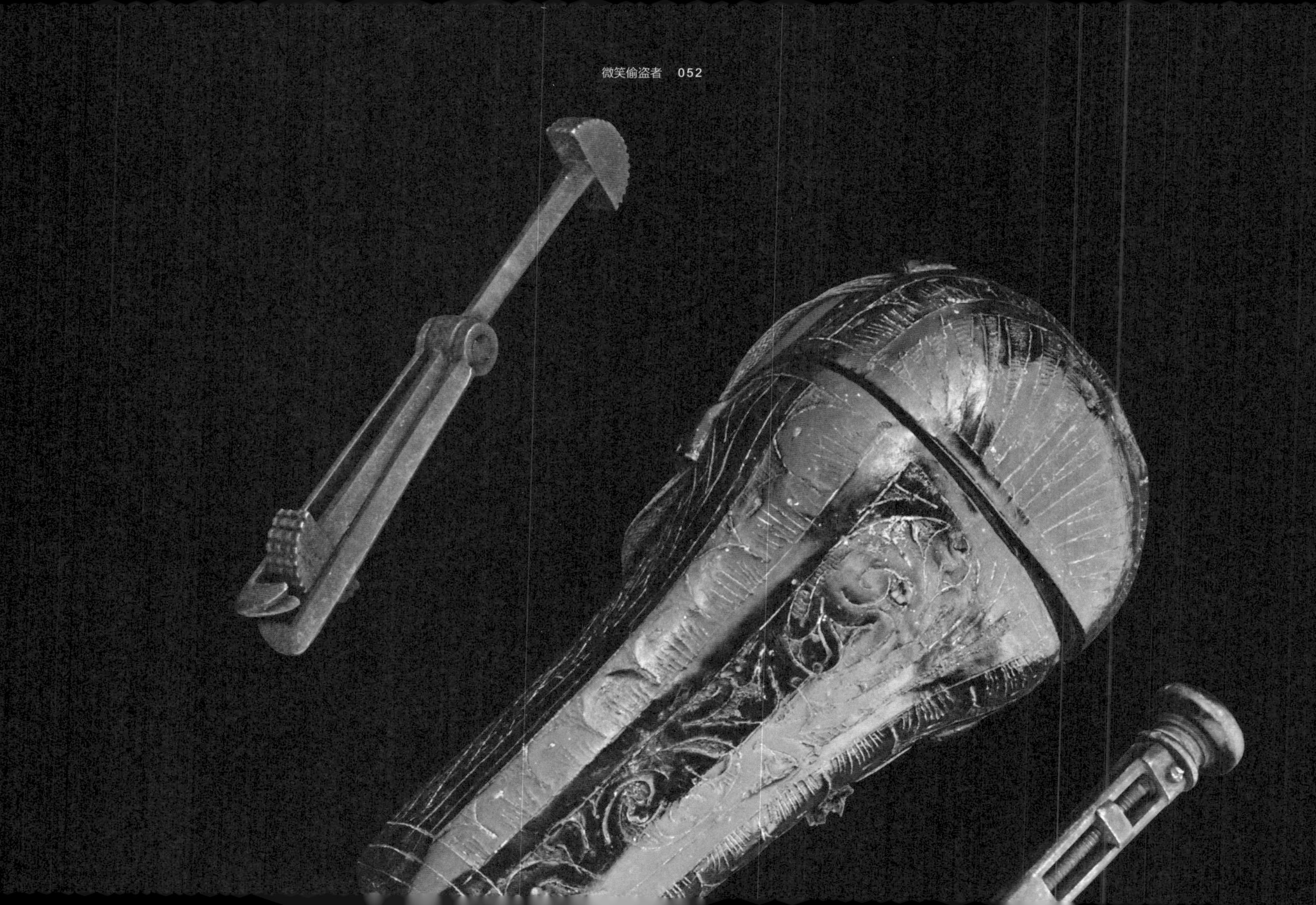

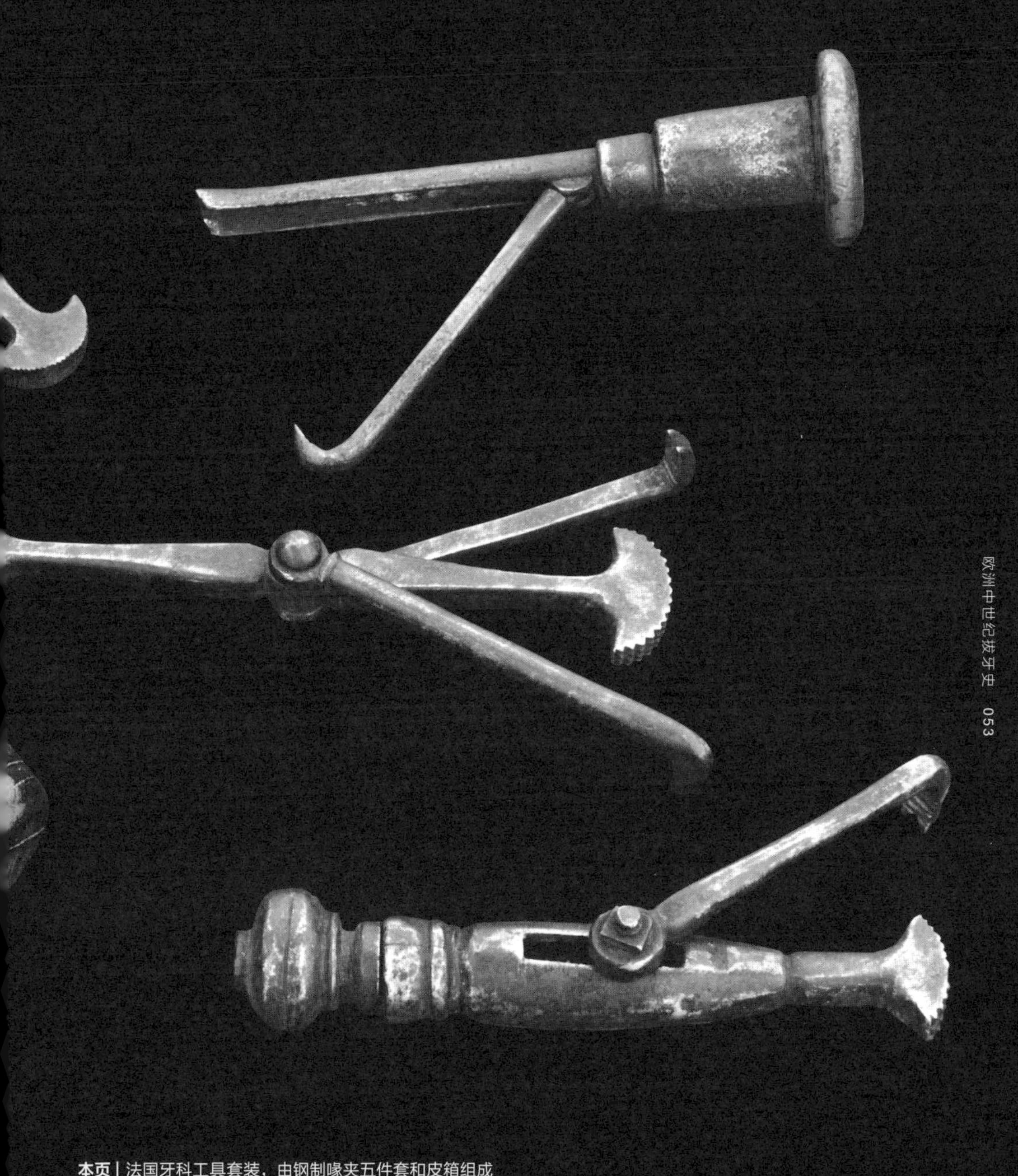

**本页 |** 法国牙科工具套装，由钢制喙夹五件套和皮箱组成（16—17 世纪）。

**后页 |** 在亨德里克 · 范德堡（Hendrik van der Burgh）所作《牙医在荷兰小屋内治疗病人》（*Interior of a Dutch House with an Operator Attending to a Man's Teeth*，约 1817 年）中，当牙医戳进病人的牙龈时，病人痛得一脚踢翻了他的鸡蛋篮子。

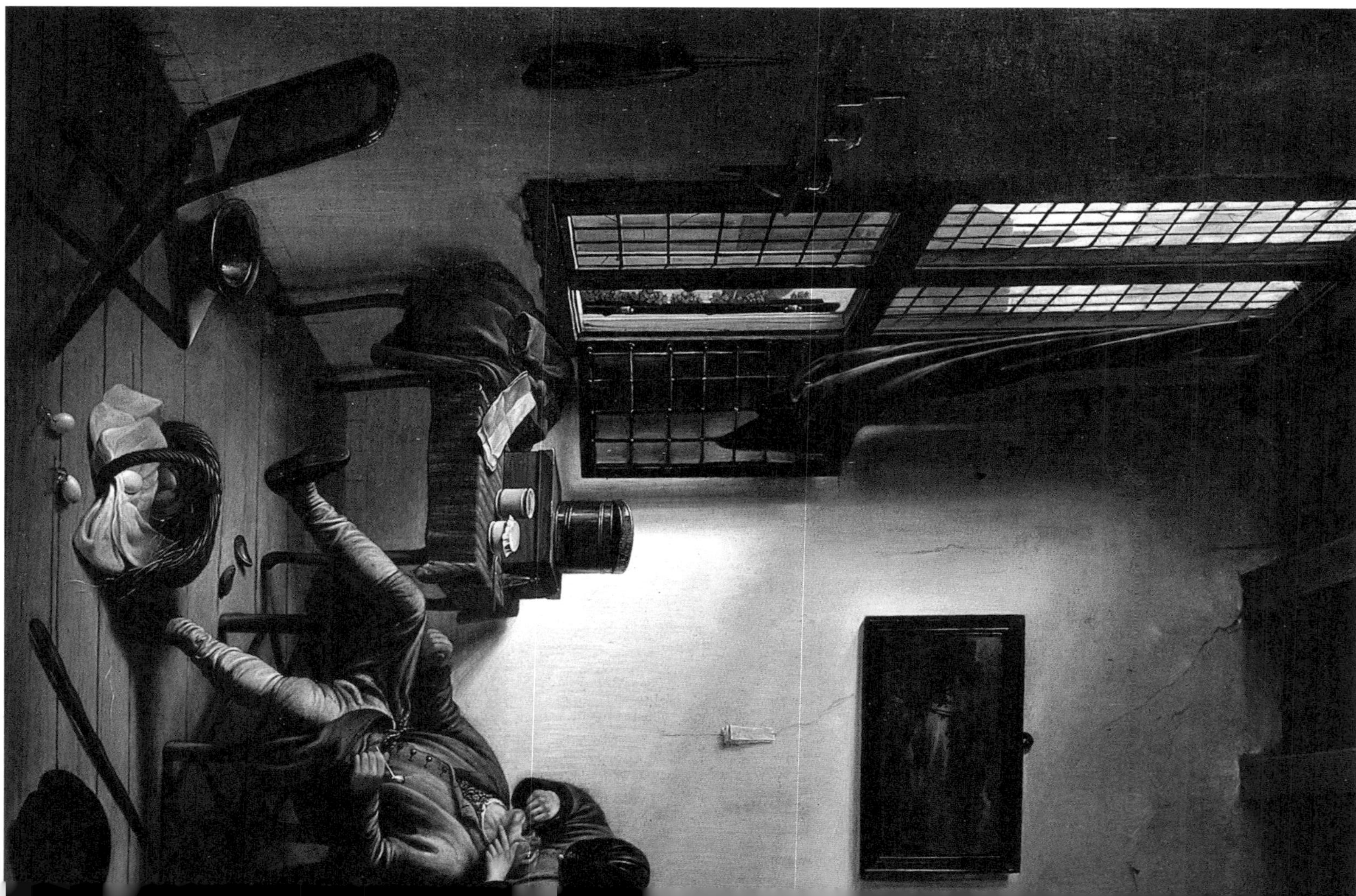

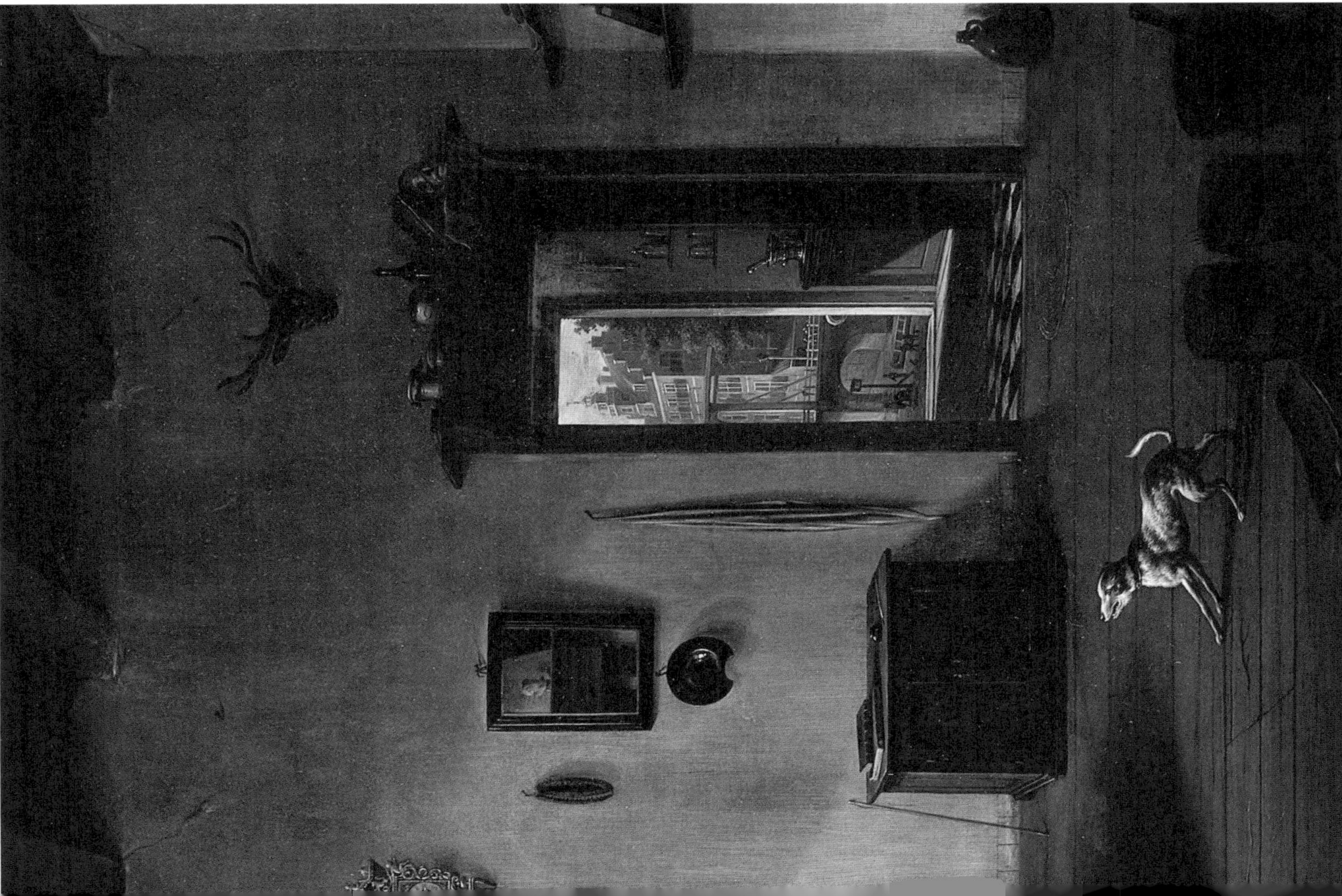

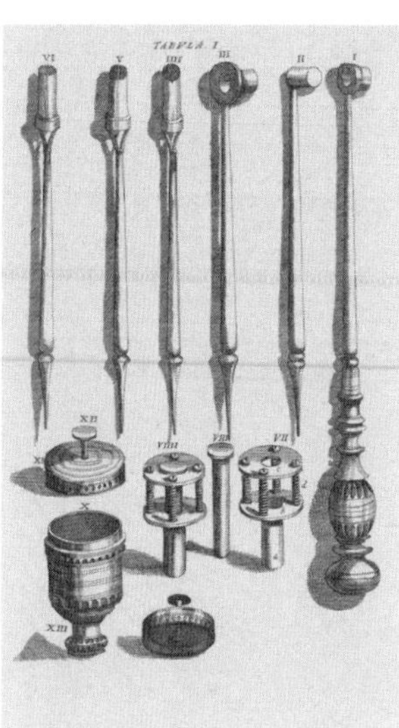


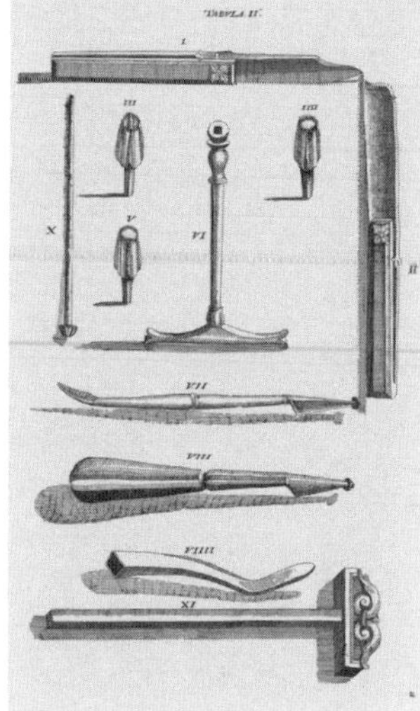


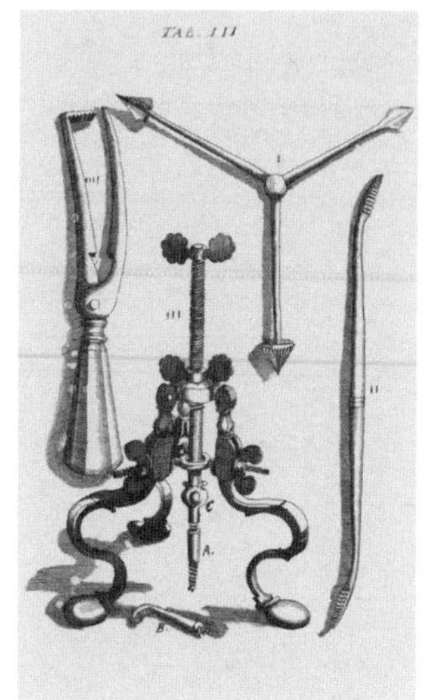


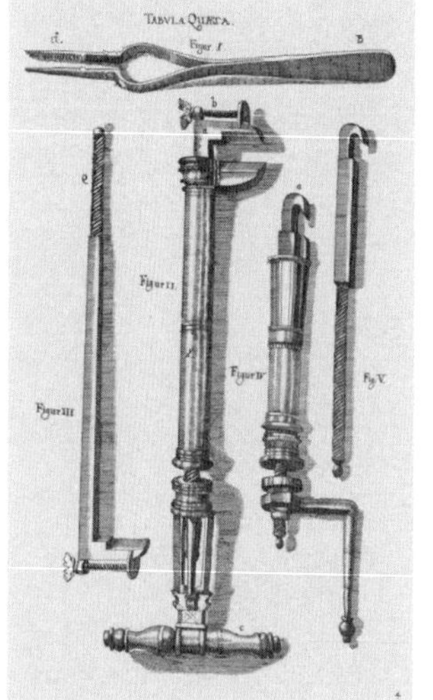


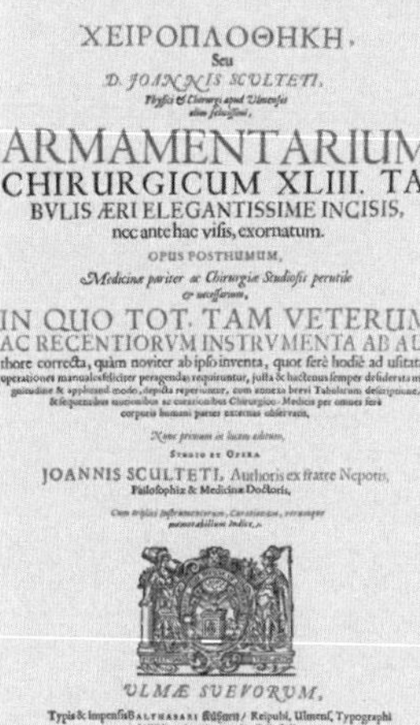
ΧΕΙΡΟΠΛΟΘΗΚΗ,
Seu
D. JOANNIS SCULTETI,
ARMAMENTARIUM
CHIRURGICUM XLIII. TABULIS ÆRI ELEGANTISSIME INCISIS,
nec ante hac visis, exornatum.
OPUS POSTHUMUM,
Medicinæ pariter ac Chirurgiæ Studiosis perutile & necessarium,
IN QUO TOT. TAM VETERUM AC RECENTIORUM INSTRUMENTA AB AUthore correcta, quàm noviter ab ipso inventa, quot ferè hodiè ad usitatas operationes manuales feliciter peragendas requiruntur,
Nunc primum in lucem editum,
STUDIO ET OPERA
JOANNIS SCULTETI, Authoris ex fratre Nepotis,
Philosophiæ & Medicinæ Doctoris,
ULMÆ SUEVORUM,
Typis & impensis BALTHASARI Kühnen / Reipubl. Ulmens. Typographi & Bibliopolæ, ANNO M. DC. LV.

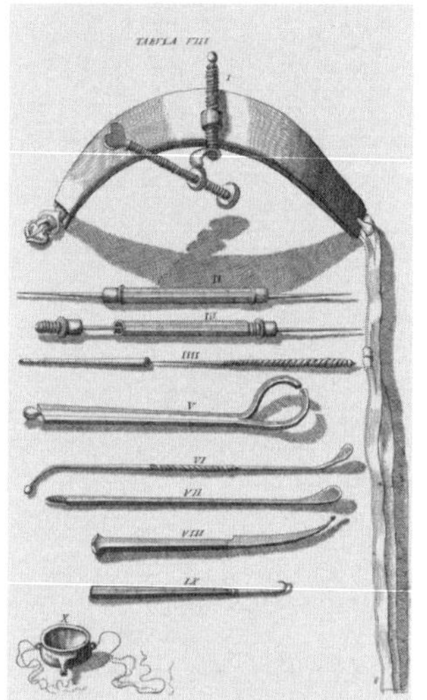


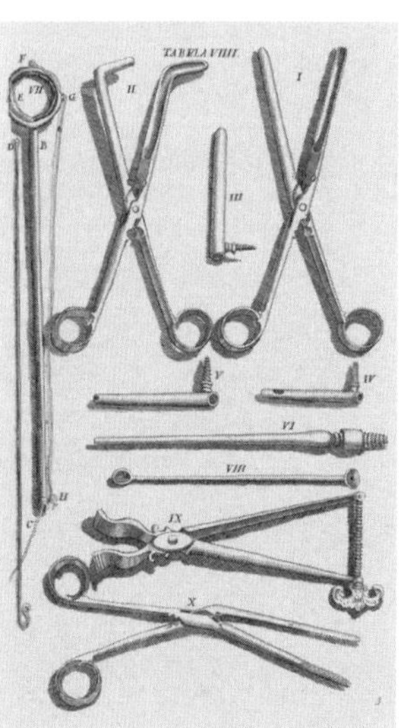


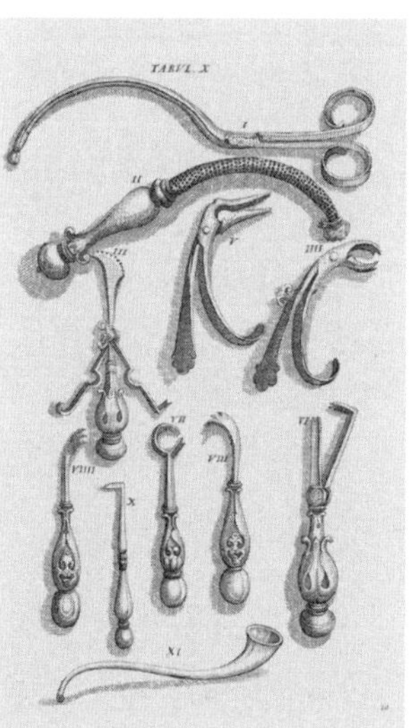


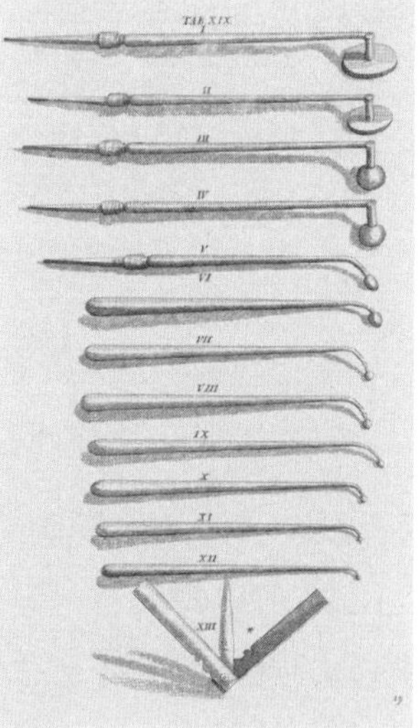

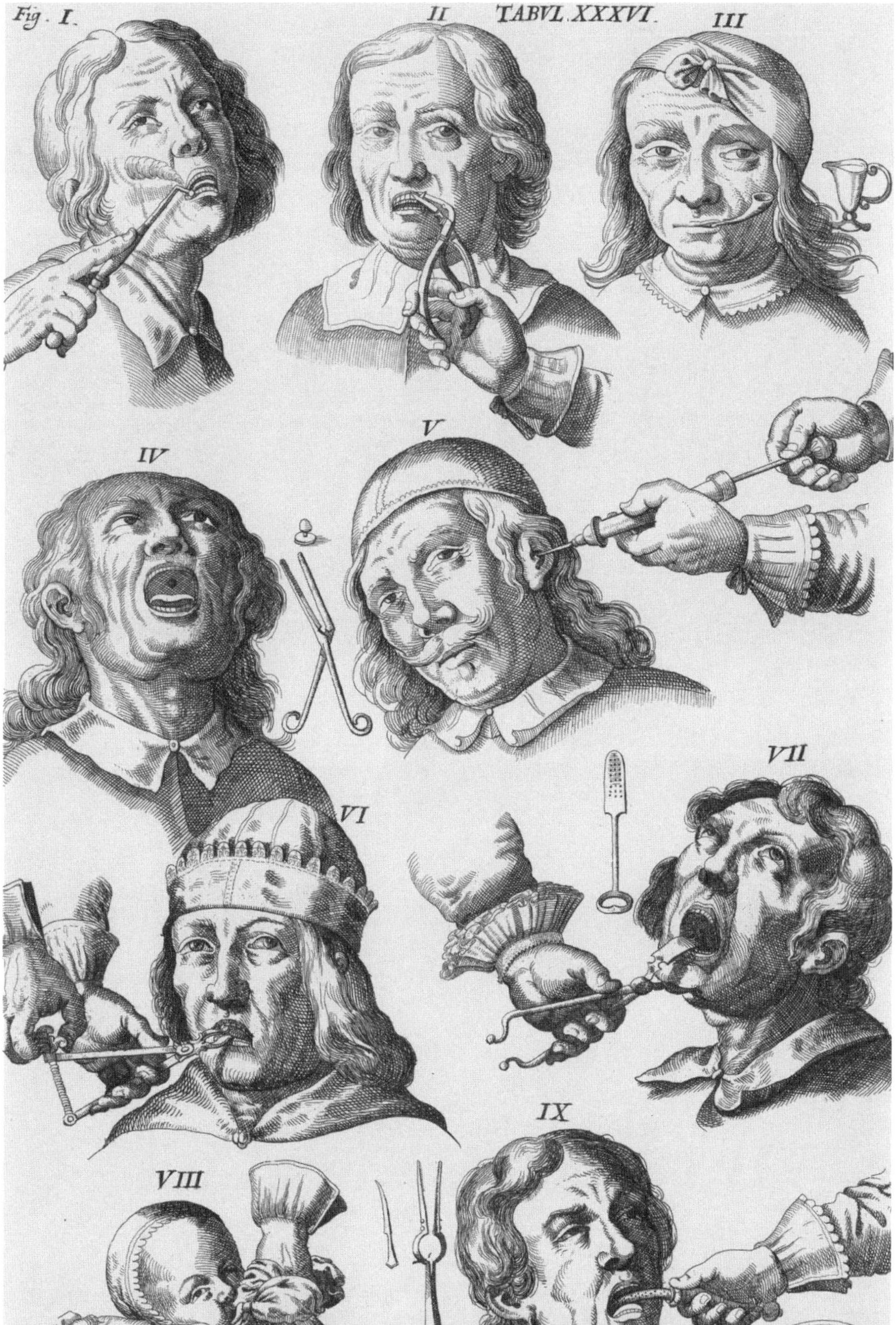

Fig. I. II TABVL. XXXVI. III

IV V

VII

VI

IX

VIII

36

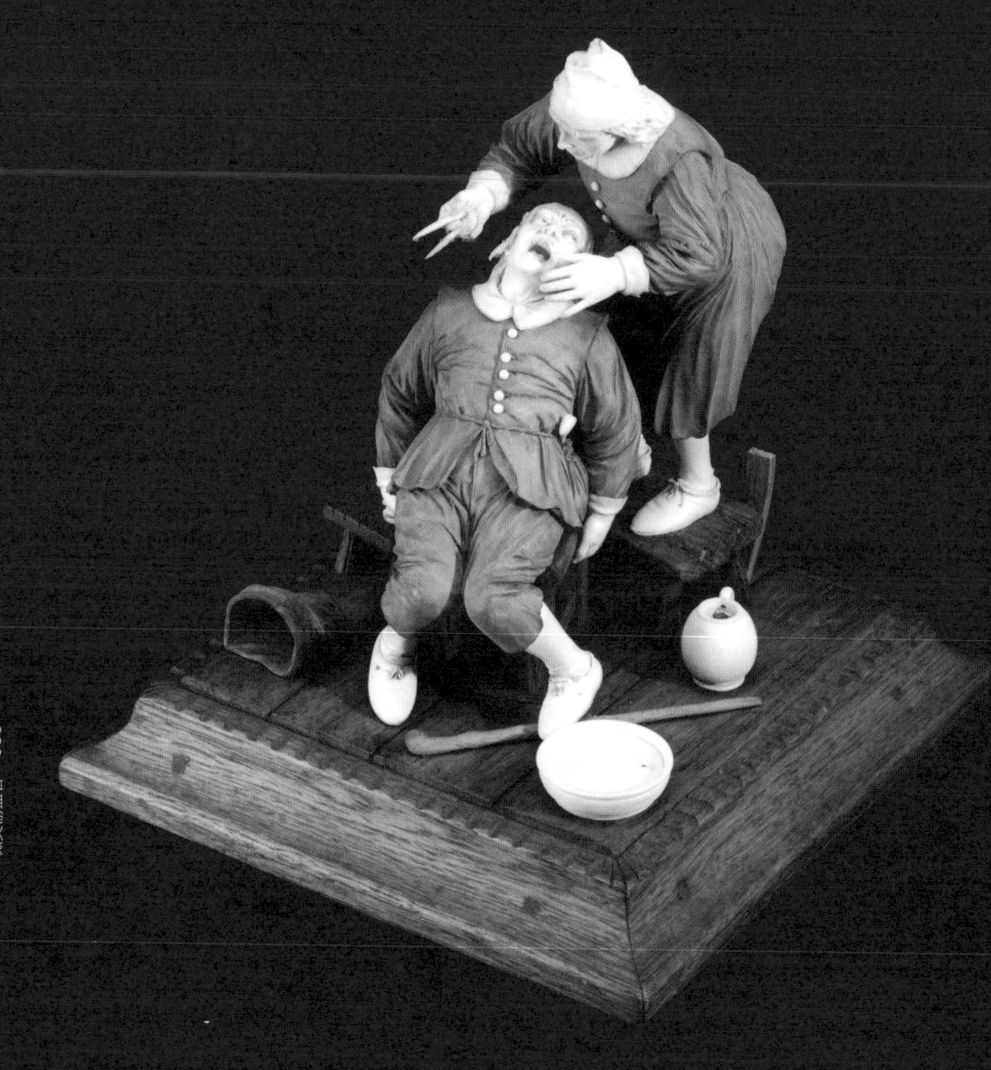



**56 页 |**《奇鲁吉坎医疗工具手册》（*Armamentarium Chirurgicum*，1655 年）的扉页和插图，展示了当时的牙科工具箱，包括牙钳（pliers）、喙夹、探针（probes）、口镜（pokers）及其他牙科器具。该手册的作者是约翰尼斯·舒尔特斯（Johannes Scultetus）。

**57 页 |** 德国医生约翰尼斯·舒尔特斯所著《奇鲁吉坎医疗工具手册》中的一页，描述了外科器械在牙科及耳鼻喉等各科治疗中的应用。

**本页 |** 17 世纪初时拔牙是痛苦的，有时甚至会造成严重的身体损伤，而酒精或草药混合物已经是当时麻醉的最好选择。这尊象牙木雕（及其局部）展现了当时的拔牙场景。

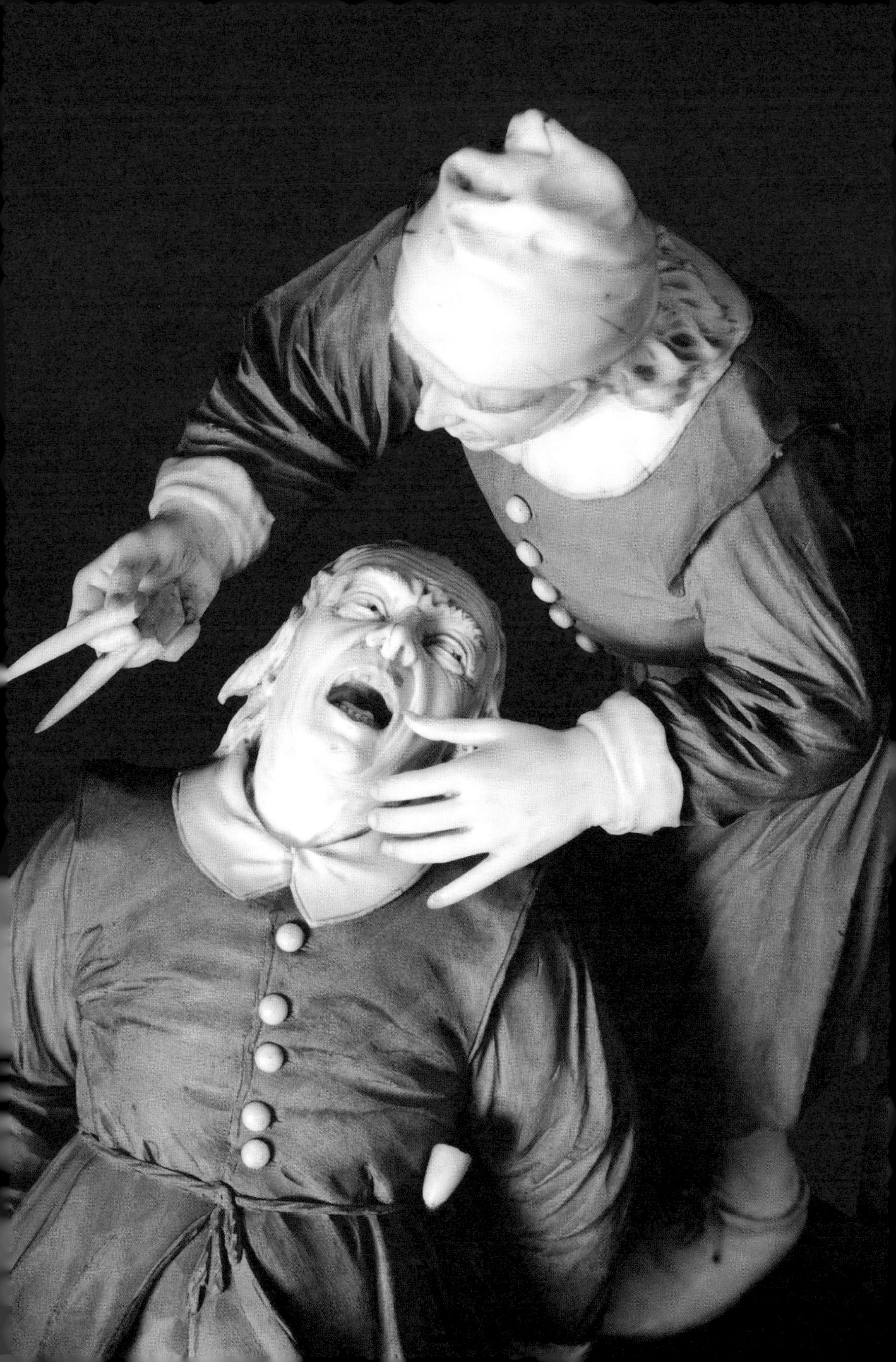

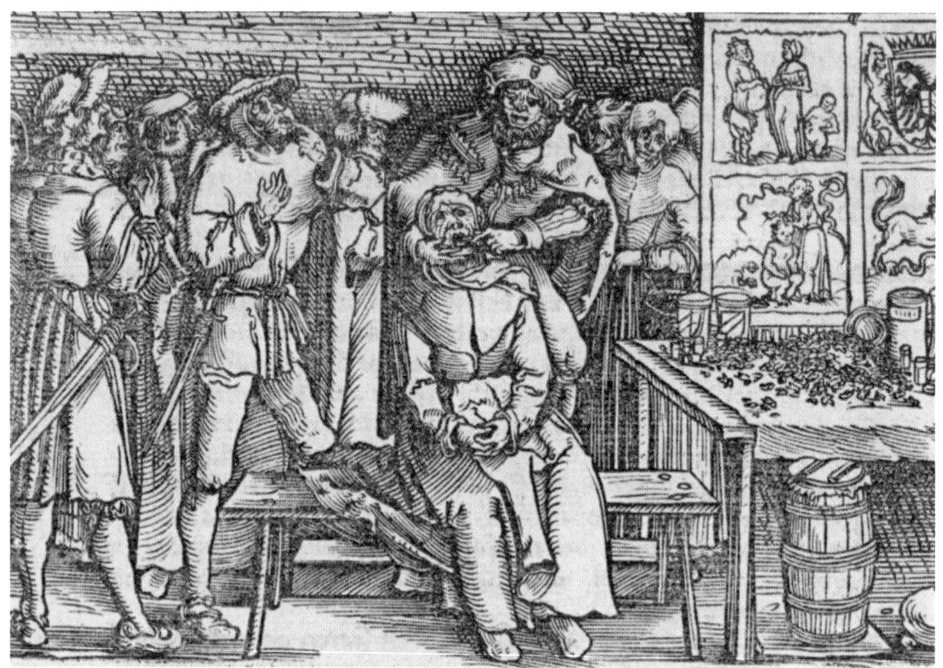

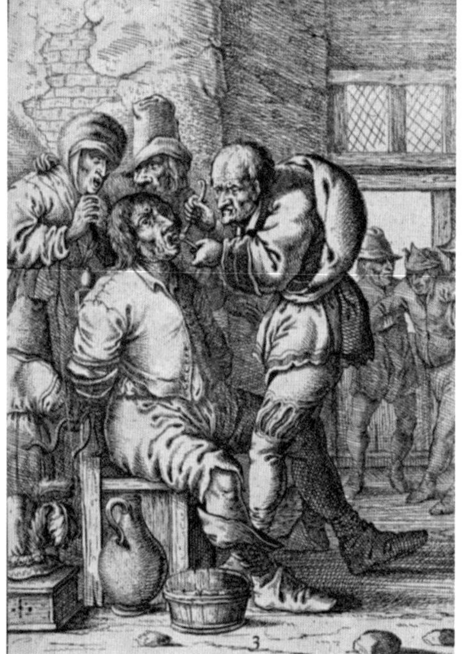


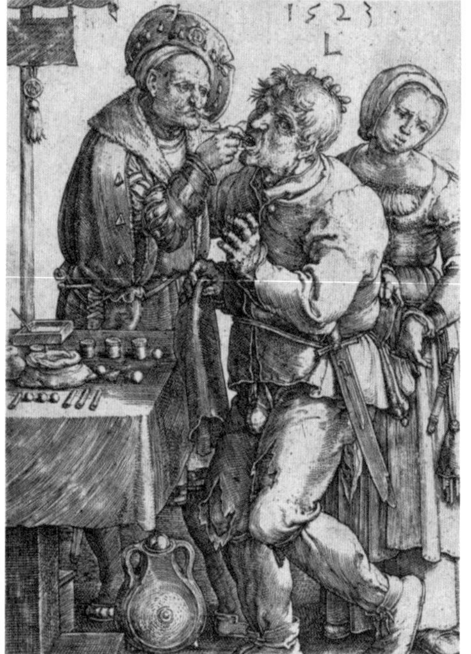


**上图 |** 这幅木刻画（1531 年）描绘了一位忙碌的中世纪牙医工作的场景。作者是文艺复兴时期的德国艺术家汉斯·韦蒂斯（Hans Weiditz）。收录于弗朗切斯科·彼特拉克（Francesco Petrarca）的著作《幸福与不幸的特罗斯特斯皮格尔》（*Trostspiegel in Glück und Unglück*）中。

**左下 |** 在卡雷尔·阿勒德临摹自阿德里安·布劳威尔的蚀刻版画中，小心翼翼的病人被绑在椅子上。

**右下 |** 卢卡斯·范·莱顿所作线雕（1523 年），扒手趁病人不备时下手。

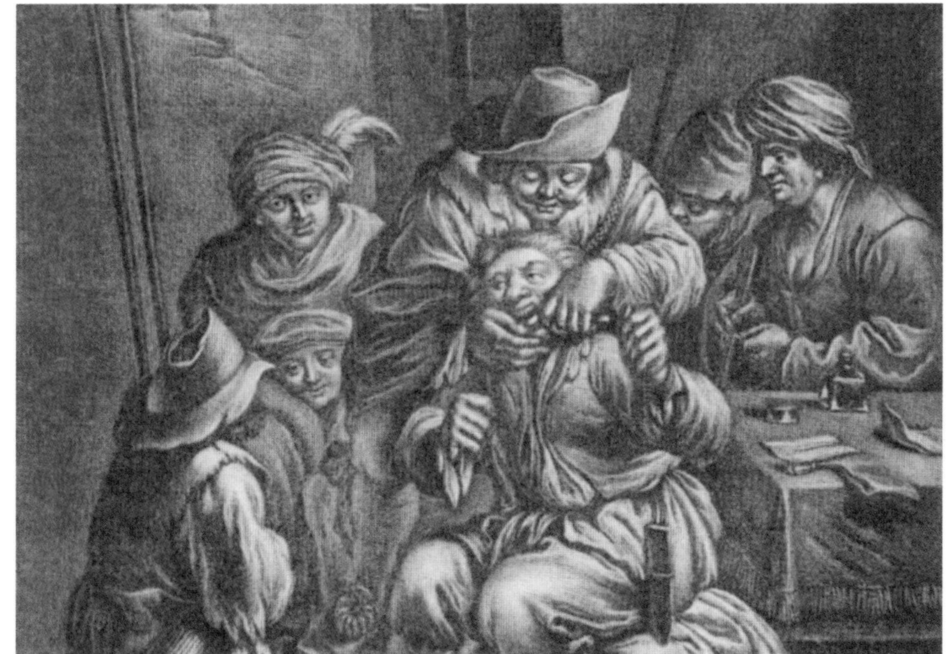

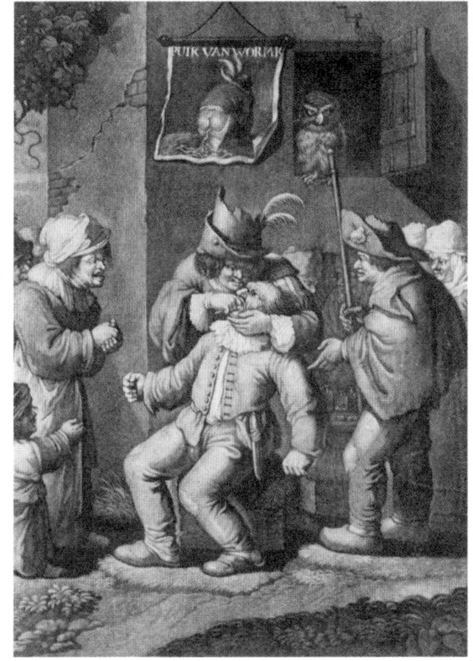


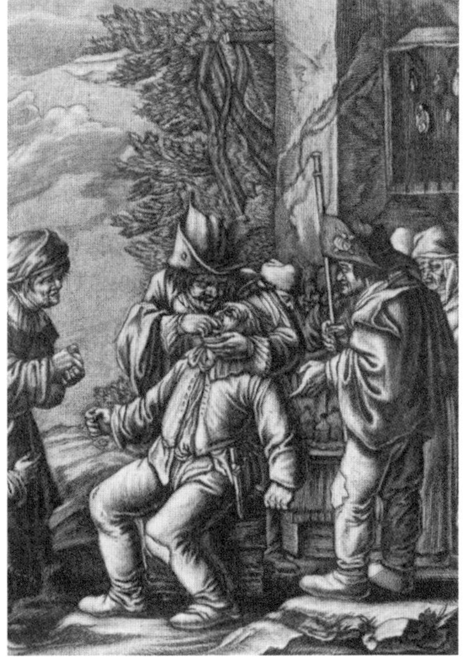

《五感》系列中“触觉”的 3 个版本，原作者为安德烈亚·波斯。

**上图 |** 作者为约翰尼斯·范·索摩（Johannes van Somer，约 1640 年）。
**左下 |** 作者为柏图斯·申克（Petrus Schenk，约 1690 年）。
**右下 |** 作者为乔治·克里斯托弗·基里安（Georg Christoph Kilian，约 1750 年）。

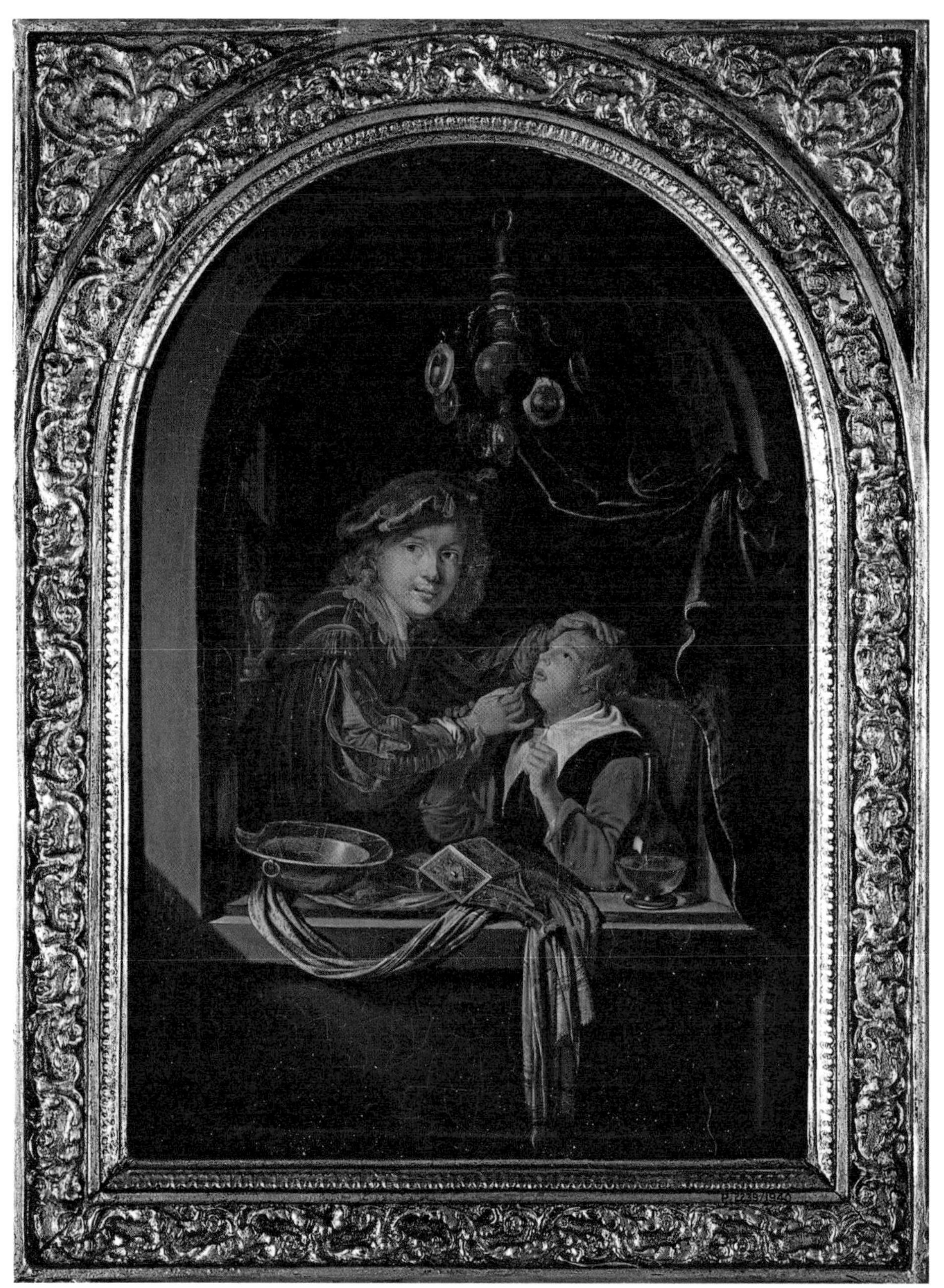

17 世纪之后的荷兰艺术家格里特·窦（Gerrit Dou）的两幅牙科艺术作品。

**本页 |** 年轻男人正用牙科探针检查病人的口腔。
**对页 |** 在没有止痛措施的情况下拔牙的病人痛得缩成一团。

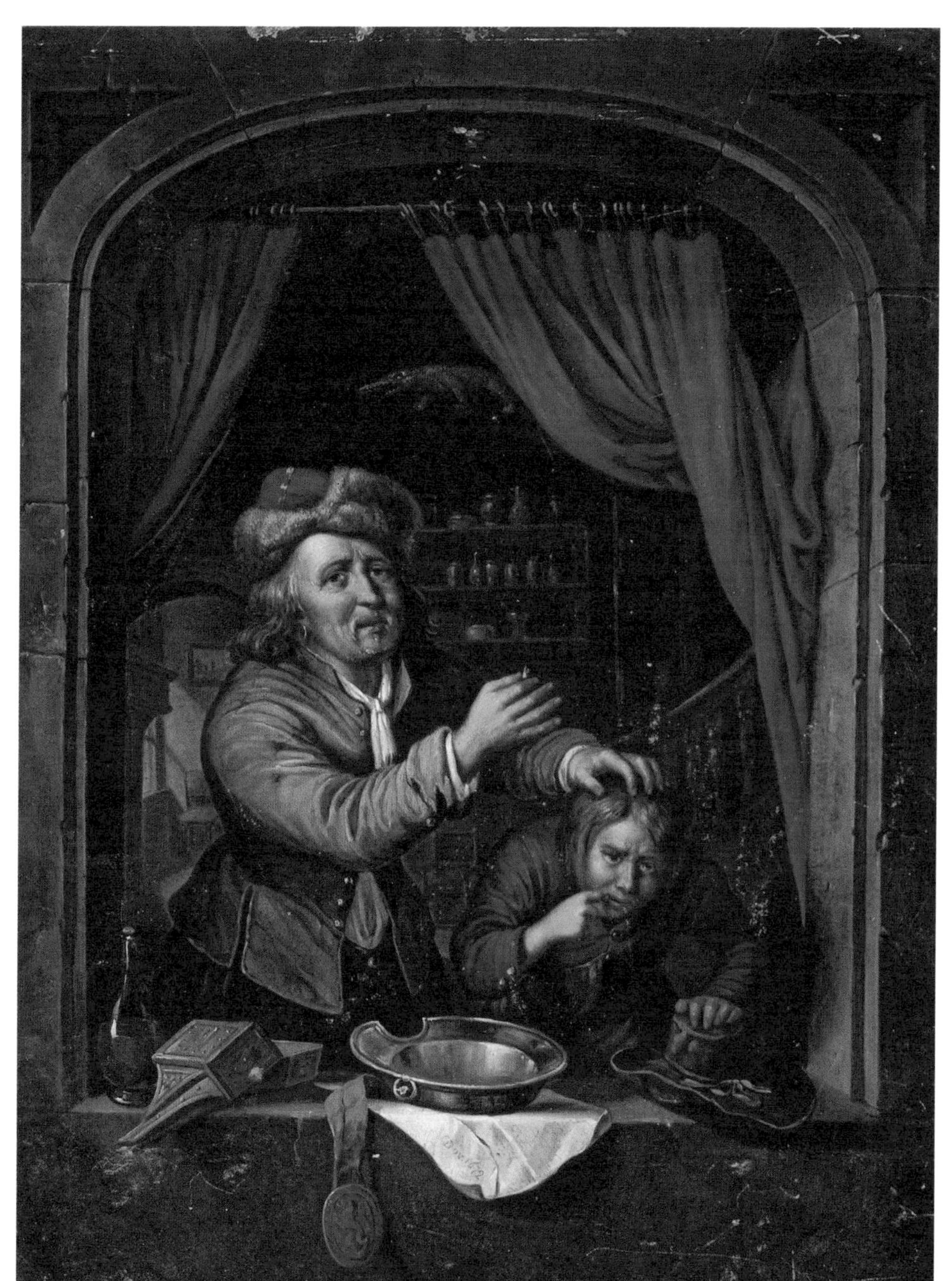

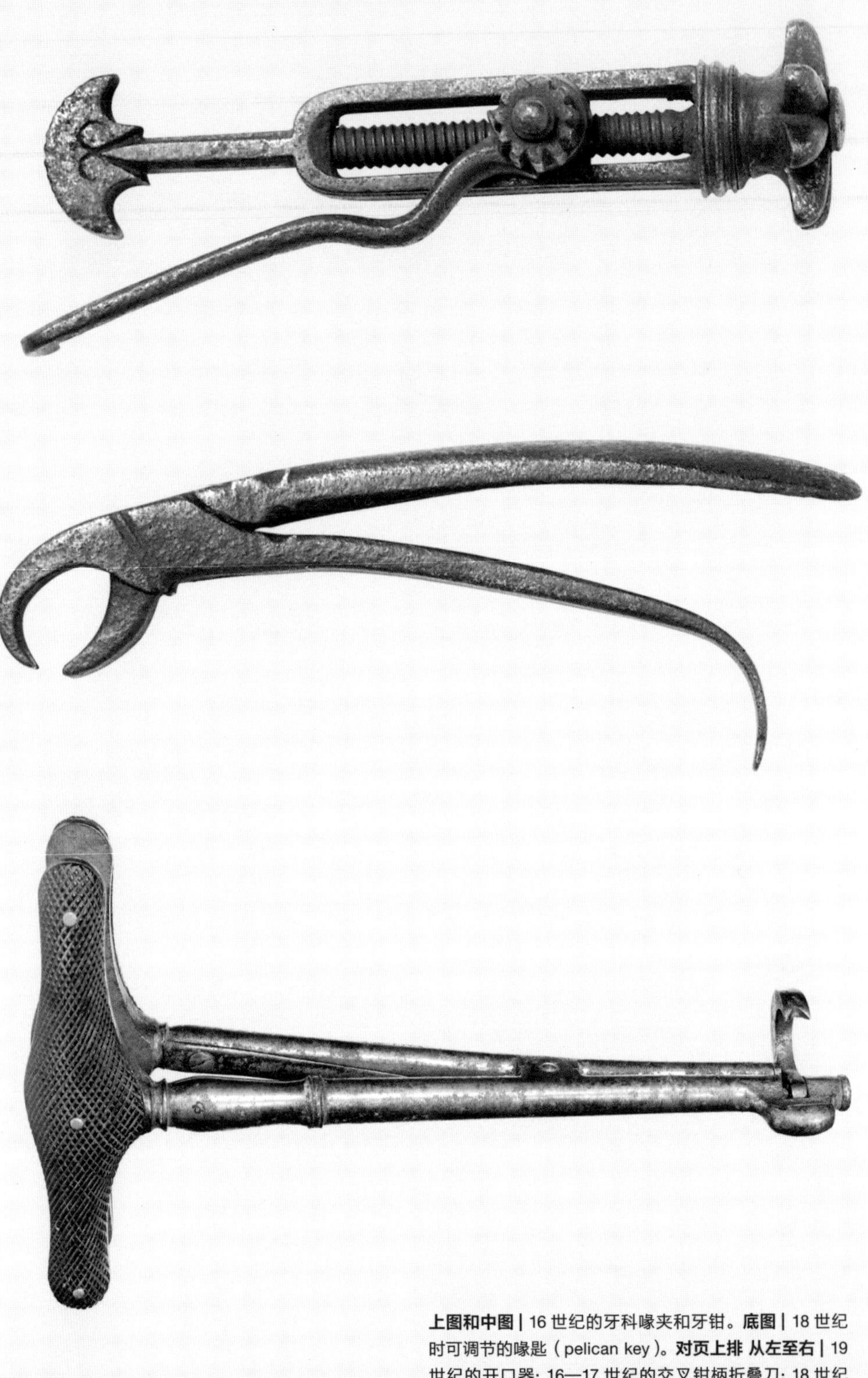

**上图和中图 |** 16 世纪的牙科喙夹和牙钳。**底图 |** 18 世纪时可调节的喙匙（pelican key）。**对页上排 从左至右 |** 19 世纪的开口器；16—17 世纪的交叉钳柄折叠刀；18 世纪牙匙的雏形。**对页下排 从左至右 |** 18 世纪的拔牙器械，标记了佛格森（Ferguson）字样；拔牙钳及牙匙。

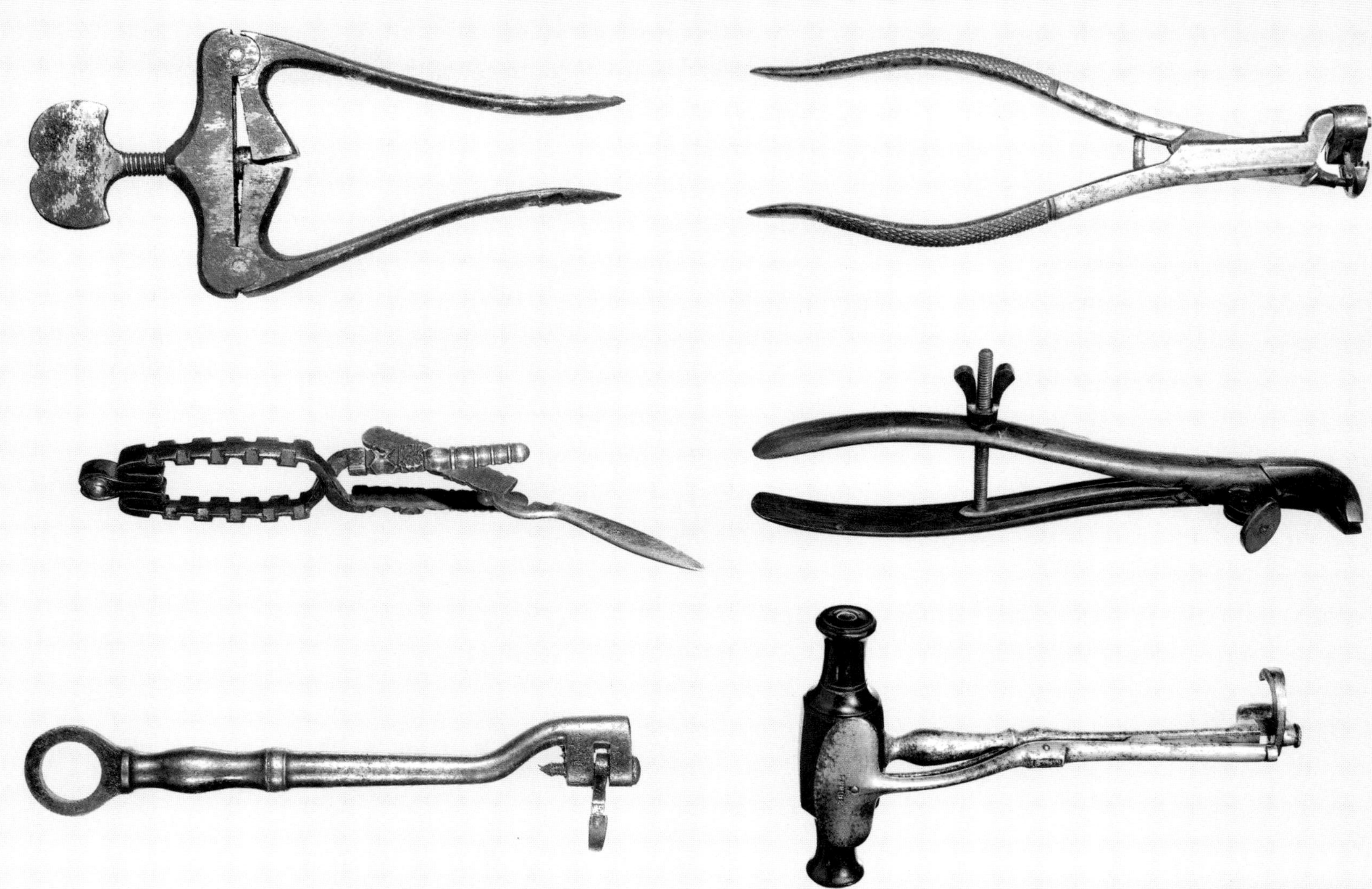

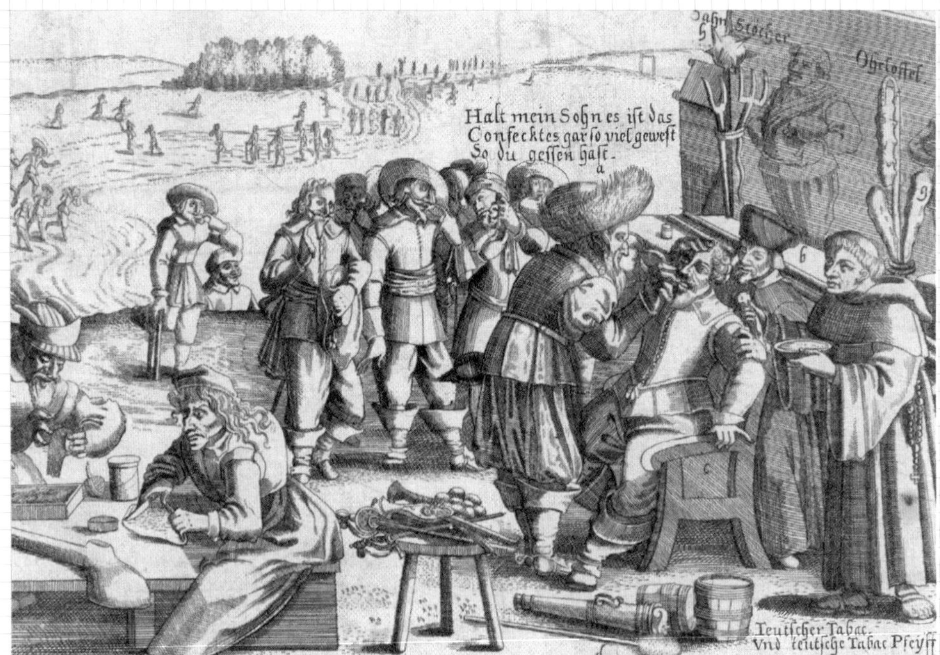


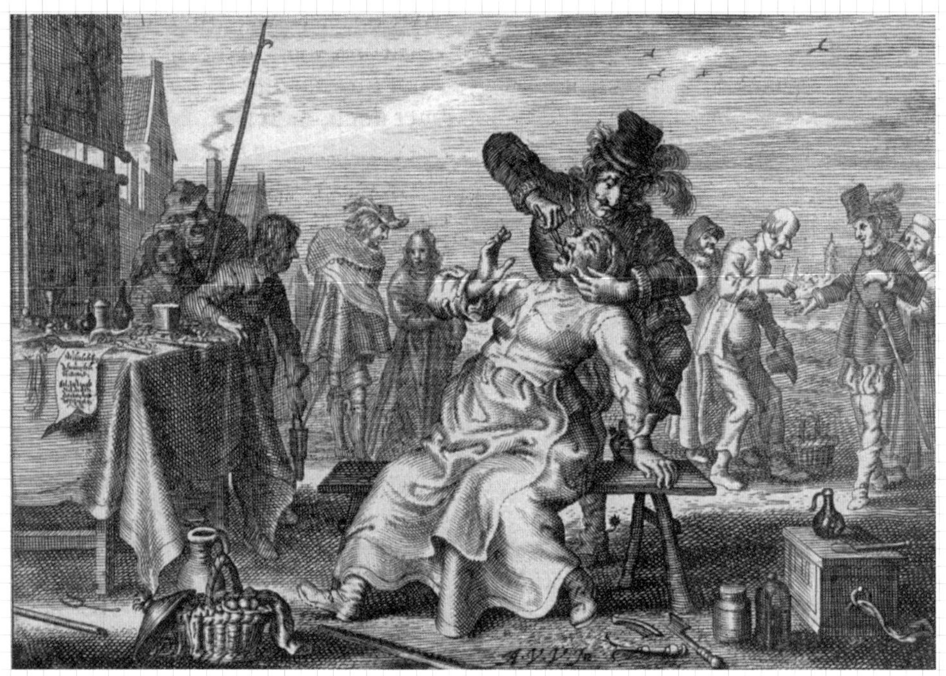

**上图 |** 佚名版画《德国老拔牙匠》(*Der alte Teutsche Zahnbrecher*, 1632 年), 展示了这位“牙医”正在市集上做生意的情景。

**下图 |**《在市集拔牙》(*Pulling Teeth in the Market*, 1658 年), 由阿德里安·范·德·凡尼(Adriaan van de Venne)所作。画中莽撞的拔牙匠正在使劲拔牙。

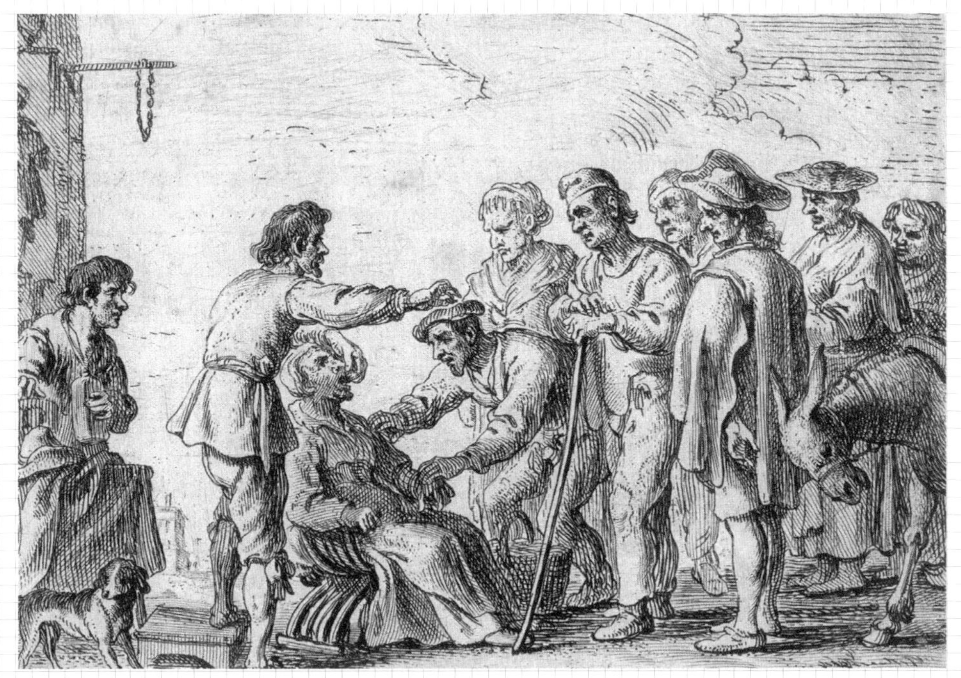

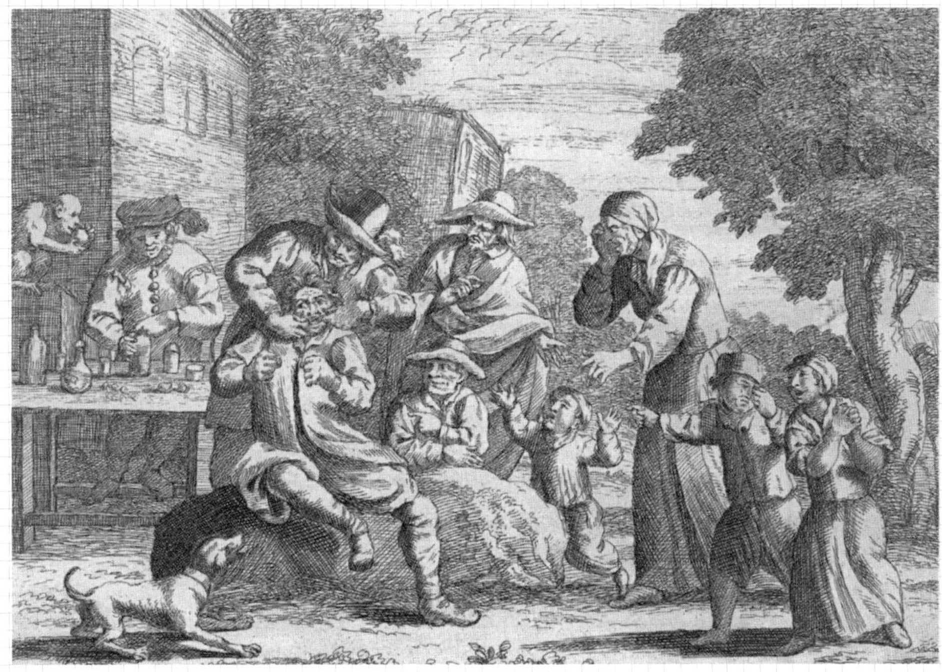



**上图 |** 在科尼利斯·德·威尔德（Cornelis de Wael）的这幅蚀刻版画中，有些施术者的画像带有“滑稽表演”的意味，给人以哗众取宠的感觉。

**下图 |**《在家人陪伴下拔牙》（*Extraction Under Family Supervision*，约 1675 年），皮埃尔·盖雷斯（Pierre Gallays）所作，将拔牙描绘为一种戏剧化的家庭活动。

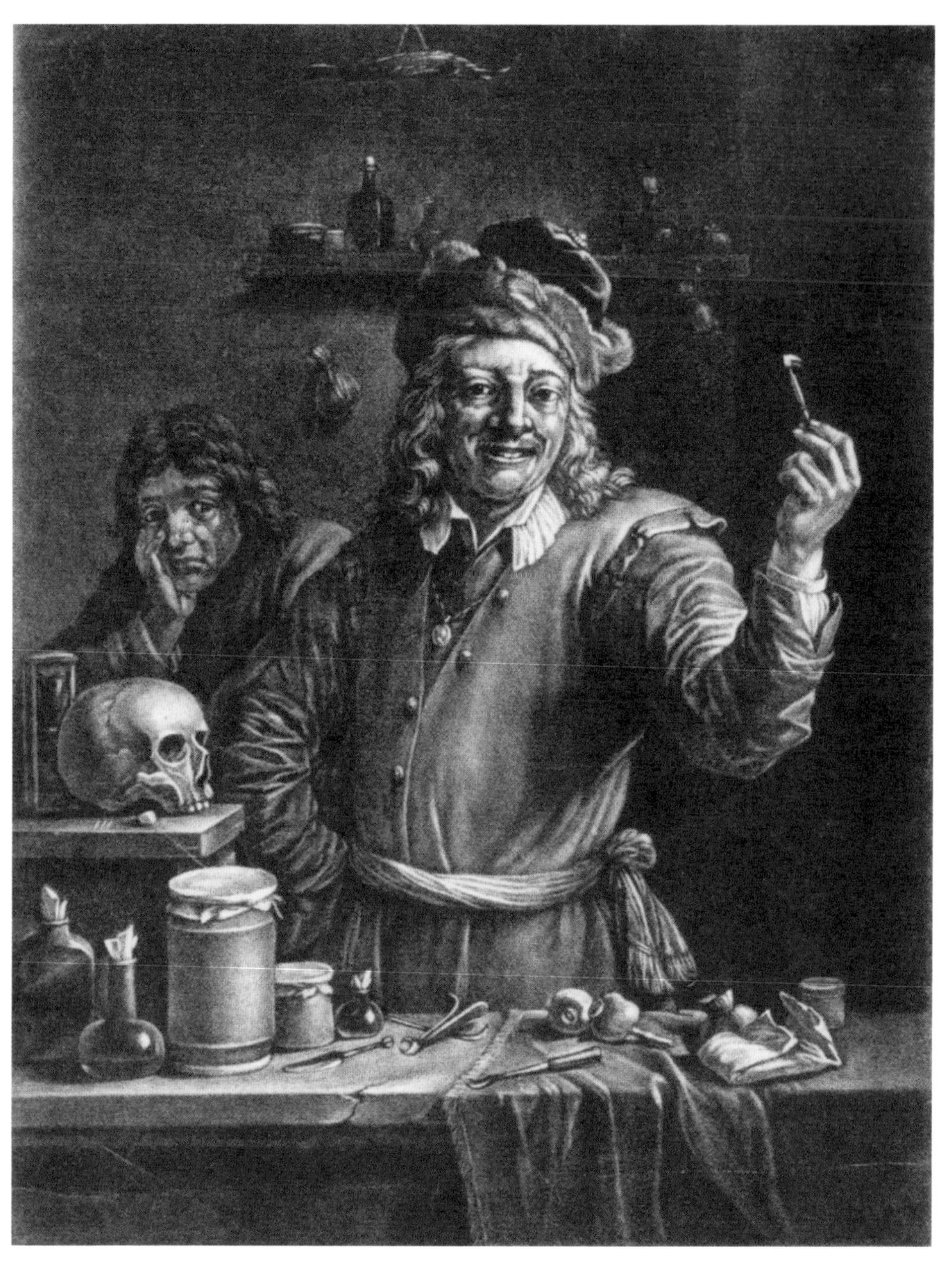

**本页 |** 一名比利时拔牙匠正在骄傲地展示他刚从病人口中拔下的牙齿，后者看上去十分痛苦。这是一幅 17 世纪的美柔汀版画，由简·范·德·布鲁根（Jan van der Bruggen）临摹自大卫·特尼尔斯（David Teniers）的作品。

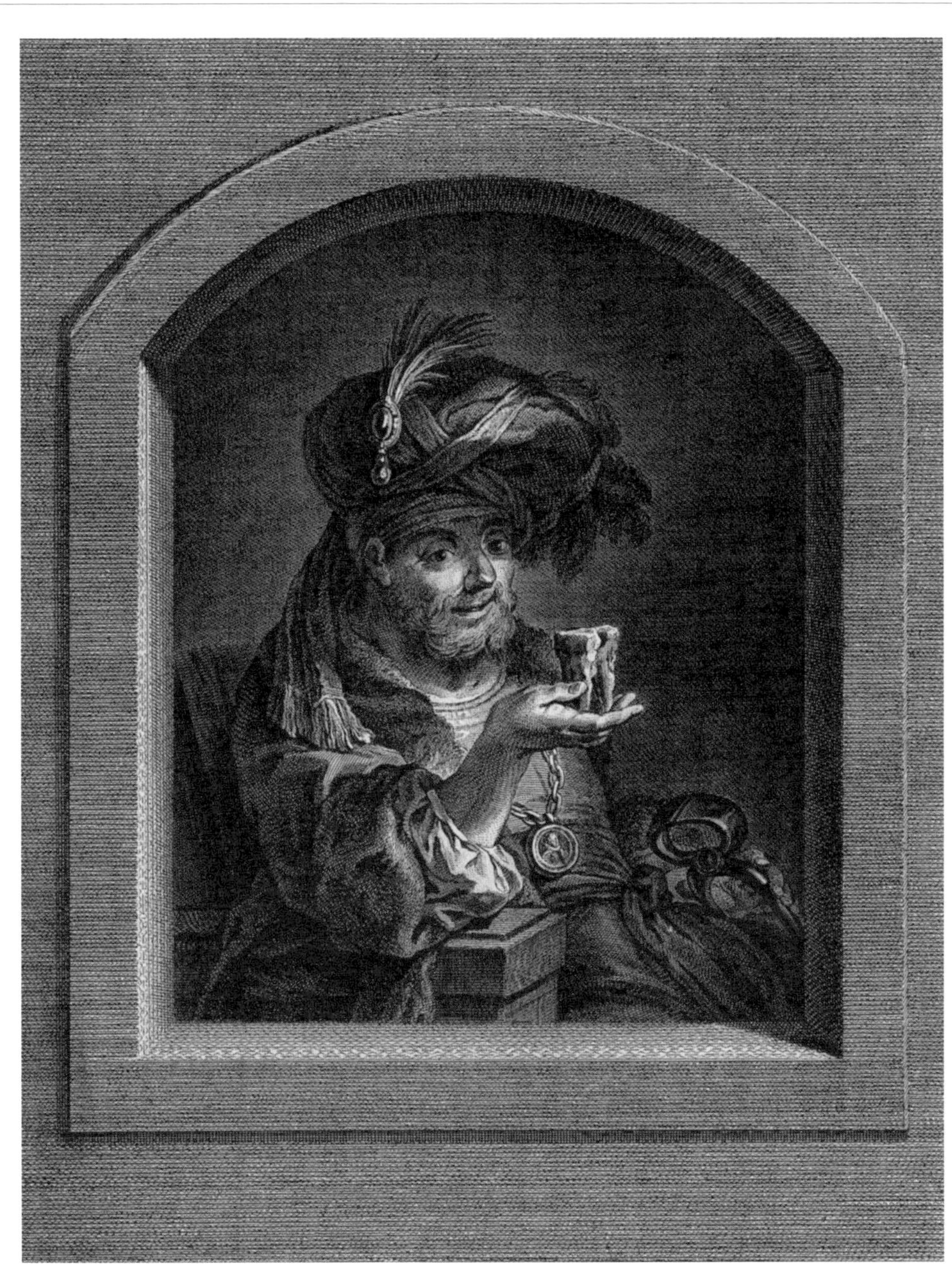

**本页 |** 一个法国拔牙匠戴着头巾试图伪装成土耳其人，以便招徕顾客。他拿着一颗大牙齿和一把大牙钳。尼古拉斯·迪皮伊（Nicolas Dupuis）临摹自弗朗索瓦·艾森（François Eisen）的作品。

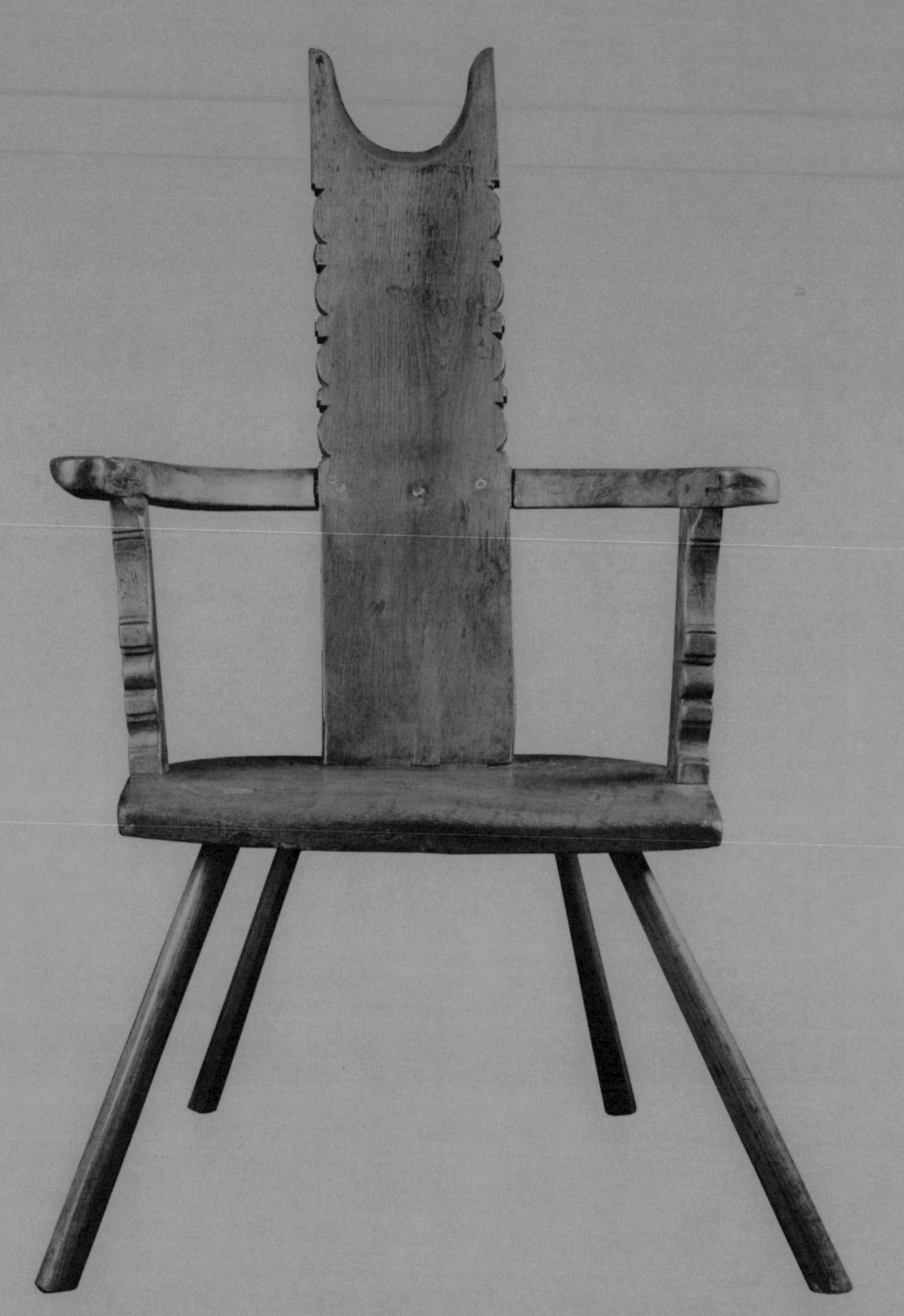

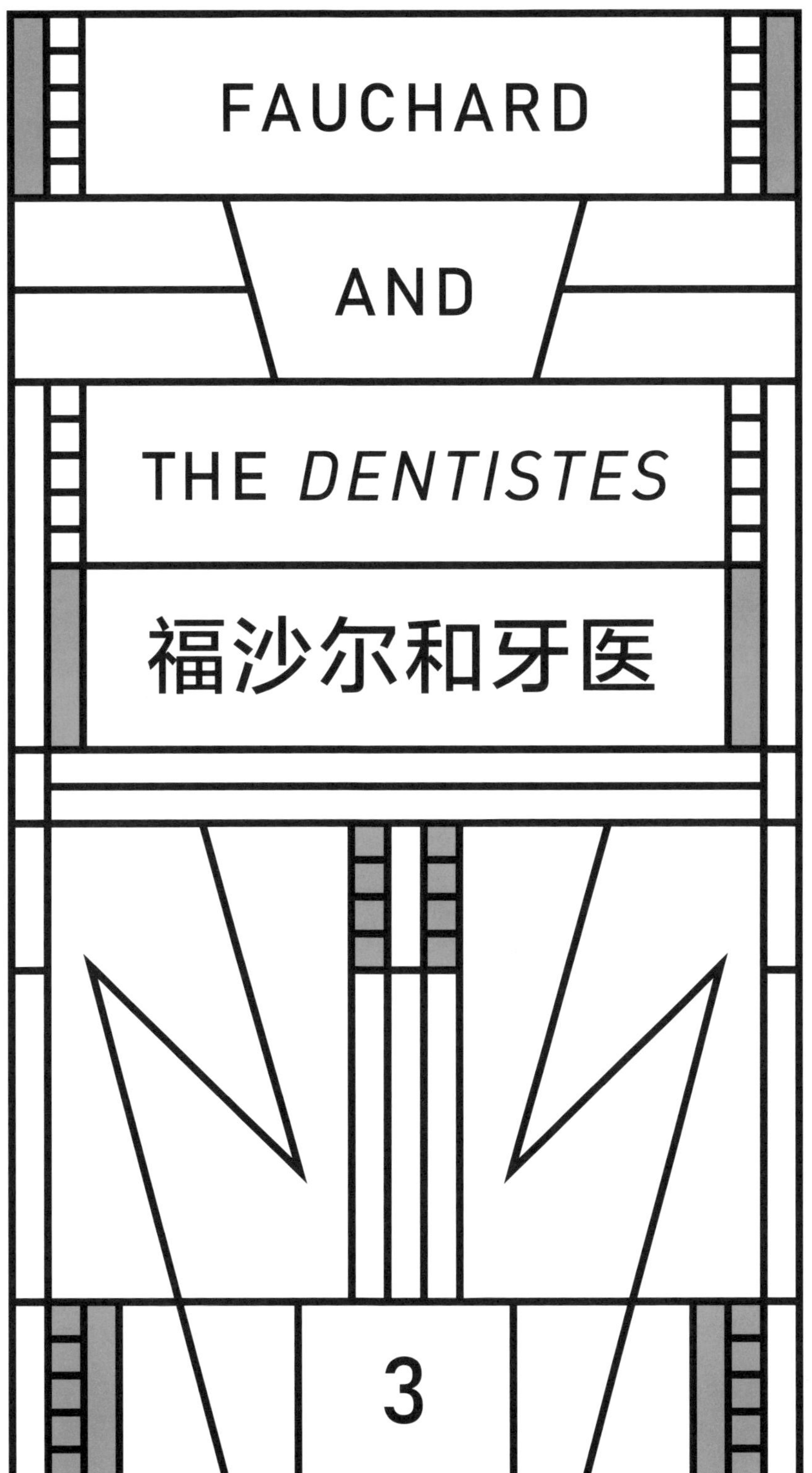
FAUCHARD
AND
THE *DENTISTES*
福沙尔和牙医
3

让·托马斯（Jean Thomas，伟大的托马斯，“人类颌骨的噩梦”）像演员一般站在舞台帷幕前，身后是巴黎新桥的车水马龙。他是个异常魁伟的家伙，身型足有那个衣衫褴褛、蹲伏在他面前矮凳上的学徒的2倍还多。托马斯的右手托住男孩的头部，稳妥又不失友善，而他伸展的左手大拇指和食指之间，捏着的正是一颗磨牙，在天空的映衬下，看上去似乎在散发着微弱的光芒。在这幅1729年的版画作品的说明文字中，托马斯被称为“神乎其技的游医”（la perle des Charlatans），若对此持有异议似乎不太礼貌。从1710年到他去世的1757年间，托马斯是巴黎拔牙匠中最耀眼的一位。他的座右铭是“*Dentem sinon maxillam*”（意为“牙齿，要不就是颌骨”）。在另一幅版画中，他坐在装饰奢华的马车上，车角上挂着一颗巨大的牙齿——“卡冈图亚的巨型磨牙”（Gargantua's awesome molar）[1]。

各种添油加醋的传说围绕着这位拉伯雷讽刺画式的人物：他有常人的3倍体重、4倍食量，因此如果有哪颗牙齿特别顽固难拔，他会用喙夹钳住它，顺势将病人整个拽离地面，利用他们自己的体重使牙齿脱落。在诗歌、讽刺画和各类市集表演中，他时常被“亲切问候”和嘲笑，但这位鼎鼎有名的游医并非看起来的这般浮夸无脑。在艳红色军大衣和羽毛装饰的帽子之下，托马斯实际上是欧洲最杰出的外科组织之一——圣葛斯默医学院（College de St Cosme）的外科专家。同时，他也是个精明的商人，一生兼具富足与名望，不过对于牙科医生这一野心勃勃的新兴群体来说，托马斯所展现的一切，恰巧是他们想要极力抹去的。

18世纪初，在法国全新外科学版图中崭露头角的牙医，将他们自己和他们的工作定位于服务具有自我意识的巴黎精英。他们宣称，依靠全新理论知识和既有实践经验的结合，牙科将会提供更少疼痛和更高效率的治疗，着重存留和维护牙齿，不到万不得已

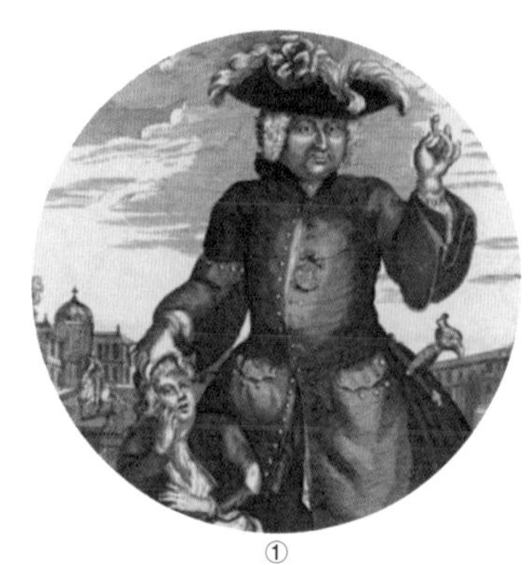
①

**70页 |** 这张匠人椅（18世纪）由英国白蜡木和榆木制成，后被改装成拔牙专用椅，并增加了颈托以支撑头部。

① 佚名版画局部，《伟大的托马斯，神乎其技的游医》（*Le Grand Thomas, la perle des Charlatans*，约1729年）。
② 彼得罗·隆吉（Pietro Longhi）的作品《牙科医生》（*The Dentist*，约1750年），一位拔牙匠正在大秀其技。
③ 福沙尔的肖像，J.B.司考汀（J. B. Scotin）临摹自J.勒贝尔（J. Le Bel）所作版画。

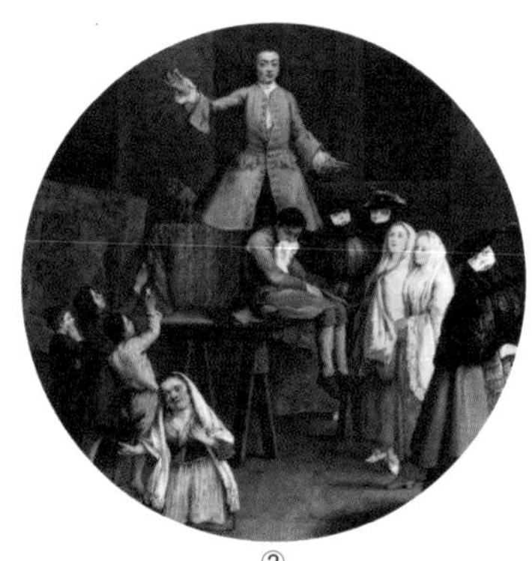
②

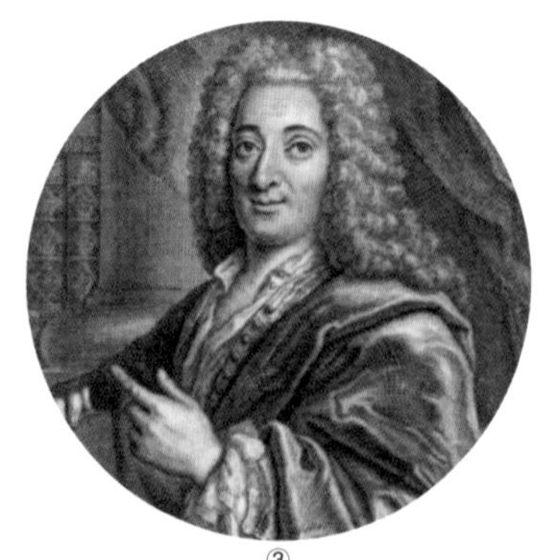
③

不会拔牙。他们优雅谨慎，穿着最时髦的服装，在私人诊所或顾客的豪宅内工作。在他们笔下，“伟大的托马斯”和其他游医被描述为骗子和屠夫，最重要的是，这些人是旧世界的人，确切地说是属于战乱和瘟疫横行的中世纪的人，与今时今日受到启蒙时期良好教育的巴黎精英格格不入。第一位自称为“牙医”（dentiste）的从业者是皮埃尔·福沙尔。这个名称包含双重意义：既是一种颂扬，同时也是对旧世界的果断告别。只可惜牙医和游医之间的界限从未分明，甚至福沙尔本人就是从走街串巷的拔牙匠起家。这位牙医祖师的成功，很大部分来自其巧妙的辞令和对职业概念的明确建构。

从技术上来说，牙医这一职业的兴起主要是源于17 世纪末和 18 世纪初的法国手术变革。外科医生试图超越他们既有的匠人形象和地位，进而与内科医生平起平坐。因此他们利用熟谙解剖学知识的优势，将自己重塑为饱学的专科医生。从传统上来讲，拔牙匠在外科学界处于一种模棱两可的等级地位，如本书第二章所述，虽然牙科治疗被公认为外科实践的一部分，但拔牙匠却只能屈居“外科等级的最低阶层”[2]。在郊外，许多拔牙匠其实由本地铁匠兼任，他们只是偶尔将钳子用于拔牙而已。

若要在巴黎城内执业，手续则更为复杂。因此，只有少数人会耗费时间和金钱在巴黎医学会（Paris Medical Faculty）进行学徒实习。为国王们拔牙的那一拨人秉承皇家匠人的美誉，另一些则得到皇家授权，准予他们售卖诸如“orviétan”（译按：风行于 17—18 世纪，号称能解百毒的骗子神药）之类的药品。1699 年起，凡是通过为期两天的行会考试的人，就能获得圣葛斯默医学院授予的专家头衔。还有些拔牙匠自封为“牙科专家”，尽管他们被禁止自称为外科医生。

为了理解牙医和他们希望得到尊重的愿望，我们来看一下他们的客户——路易十四的朝臣们。大多数

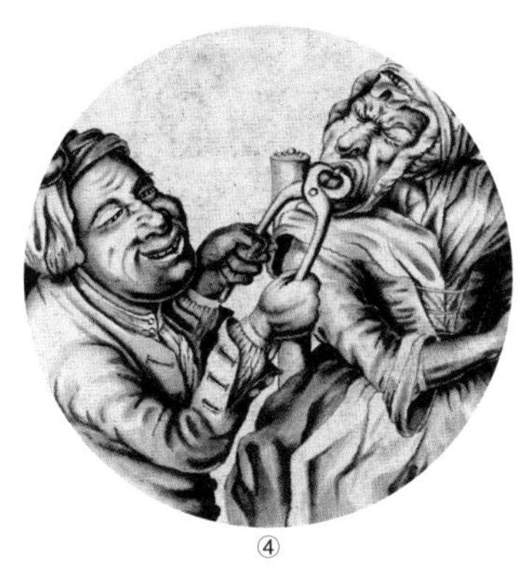

④

④ 拔牙匠用双手握持庞大的牙钳，从一位老妇人口内拔牙。讽刺漫画家约翰·科利尔（John Collier）所作钢笔画局部（1773 年）。

⑤《药剂师》（*The Pharmacist*，1752 年）局部，彼得罗·隆吉的作品。一位女士正在药铺内接受快速口腔检查。

⑥ 福沙尔所著《牙外科医生》的扉页（1728 年）。

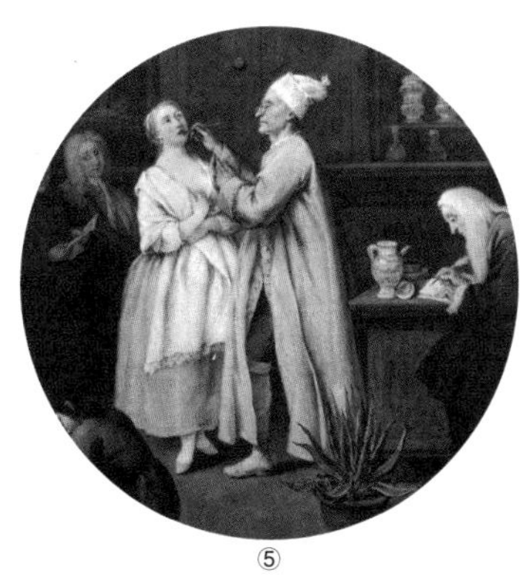

⑤

LE CHIRURGIEN
DENTISTE,
OU
TRAITE' DES DENTS.
OU L'ON ENSEIGNE LES MOYENS
de les entretenir propres & ſaines, de les embellir, d'en réparer la perte & de remedier à leurs maladies, à celles des Gencives & aux accidens qui peuvent ſurvenir aux autres parties voiſines des Dents.
vec des Obſervations & des Reflexions
pluſieurs cas ſinguliers.

⑥

中世纪的君主会嘉奖那些在战场和竞技场上表现勇武的手下，但太阳王的臣子们却以竞相炫示奢靡的花费来取宠于他们的君主。他们流连于巴黎的豪华酒店，乘坐镀金马车一路到达凡尔赛，自然也不会忘记用精致的服饰珠宝、假发、美人痣、香水和化妆品作为装饰。对贵族们来说，一口整齐炫白的牙齿是政治优势，为了武装到牙齿，一位好牙医当然是必不可少的。

路易十四本人对笨拙的拔牙匠带来的痛苦丝毫不陌生。1685 年，他的首席御医安东尼·达奎因（Antoine Daquin）召来一位“牙外科手术员”来拔除太阳王右上颌的几枚龋坏磨牙。一开始，这位术者将牙齿牢牢固定住，待到拔牙结束时，病人的上颌骨被撕开了一个大缺口，通过腭部直穿鼻道。创口最终是愈合了，但达奎因记录道：“王上每次一喝水或漱口，液体就会像喷泉般从鼻子里流出来。”国王的首席外科医生查尔斯－法兰科·菲利克斯（Charles-François Félix）被传入宫廷，路易十四给了他严正警告：“解决这事，忘了我是国王，我想像农民一样被治好。”治疗过程惨无人道，菲利克斯用滚烫的烙铁把那个洞焊了起来。

在《牙外科医生》（*Le Chirurgien-Dentiste*，1728 年）这部给有志于牙医事业者的教科书和野心宣言中，福沙尔着重强调了太阳王可能会赞同的一条悖论：

> 自然状况下的牙齿是人体骨骼中最光滑和坚硬的，但它同时也是最有可能造成剧烈疼痛的，有时甚至十分危险。

福沙尔 1678 年生于法国卢瓦尔（Loire），在跟随外科医生亚历山大·波特莱特（Alexandre Poteleret）为法国海军服务期间，他积累了作为拔牙匠的早期经验。在昂热大学（University of Angers）待了几年后，他于 1719 年来到巴黎，这时，他已明确地知道自己想

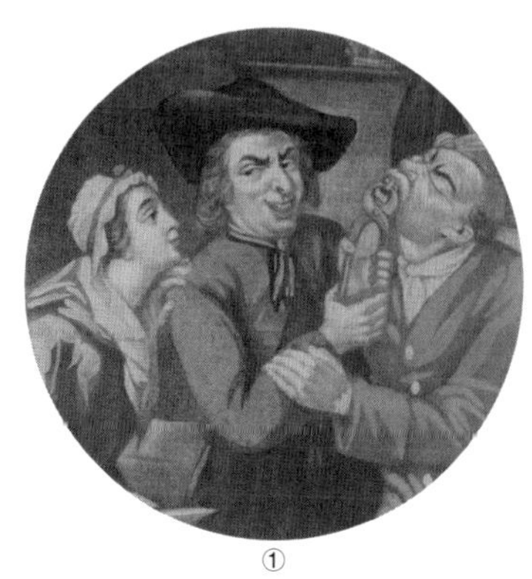

①

①《兽医拔牙匠》（*The Farrier Turned Tooth Drawer*，1792 年），手工上色网线铜版画，约翰·迪克森（John Dixon）及詹姆斯·威尔逊（James Wilson）所作。
② 临摹自詹姆斯·吉尔瑞（James Gillray）所作版画，病人痛得扯下了拔牙匠的假发。
③ 一位伦敦牙医正在给病人拔牙，后者的侍女及前者的男仆则在旁观。套色美柔汀版画，讽刺画家罗伯特·戴顿（Robert Dighton）于 1784 年所作。

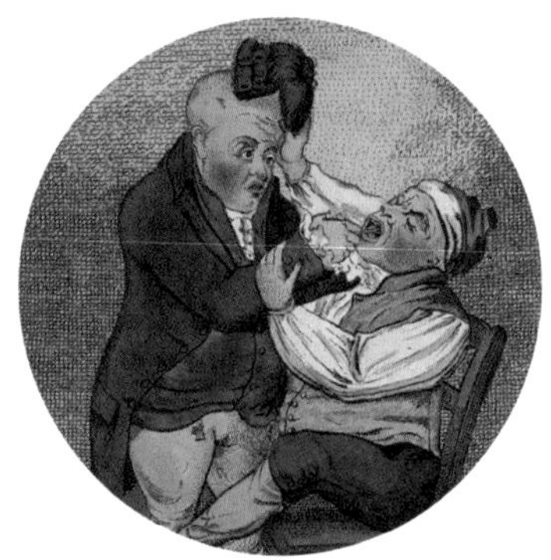

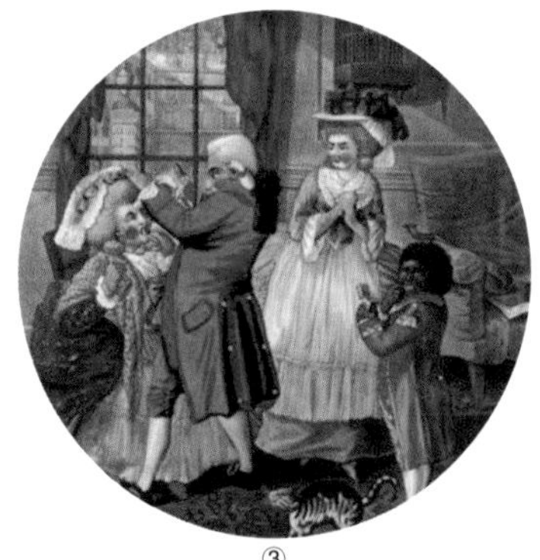

③

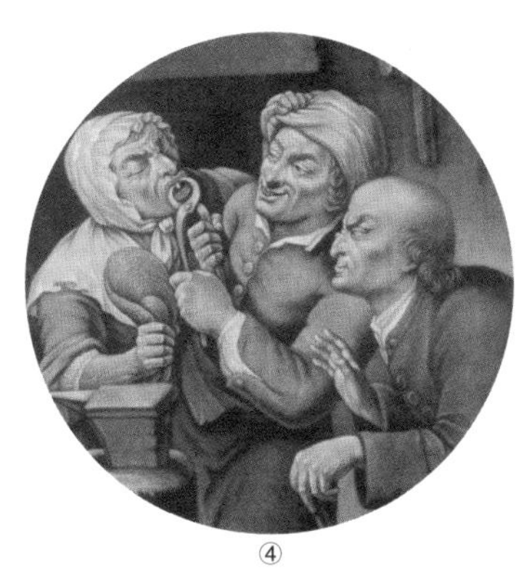

④

④《铁匠转行拔牙》(*The Blacksmith Turned Tooth Drawer*, 1792年), 手工套色美柔汀版画, 约翰·迪克森及詹姆斯·威尔逊所作。
⑤ 两位戴着假发的绅士正在和拔牙殊死搏斗, 彩绘点画版画, 詹姆斯·吉尔瑞所作(1796年)。
⑥ 展现拔牙场景的滑稽画——强壮的牙医让富翁病人摔倒在地。水彩画, 詹姆斯·吉尔瑞所作(1790年)。

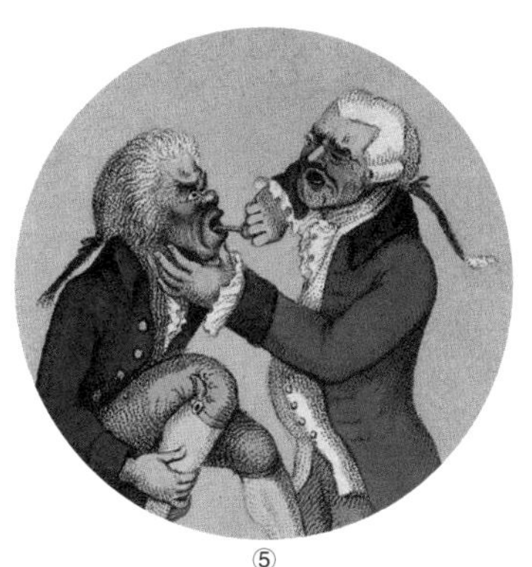

⑤

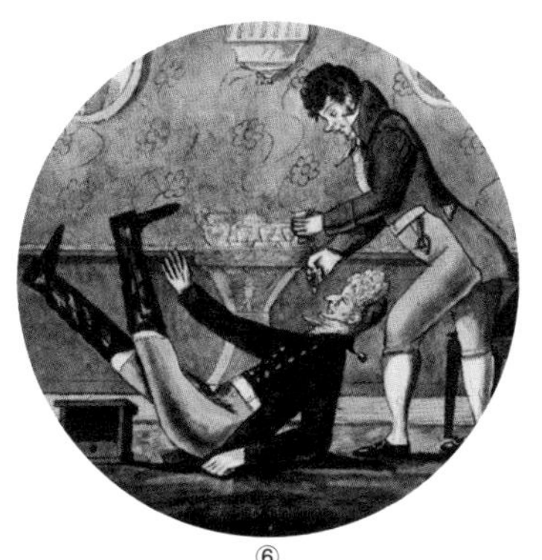

⑥

做的事。"伟大的托马斯"赢得了民众的掌声，但福沙尔深谙权力与金钱所在之处，他在巴黎精英中开展业务，并撰写了800页的《牙外科医生》手稿。福沙尔希望这些简洁的文字能够成为牙科学的开山之作，他同时也为自己和同行们树立了新的公众角色，并将那些不够格的家伙们摒除在外。说起江湖游医们的斑斑劣迹，福沙尔可谓义愤填膺:

收了钱的托儿们时不时走近术者，后者在手心里藏好了一颗牙，裹在皮片内，里面还有鸡血之类的。他把手伸进托儿的嘴里，放入他手里藏着的那颗牙。然后他只需用粉末、麦秆或是剑尖之类的东西触碰那颗牙，接着，如果有必要的话，还可以在托儿的耳边摇一下铃铛，那家伙就会吐出藏在嘴里的那颗带着血的牙。

一旦有真正的牙痛病人上前要求拔牙，游医就会百般推托: 什么流出物太多，他需要休息几天集中精力，或者这是颗不能拔的"眼牙"，因为游医声称它们和眼睛相连，若是拔掉了就会导致失明，等等。福沙尔还列举了游医们的一些可怕错误，作为示例。比如，在奥弗涅的诺内特(Nonette in the Auvergne)，有一个叫亨利·阿玛顿(Henri Amarton)的人，他找到拔牙匠，要求拔除一颗腐坏的磨牙，但怎么也拔不下来。不甘心失败的拔牙匠一再用力，终于把牙齿推进了阿玛顿的上颌窦，还告诉他肯定是他自己把牙齿吞下去了。没过几天，阿玛顿的脸就肿得厉害，伴随着剧痛，这种病症如今被称为窦腔脓肿，有致命风险。一位外科医生恰巧发现了这一状况并取出了这颗牙，救了阿玛顿的命，代价是又一次侵入性的手术。福沙尔认为，避免此类事故的唯一方法就是寻求正规牙医的帮助，一定要远离拔牙匠，尤其是那些错认为拥有工具就等于拥有技术经验的人:

虽然他们也是另一类专业人士，但在牙齿上乱来的家伙实在太多了。我感觉现在的牙医比牙痛病人还要多。事实上，有那么一撮铁匠在胡乱拔牙。显然，他们面对自己打造的工具跃跃欲试。我知道在这镇上，有个人当了十几年的拔牙匠。这个人在观看了几次江湖游医的“手术”之后，想着也许拔牙和打造刀具一样容易，便毫不迟疑地加入了这一队伍。他想用实践去证明他想象中的技术和工具。他并不是每次都能把牙全部拔下来，那时候他就设法弄下一块碎片来。

福沙尔所主张的独创性依赖于两个创新：他会设法保留顾客的牙齿，而不是一拔了事；他还会让牙齿变得更漂亮洁净，排齐存留牙齿，并用制作精良的义齿修复缺牙。一位牙医会以意式风格用黄金充填龋洞，用黄金或丝绸托槽矫正歪曲的牙齿，如果要追求立竿见影的效果，还可以使用正畸喙夹。象牙或骨质雕刻的义齿可以乱真，还能装饰在精美的银质基座上。《牙外科医生》中关于解释制作义齿和修复体工具的插图有 42 页，取材于珠宝匠和钟表匠的工作坊。比起像路易十四那样承受烧灼之苦，病人可以用塞治器（obturator）来弥补腭部缺损或是隐藏梅毒造成的磨损。塞治器是一块海绵，连接有金或银质的板，颜色与皮肤相合。

除却技术革新，新派牙医更有着启蒙时代特有的感性与优雅举止。他们摈弃了过去游医的夸张个性和过分强壮的体格，代之以体察顾客焦虑和痛苦情绪的同理心，以及（用福沙尔的话来形容）一双“轻柔、沉着而技艺精湛”的手。他们会事先温热金属器具，避免刺激到病人娇弱的口腔组织，也会在病人经历了痛苦的治疗过程后给予他们整理情绪的时间。他们不会强迫病人保持不舒服和有失体面的姿势，而是让后者躺在沙发上接受治疗。与新式凡尔赛宫廷文化折射出的消费资本主义相映衬，牙医同时也是资本家。他

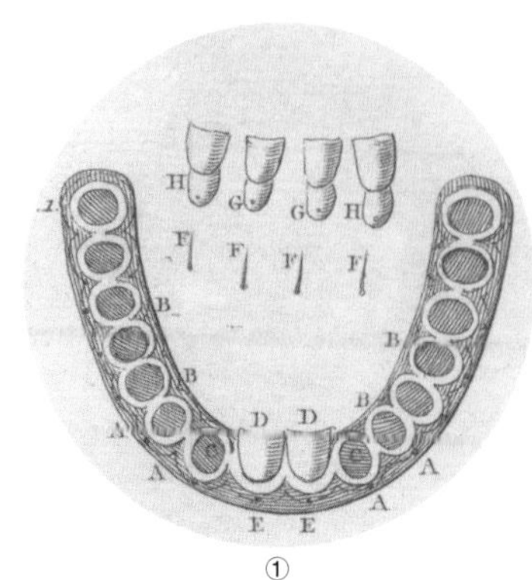

①

①《牙科艺术各方面的研究与观察》（*Recherches et observations sur toutes les parties de l'art du dentiste*，1786 年）中的义齿，M. 布尔代（M. Bourdet）所作。
② 这件工具（1701—1850 年）应该是当时用来制作个性化象牙义齿的雕刻刀。
③ 牙外科医生 W. 摩根（W. Morgan）的牙粉广告，出自狄奥多西·普尔兰德（Theodosius Purland）的《牙科备忘录》（*Dental Memoranda*），出版于 1702—1878 年。

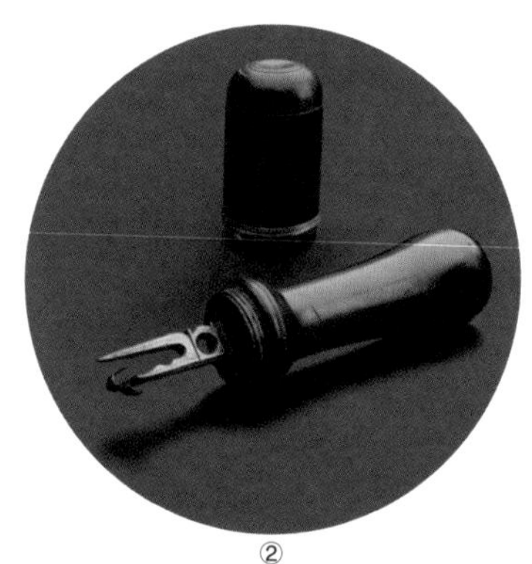

②

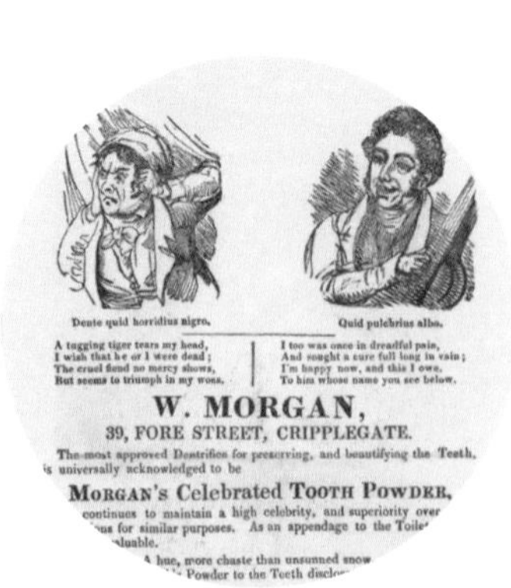


③

们利用社会关系和广告，让健康牙齿与美丽、成功之间的联系变得理所当然（并且有利可图）。

换个角度来看，福沙尔和他定义的牙医本质上也是拔牙匠，只不过他们乘着法国外科革命的“东风”，在巴黎精英资产阶级的嘴里挣得了前程。但他们也是最早一批向那些没有急性牙痛的人们提供咨询服务的牙科从业者。这些牙医们的论调在今天任何一位正畸医师的病人听来，都会感到很熟悉：在迷恋外表的社会中长了一口丑陋牙齿的风险，为了获得美丽笑容所要经受的折磨，以及最终拥有精致的嘴的快乐。

1.For a vivid and thought-provoking analysis of Thomas' image, see Colin Jones, 'Pulling Teeth in Eighteenth-Century Paris', *Past and Present* No. 166, 2000, pp. 100 - 145.

2. Roger King, *History of Dentistry: Technique and Demand*, Wellcome Unit for the History of Medicine, 1997, p. 4.

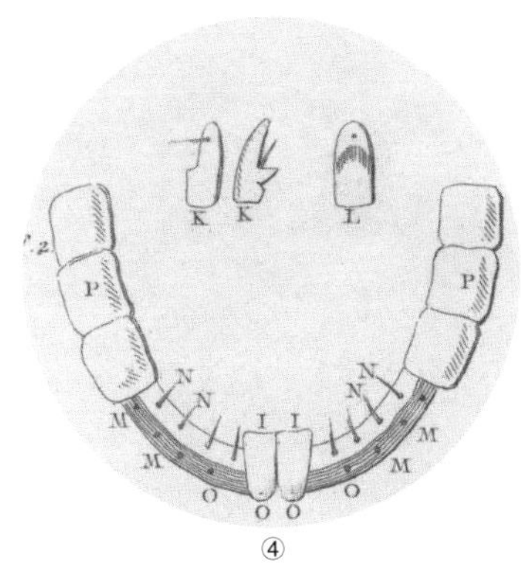


④

④ 布尔代作品中义齿的细节图绘。
⑤ 这副义齿由河马的牙齿制成，应当价格不菲。这类义齿较难清洁，随着时间的推移会磨损并散发异味。
⑥ 止痛项链广告，出自普尔兰德《牙科备忘录》，手写于 1766 年。

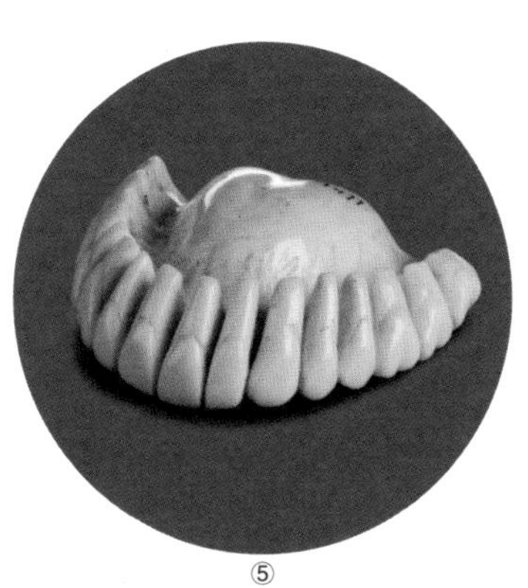

⑤

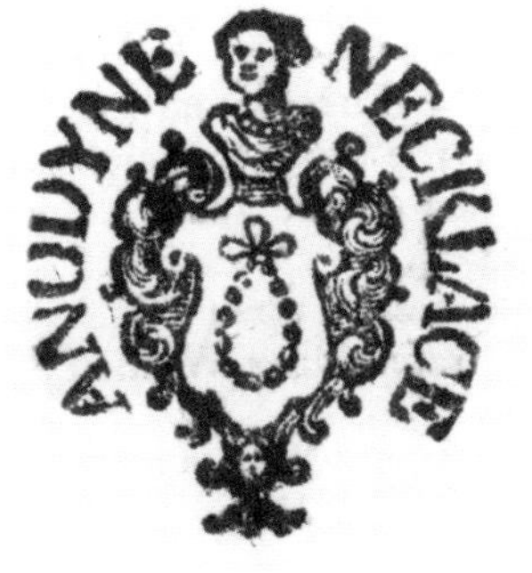


⑥

**78–79 页 |** 福沙尔所作《牙外科医生》中的插图：
**78 页 |** 修复义齿——带弹簧的人工牙（左上）；带弹簧的全口义齿（右上）；用于制作修复义齿的牙科工具（左下和右下）。
**79 页 |** 用于充填修复的结扎钳（左上）；一对拔牙钳（右上）；尖喙根钳（pointed dental forcep，左下）；用于拔牙的喙夹（右下）。

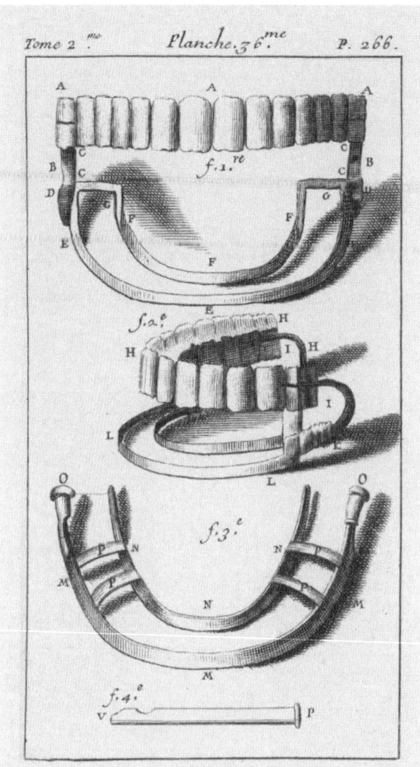
Tome 2.me Planche. 36.me P. 266.
f.1.re
f.2.e
f.3.e
f.4.e

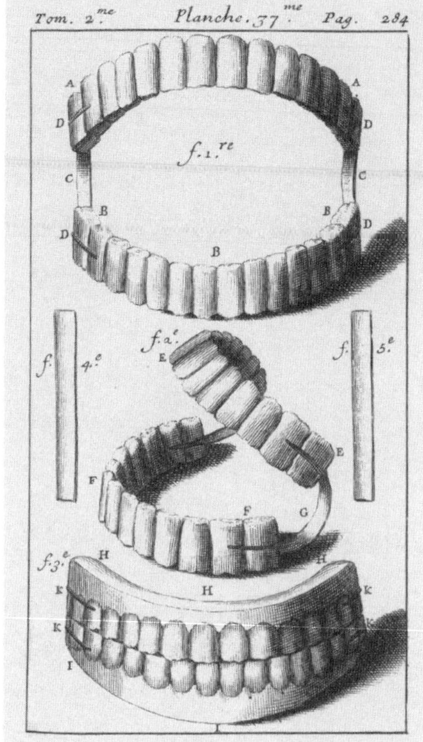
Tom. 2.me Planche. 37.me Pag. 284
f.1.re
f.2.e
f. 4.e
f. 5.e
f.3.e

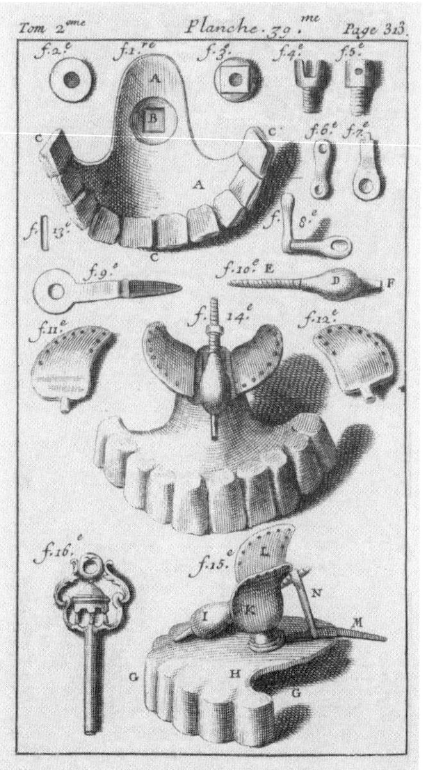
Tom 2.eme Planche. 39.me Page 313.
f.1.re
f.2.e
f.3.e
f.4.e
f.5.e
f.6.e
f.7.e
f. 8.e
f. 13.e
f.9.e
f.10.e
f.11.e
f. 14.e
f.12.e
f.15.e
f.16.e

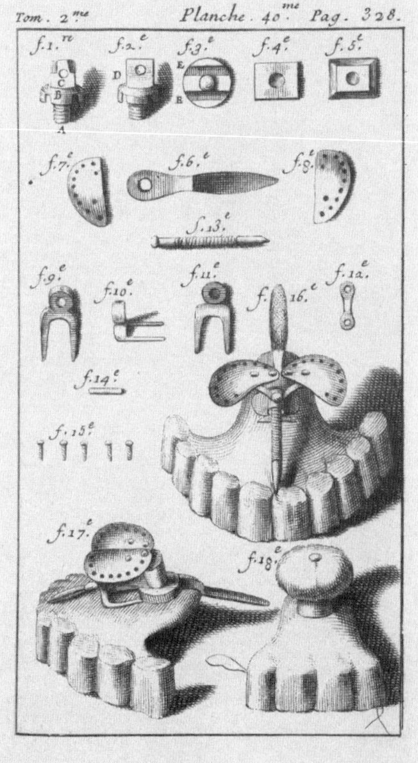
Tom. 2.me Planche. 40.me Pag. 328.
f.1.re
f.2.e
f.3.e
f.4.e
f.5.e
f.7.e
f.6.e
f.8.e
f.13.e
f.9.e
f.10.e
f.11.e
f. 16.e
f.12.e
f.14.e
f.15.e
f.17.e
f.18.e

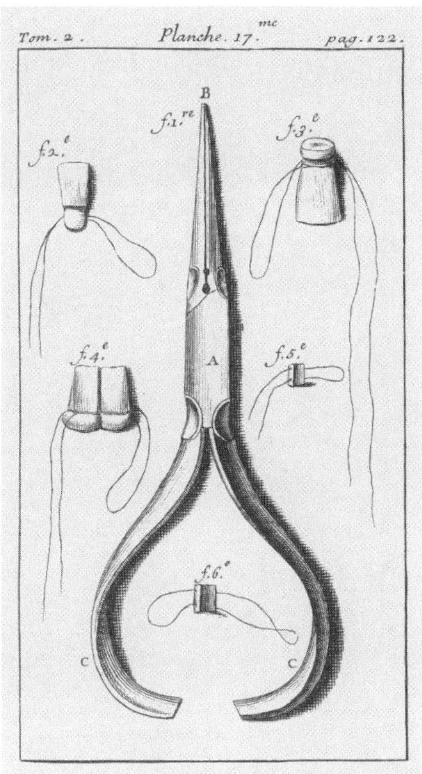
Tom. 2. Planche. 17.me pag. 122.
f.1.re
f.2.e
f.3.e
f.4.e
f.5.e
f.6.e
B
A
C
C

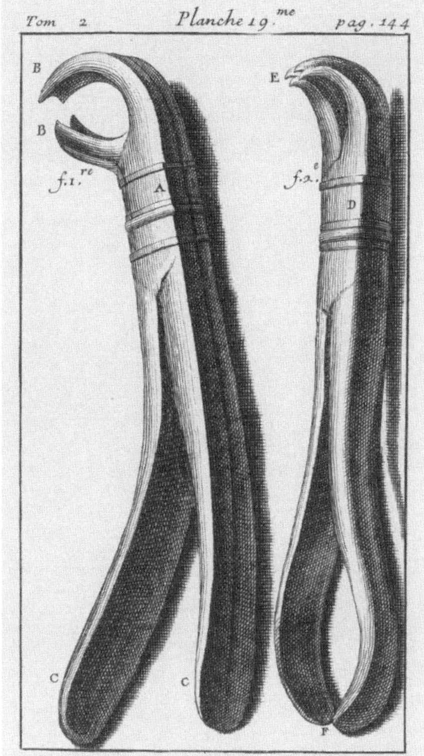
Tom 2 Planche 19.me pag. 144
f.1.re
f.2.e
B
B
A
E
D
C
C
F

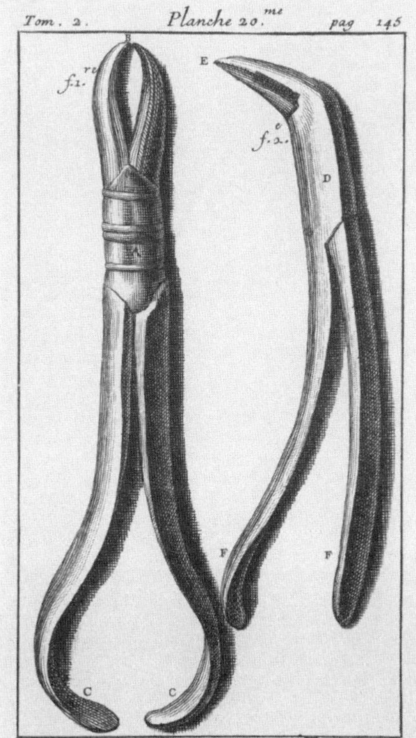
Tom. 2. Planche 20.me pag 145
f.1.re
f.2.e
B
E
A
D
F
F
C
C

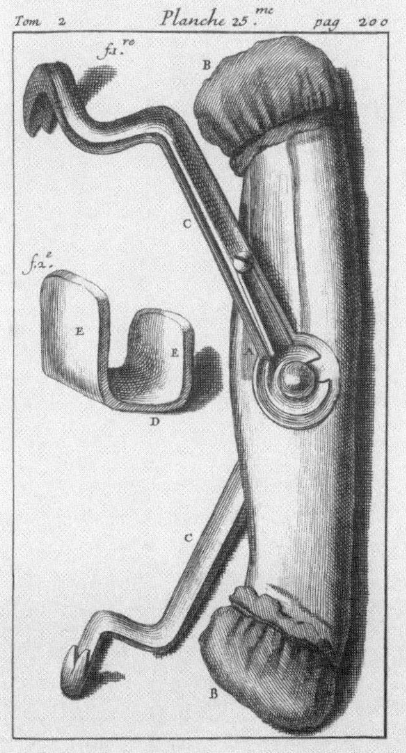
Tom 2 Planche 25.me pag 200
f.1.re
f.2.e
B
C
E
E
D
A
C
B

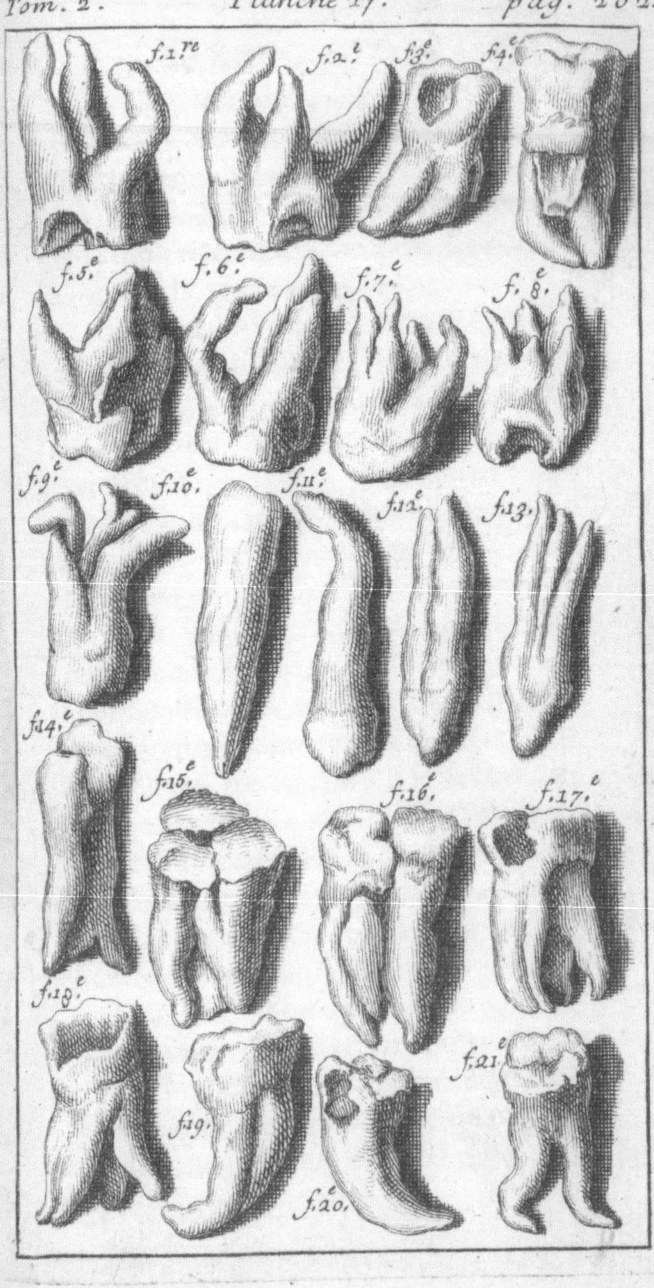


**本页 |** 上下颌牙齿图示，出自福沙尔的《牙外科医生》。

**对页 |** 另一部德国牙科教材《人类牙齿及其疾病论述》（*Abhandlung von den Zähnen des menschlichen Körpers und deren Krankheiten*,）中的插图，1756 年菲利普·百福（Philipp Pfaff）所作。展示了制造义齿所需的工具（上），以及修复牙齿所需的牙科抛光器和其他各式牙科器械（下）。

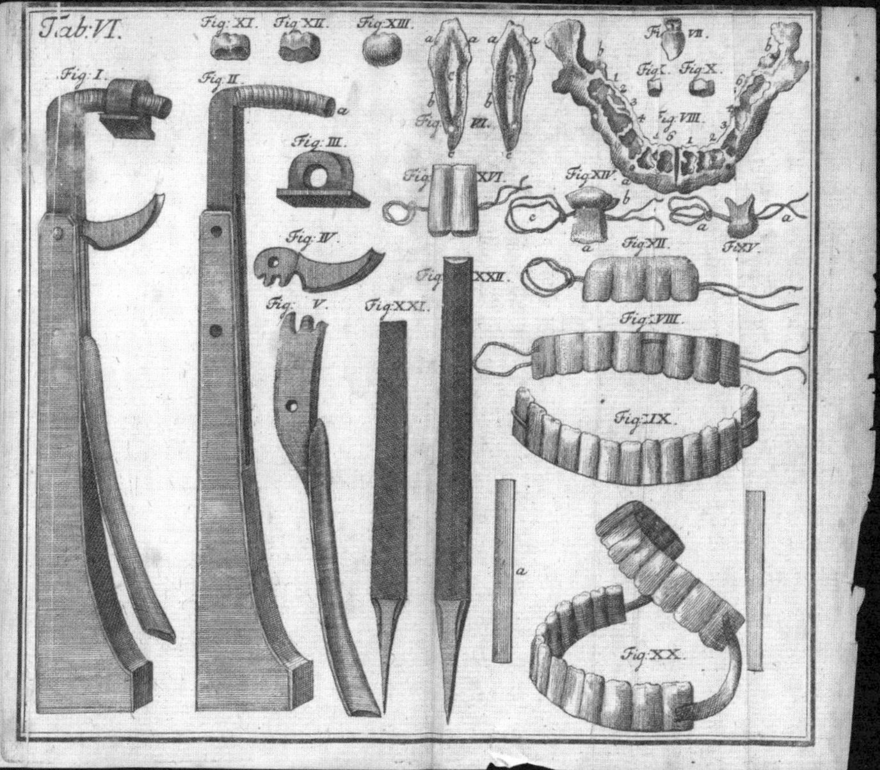

Tab. VI.

Fig. I. Fig. II. Fig. III. Fig. IV. Fig. V. Fig. VI. Fig. VII. Fig. VIII. Fig. IX. Fig. X. Fig. XI. Fig. XII. Fig. XIII. Fig. XIV. Fig. XV. Fig. XVI. Fig. XX. Fig. XXI. Fig. XXII.

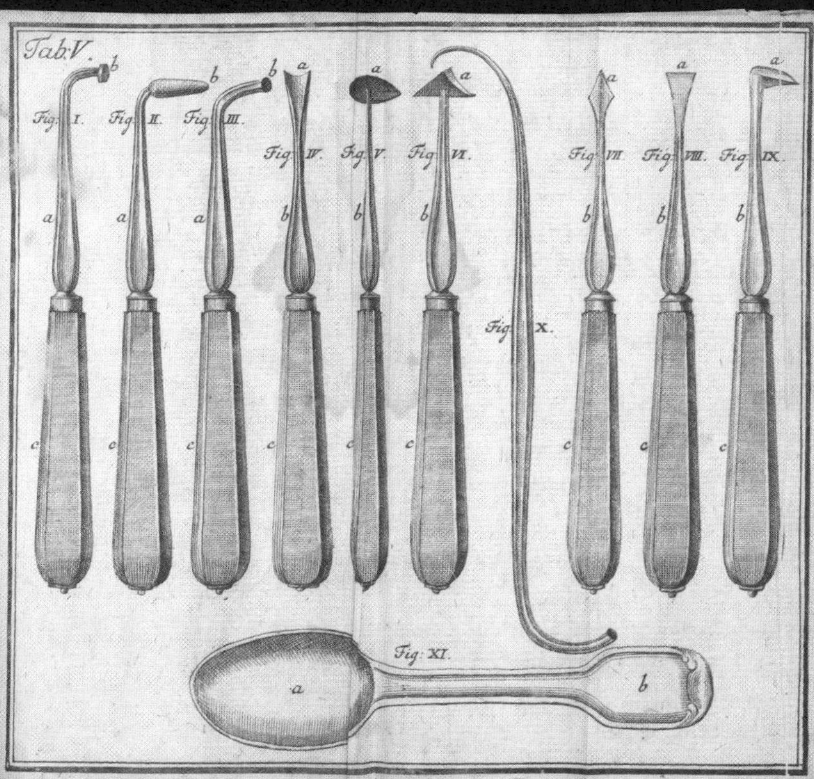

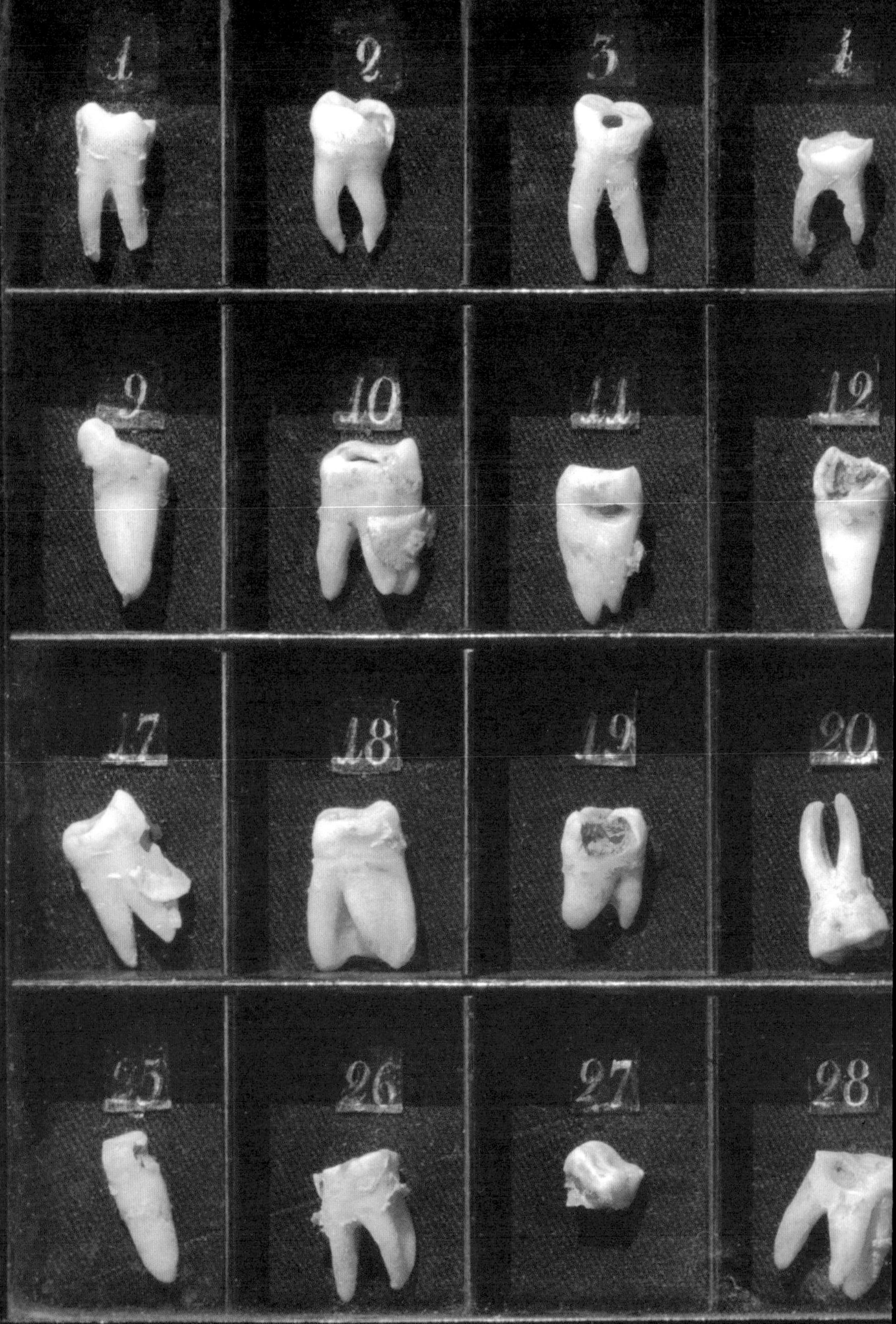
1
2
3
4
9
10
11
12
17
18
19
20
25
26
27
28

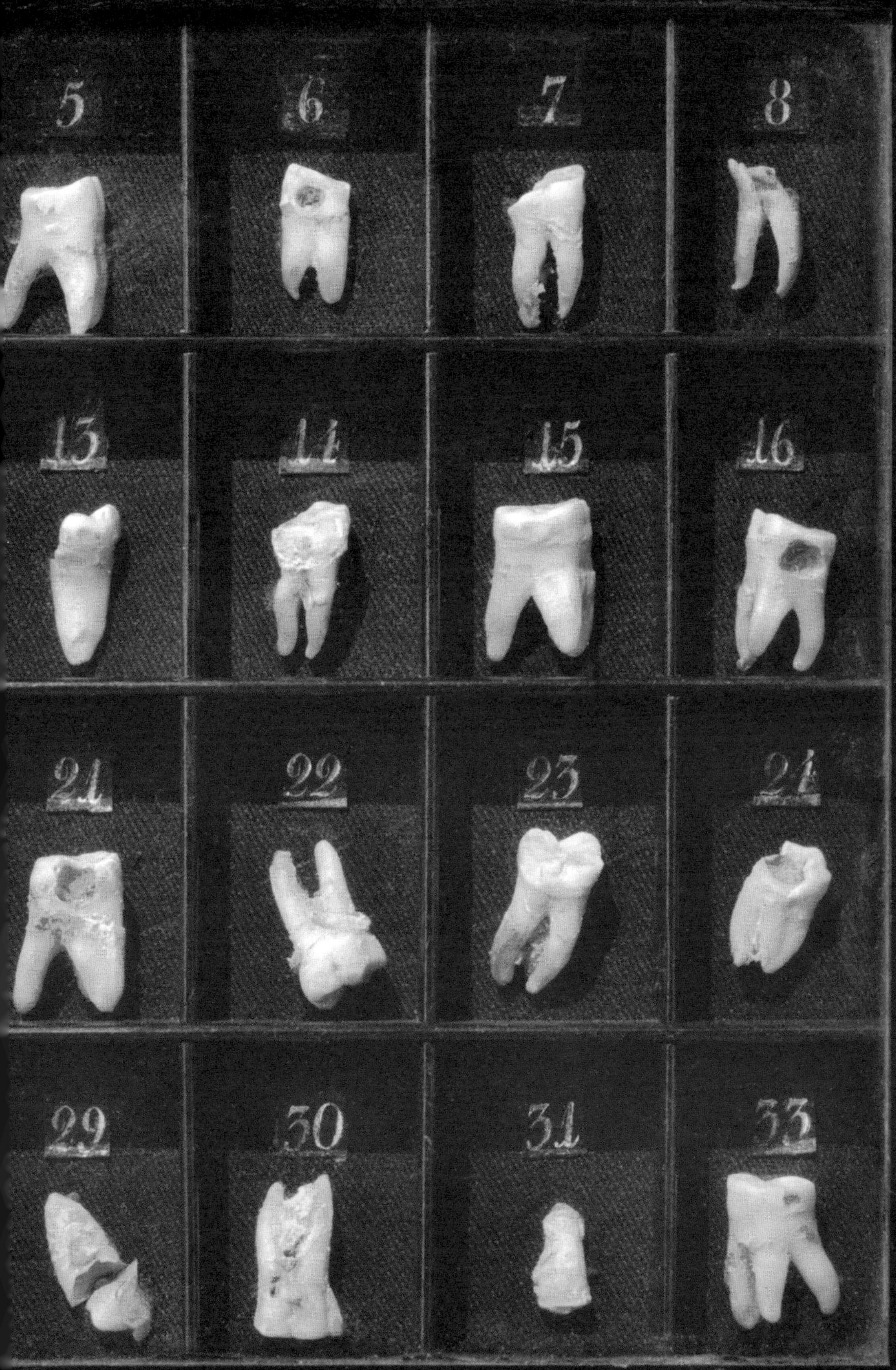
5
6
7
8
13
14
15
16
21
22
23
24
29
30
31
33

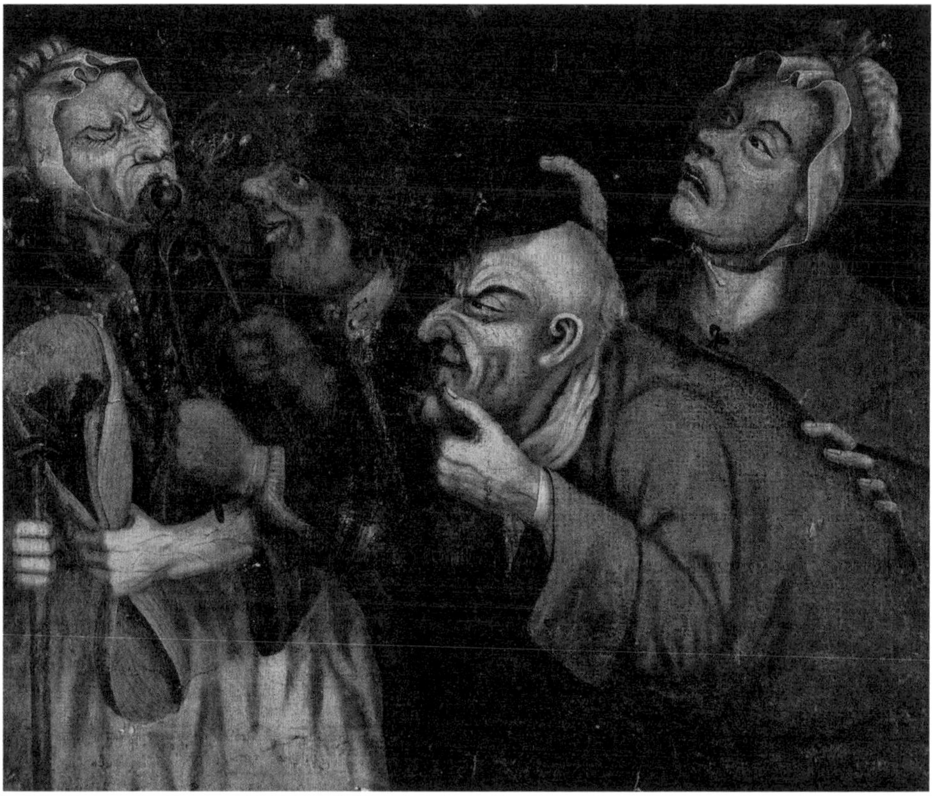

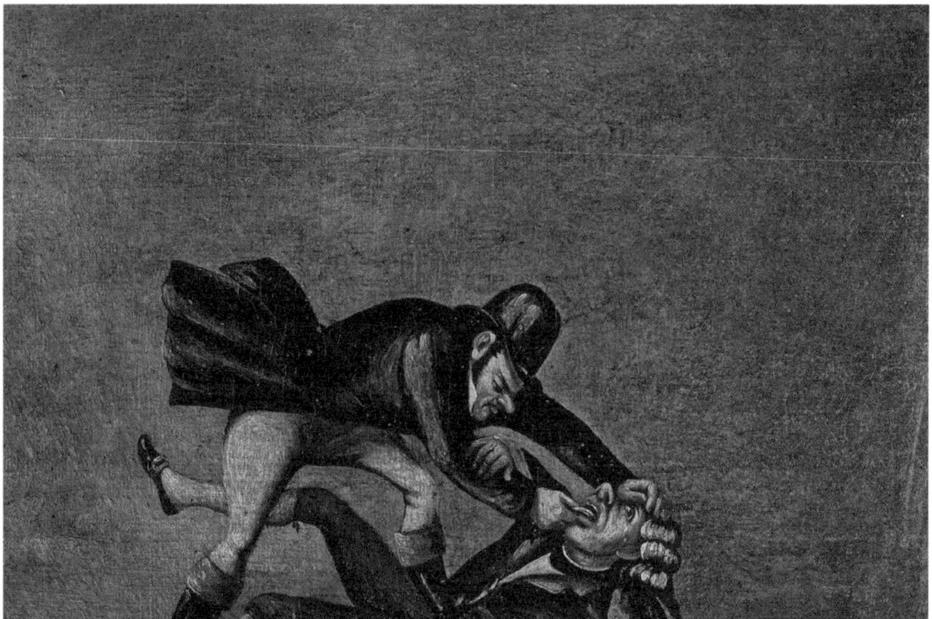

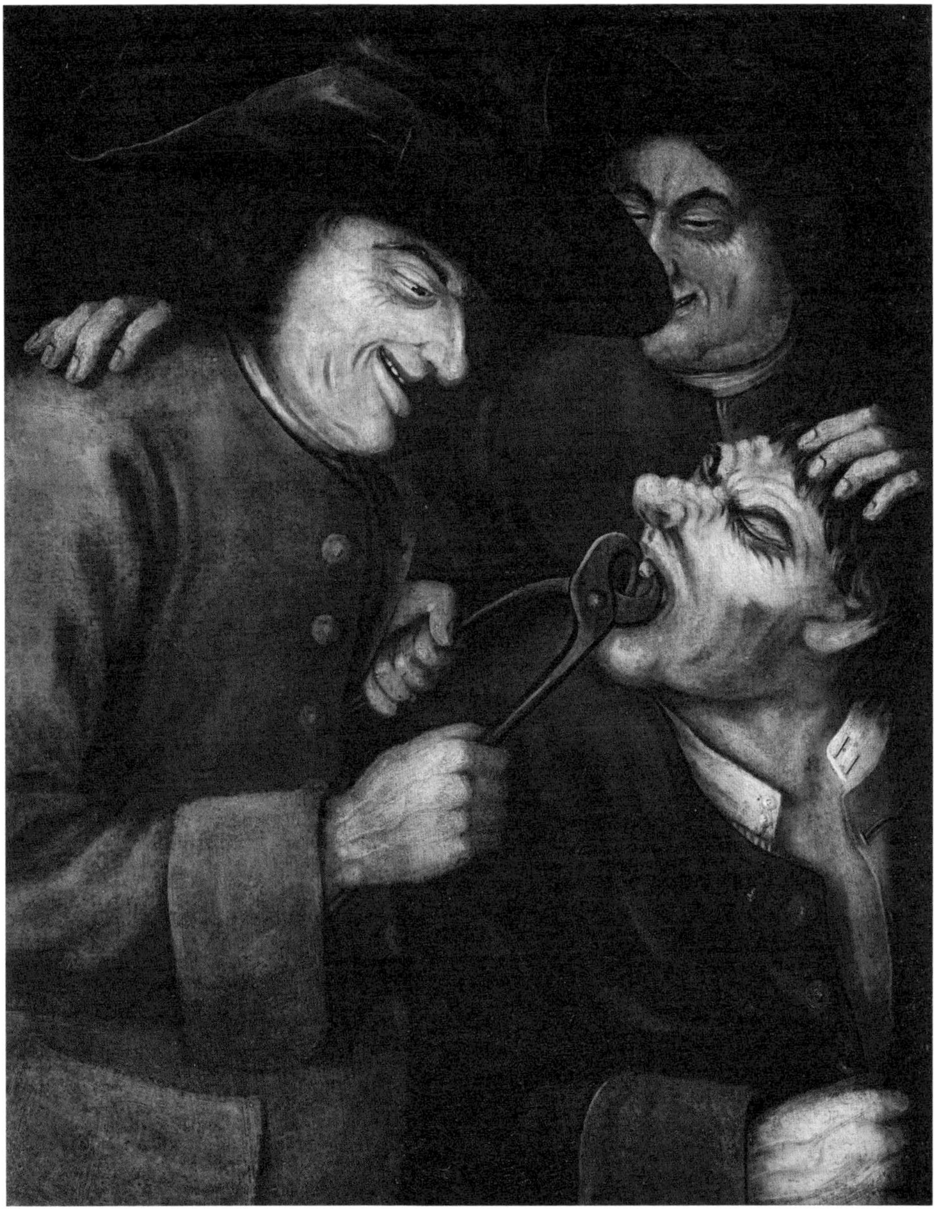

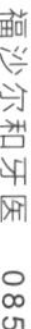



**前页 |** 俄国沙皇彼得一世（Peter I，1672—1725 年，又称彼得大帝）亲自拔掉和收集的各种牙齿。

**对页及本页 |** 18 世纪约翰 · 科利尔风格的油画，被称为“蒂姆 · 鲍宾”（Tim Bobbin）。画中的主角——铁匠兼牙医正志得意满地挥舞着大钳子拔牙，而他的病人则显得忧心忡忡（对页上图及本页图），有一位病人跌倒在地板上，以躲开那过分热情的拔牙佬（对页下图）。

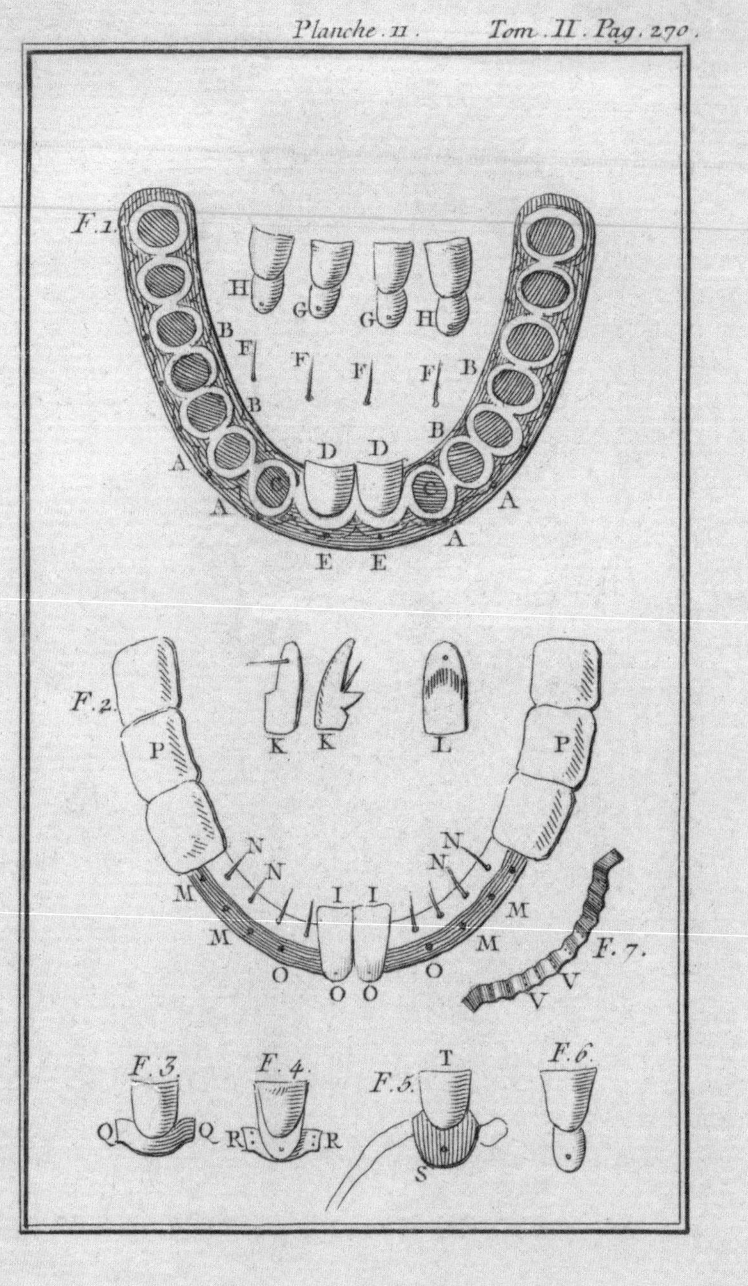


布尔代《牙科艺术各方面的研究与观察》中的书页。

**本页 |** 义齿图绘。

**对页 |** 牙齿修复过程中所使用的牙科抛光器（左上）；义齿修复体（右上）；牙科探针（左下）；牙匙（右下）。

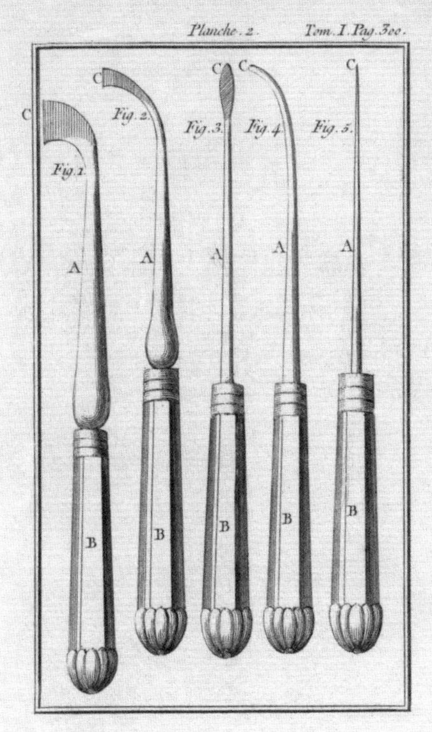
Planche. 2.
Tom. I. Pag. 300.
Fig. 1.
Fig. 2.
Fig. 3.
Fig. 4.
Fig. 5.

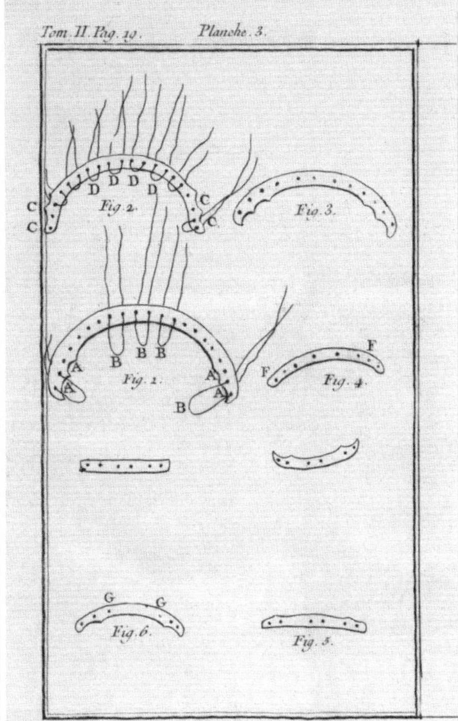
Tom. II. Pag. 19.
Planche. 3.
Fig. 2.
Fig. 3.
Fig. 1.
Fig. 4.
Fig. 6.
Fig. 5.

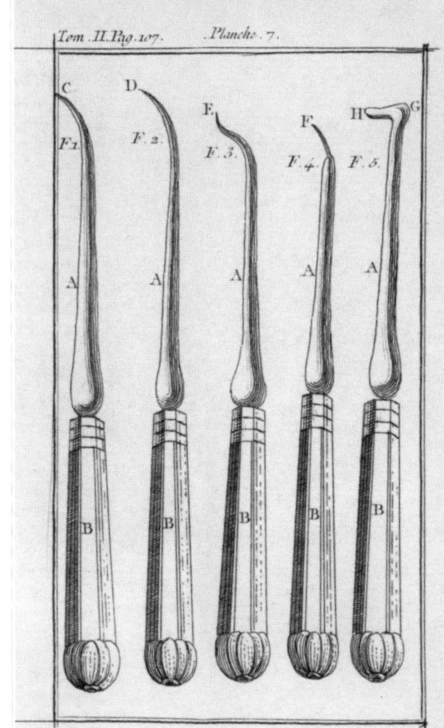
Tom. II. Pag. 107.
Planche. 7.
F. 1.
F. 2.
F. 3.
F. 4.
F. 5.

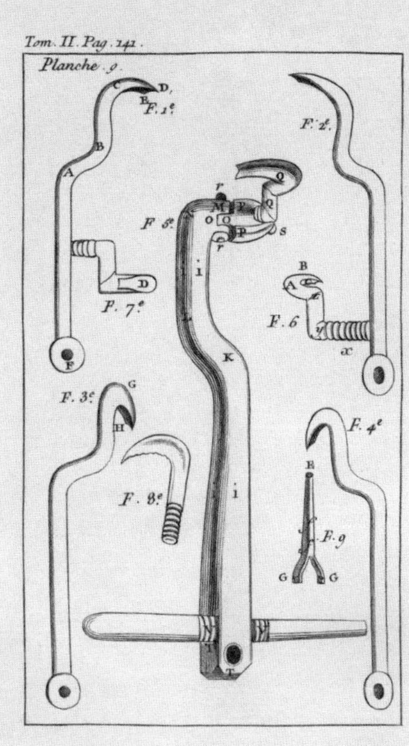
Tom. II. Pag. 141.
Planche. 9.
F. 1e
F. 2e
F. 5e
F. 7e
F. 6
F. 3e
F. 8e
F. 4e
F. 9

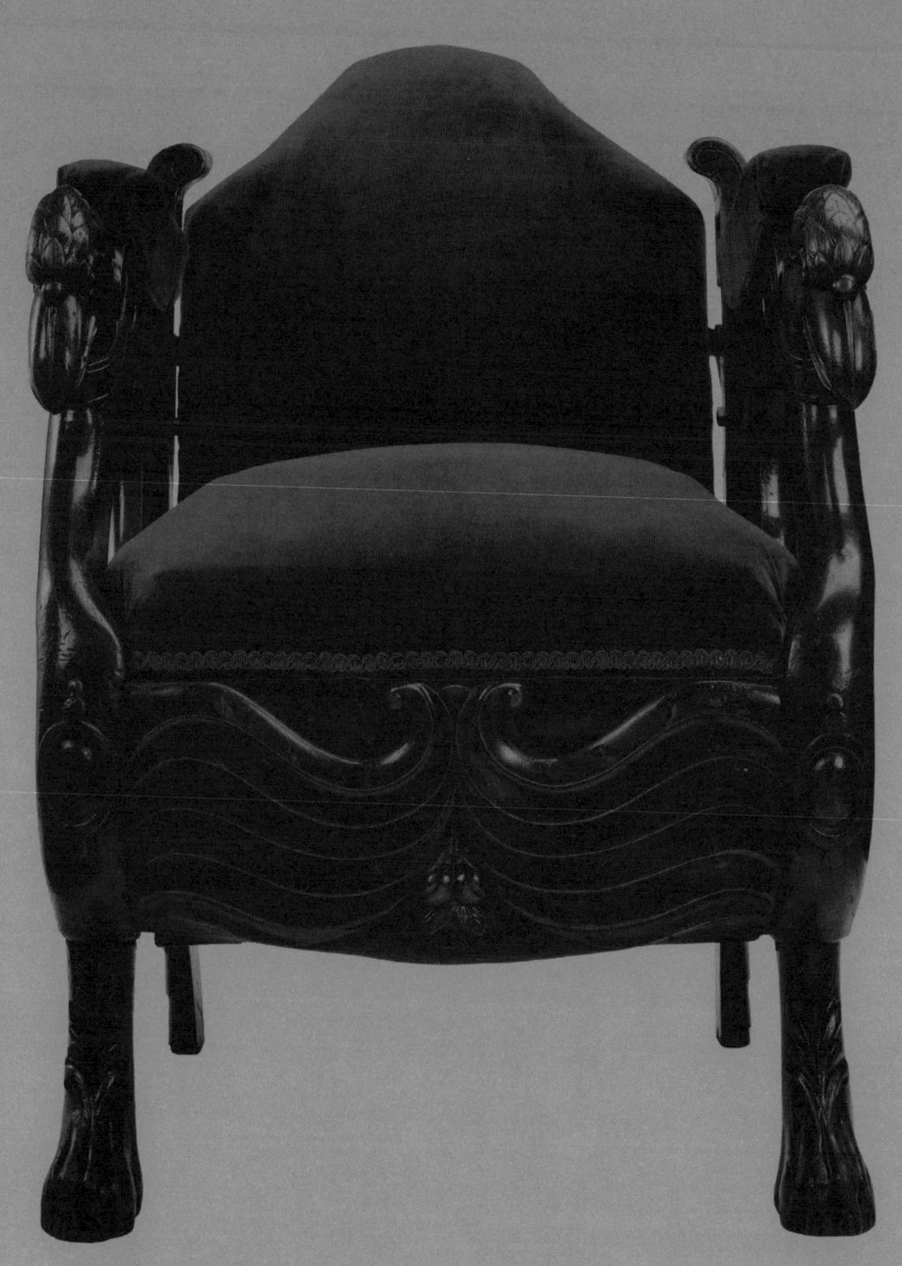

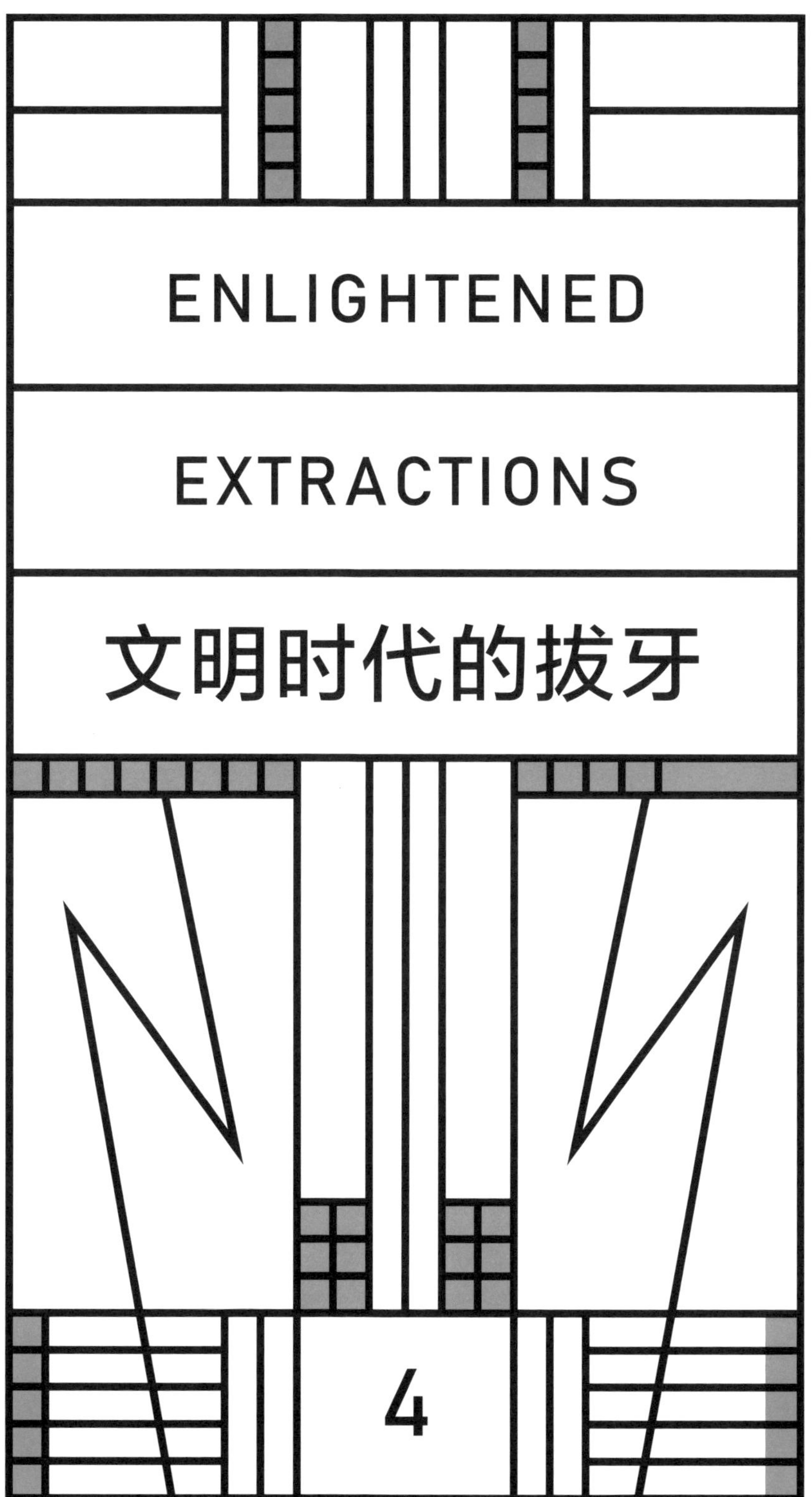
ENLIGHTENED
EXTRACTIONS
文明时代的拔牙
4

在弗吉尼亚州弗农山庄（Mount Vernon Estate）的一面玻璃柜中的黄铜架托上，放置着历史上最著名的假牙。换个场景，它也许会变作弗朗西斯·培根想象中的“响板”——噩梦中，一口惨白空洞的牙齿正从你身后追着你，发出咯咔的咬合声。这些假牙曾经属于乔治·华盛顿——美利坚合众国的第一任总统，并且（正如每位关注这一题材的作家所注意到的）它们不是木质的。下颌部分是人类牙齿，上颌部分则很可能雕刻自麋鹿的磨牙，铅制铰链基托已然锈蚀。另一副下颌义齿，则是由约翰·格林伍德（John Greenwood，华盛顿的牙科医生）所说的“海马牙齿”（实际为海象）所制成。

华盛顿一生都为他的牙齿疾患所苦。早在 20 岁出头时，他就失去了好几颗牙，牙医试着用部分义齿和人工牙固定在他的余留牙上来进行修复，这看起来和他在独立战争中的急躁和善变不无联系。到 1789 年就职典礼时，他只剩下一颗牙，因此整个余生都不得不忍受着全口义齿的不适。在冗长的总统晚宴中，他没怎么发言和吃东西，而是在结束以后回到了自己的私人寓所，大啖松软的腌制牛肚。华盛顿的假牙在他的画像上也一直很有存在感。在 1796 年吉尔伯特·斯图尔特（Gilbert Stuart）所作的印在美元纸币上的头像上，华盛顿戴着格林伍德制作的假牙，双颊鼓起，像含了棉花团一样，这可能是他看上去闷闷不乐的原因之一。

华盛顿假牙的八卦揭示了新兴牙科学的互相对立的三要素：渴望、才能以及现实。格林伍德可不是江湖游医，而是深具名望的纽约牙医。他制作的义齿都是精心设计和完美雕刻的，并由体现当时全球精神的材料制成。装在格林伍德顾客嘴里的，可能是战死的俄国士兵的牙齿、非洲大象或北极海象的象牙，以及南美的黄金。法国资本家尼古拉斯·杜布瓦·德·夏蒙特（Nicolas Dubois de Chémant）的一副瓷牙造价

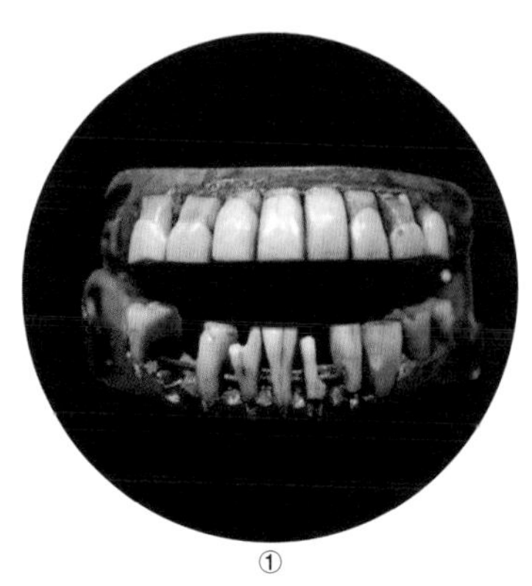
①

**88 页** | 早期可调节牙椅，作为专业家具，它代表了牙医作为一门独立职业的出现。
① 华盛顿的部分义齿，由真牙和人工牙组成。
②《表情显得有些疼痛的男人》（*A Man Whose Face Expresses Moderate Pain*，约 1770 年），威廉·赫伯特（William Hebert）临摹自查尔斯·勒·布伦的作品。
③ 一组关于面部表情的讽刺画的局部（1824 年），石版画，由路易斯·博埃利（Louis Boilly）临摹自弗朗索瓦·塞拉芬·德尔佩奇（François Séraphin Delpech）的作品。

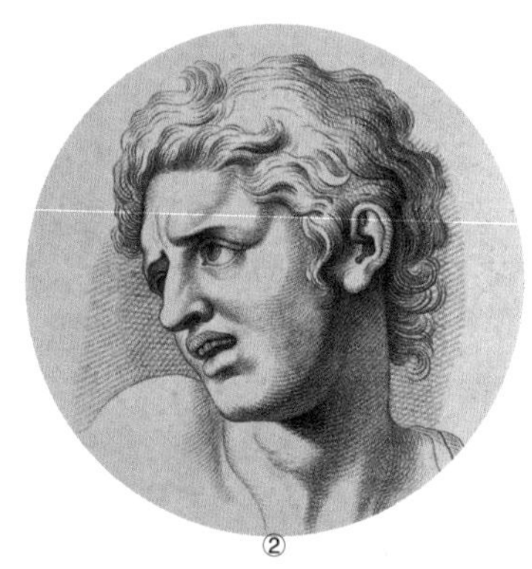
②

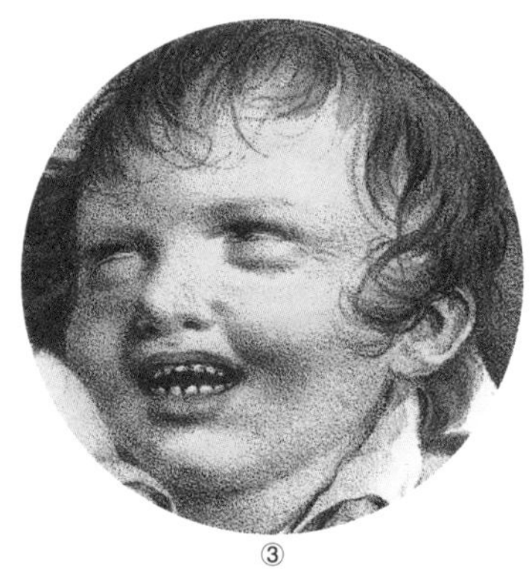
③

1000 里弗（livres），大约是当时一个工人 3 年的收入。尽管如此，这些假牙仍然不舒适、不实用，而且如果没有正确保养的话，气味会相当销魂——很显然，只是聊胜于无。

正如第三章中解释过的那样，牙医和他们的巴黎顾客一起打造了在没有牙痛时也应该去看牙医的新理念：为了改善个人的外貌或地位，或是提高在婚恋市场中的竞争力。在这一观念遍传欧洲和美国时，我们也同时开始注意到病人与牙医之间经年的互动关系（例如华盛顿和格林伍德）。对牙医和他们阔气的病人来说，在日渐以消费和外貌来衡量个人的文化当中，牙科学代表了一条自我发展的路径。

美元纸币上华盛顿不自然的表情，在不经意间展示出了在定义完美笑容的历程中，艺术和文化因素越发重要。18 世纪的人们尝试以艺术和医学来表达并理解疼痛，重点在面部，尤其是嘴。画家、雕塑家、医生以及面相学家在一起，探讨是否能有一种用于形容人类表情的通用语言，一种从最彬彬有礼的巴黎花花公子到库克船长遇见的太平洋岛国居民，全人类都适用的词汇。描述这种语言的首次尝试来自法国宫廷画家查尔斯·勒·布伦（Charles Le Brun）在 17 世纪 70 年代的系列讲座。他援引笛卡尔的理论，即情感在经由大脑下方的松果体进入身体以前源于灵魂，并辩称：

> 如果说有某个部位是灵魂运行其功能的更直接体现，并且这个部位恰恰是脑中的那一部分，我们可以认为，面部是情感更能凸显自身的一个身体部位。

18 世纪中期，爱尔兰作家兼政治家埃德蒙·柏克（Edmund Burke）记录道：有一种扭曲到极致的表情，可以说是所有极度的恐惧、痛苦和惊骇的情感所共有的。文明开化的双唇可以诉说最甜蜜的因缘，也能表达最深刻的惊恐。50 年之后，解剖学家兼艺术家查

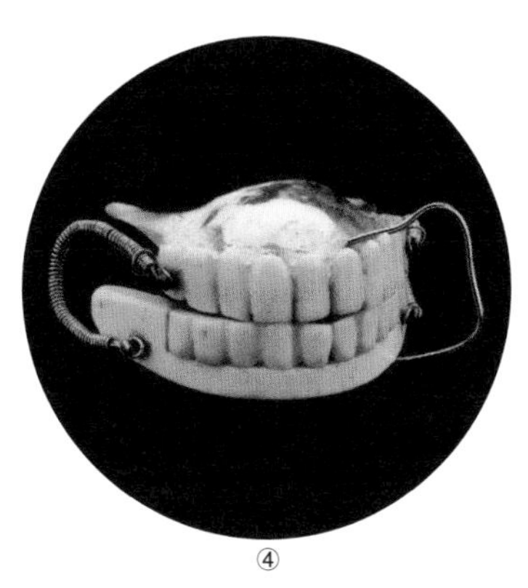

④

④ 华盛顿的义齿，通过铰链连接体与铅制基托相连。

⑤《表情骇人的胡须男子》（*A Bearded Man Whose Face Expresses Horror*，约 1770 年）。下方刻着“L’effroy（恐惧或害怕）”。粉笔画风格的蚀刻版画，威廉·赫伯特临摹自查尔斯·勒·布伦的作品。

⑥ 一幅讽刺漫画的局部，由路易斯·博埃利临摹自弗朗索瓦·塞拉芬·德尔佩奇的作品。一位快要晕厥的妇人（如图所示）由同伴扶着，而医生正将水蛭放在她的脖子上。

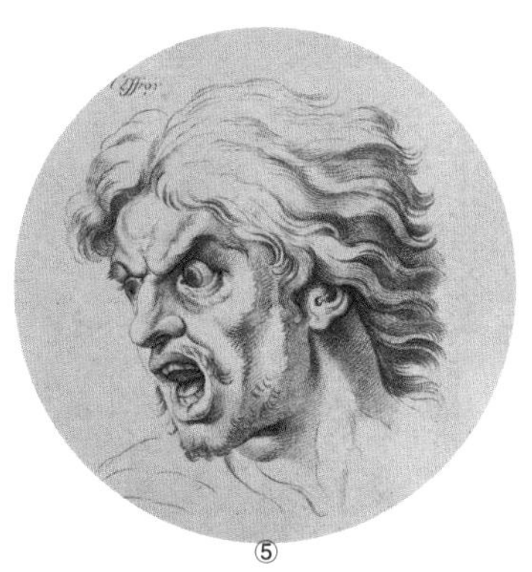


⑤

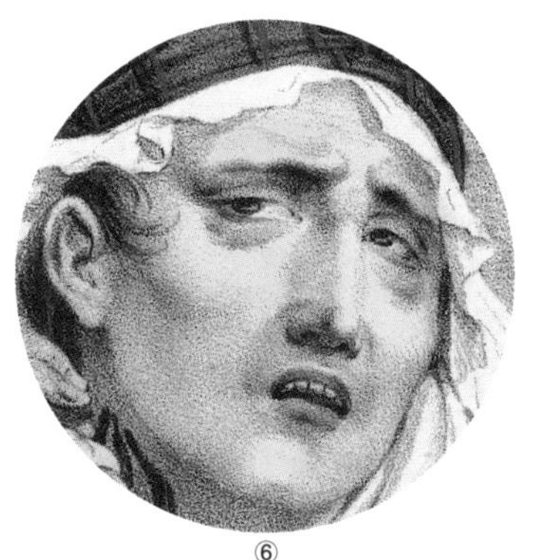

⑥

尔斯·贝尔（Charles Bell）在他的著作《论绘画中的表情解剖》（*Essays on the Anatomy of Expression in Painting*，1806 年）中，刻画了“极度痛苦”的表情：“咬紧牙齿，嘴唇咧开，露出牙齿和牙龈。”贝尔将他的观点植根于解剖神学中，认为上帝创造人类的嘴是为了让他们表达独一无二的人类情感，而 18 世纪的大多数艺术家和批评家都会认同他的观点。从艺术家和体面人的角度来看，张开嘴露出牙齿暗示着深刻的狂喜、原始的疯魔或单纯的粗鄙。

柯林·琼斯观察到，18 世纪关于口唇的隐喻还不止以上这些。17 世纪末的诗歌、戏剧和小说作者们以“勉强、轻蔑、苦涩、嘲弄、自豪、讥诮、嘲讽”等来形容“微笑”这一表情，但到了 18 世纪中叶，又转为“甜蜜、善良、赞许、友好、高尚”[1]之类的字样。琼斯认为这一转变与 18 世纪中期推崇感性文化有关：这不仅是字面上的变化，同时也是一种新的情感表达，是爱情和友谊的新模式。18 世纪 20 年代末，法式感性以一种新戏剧派别的方式浮现——法国感伤喜剧或“流泪的喜剧”（comédie larmoyante）。这些成功催人泪下的故事作者通过展现平凡角色内心深处的凄惨境遇，来触动观众的良知，并引导他们培养美德。同时，感伤喜剧的作者也赢得了政治影响力，他们为巴黎观众提供了有别于僵化呆板、缺乏真情实感的法国宫廷戏剧的另一种作品。巴黎观众为这些多愁善感的故事疯狂买单：英国作家塞缪尔·理查森（Samuel Richardson）的《帕梅拉》（*Pamela*，1740 年）、《克拉丽莎》（*Clarissa*，1748 年）、《查尔斯·格兰蒂森爵士的史诗》（*The History of Sir Charles Grandison*，1753 年），以及让-雅克·卢梭（Jean-Jacques Rousseau）关于笑和泪的永恒著作《新爱洛绮斯》（*Julie, ou la nouvelle Hélouise*）（1761 年）。

随着感性思潮流行和与之并行的牙科医生地位的提升，衣着考究的巴黎人将露出一口白牙的温暖笑容

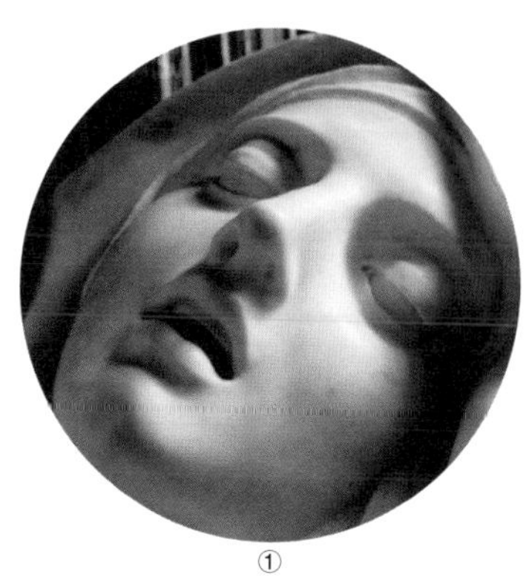

①

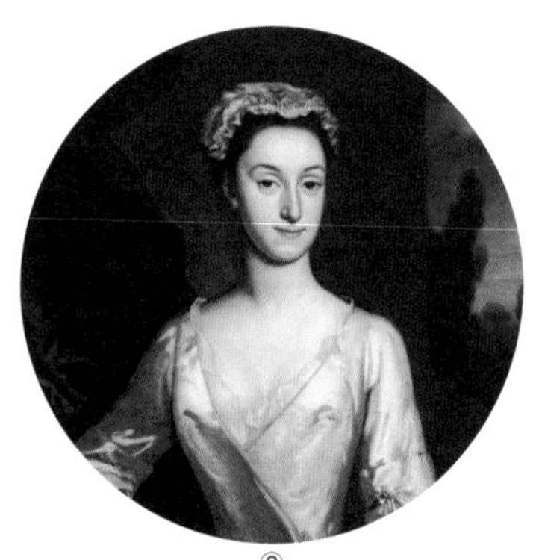

②

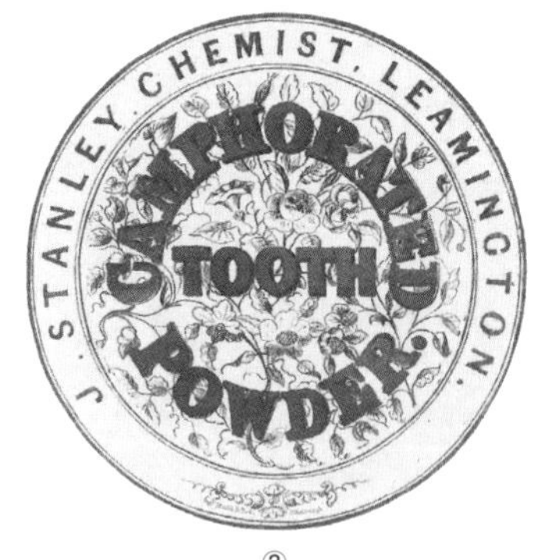


③

①《圣女大德兰的神魂超拔》（*Ecstasy of Saint Teresa*，1647—1652 年）局部，吉安·洛伦佐·贝尼尼（Gian Lorenzo Bernini）所作，材质为白色大理石，存放于罗马的胜利之后圣母堂。
②《一位女士的肖像》（*Portrait of a Lady*，约 1730—1735 年），约瑟芬·海默尔（Joseph Highmore）所作。
③ 利明顿的斯坦利药店（Stanley and Co. chemist shop）所售樟脑牙粉标签。该店其他产品包括古龙水、碳酸苏打、蓖麻油、芳香胃粉和陈薰衣草。

视作善心、感性和智慧的标志，而不是粗鄙的表现。作为启蒙风尚的引领者，他们的做法引发了欧洲各大城市人们的效仿。自18世纪50年代起，英格兰拔牙匠也开始自称“牙医”（就好像英格兰男助产士一词也是源于法国单词 accoucheur）。1764年，这种主张遭到《伦敦编年史》（*London Chronicle*）的嘲笑：

每个佯装用手触摸来拔牙的拔牙匠，起码是个牙科的从业者；著名骑士约翰·泰勒（John Taylor）确实是全世界唯一的帝国、皇家乃至主教的眼科医生；保罗·朱利安先生（Mr Paul Jullion）也是唯一的头部缺陷矫正者；但江湖术士和牙医充斥于每座乡村和城镇。这些乡下医疗理发师让我忍俊不禁，他们是这两者的结合，以“牙齿术士”的身份站立于柜台后方。

美国人也开始接受巴黎人关于牙齿的理念。1776年，牙医本杰明·范德尔（Benjamin Fendall）指出，殖民地的贵族妇人若不注重她们的口唇状况，便会有失体面：

有些人不把牙齿的脏污当一回事儿，但在礼貌优雅的女性世界中，这就是污秽和懒惰的体现。不仅仅因为腐坏肮脏的牙齿会损害美丽的面容，散发出的气味也会令病人自身不愉快，有时候还会极度冒犯近距离交谈时他人的嗅觉神经。

从这里，我们可以看到启蒙时期消费文化的两面性：一面是对各种异国商品的饕餮之欲，另一面是过量摄入茶叶、咖啡、巧克力、蔗糖、烟草和土耳其软糖造成的牙齿的污损和腐坏，由此产生了对治疗设备和技术的需求。18世纪的杂志报纸中充斥着牙粉、牙齿增白剂、漱口水、口气清新剂、牙签、刮舌器和牙刷的广告。以下这个例子来自1717年的《每日新闻》

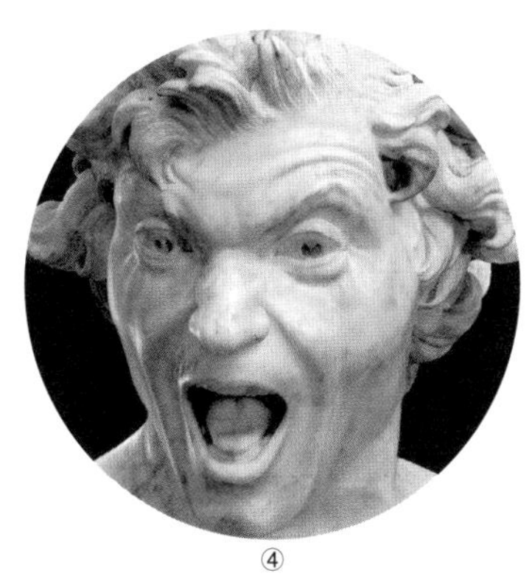
④

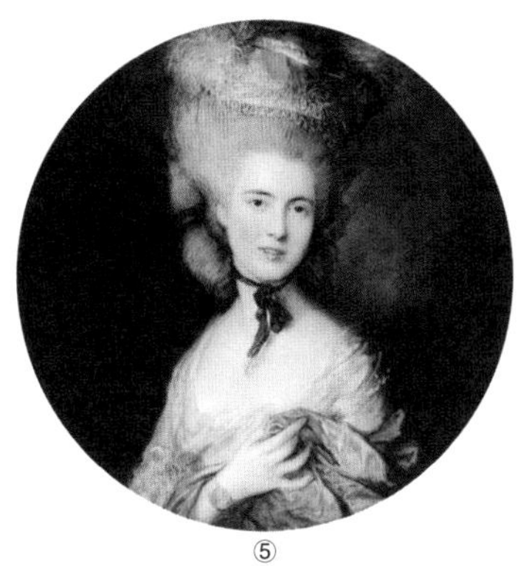
⑤

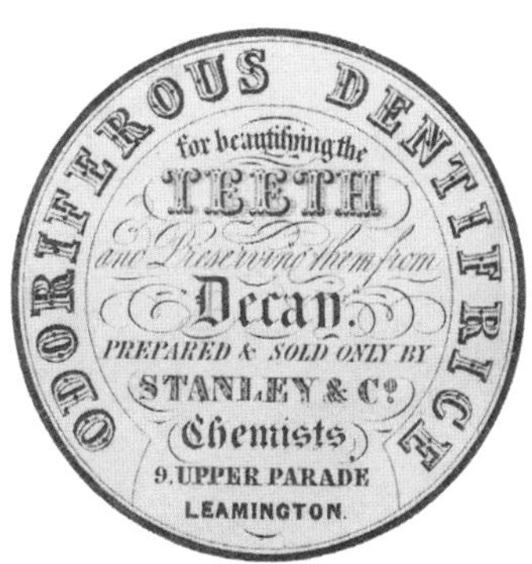

⑥

④《该死的灵魂》（*Anima Dannata*，1619年）由吉安·洛伦佐·贝尼尼所作，材质为白色大理石，存放于罗马的西班牙大使馆。
⑤《波弗特公爵夫人的画像》（*Portrait of the Duchess of Beaufort*，约1775—1780年），托马斯·庚斯博罗（Thomas Gainsborough）作品。画中公爵夫人微微张开嘴，展示她那满口白牙的笑容。
⑥ 利明顿的斯坦利药店为有香味的牙膏贴的标签，突出了这种产品的优点。

(*Daily Courant*)，可以说是对中世纪江湖术士顺口溜的直接模仿：

它可以立刻使牙齿变得如同象牙一般洁白，告别黑黄，并有效防止它们腐烂龋坏，直至人生的暮年。它可以完美治愈坏血病导致的牙龈病损，防止炎症和牙齿脱落，杀死牙根上的蛀虫，消灭牙痛。它能巧妙地使松动的牙齿牢牢固定，令它们整齐干净，并散发出宜人的气息。

坏血病是一种因维生素 C 缺乏而导致的结缔组织受损，症状包括牙齿脱落和牙龈出血，最常见于长期从事海上航行的人。虽然有不计其数的牙医和牙科产品号称自己能治愈它，但这种疾病通常属于外科医生的治疗范围。1790 年纽约的《每日广告》(*Daily Advertiser*) 上刊登了一则来自约翰·格林伍德（华盛顿总统假牙制作者）的广告，宣称他可以“治愈坏血病和牙龈溃疡，并且在他的指导观察之下，坏血病永远不会复发”。和他同时代的爱尔兰裔美国牙医约翰·贝克（John Baker），贩售“贝克牌抗坏血病牙膏，能妥善治疗一切牙齿牙龈疾病和口气”。另一些人开始寻找牙齿腐烂的其他原因。1768 年，乔治三世的牙医托马斯·贝德摩尔发表了名为《牙齿和牙龈的缺损病变》的论文。在文中，贝德摩尔警告读者，高糖饮食是牙齿龋坏的主要原因，有些牙膏牙粉的效果会适得其反。他用好几种品牌的牙膏牙粉做了实验，发现它们的美白效果来自酸蚀牙釉质，可以在短短几周内完全破坏整个口腔。

因此，在 18 世纪的牙科学中，拔牙依然是令人生畏但不可或缺的一部分，牙医们还发明了一种新的拔牙利器：牙匙（toothkey）。牙匙像螺旋开瓶器和门钥匙的混合体一样，可以稳妥地固定在坏牙上，对牙龈造成的损伤比之前的喙夹要小。等牙齿拔下之后，牙

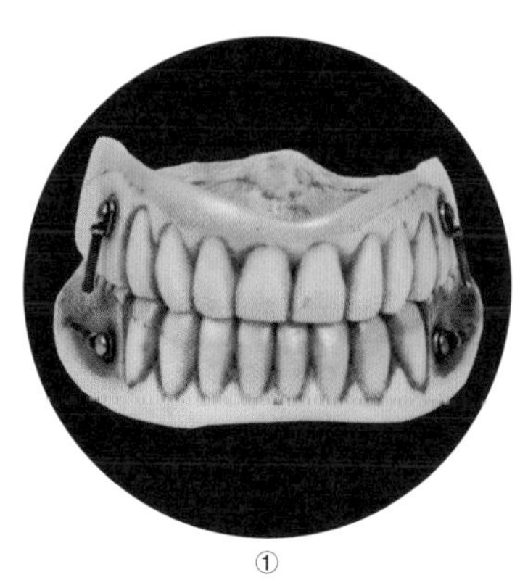
①

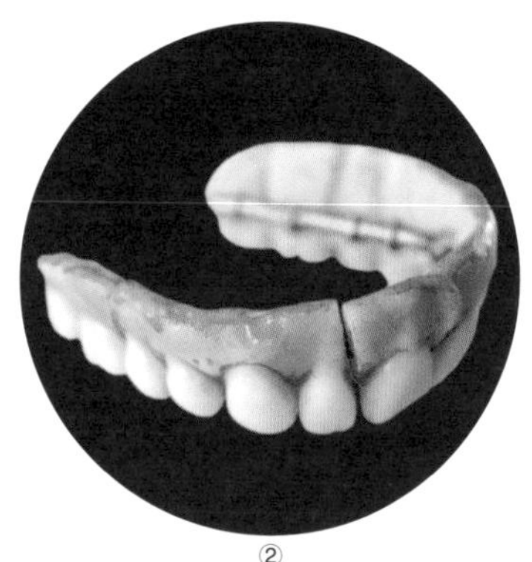
②

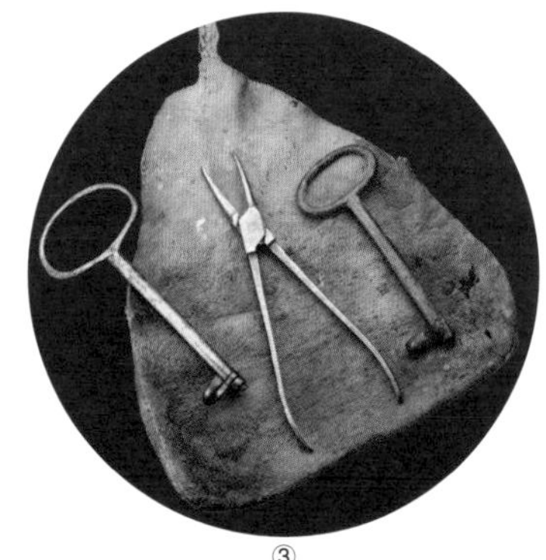
③

① 一副完整的上下颌义齿，由象牙雕刻而成。
② 这副陶瓷义齿很有可能是尼古拉斯·杜布瓦·德·夏蒙特在 1795 至 1814 年之间制作的。他从艾利克斯·杜希图（Alexis Duchâteau）那里学习了陶瓷技术，后者为了更换自己污损的象牙义齿而发明了陶瓷义齿。
③袋子、两副铁制牙匙和一把牙科钳，1800—1850 年制。

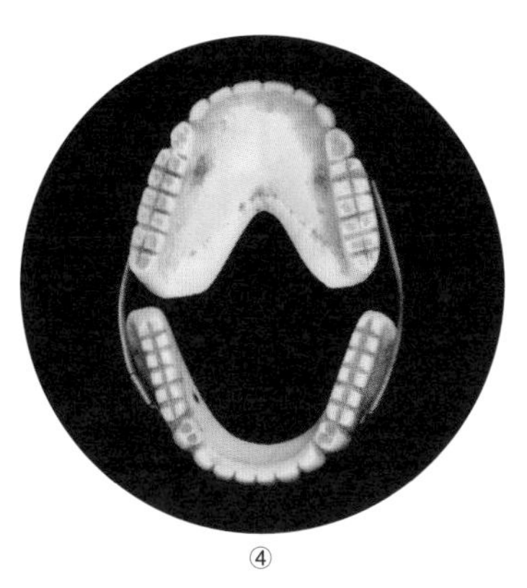

④

④ 早期义齿的上下颌之间由弹簧连接，以便佩戴者张口时仍能保持它的原有位置。
⑤ 这些 19 世纪的“滑铁卢之牙”被置放在象牙基托中，以钉子固定。
⑥ 粉蓝袋子中装的动物牙齿是一种护身符，用于治疗牙痛。人们希望牙痛可以转移到护身符上（1901—1910 年制）。

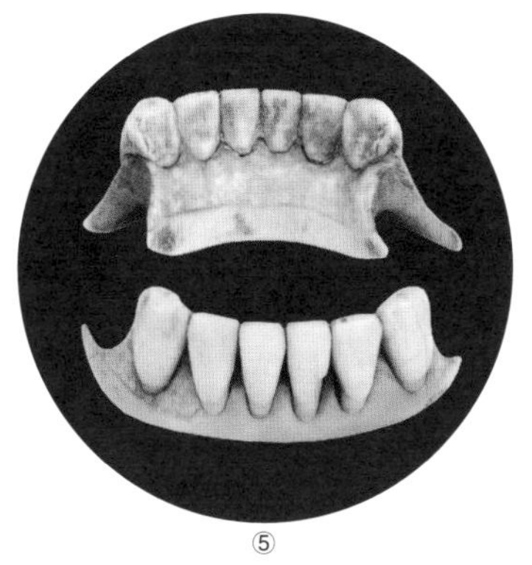

⑤

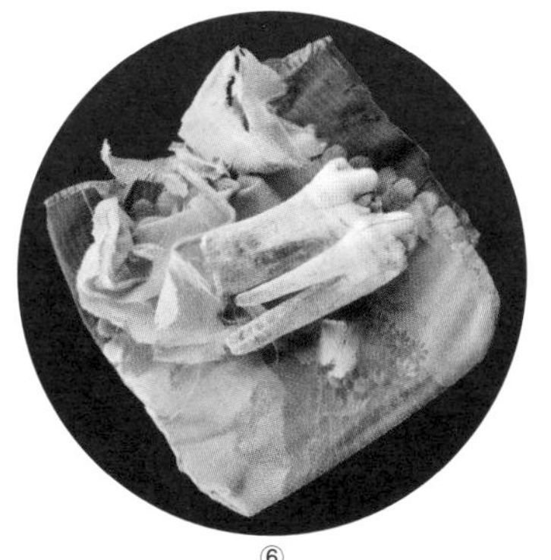

⑥

医和顾客们面临的还是同一个老问题：怎么修复？一种传统的方式就是用活动义齿，但（就像华盛顿总统发现的那样）活动义齿佩戴不舒适，而且在实际咀嚼食物时基本没用。如果是由象牙之类的材料制成的义齿，会在口腔内腐化，如果没有定期清除食物残渣的话，便会散发出惊人的恶臭。用于连接的铰链弹簧会让口唇呈现一种微妙的形状，或是干脆在主人打算开腔时飞出来，而和余留牙不匹配的部分义齿会突兀地卡在嘴里。1749 年，在刊登于波士顿《独立广告报》（*Independent Advertiser*）的一则广告中，法国牙医西厄尔·罗凯（Sieur Roquet）的自我描述更像是顾客的期望，而非他本人制作义齿的真正实力：

……他也能有效地处理那些最糟糕的口气问题，通过拔牙，处理龋坏牙齿和牙根，焊住牙龈与颌骨，完全不会有疼痛和束缚。以全套非洲象牙来修复，玫瑰色的釉质完美贴合颌骨，以使上流时尚人士们可以自如地饮食、呼吸、谈话、八卦、争论，以及毫无不雅、障碍和犹豫地展示他们的牙齿。

对义齿制作者来说，最大的问题是贴实与密合。尽管诸如铅和金之类的材料有一定可塑性，但手工雕刻的象牙义齿仍是以粗糙的纸质颌骨模型为基础，并且通常需要多次调整。还有一种极其昂贵的瓷质义齿，在 18 世纪晚期由法国牙医尼古拉斯·杜布瓦·德·夏蒙特发明。在他的早期实验中，烧结过程中陶瓷表面的收缩和裂纹是一个明显问题。但这一发明受到了法国科学院（Académie des Sciences）和巴黎医学会的赞赏，并于 1788 年取得皇家专利。直到法国大革命为止，他在皇家宫殿（Palais-Royal）内的工作室里做了许多大生意。1792 年他移居伦敦。在和“玮致活”（Wedgwood）瓷器工厂合作期间，他继续工作，到 1804 年，他宣称自己已经完成并售出超过 12000 副义齿。尽管夏蒙特的义齿不是针对每个人定做，但也区分了各种大小型号，并在烧结完成后将牙龈部分染成粉色。在托马斯·罗兰森（Thomas Rowlandson）的作品《一位法国牙医展示他的义齿》（*A French Dentist Shewing a Specimen of his Artificial Teeth and False Palates*，1811 年）中，那对使用义齿的夫妇，看上去对自己花的钱相当满意。

对那些荷包里的钱不足以购买手工陶瓷假牙的人来说，还有另一些让人毛骨悚然的选择。在整个 18 世纪和 19 世纪的早期，许多戴假牙的人吃饭、微笑和说话时，嘴里镶嵌的是来自死尸的牙齿。“滑铁卢之牙”正像它为人所知的那样（或是像那些顾客们被告知的那样），是从战死士兵的嘴里拔下的牙齿。市场需要来自年轻男人的强健牙齿，“哦，先生，只要这里有一场战斗，人们就不会缺牙。”这句盗尸者口中的话，记录在布兰森·库珀（Bransby Cooper）为其叔父、卓越的英国外科医生阿斯特里·帕斯顿·库珀爵士（Sir Astley Paston Cooper）撰写的传记中。“我会在这些男人倒地的一瞬间拔下他们的牙齿。”但其实作为死人牙齿，从腐烂尸体上取下和从战场士兵的新鲜尸体上血肉模糊地撕下，其作用是一样的，因此大部分所谓的“滑铁卢之牙”，实际上是从停尸房和坟墓里偷来的。尽管比陶瓷义齿便宜不少，人类牙齿依然要价不菲。这里有一份 1781 年伦敦牙医保罗·朱利安的价目表：

制作和佩戴一颗（象牙）义齿并用绸制绑带固定：10 先令 6 便士

佩戴一颗人类牙齿（流程和人工牙相同）并用绸制绑带固定：2 英镑 2 先令

制作和佩戴一整副上颌或下颌单颌人工活动义齿：10 英镑 10 先令

佩戴一整副上颌或下颌单颌人类活动牙齿并不用固定：31 英镑 10 先令

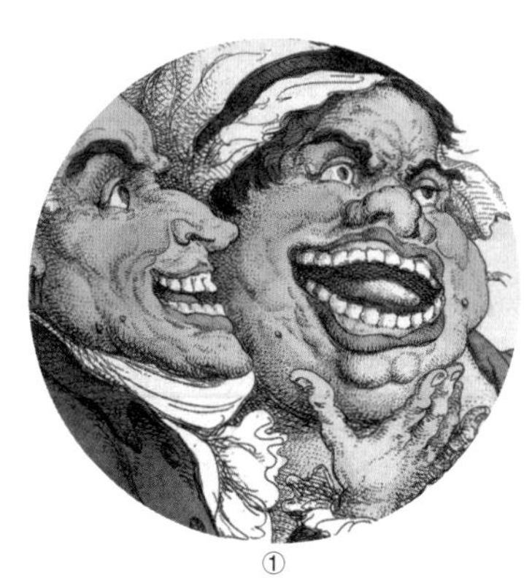

①

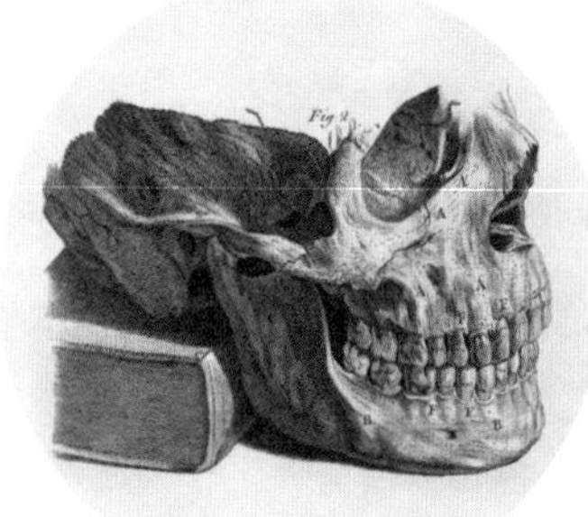

②

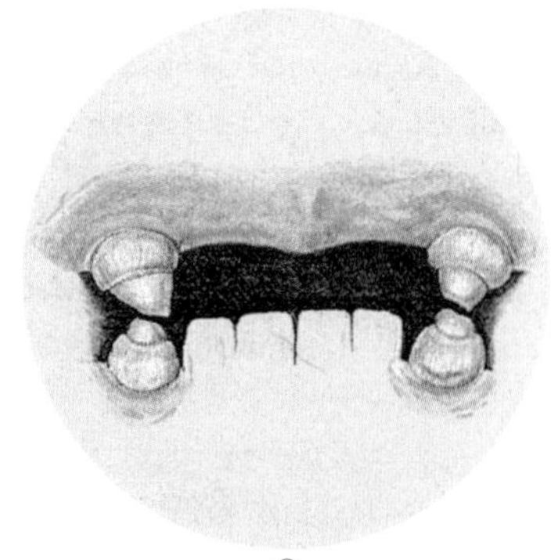

③

① 这幅讽刺漫画由托马斯·罗兰森绘制于 1811 年，该局部展现了一对富人夫妇正心满意足地欣赏着他们的新义齿。
② 该插图出自约翰·亨特所著的《人类牙齿的自然志：结构、用途、形成、发育及疾病之阐释》（1771 年）。
③ 梅毒导致的畸形恒牙，出自《遗传性梅毒引起的眼耳疾病临床记录》（*A Clinical Memoir of Certain Diseases of the Eye and Ear as a Consequent of Inherited Syphilis*，1863 年），作者乔纳森·哈钦森（Jonathan Hutchinson）。

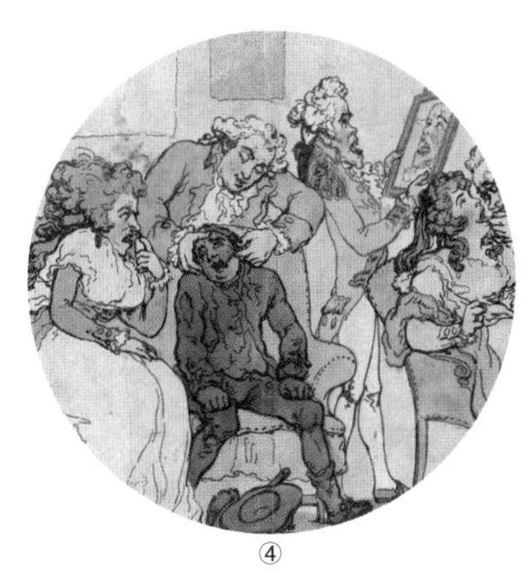

④

④ 托马斯·罗兰森画作局部（1787年）。在一间时髦的牙医诊所里，医生将穷苦儿童的健康牙齿拔下来，制成富人的义齿。
⑤ 弗朗西斯科·戈雅（Francisco Goya）画作局部（约1797年）。妇人捂住眼睛，偷偷拔下绞架上死尸的牙齿。
⑥ 皇家自由医院的一名病人展示舌部病变和毁损的牙齿。水彩画，克里斯托弗·达艾尔顿绘制（Christopher D'Alton，1874年）。

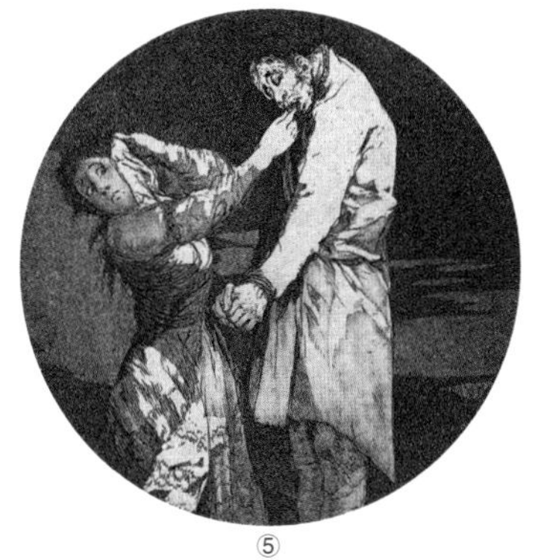

⑤

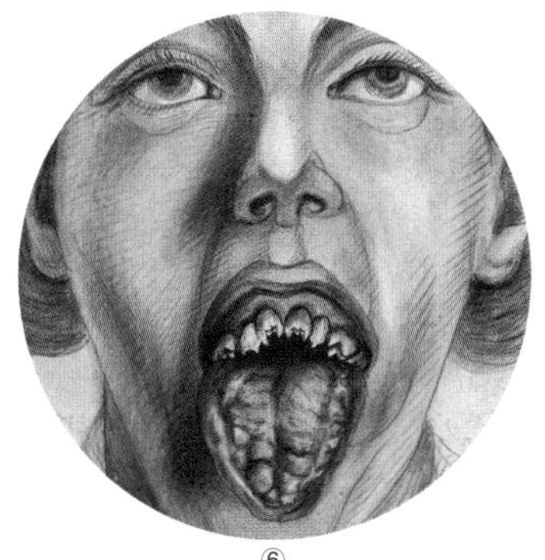

⑥

"滑铁卢之牙"并非那些追求用真牙来修复缺牙的人的唯一选择。18世纪60年代，外科医生约翰·亨特（John Hunter）为人类和动物牙齿在解剖和生理上的相似性深深着迷，开始着手进行牙齿移植的实验[2]。在成功将一只小公鸡的跟骨移植到它的鸡冠上，以及将几只公鸡和母鸡的睾丸和卵巢交换之后，他将一颗人类牙齿植入了公鸡的鸡冠（实验结果保存在英格兰皇家外科医学院所属的亨特博物馆）。亨特确信那颗牙植入成功了，便开始在人身上进行尝试，并将在不同口腔间进行牙齿移植的技术记载在了他的著作《人类牙齿的自然志：结构、用途、形成、发育及疾病之阐释》（*The Natural History of the Human Teeth : Explaining Their Structure, Use, Formation, Growth and Diseases*，1771年）和《牙齿疾病的实践论述》（*A Practical Treatise on the Diseases of the Teeth*，1778年）中。他承认要将一颗拔下的牙齿固定到另一个人的牙槽窝中，在操作上很困难，因此建议移植时应该同时安排数位供者和受者，一旦某颗牙齿不适合一个人的颌骨，还可以试下其他人的，这样就不会浪费了。

跟随亨特的脚步，一个规模虽小但充满前景的活人牙齿市场萌出了。1781年，法国牙医让-皮埃尔·勒·马耶尔（Jean-Pierre Le Mayeur）移居纽约，他在城中报纸上长期刊登如下广告："任何想出售门牙的人可以收到每颗两个几尼（金币）的报酬，有意者请至梅登街28号。"而在伦敦流传着一则恶毒的谣言：当时年轻而一文不名的爱玛·哈特（Emma Hart），即后来的汉密尔顿夫人、纳尔逊勋爵的情人，曾经动身到牙医那儿去，打算将自己的门牙连同惊人的美貌一起卖给对方，但在半途遇到一位女士，劝说她改道去了花街。争议最大的情况是，牙齿的提供者往往十分贫穷，而接受者通常非常富有，为每颗新牙齿支付十几二十个金币不在话下。罗兰森在其作品《牙齿移植》（*Transplanting Teeth*，1787年）中，直指这一交易的丑陋现实：衣着光鲜的顾客一边搔首弄姿，一边和牙医调情，与此同时，扫烟囱的男孩被拔了牙齿，这衣衫褴褛的可怜孩子捂着血淋淋的嘴，只得到了几个硬币的糊弄。在海伦纳斯·斯科特（Helenus Scott）的流浪汉小说《一个卢比的冒险》（*The Adventures of a Rupee*，1782 年）中，另一位扫烟囱的男孩说出了这种交易的长期后果：

> 我姐姐……自打 9 岁起，嘴里便光秃秃的，一颗牙也不剩。唯一的安慰是她的牙齿都在宫廷里，虽然她本人只能住在污水横流的家里，且没有任何嫁出去的希望。

即便能找到大小合适的牙齿，移植之后它们也存活不过一两年。富人们很乐意从穷人那儿购买牙齿，但同时也担心会被传染梅毒之类的疾病。1785 年，《医学事务》杂志（*Medical Transactions*）的病例报道中，皇家学会的副主席威廉·沃特森爵士（Sir William Watson）确认至少有一名年轻女性因此死亡：

> 开始一切顺利，但一个月后她的口腔开始疼痛……颊部和喉部满是又大又深的溃烂脓肿。水银的治疗效果非常好……但她仍然十分危险。她逐渐失去了气力，直到死亡结束了她的痛苦……最强效和最大剂量的防腐剂都不能阻止这种腐败疾病的蔓延，使用少量的水银却有效果，这一定是性病。

法国大革命时期（1789—1799 年），由皮埃尔·福沙尔引领的新式牙科，遍及法式风潮所到之处。牙医的足迹遍布整个欧洲，甚至跨越大西洋，来到了纽约和波士顿。他们为那些钱包殷实的顾客带去了一幅美好图景，让这些人相信一口健康美丽的牙齿会使人获益无穷，同时也为整个牙科学带来了新的可能性，无

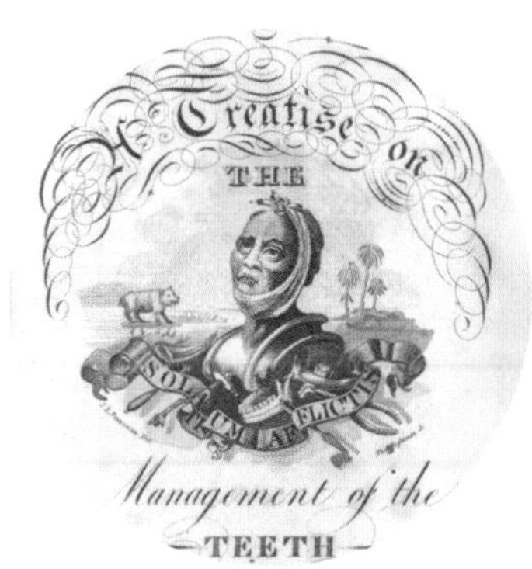


①

① 一部牙科专著的刻印扉页，这是出版于美国的首次以一本书的篇幅论述牙科问题的著作，出版时间为 1814 年。
② 在 19 世纪苏格兰艺术家厄斯金·尼科尔（Erskine Nicol）所作《牙疼》（*Toothache*）中，病人试图饮酒止痛。
③ 考文垂一家药店中调配好的丁香油。丁香油可暂时缓解牙痛，或用于漱口。

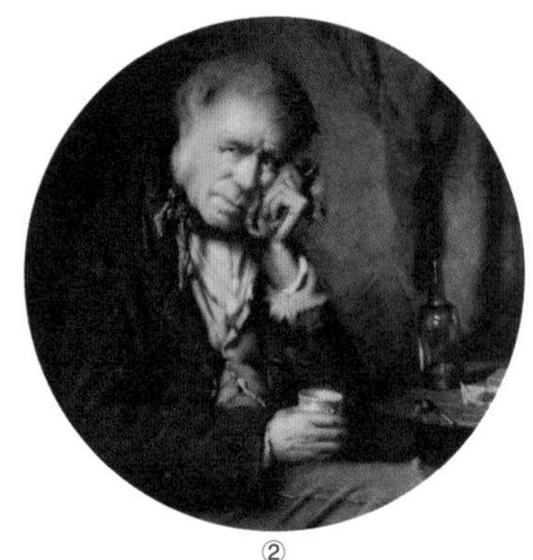

②

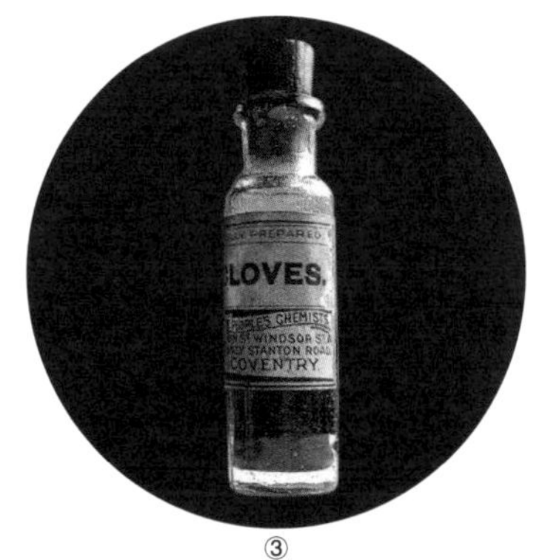


③

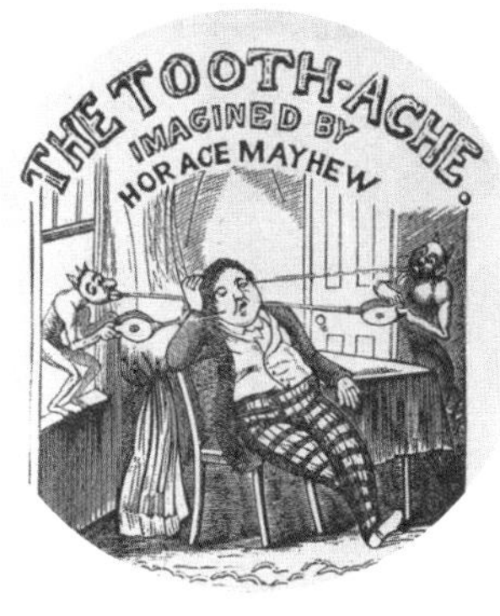

④

④ 一个男人口内中了“魔鬼之箭”，表示牙痛开始。木刻版画，乔治·克鲁克尚克（George Cruikshank）临摹自贺拉斯·梅休（Horace Mayhew）作品。
⑤《牙疼》（(*Toothache*，19 世纪），科索拉·德米特里（Cosola Demetrio）所作，展现了一个孩子正试图减轻牙痛。
⑥“蓝色药丸”药罐（1880—1930 年），用于治疗包括牙痛在内的各种小病。药丸含汞，因此有潜在的毒性。

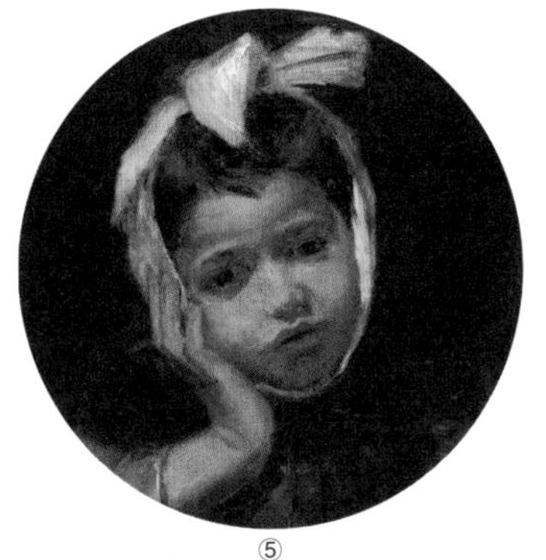
⑤

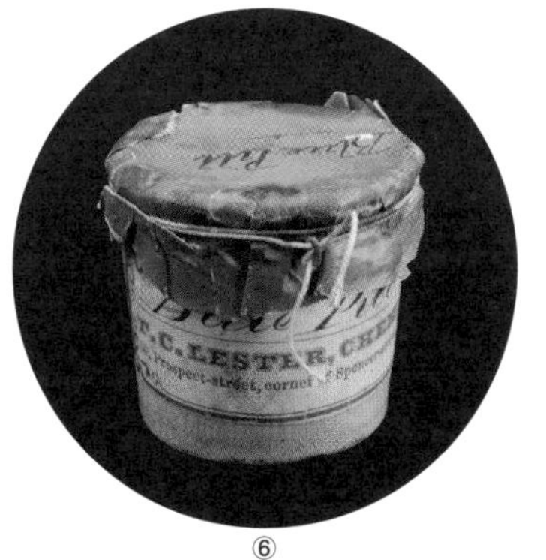
⑥

论是在理论上还是职业发展上。令人迷惑不解的是，作为牙医的发源地，巴黎的新式牙科却在 18 世纪末悄然没落。根据 1791 年的革命法，任何巴黎市民都有权继续经营任何一桩生意，牙科也包含在内，但巴黎、蒙彼利埃和斯特拉斯堡的公共卫生研究学校（écoles de santé）却在 1794 年取消了牙科学课程。许多来自地方的革命领袖似乎从巴黎牙医的工作中察觉到了一丝旧王朝的腐朽气息，而新建的医学和外科组织也拒绝将牙医正式纳入有学识的专业人员范围。

在世界上的其他地方，新式牙科持续发展，但对于多数普通民众而言，无论在城镇或乡村，人们还是难以支付牙医的费用。对穷人们来说，牙痛和拔牙依然是生活中的严峻问题。同时牙医也仍然被严格地排除在医学和外科学之外。他们是否应该申请让那些卓越的临床学院来监督自己，以期能够获得尊重和发展？或是干脆凭自己的努力在医疗市场占有一席之地？最重要的是，从古至今人们都将牙医和疼痛折磨联系在一起，对此牙医该怎么办？

病人讨厌充填、移植和拔牙带来的疼痛，正如他们痛恨牙痛造成的折磨，而有些人会想尽办法去缓解疼痛。在《一名英国鸦片成瘾者的忏悔录》（*Confessions of an English Opium-Eater*，1821 年）中，托马斯·德·昆西（Thomas De Quincey）宣称这一浪漫主义的伟大作品源于一颗腐坏的磨牙：

> 我将把这无比真实的一切告诉读者：我并非为了享乐，仅仅是为了缓解风湿性牙病的剧痛——这是驱使我吸食鸦片的唯一理由。

1.On the Parisian ‘smile revolution’, see Colin Jones, *The Smile Revolution in Eighteenth-Century Paris*, Oxford University Press, 2014.
2. Ruth Richardson, ‘Transplanting Teeth: Reflections on Thomas Rowlandson's “Transplanting Teeth”’, *Lancet*, 354, 1999, p. 1740.

THE

NATURAL HISTORY

OF THE

HUMAN TEETH:

EXPLAINING THEIR

STRUCTURE, USE, FORMATION,

GROWTH, AND DISEASES.

ILLUSTRATED WITH COPPER-PLATES.

By JOHN HUNTER, F.R.S.

And Surgeon to St. GEORGE's Hospital.

LONDON,

Printed for J. JOHNSON, N° 72. St. Paul's Church-yard.

MDCCLXXI.

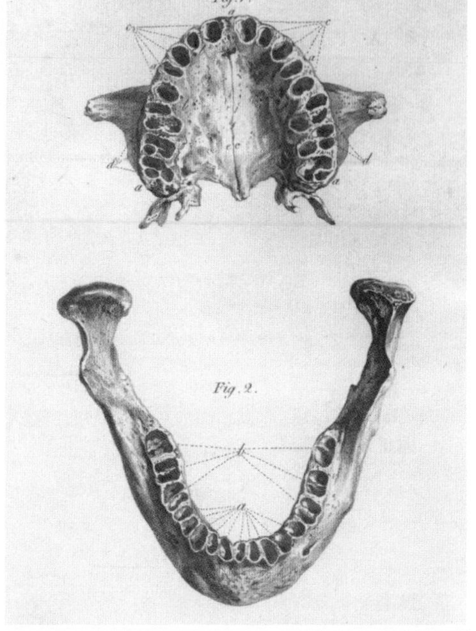


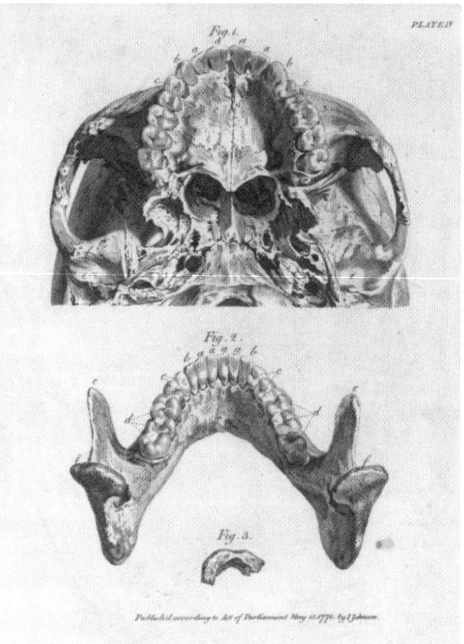


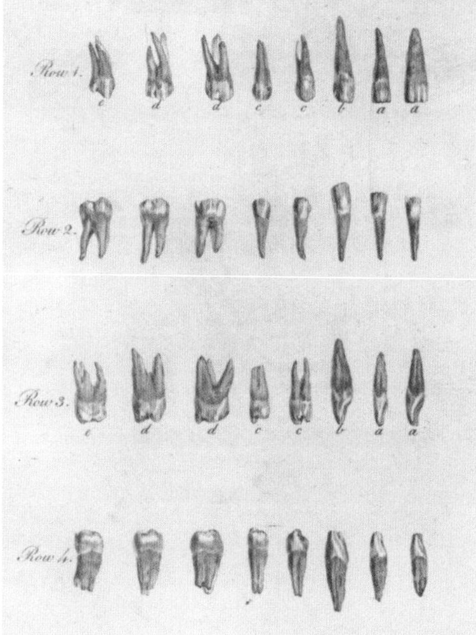


约翰·亨特所著《人类牙齿的自然志：结构、用途、形成、发育及疾病之阐释》的书页。

**左上** | 扉页。

**左下** | 颅底及牙列完整的上颌骨，下颌骨上内侧面观可见完整牙列，以及可活动的下颌关节软骨（译按：颞下颌关节盘）。

**右上** | 上颌骨内侧面观，下颌骨水平位，可见牙槽窝。

**右下** | 上下颌牙齿及侧面观。

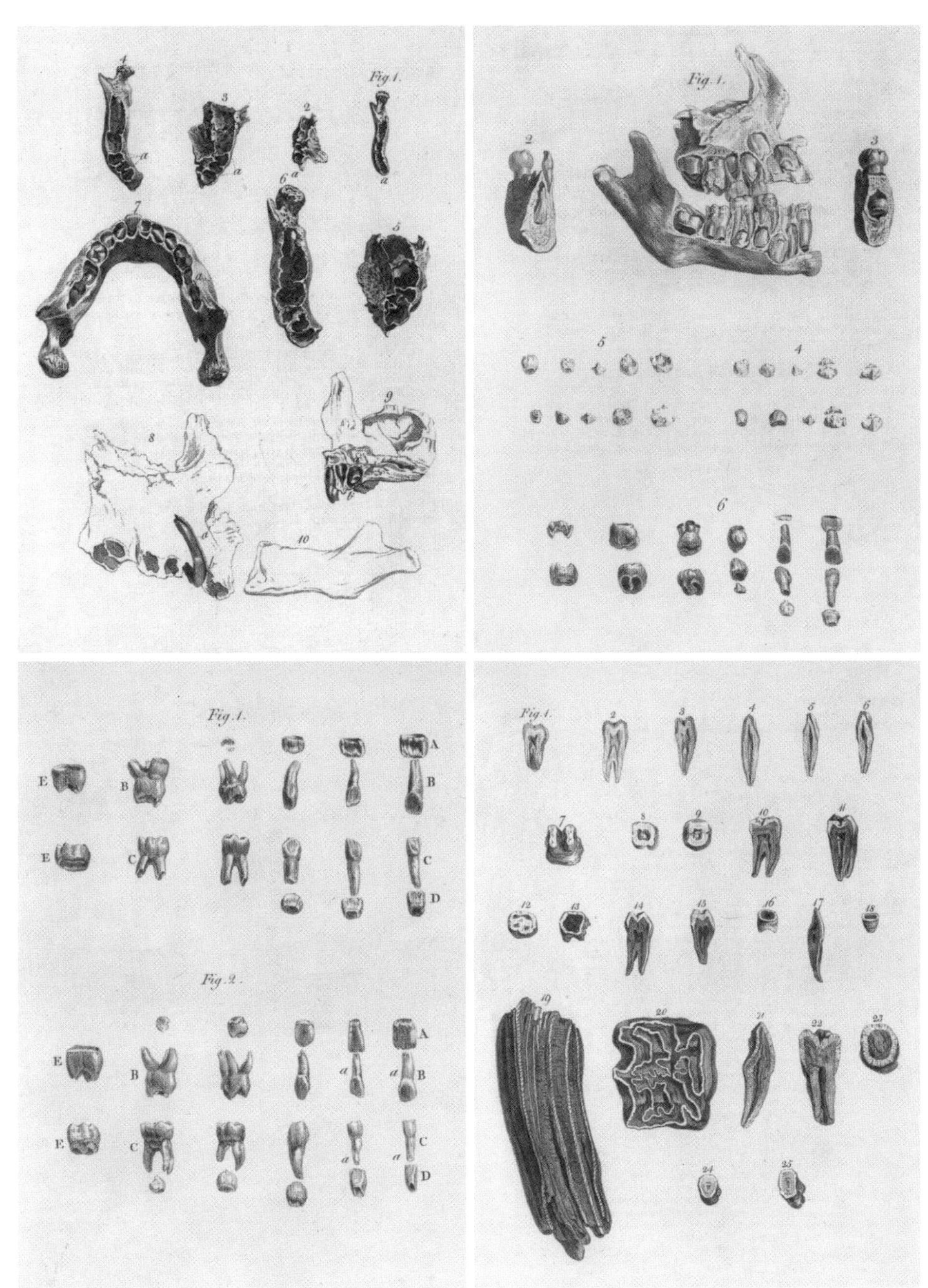


**左上 |** 婴儿上下颌骨发育的不同阶段：从新生儿到 7 ~ 8 月龄婴儿。

**左下 |** 五六岁儿童（图 1）和七岁儿童的牙齿。

**右上 |** 一名八九岁儿童的上下颌骨，包括五颗处于不同发育阶段的牙齿。

**右下 |** 多颗人类和马牙齿的根管及髓腔横断面。图 19 展示了马牙从上到下的裂缝，图 20 展示了马磨牙的咬合面。

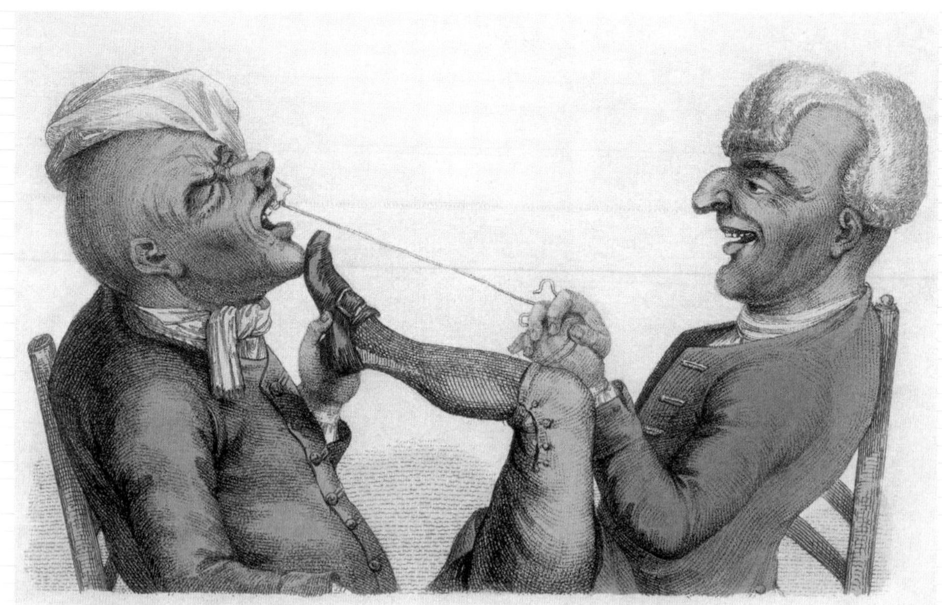

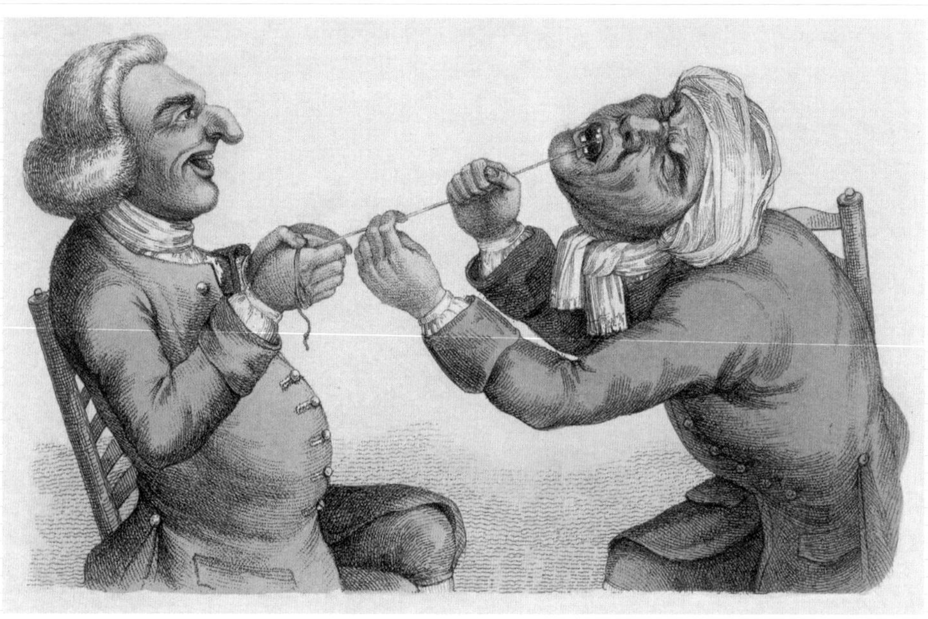

这是蒂姆·鲍宾（Tim Bobbin）的手绘彩色讽刺漫画系列（1773 年绘，1810 年出版）。其中拔牙匠以十分夸张的方法拔牙。

**上图**|《笑声和实验》（*Laughter & Experiment*）。
**下图**|《剧痛》（*Acute Pain*）。
**对页上图**|《快乐和痛苦》（*Mirth & Anguish*）。
**对页下图**|《旁观者的感受》（*Fellow Feeling*）。

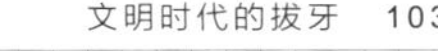


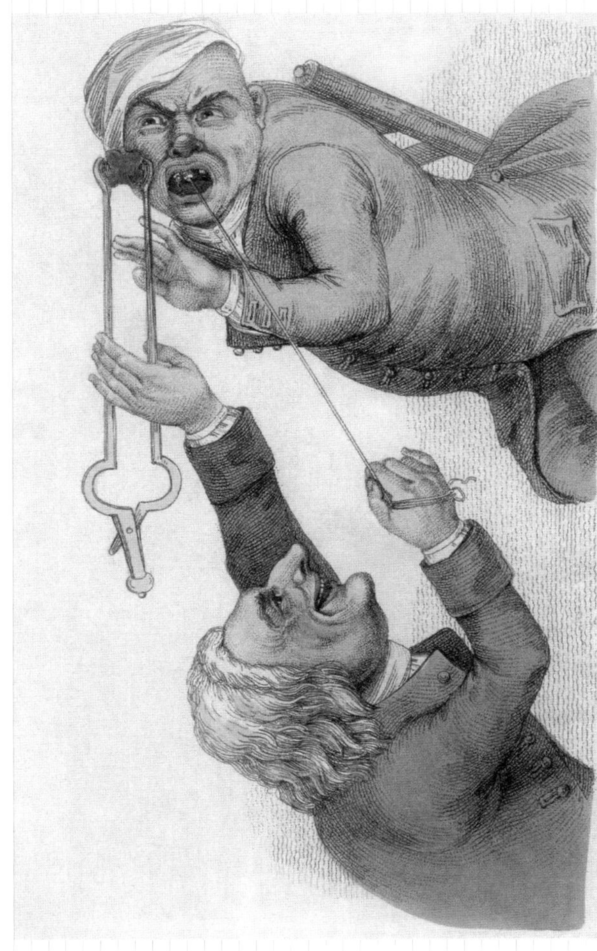

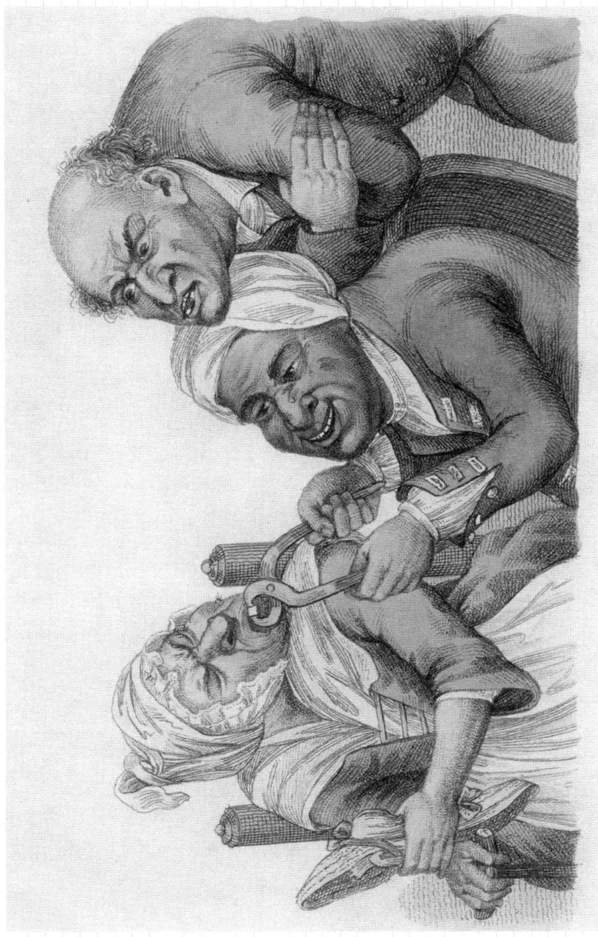

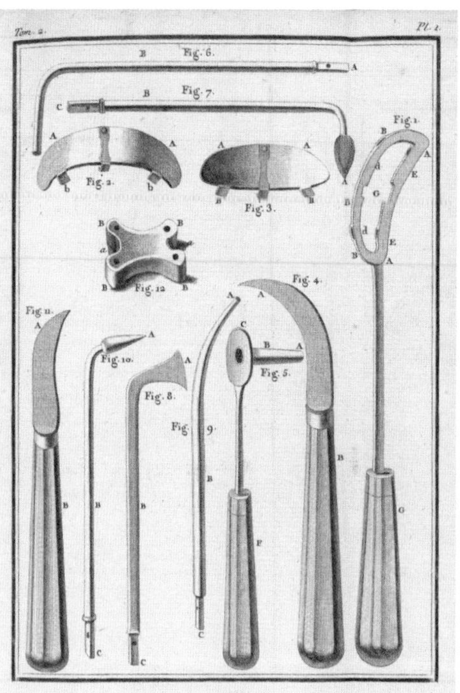


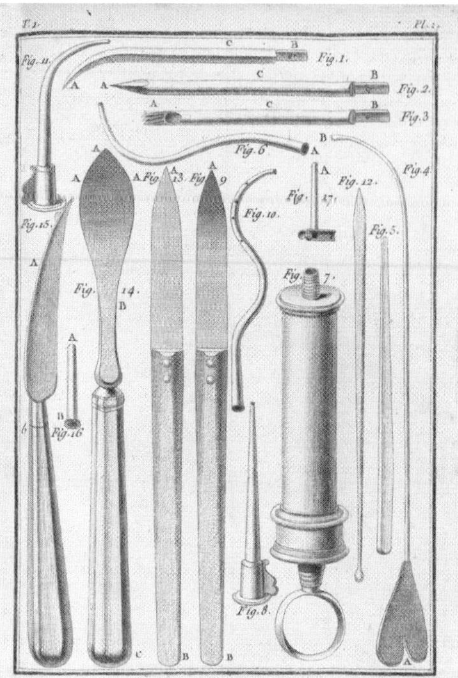


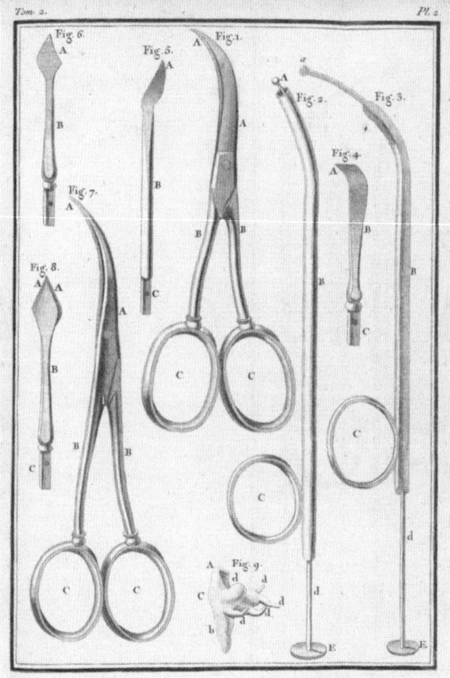


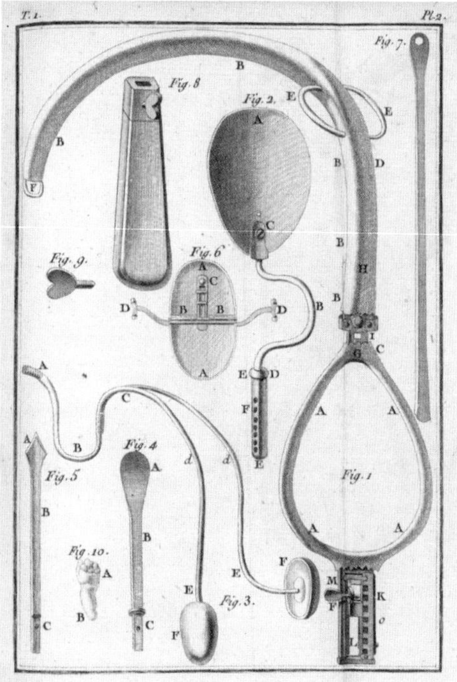


图中展示的是治疗上颌窦疾病的工具和多种外科器械，包括解剖刀、烧灼工具，出自《治疗疾病和真正的口腔外科手术》（*Traité des maladies et des opérations réellement chirurgicales de la bouche*，1778 年），作者安塞尔姆·路易斯·伯纳德·布莱吉利特·乔塔因（Anselme Louis Bernard Bréchillet Jourdain）。

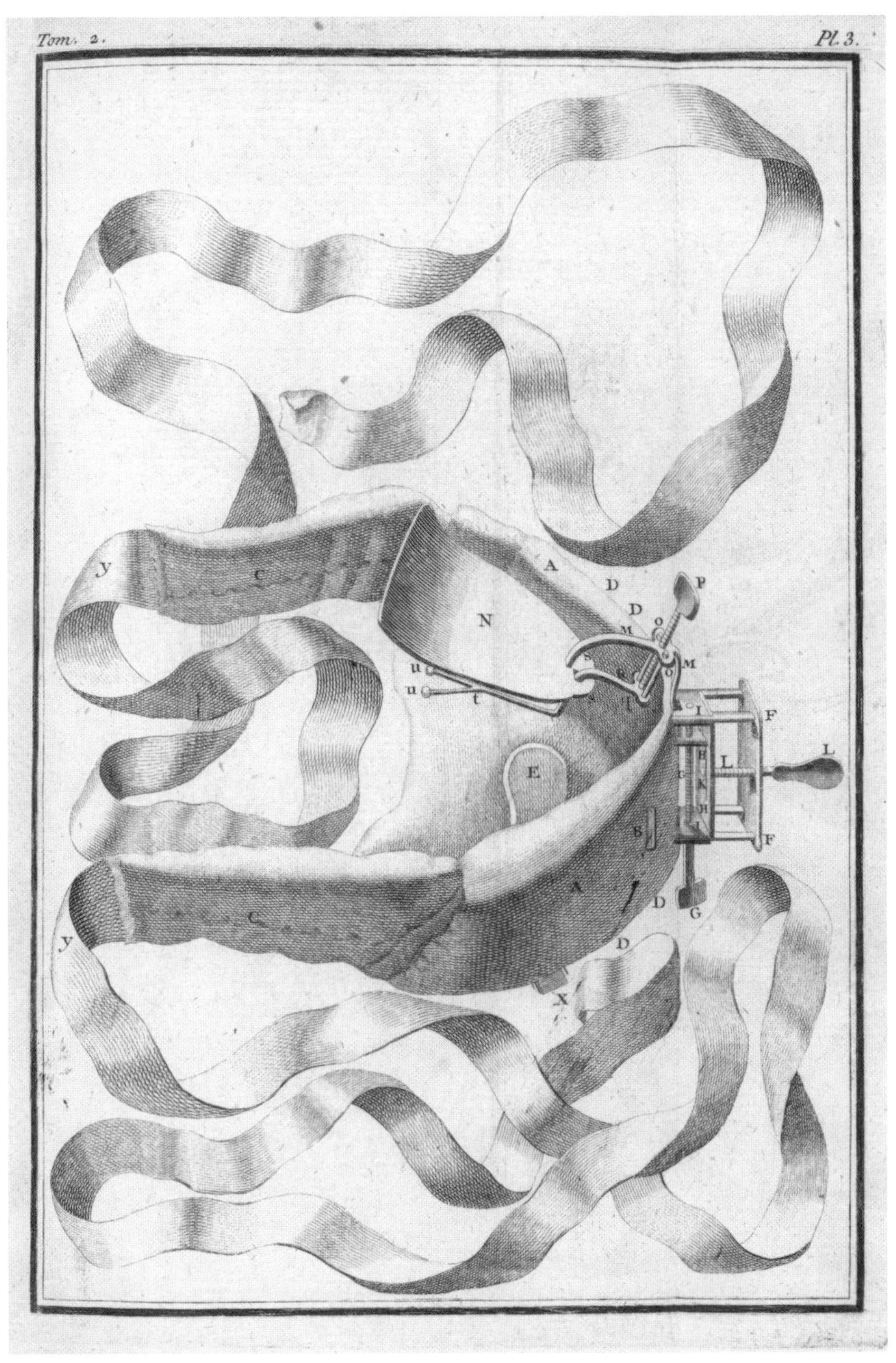


乔塔因书中介绍的一种颏带，用于牙科手术术后止血。
该装置固定于颏部，尤其适用于上颌无牙的患者。

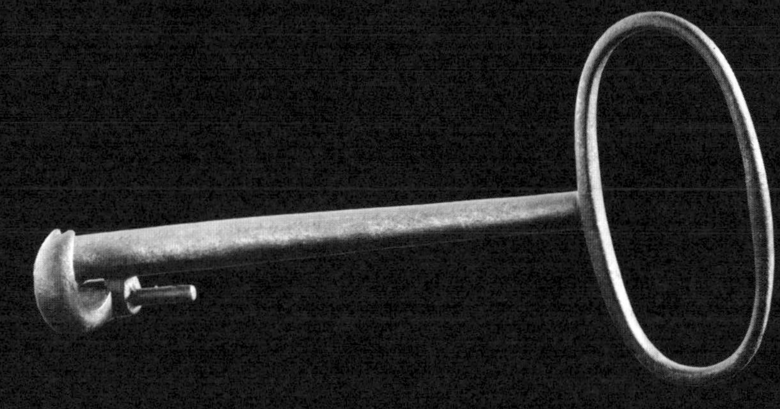

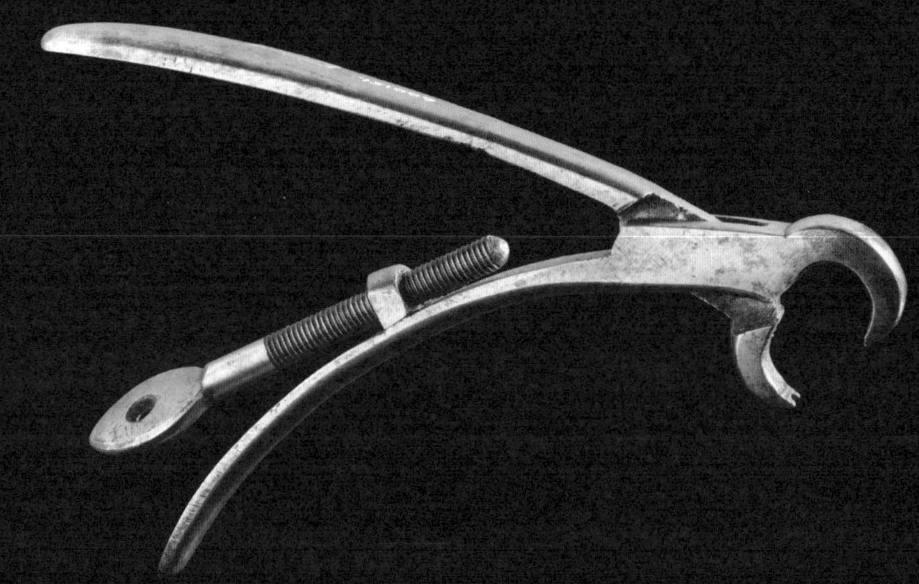

**上图 |** 牙匙（1725—1780 年）。这些工具出现于 18 世纪早期，以容易造成损伤而著称。钳子部分会放置在牙冠上方，而手柄——连接钳子的金属长杆，则朝牙根的相反方向放置。转动牙匙，就好像开锁一样，牙齿便掉了下来。

**下图 |** 这类牙钳（1701—1800 年）被形象地称为“鸟嘴钳”，是最古老的拔牙工具之一。旋钮可以调节加在牙齿上的力。这种类型的牙钳用于拔除通常由前一位拔牙匠残留的已腐败或损坏的牙根。

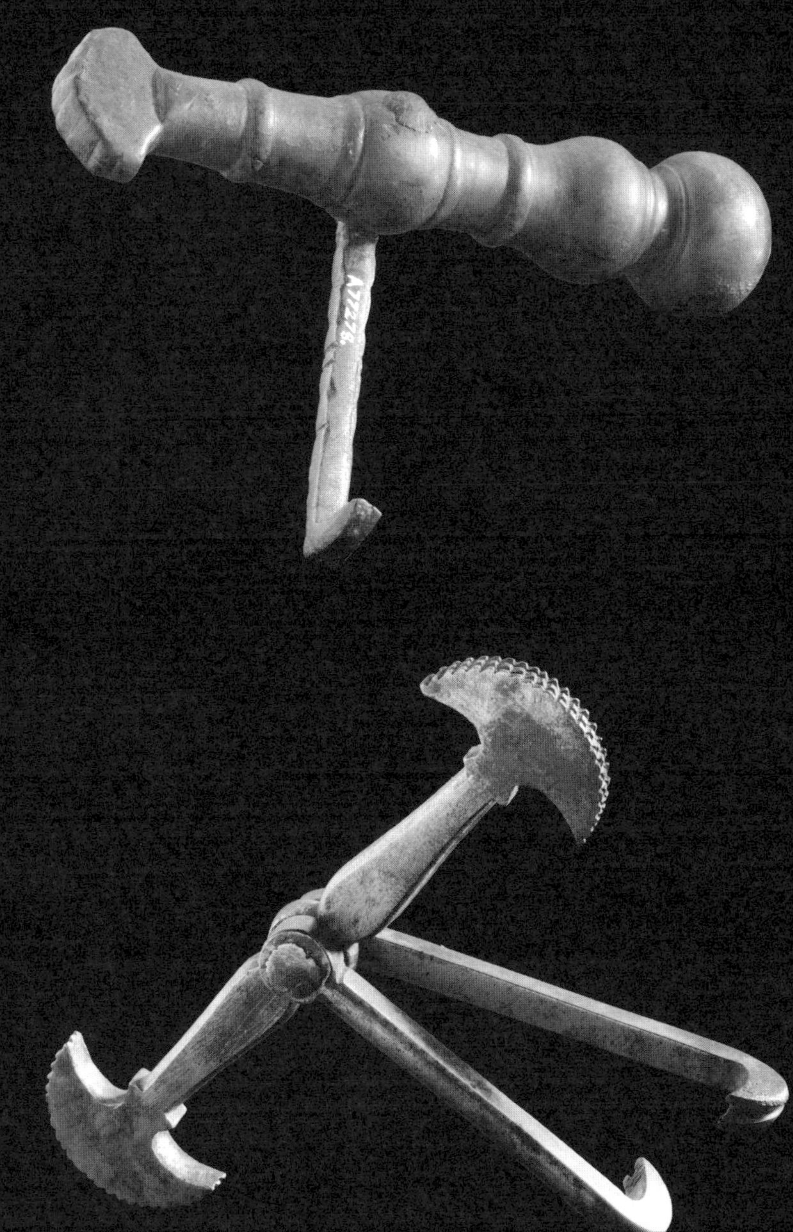

**上图 |** 木柄牙科喙夹（1550—1750 年）。
**下图 |** 钢制牙科喙夹（1701—1800 年）。

牙科喙夹用于拔牙，因其形似鸟类的喙而得名。钳夹部分放置于牙冠上方，末端带有金属的半圆形支点则放置于牙龈。杠杆上的压力使得牙齿脱落。

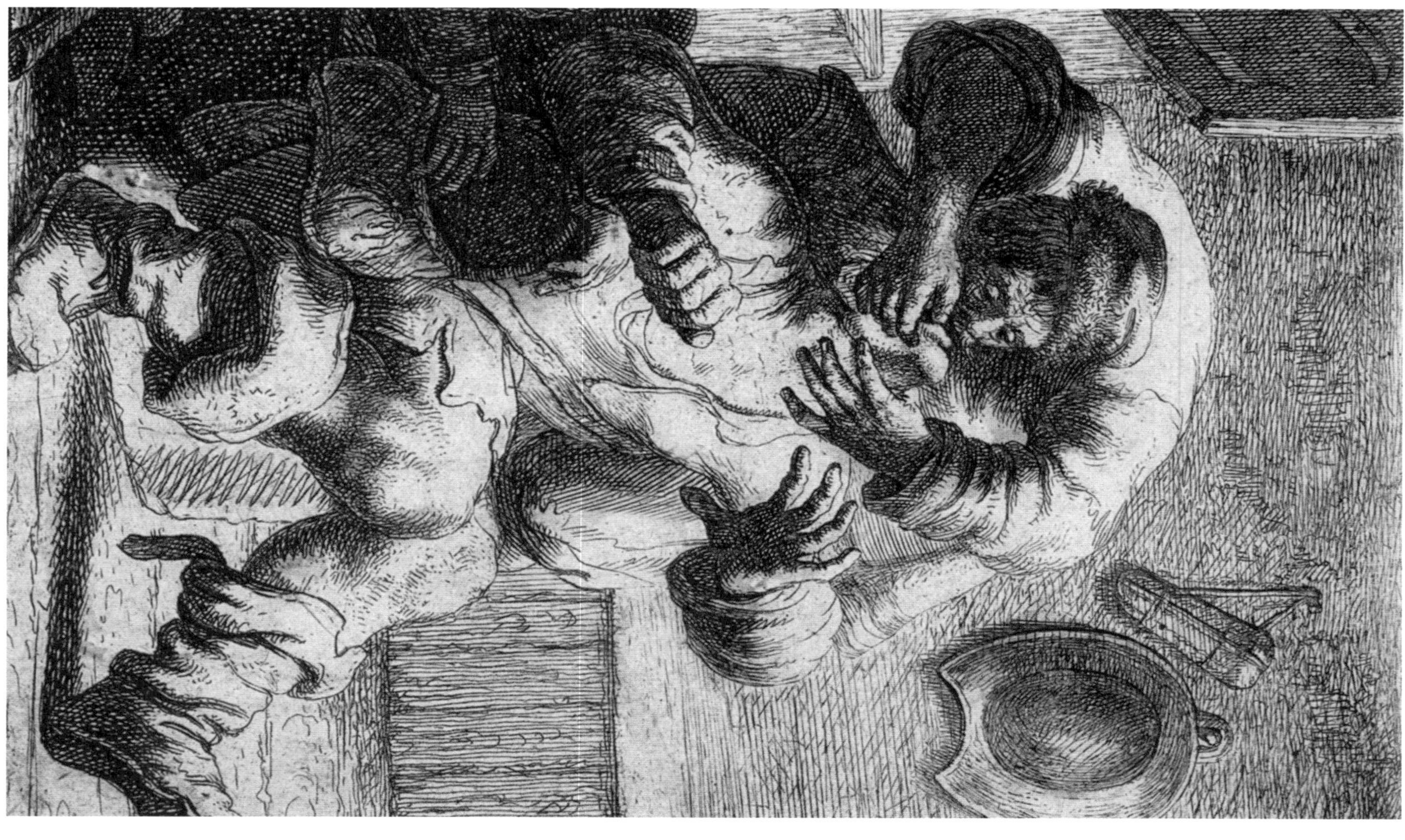

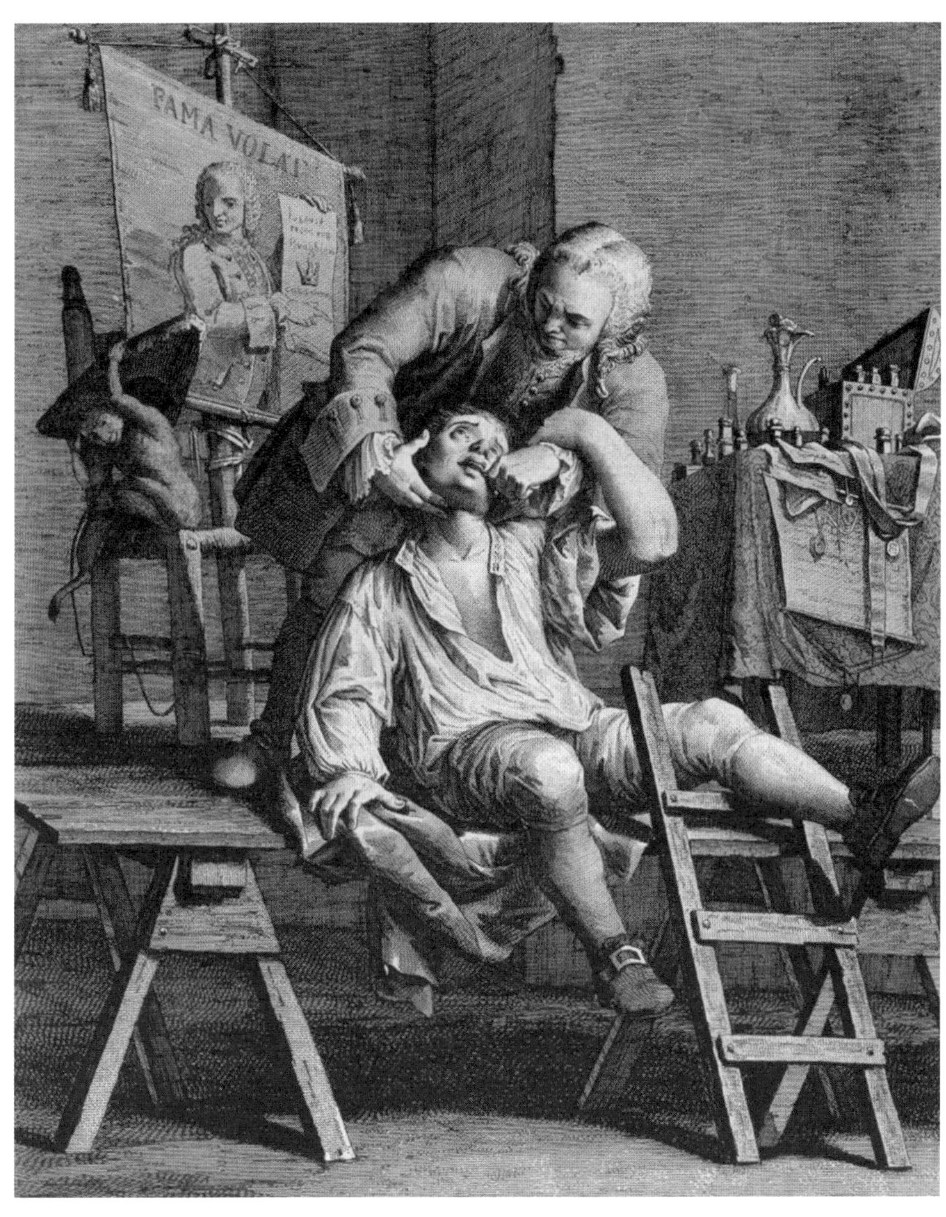


**对页 |** 拔牙匠正为坐着的病人拔牙，一个女人正从后者包中偷窃。蚀刻版画局部，作者扬·范·德·弗利特（Jan van der Vliet）。这种紧张的病人被无耻的旁观者占了便宜的情况并不少见。

**本页 |** 一名自得的游医牙匠给自己的生意打广告，自称“名震江湖”。乔瓦尼·沃尔帕托（Giovanni Volpato）所作版画，临摹自弗朗西斯科·马焦托（Francesco Maggiotto）的作品。

**后页 |** 一套放置于木箱中的豪华牙科工具，来自 19 世纪末。

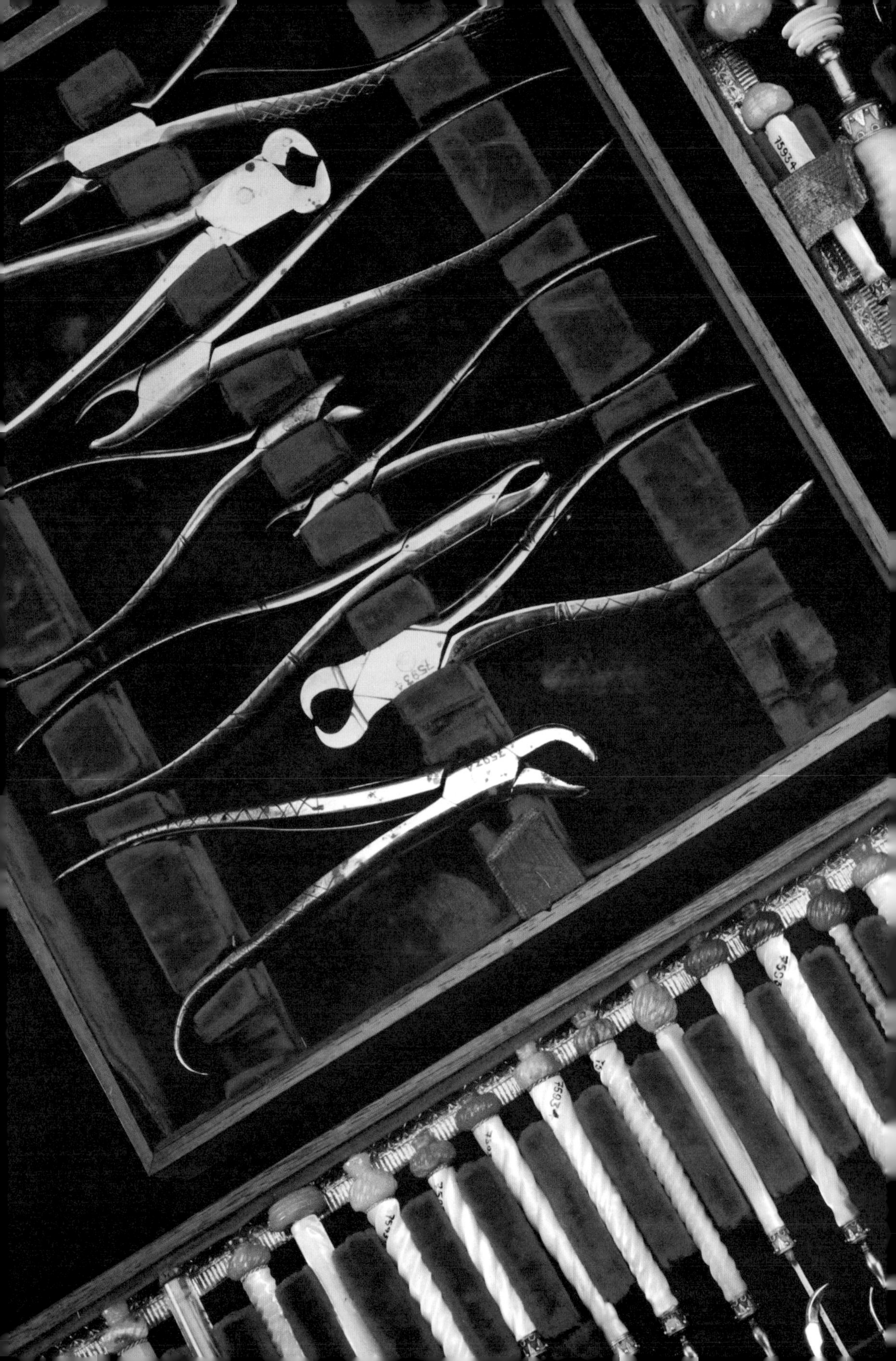

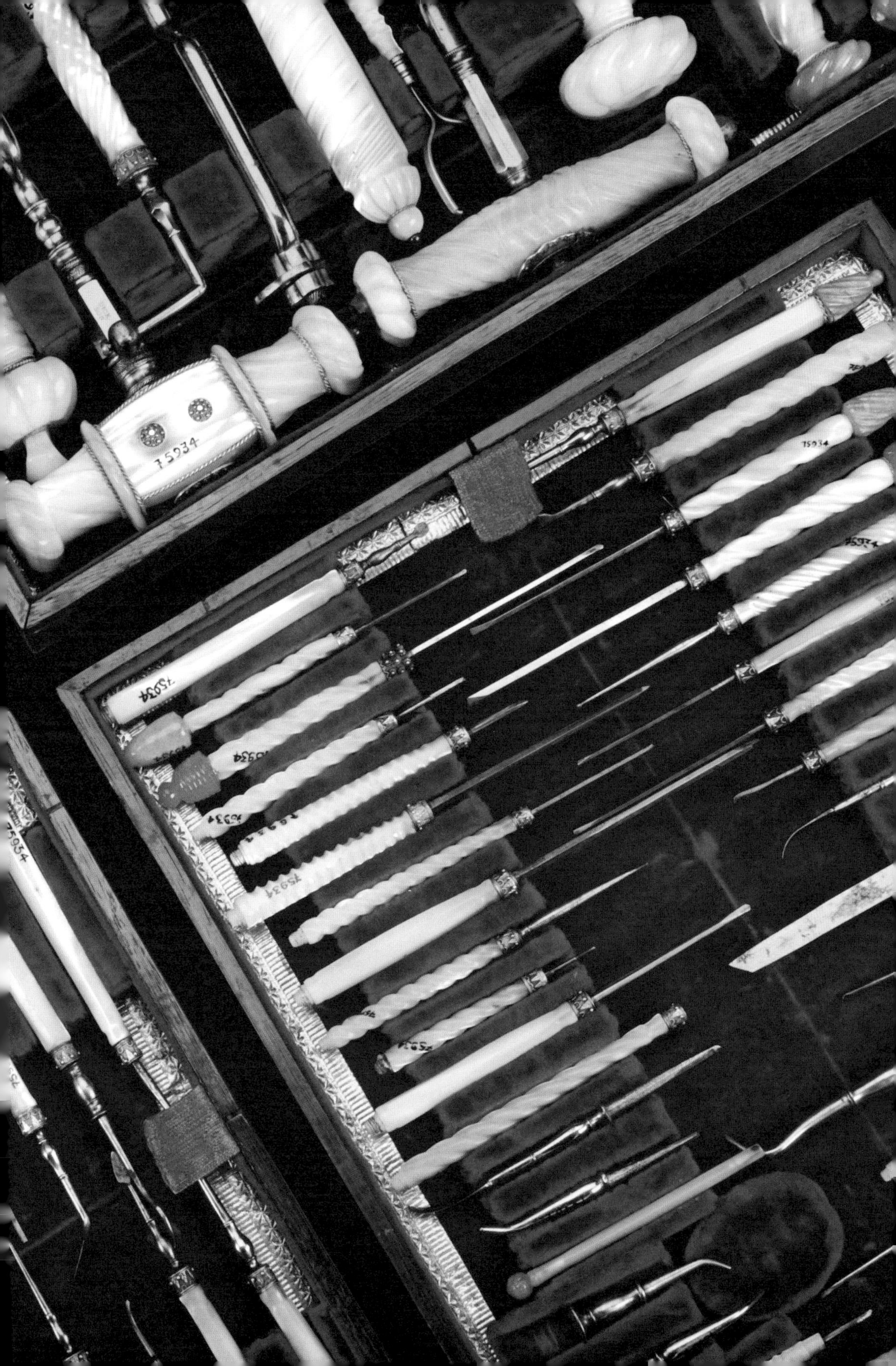
75934

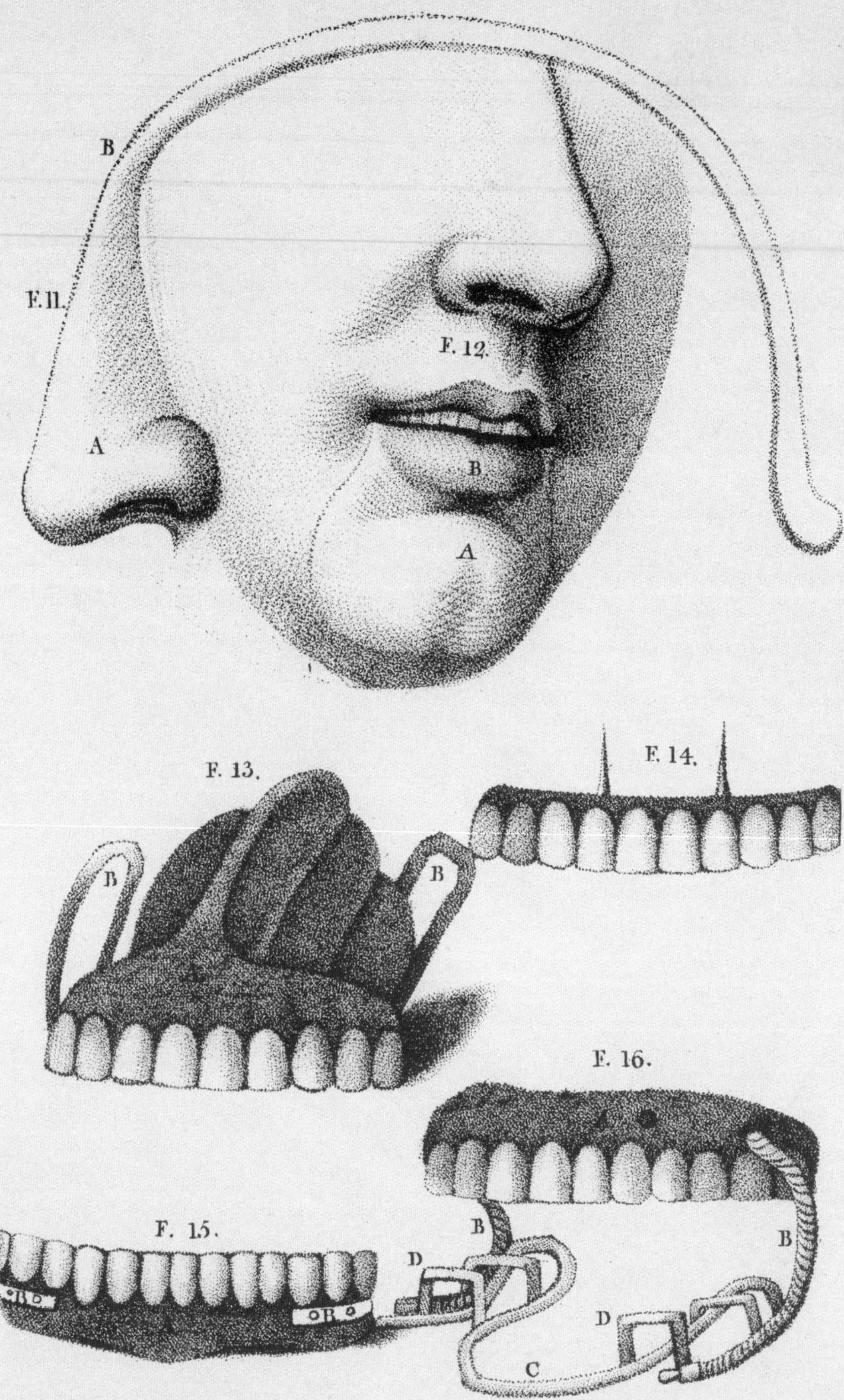
B
F. 11.
A
F. 12.
B
A
F. 13.
B
B
F. 14.
F. 16.
F. 15.
B
D
B
D
C

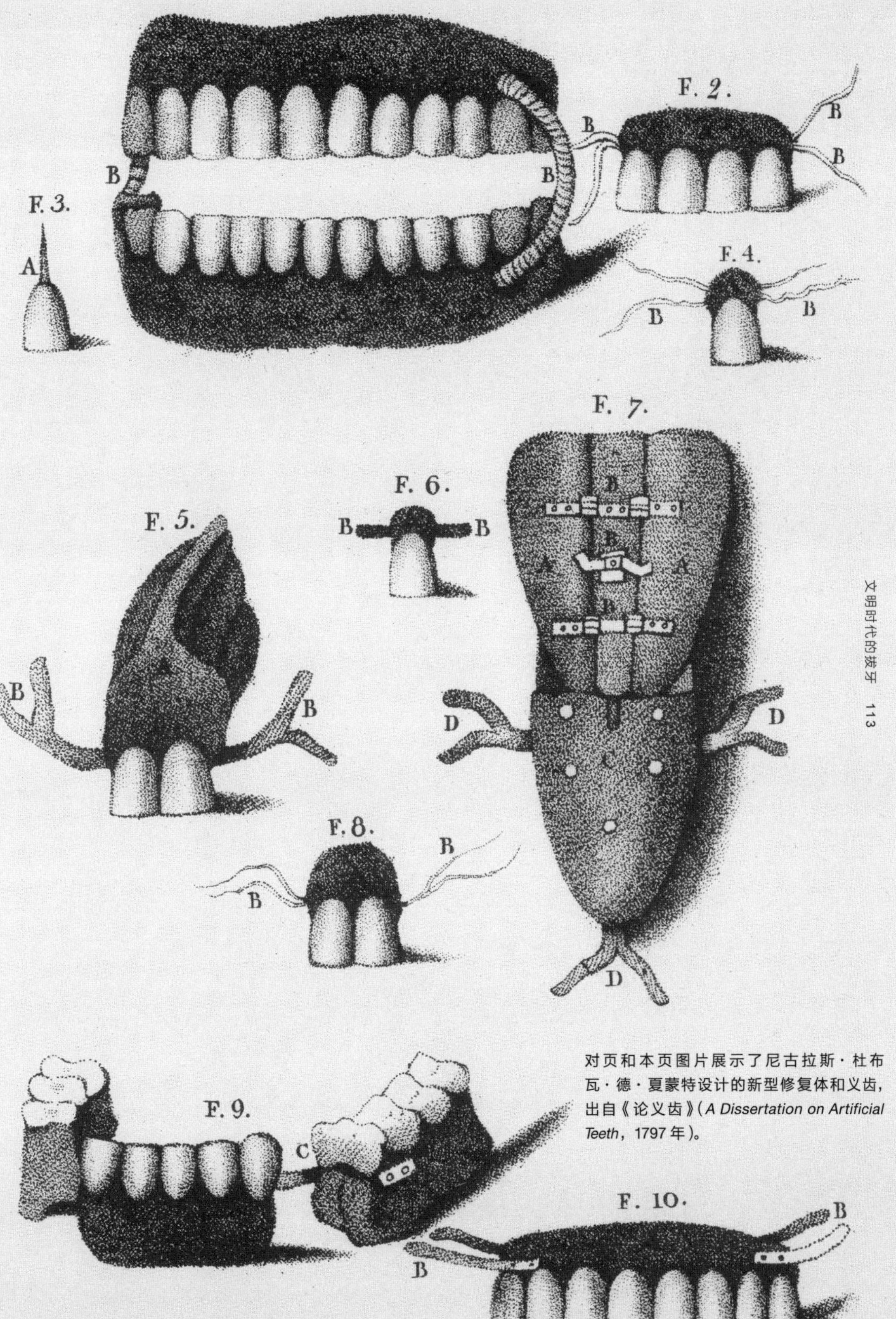


对页和本页图片展示了尼古拉斯·杜布瓦·德·夏蒙特设计的新型修复体和义齿，出自《论义齿》(*A Dissertation on Artificial Teeth*，1797 年)。

# MINERAL P

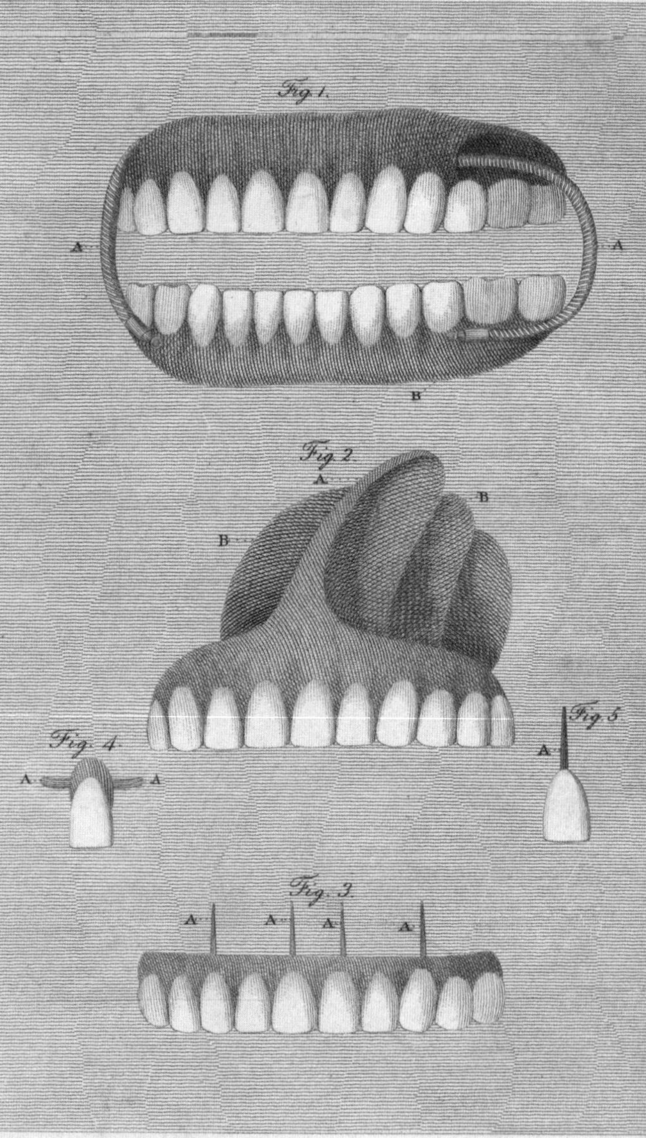


*Published by Mr. Dubois*

TE TEETH

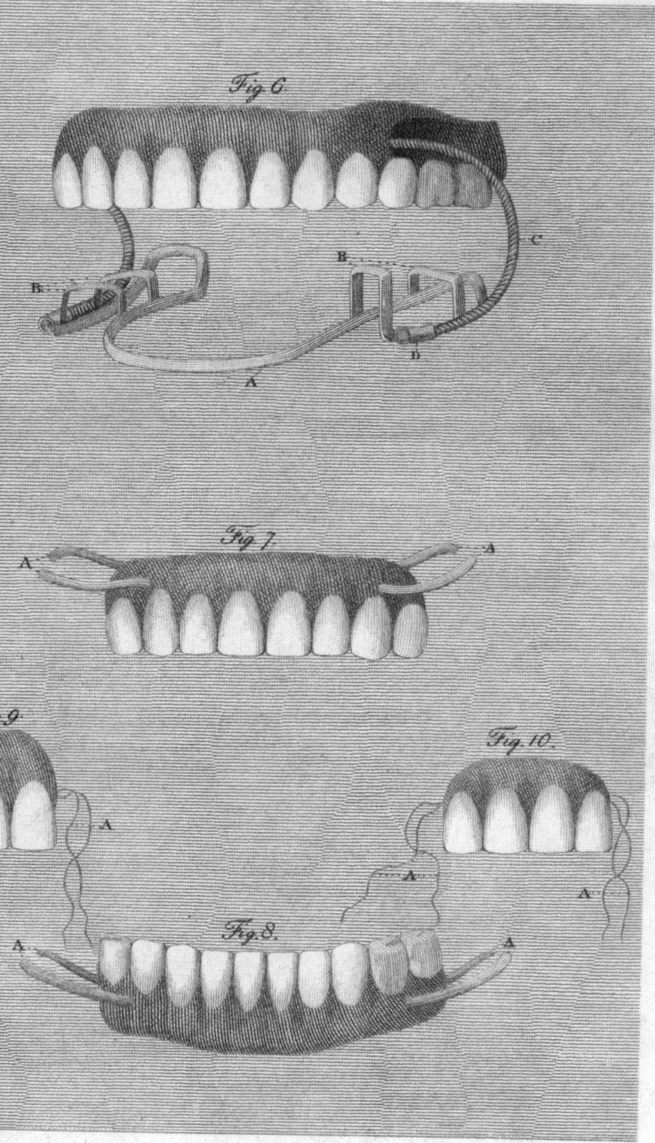


rgeon Octr. 1st 1802.

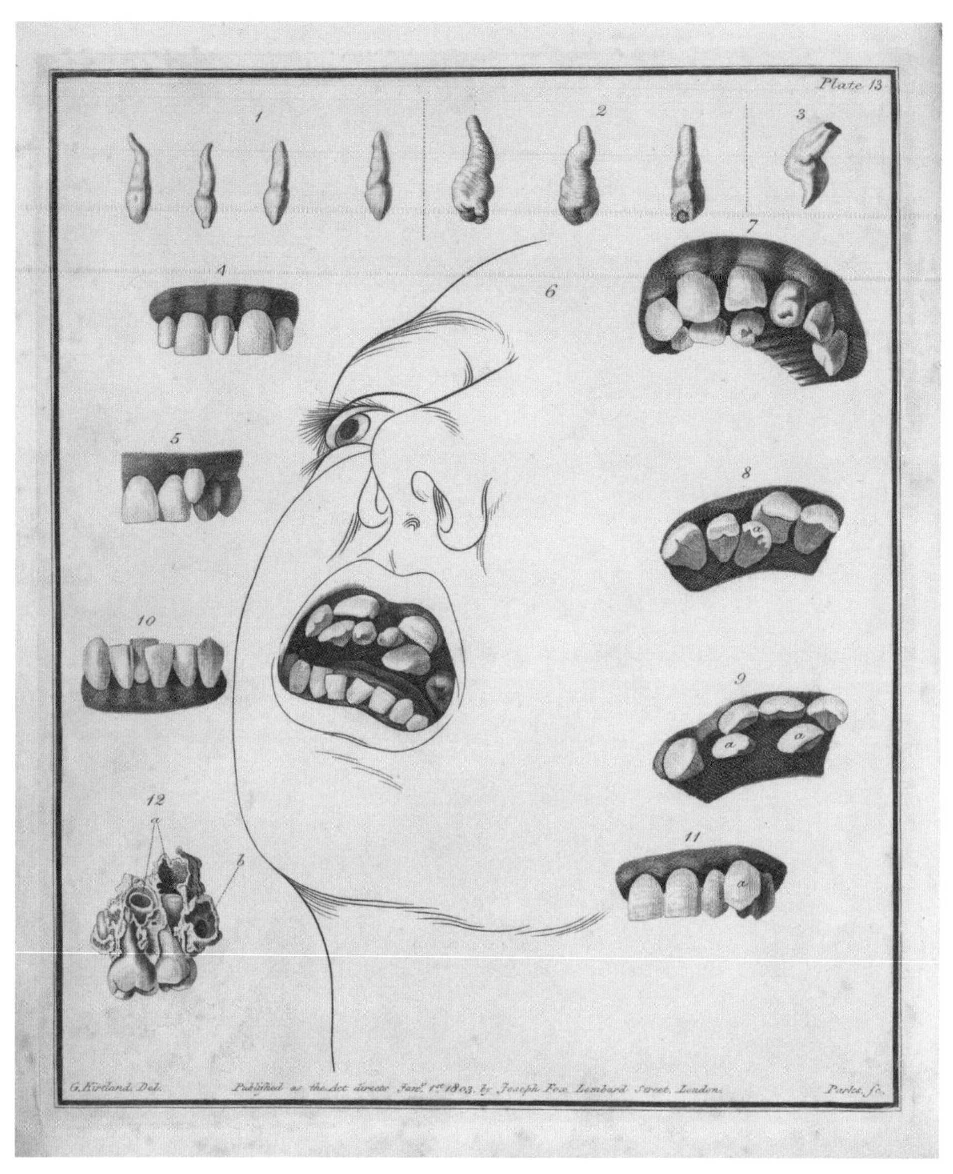


**前页 |** “矿物涂层义齿”——夏蒙特《论义齿》中所示牙科修复体。

**本页 |** 出自第二版《人类牙齿的自然志与疾病》，作者约瑟·福克斯。本图展示了多生牙，即牙齿超过正常数目的情况。额外的牙齿被称为“多生牙”，可以发生在牙弓的任何部位。

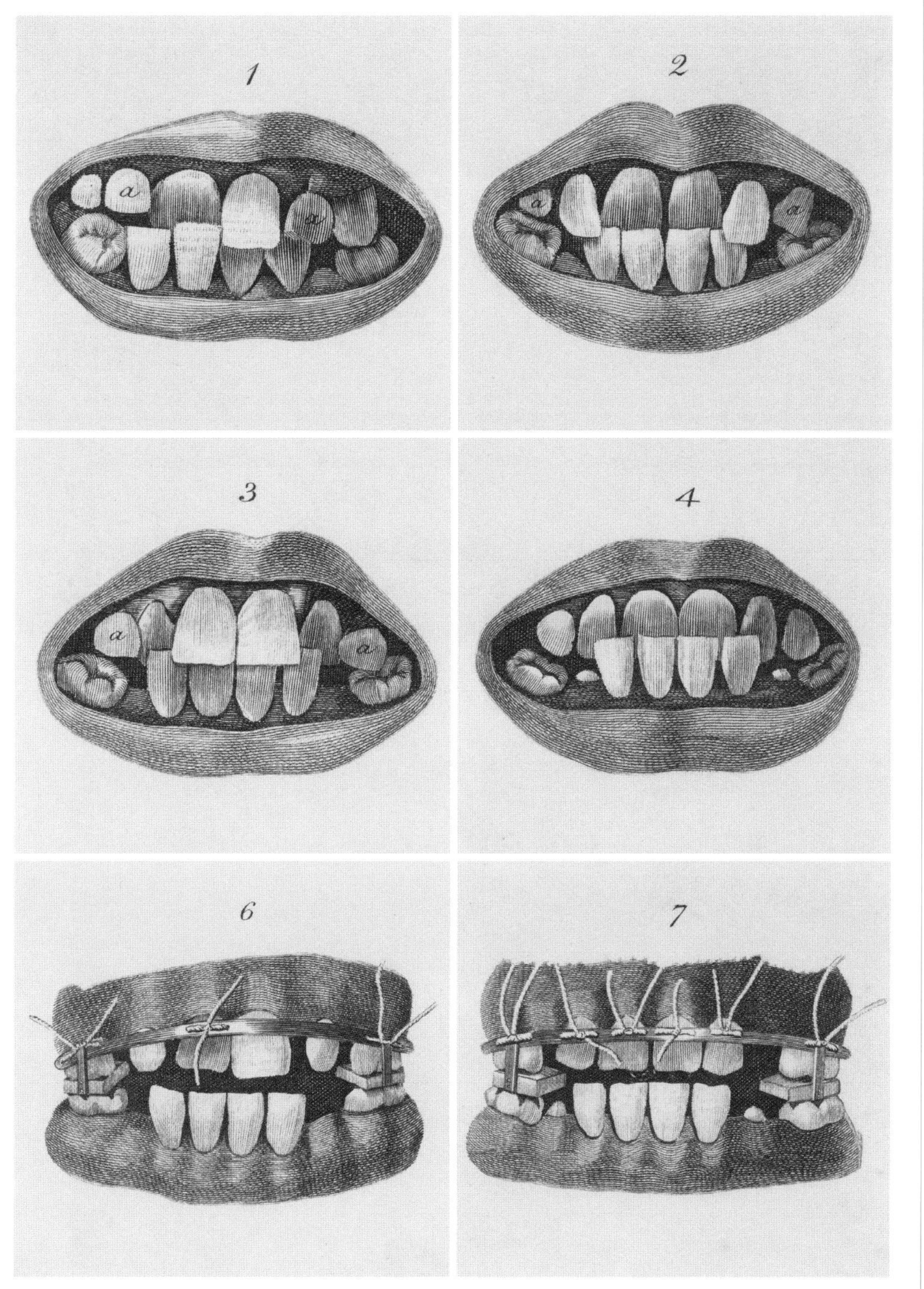


**本页 |** 福克斯的《人类牙齿的自然志与疾病》展示了一组牙列不齐的情况，以及托槽如何起到矫正作用。

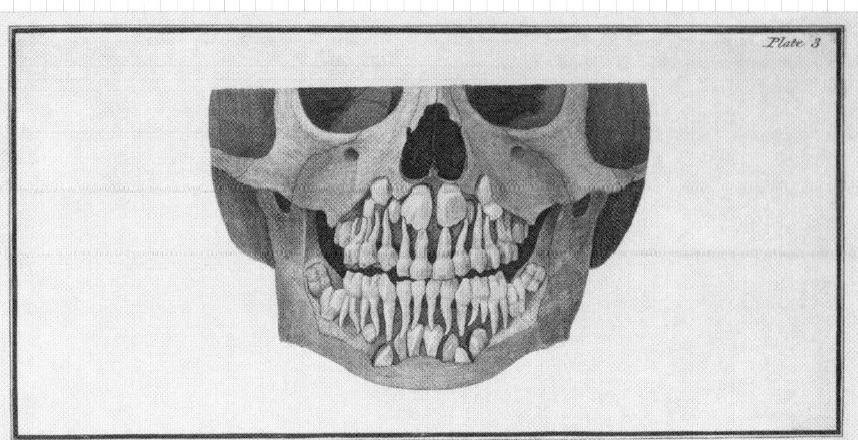
Plate 3

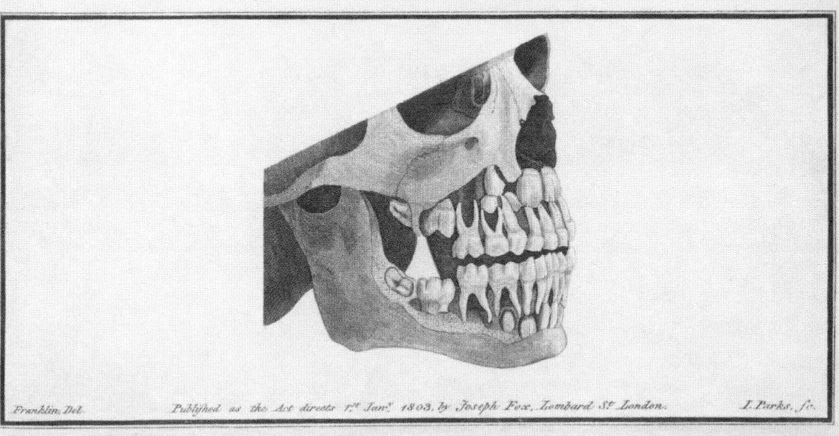
Franklin. Del.
Published as the Act directs 1st Jan.y 1803, by Joseph Fox, Lombard St London.
I. Parks, sc.

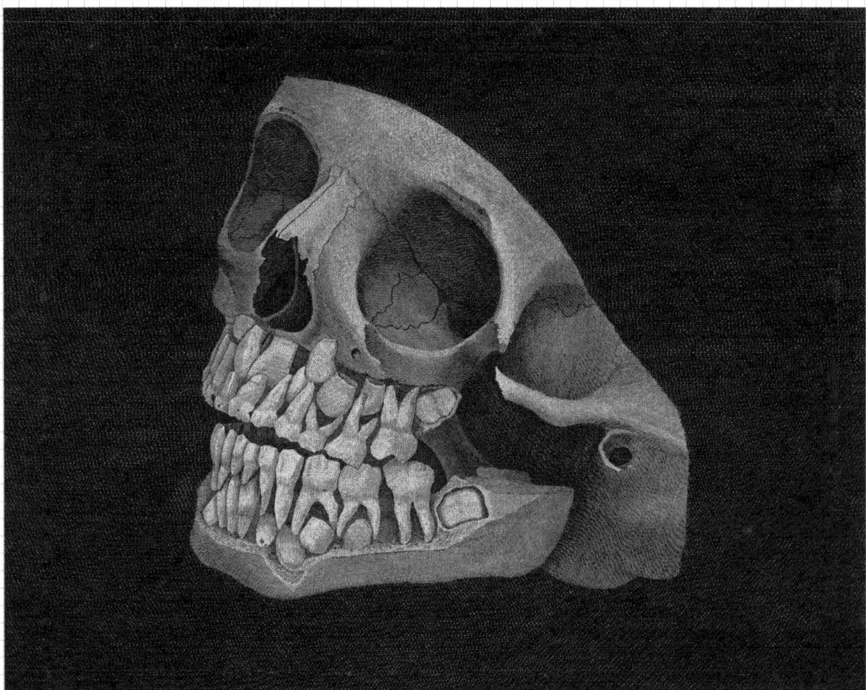

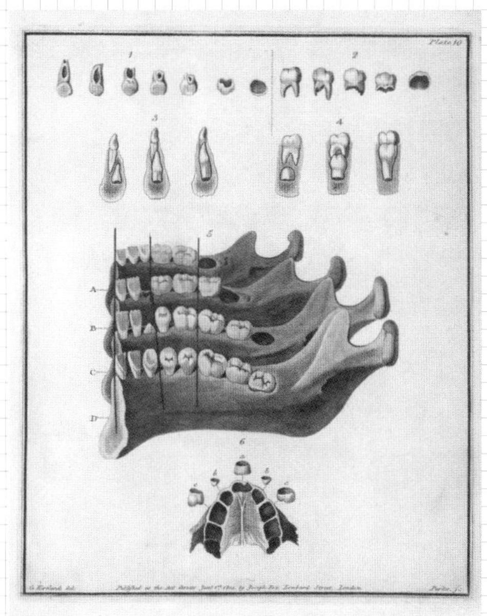

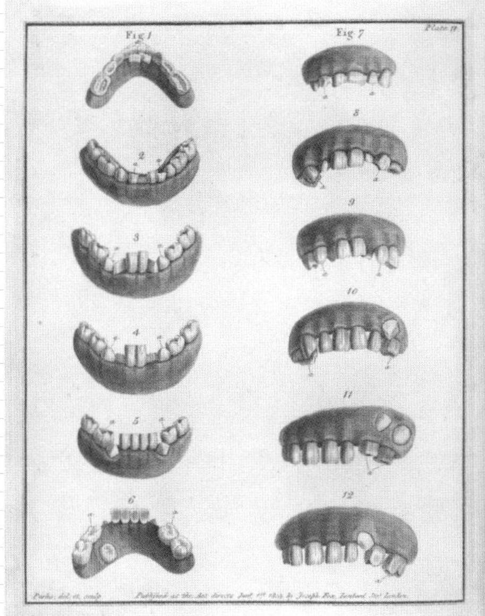


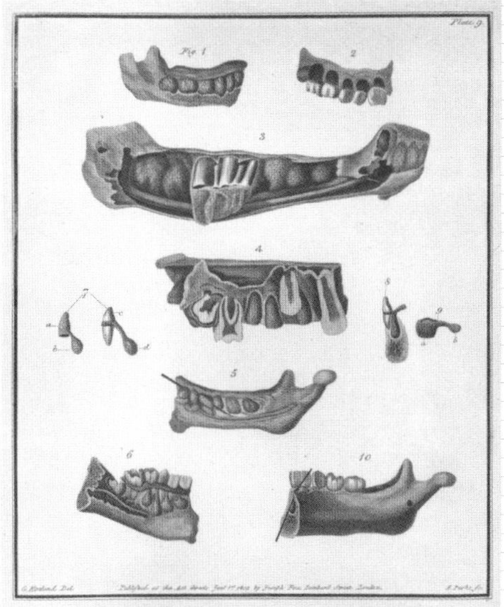

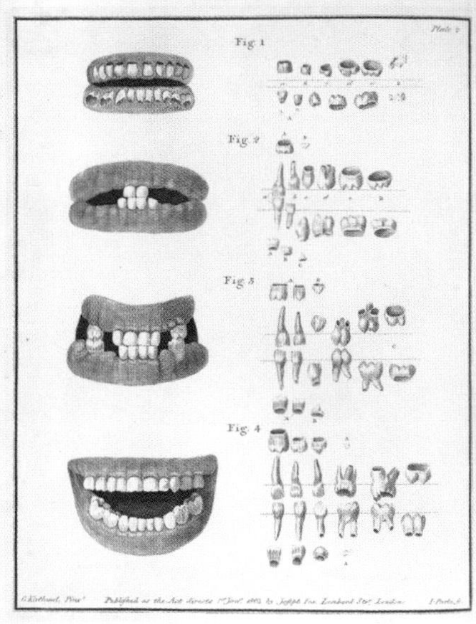


**对页上图和中图 |** 一名4～5岁儿童牙齿的正侧貌。I. 帕克斯（I. Parks）所作版画，收录于福克斯的《人类牙齿的自然志与疾病》。

**对页下图 |** 某种动物的颌骨及部分颅骨。I. 帕克斯所作版画，临摹自乔治·科特兰的作品（George Kirtland，约 1805 年），收录于福克斯的《人类牙齿的自然志与疾病》。

**本页 |** 出自福克斯的《人类牙齿的自然志与疾病》。人类牙齿不同发育时期的变化（左上）。恒牙不规则萌出的示例（右上）。从出生起牙齿的变化过程，图中可见血管膜（左下）。从出生到 2 ～ 3 岁时的牙齿发育过程（右下）。

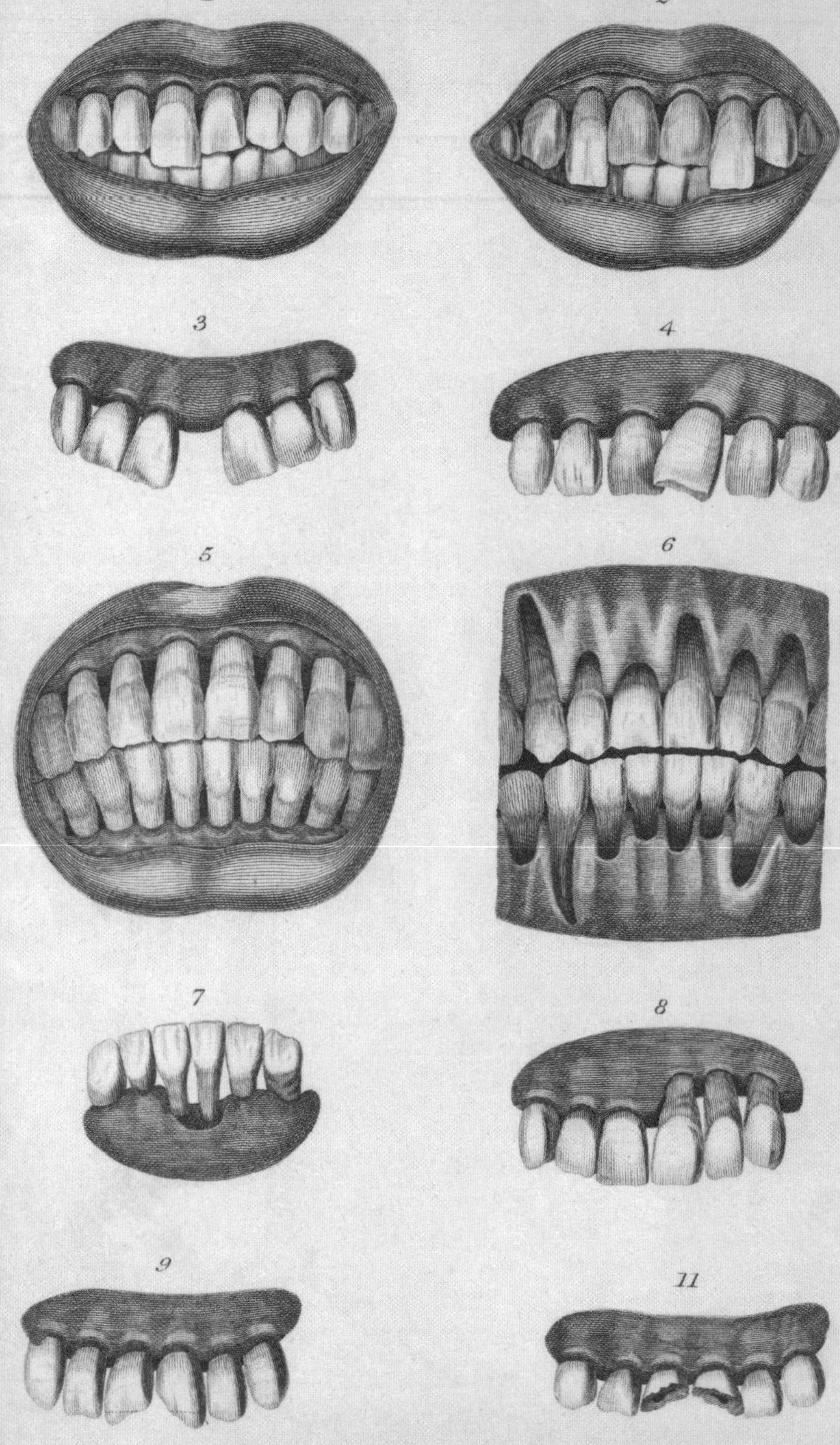
1
2
3
4
5
6
7
8
9
11

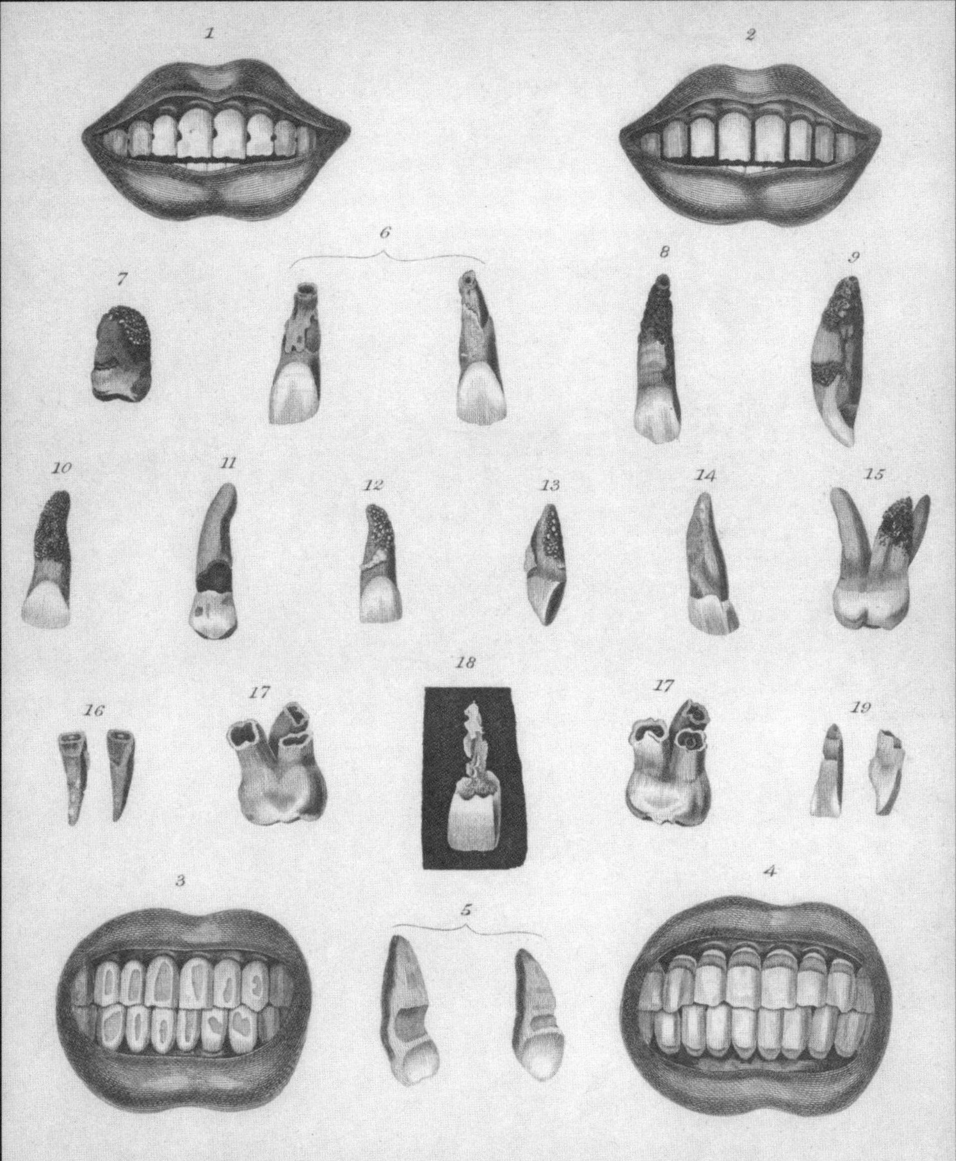


铜版画，出自福克斯《人类牙齿的自然志与疾病》第二版。

**对页 |** 多例因吸收、龋病和其他疾病造成的牙齿损坏，以及外伤导致的牙折（最下方一行）。

**本页 |** 患牙示例，包括切牙的邻面龋（图 1），以及龋病凸显（图 2），唇面釉质缺失的牙齿（图 3），牙颈部釉质缺损（图 4 和图 5）。

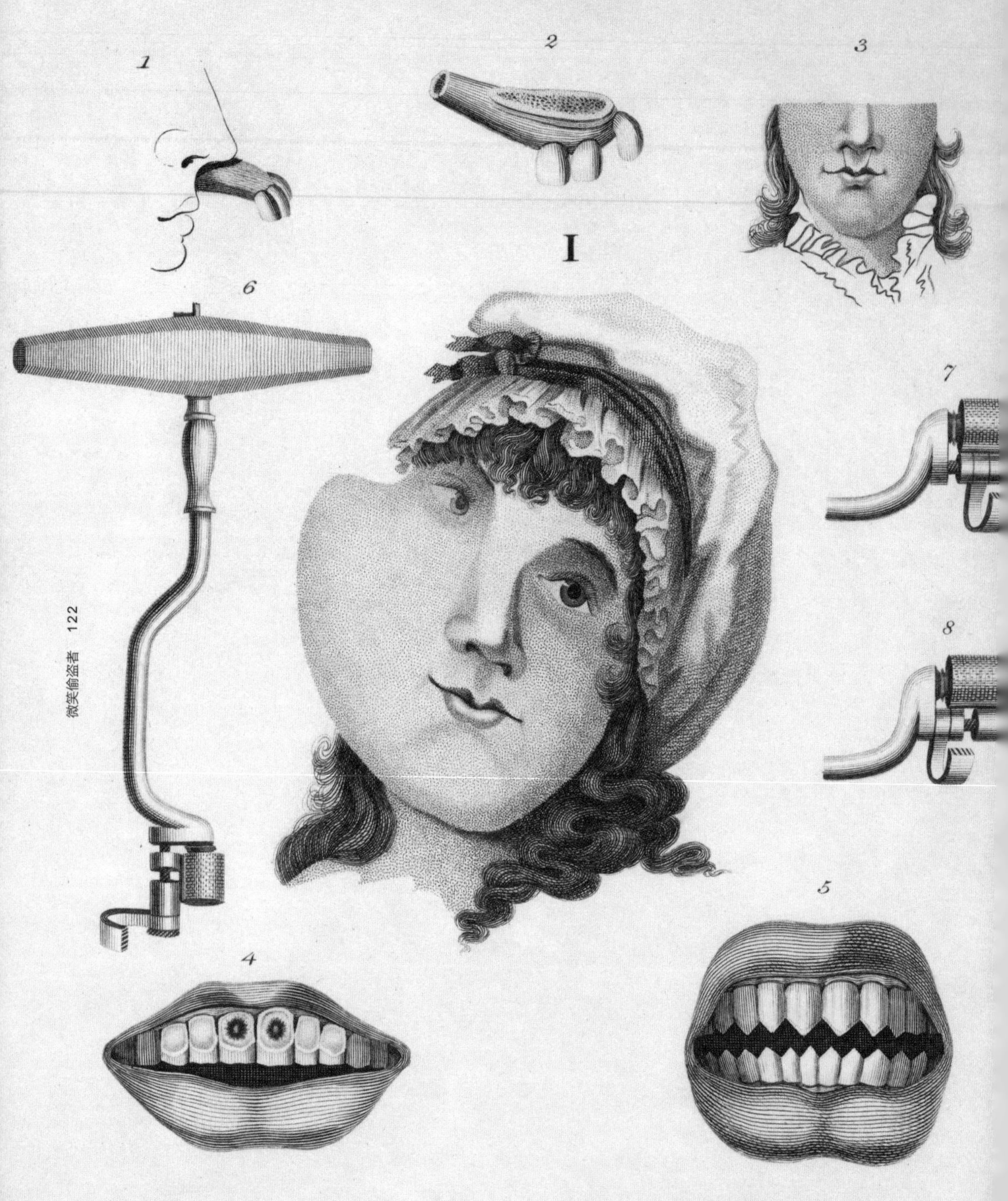


出自福克斯的《人类牙齿的自然志与疾病》。展示了患有右上颌窦面部肿瘤的女性，上颌生长畸形合并唇裂的男性，磨成楔状的尖锐牙齿，以及用牙匙拔牙时各种钳夹的位置。

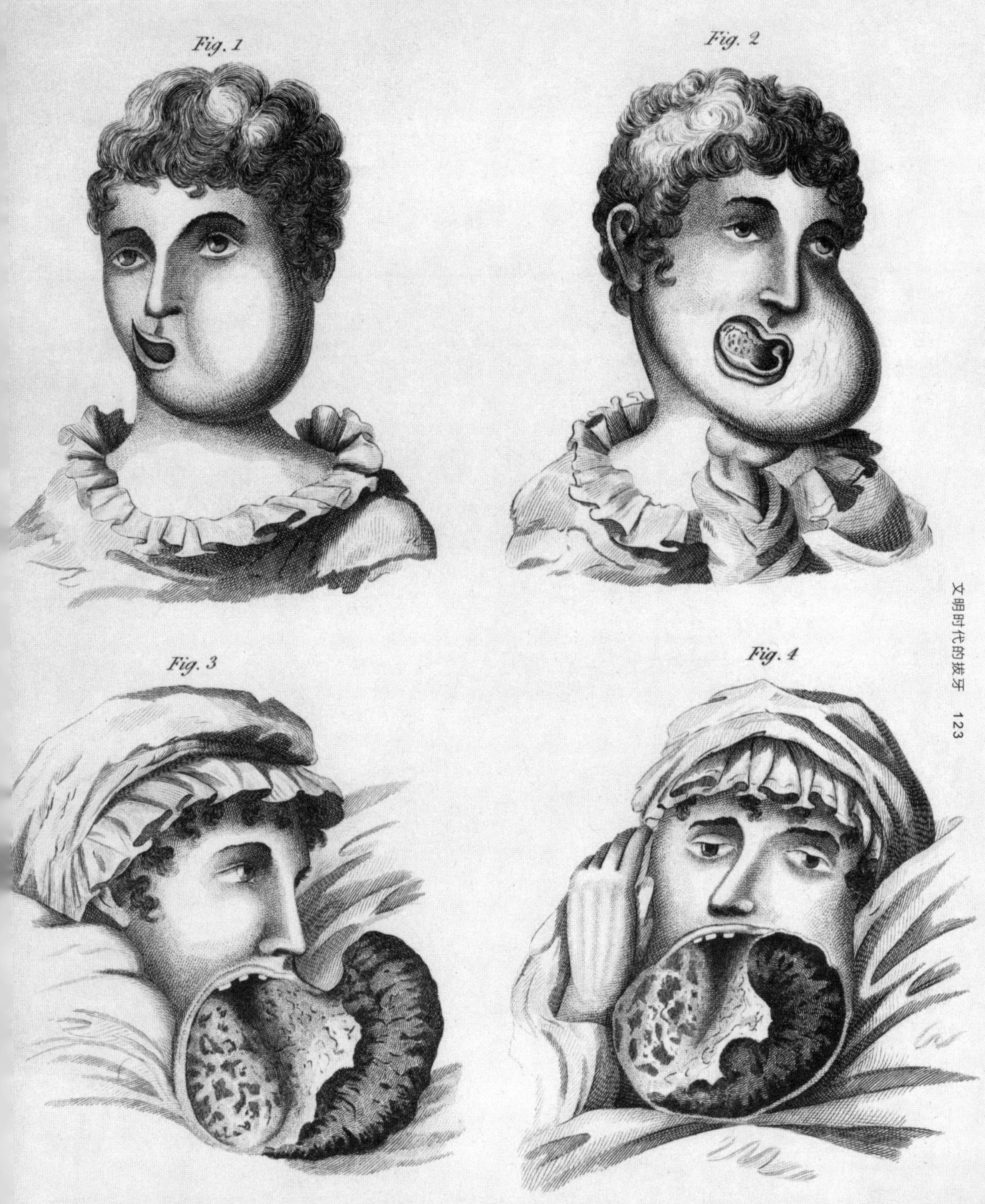


伦敦盖伊医院（Guy's Hospital）收治的一名 13 岁女孩，她所患的面部肿瘤具有极强的侵袭性，上图展示了疾病的进展过程。出自福克斯的《人类牙齿的自然志与疾病》。

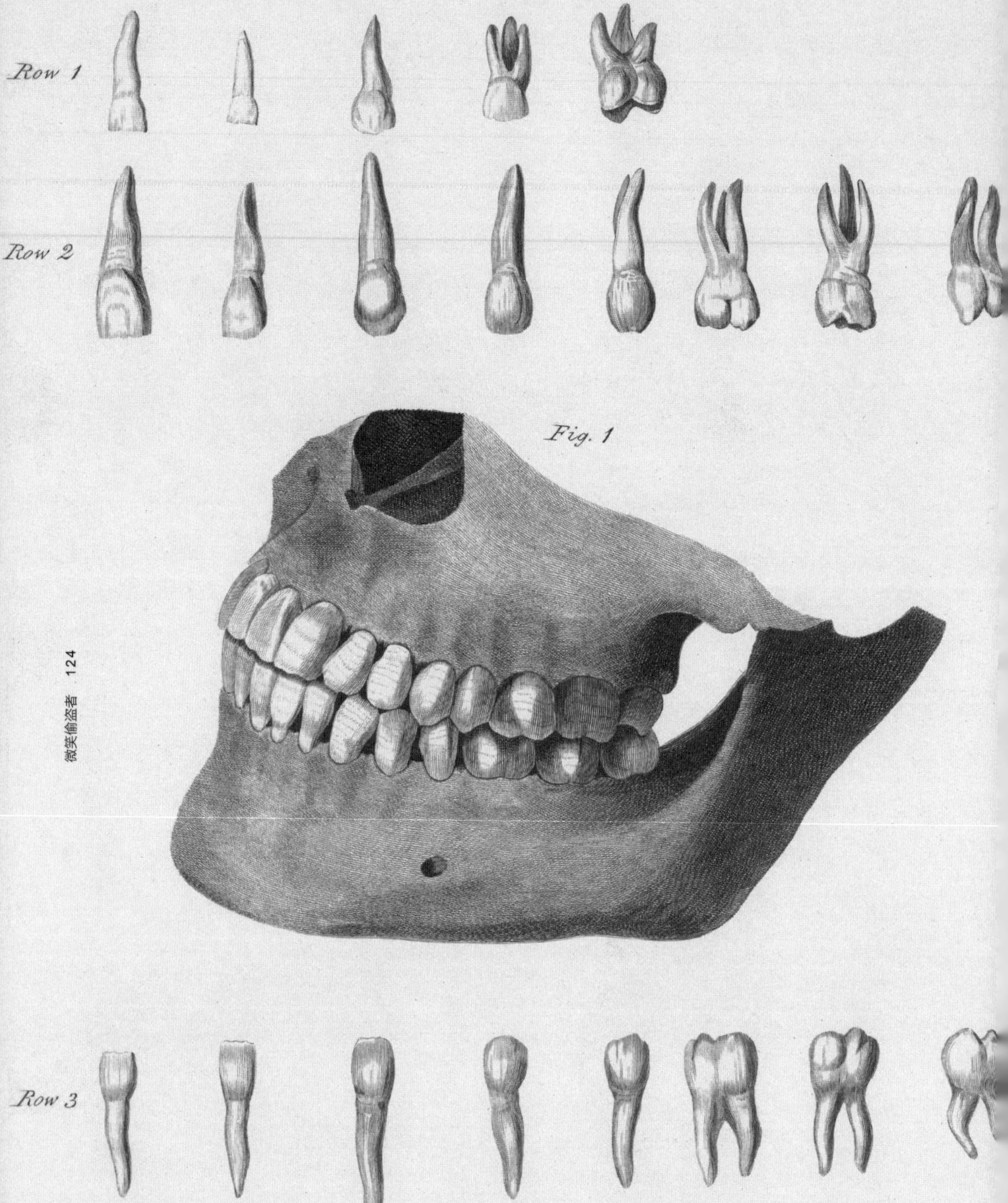

Row 1

Row 2

Fig. 1



Row 3

Row 4

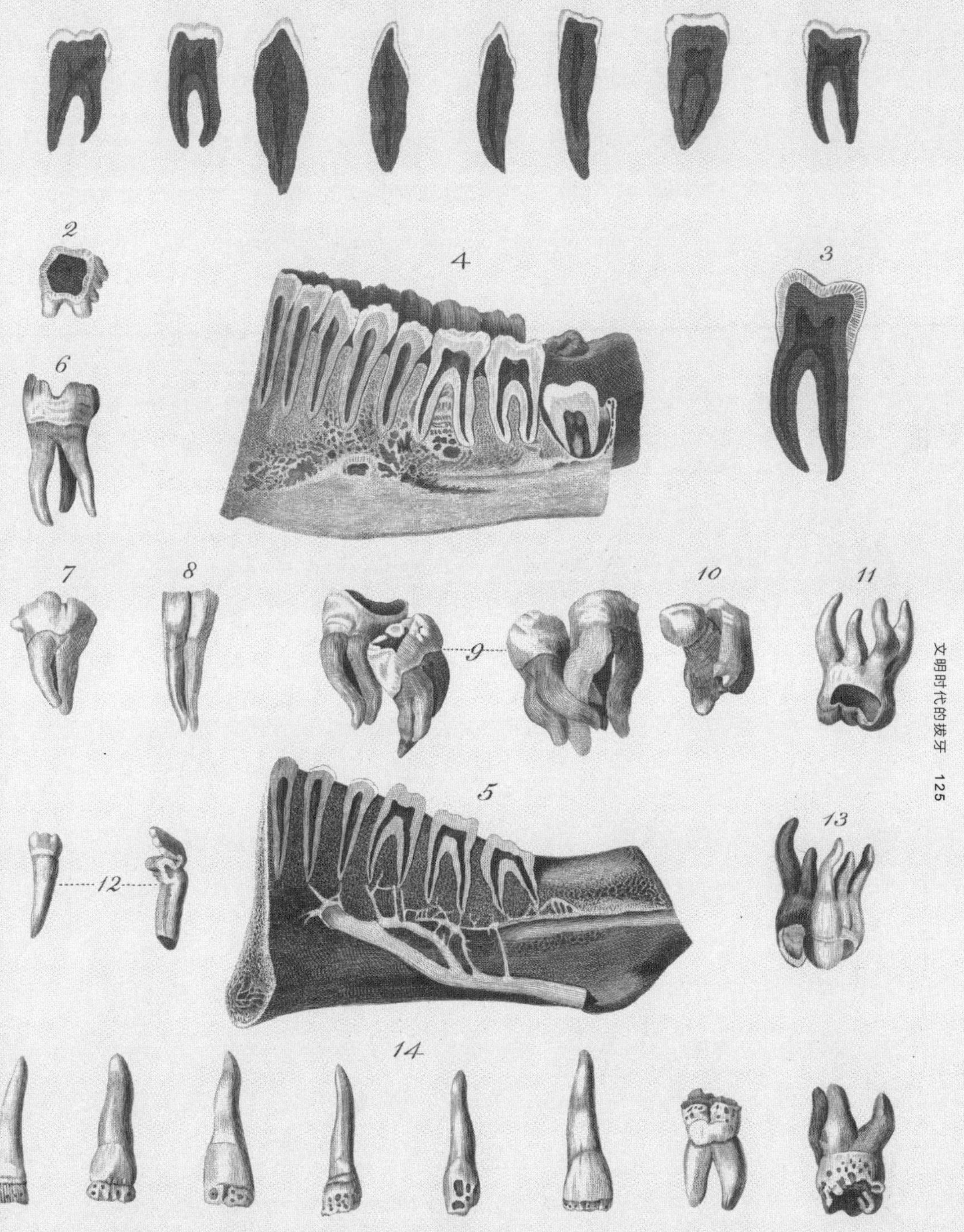


第二版福克斯的《人类牙齿的自然志与疾病》中的铜版画。

**本页** | 牙齿与下颌骨横断面。

**对页** | 上颌乳牙（第一排）和下颌乳牙（第四排）。上颌恒牙（第二排）和下颌恒牙（第三排）。

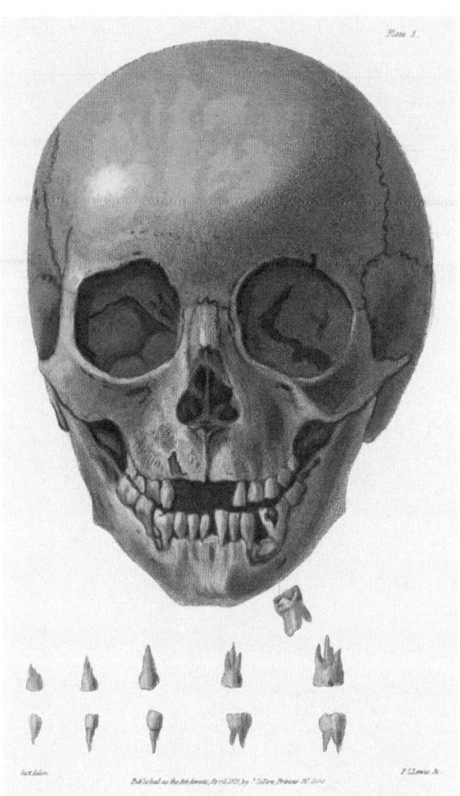
Plate 1.

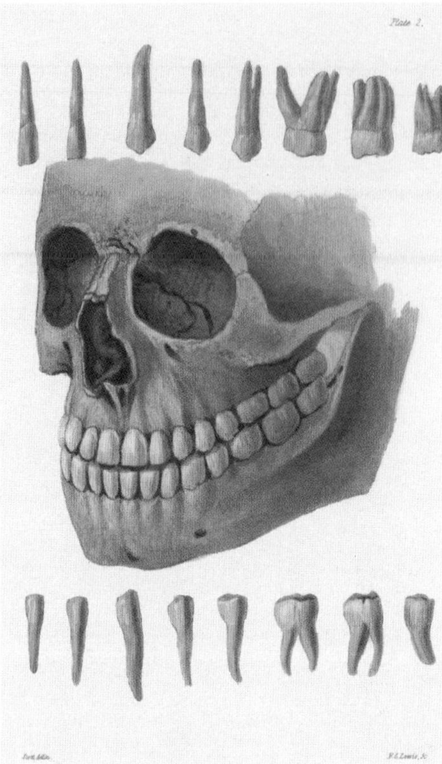
Plate 2.

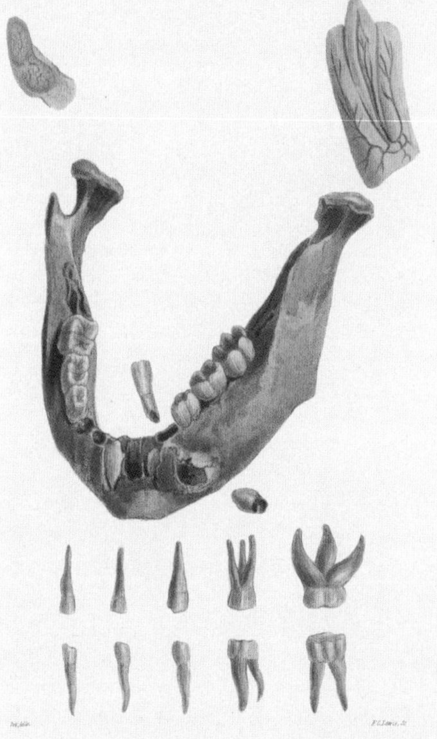

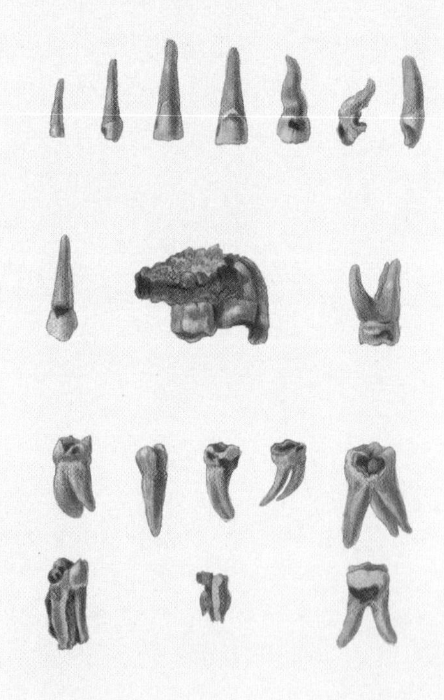

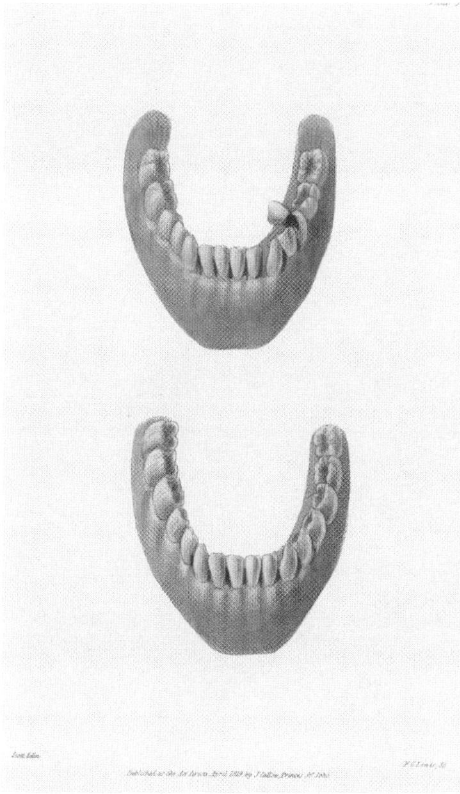

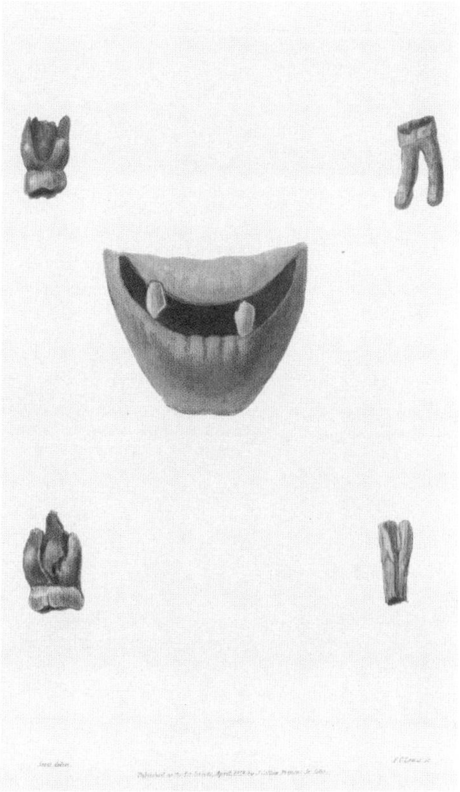

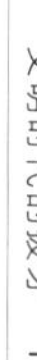

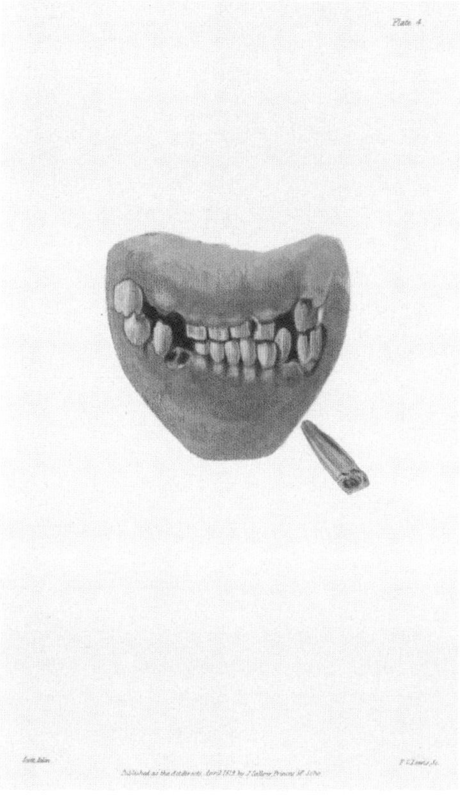

Plate 4.

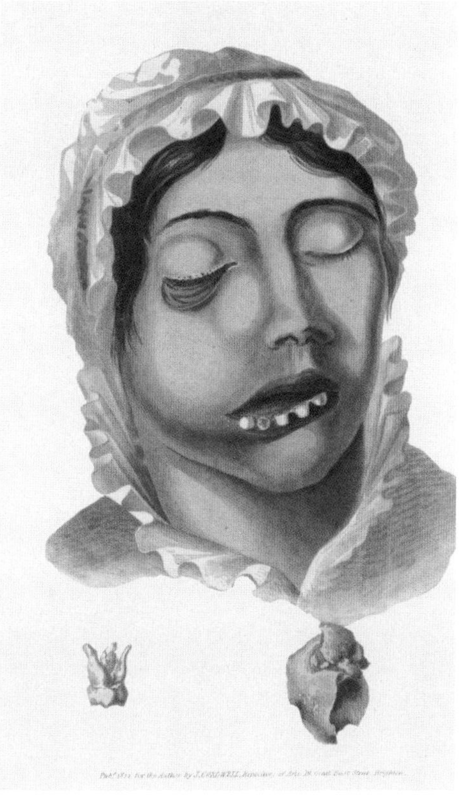

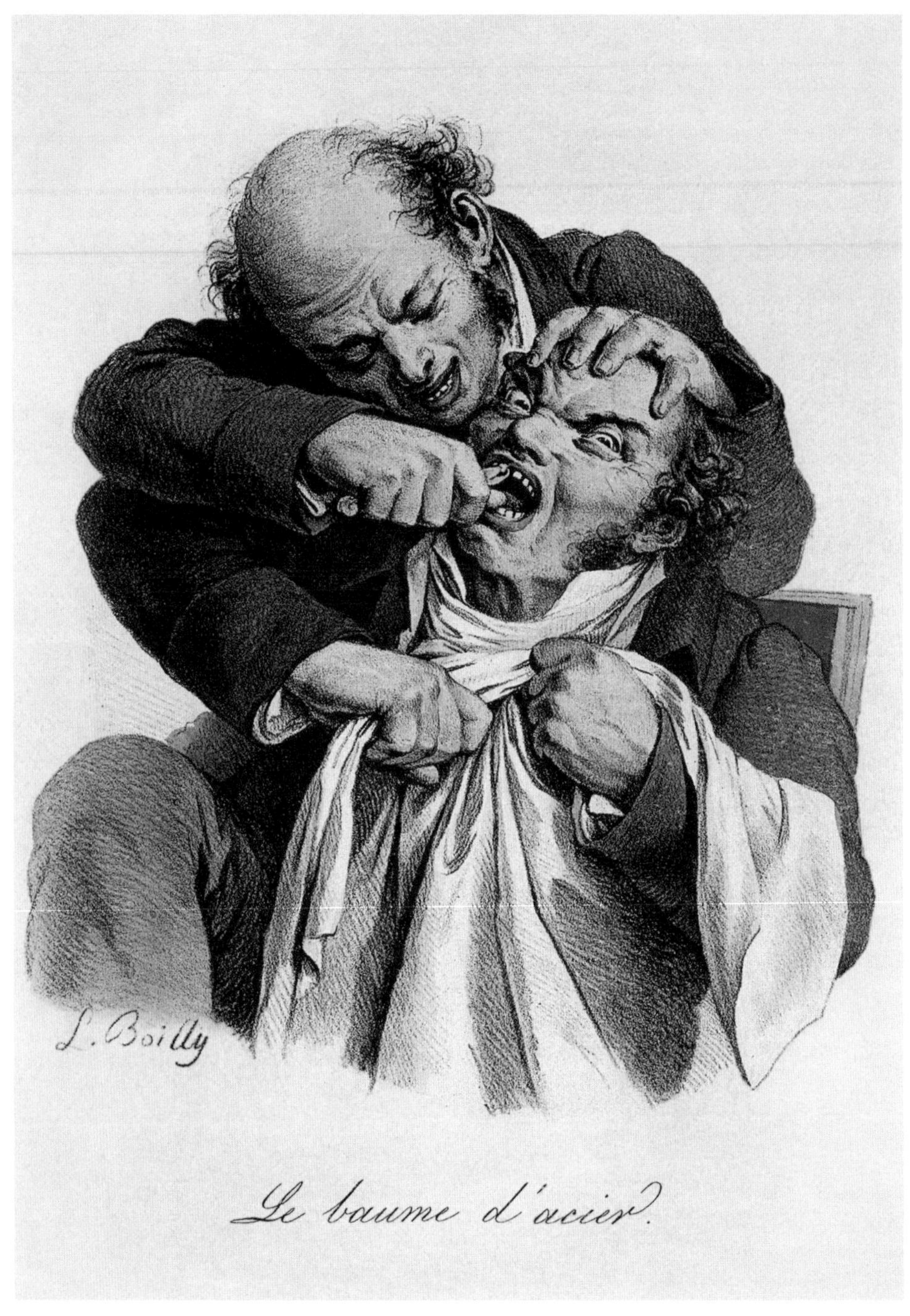


**前页** | 来自《牙齿与牙龈疾病的病因和后果分析》(*Opinions on the Causes and Effects of Diseases in the Teeth and Gums*，1819 年)，作者查尔斯 · 比尤 (Charles Bew)。这名女性(右侧)死于 35 岁，口腔和面部可见恶性肿瘤样肿胀。病因则是对上颌磨牙一次失败的拔除。

**本页** | 拔牙匠正在为一脸崩溃的病人拔牙。19 世纪彩色石版画，由 D. 亚历山大(D. Alexander)临摹自路易斯 · 博埃利作品。作品标题“Le baume d'acier”意为“铁制香膏”，“香膏”是对某种镇痛软膏或治疗方式的古称。

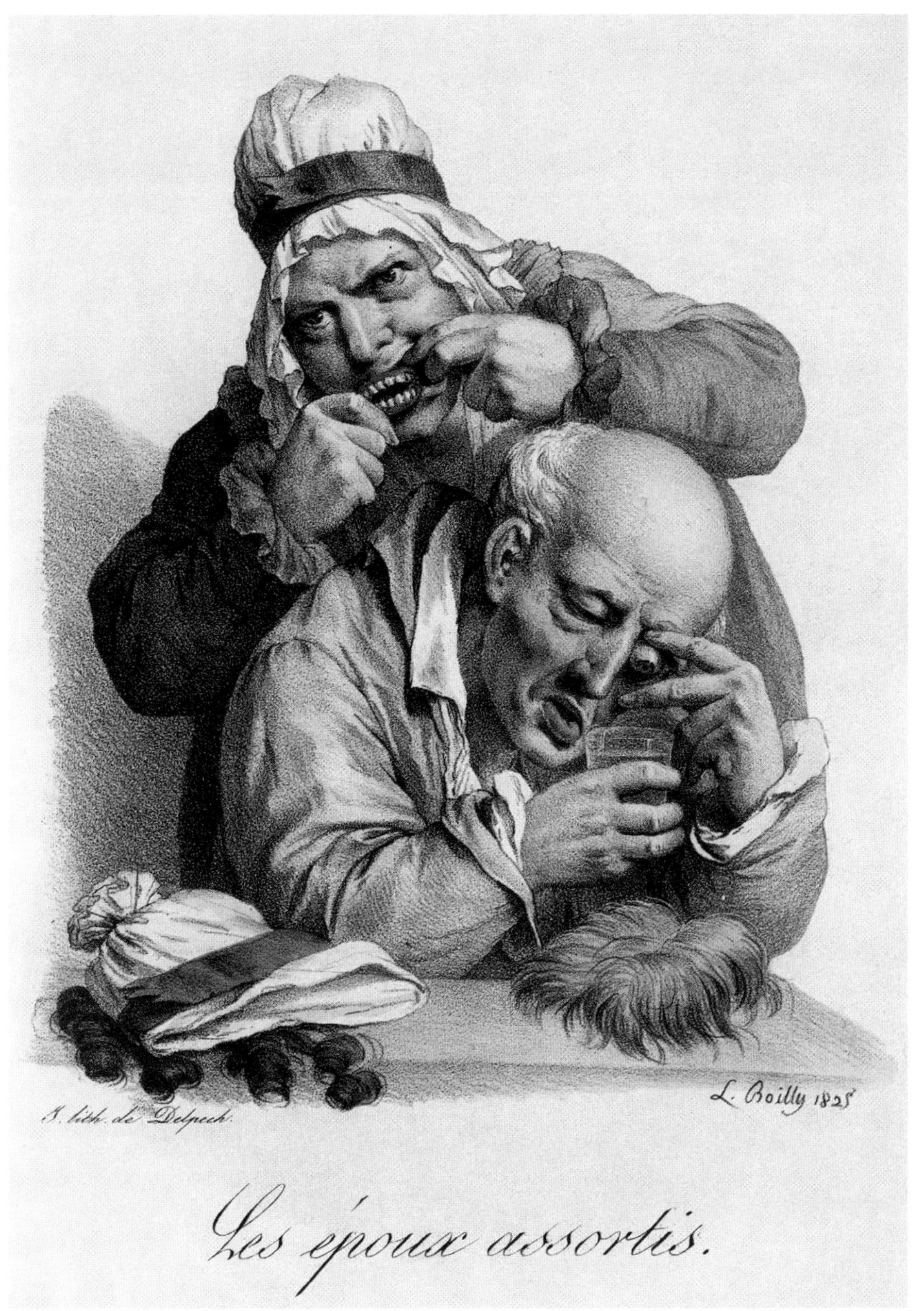


**本页 |** 一对夫妇正在取下他们身上的各种假体。一起摘下假发后，丈夫抠出义眼放在水中，妻子则取下了她的假牙。彩色石版画，由弗朗索瓦·塞拉芬·德尔佩奇临摹自路易斯·博埃利的作品（1825 年）。

**后页 |** 来自《人体解剖及外科手术完全图谱》（*Traité complet de l'anatomie de l'homme comprenant la médecine opératoire*，1831—1854 年），让 - 巴普蒂斯特·马克·布尔热里著。展示了上下颌牙弓。图 7–16 则为多种先天性畸形和病变的牙齿。

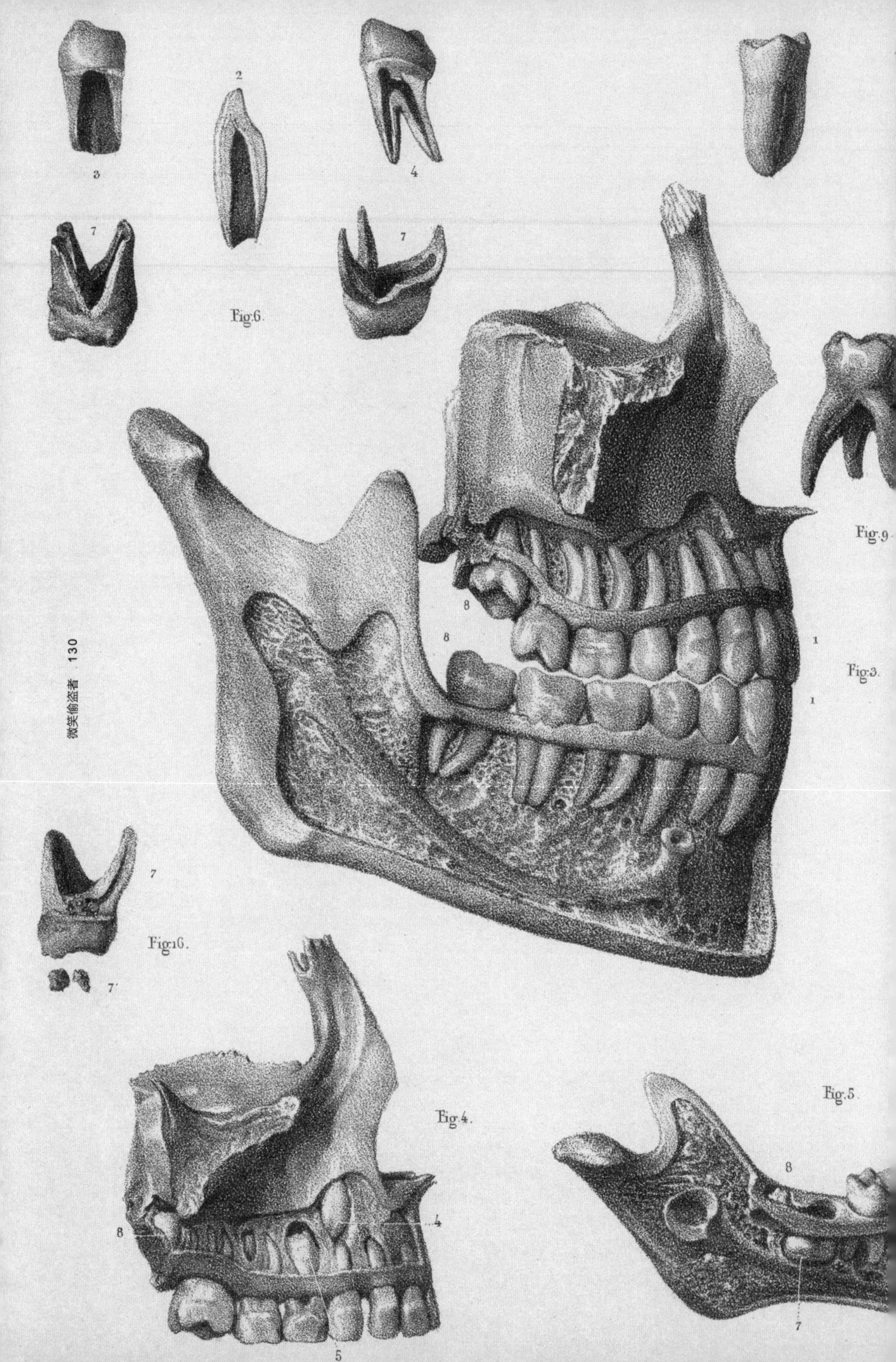
2
3
4
7
7
Fig.6.
Fig.9.
8
8
1
1
Fig.3.
7
Fig.16.
7'
Fig.4.
8
4
5
Fig.5.
8
7

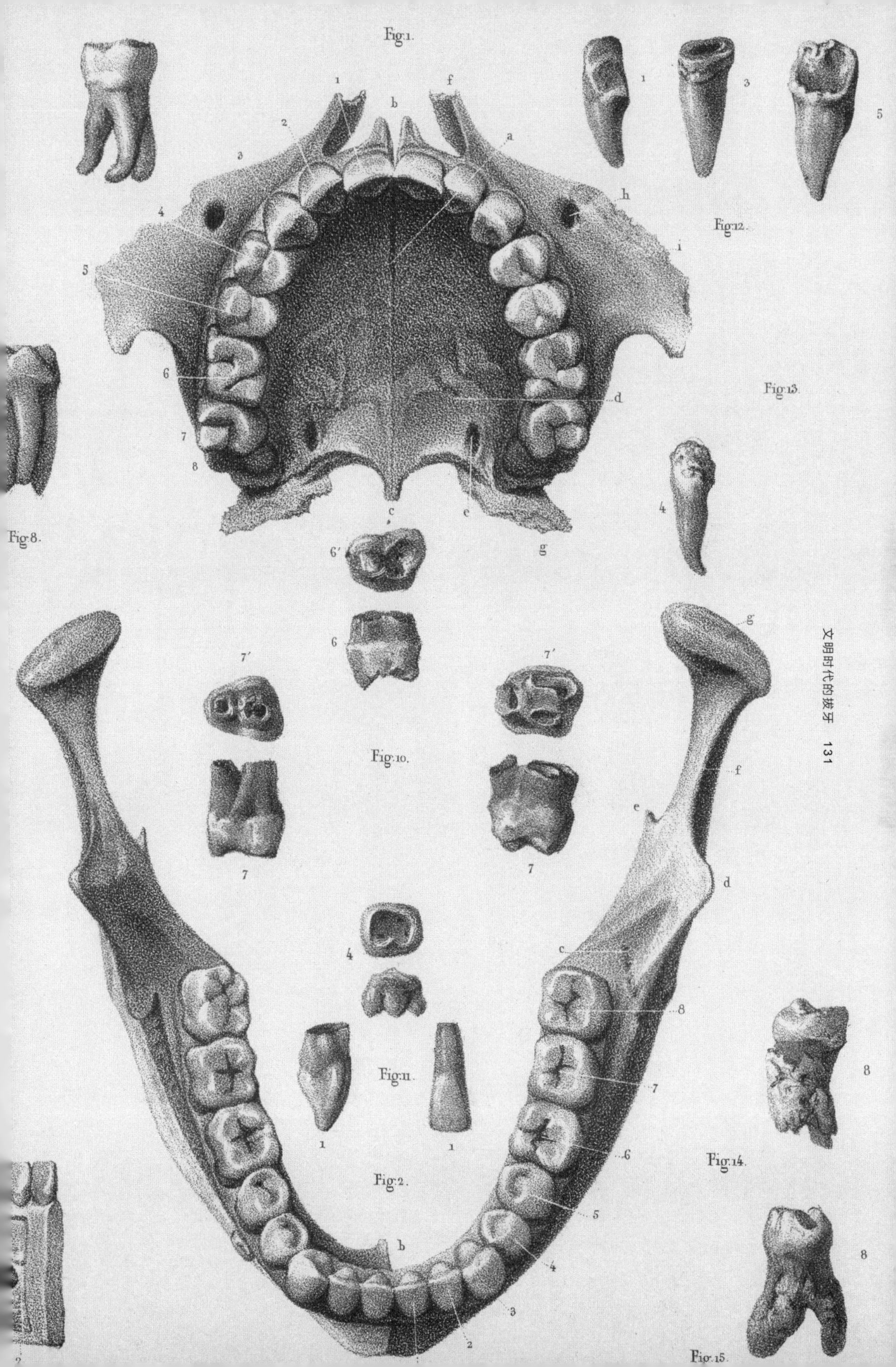
Fig.1.
Fig.2.
Fig.8.
Fig.10.
Fig.11.
Fig.12.
Fig.13.
Fig.14.
Fig.15.

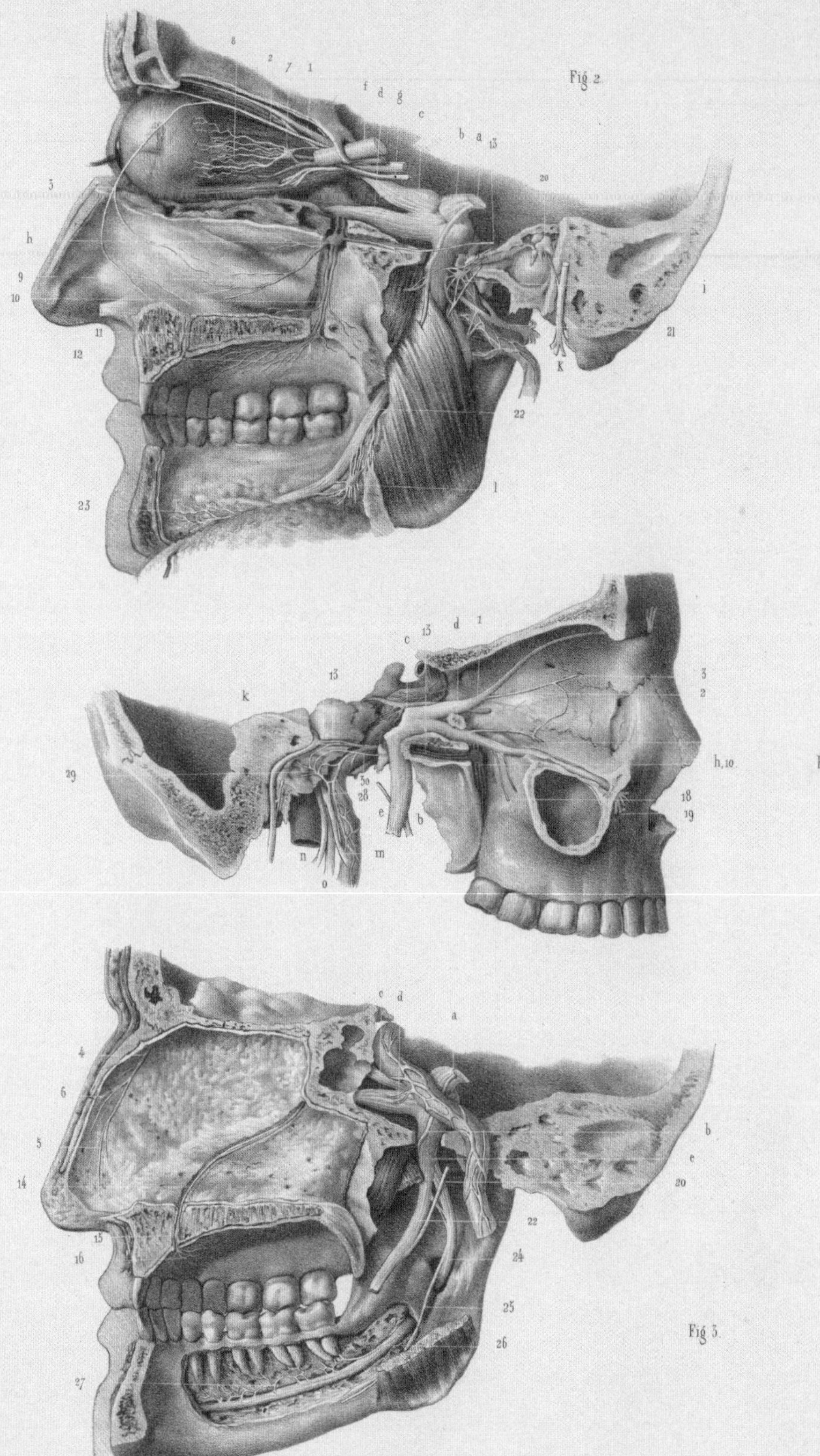


N. H. Jacob direxit.

Dessiné d'après nature par Roussin
préparation par Ludovic.

Imp. Lemercier, à Paris.

Fig.1

Fig.2

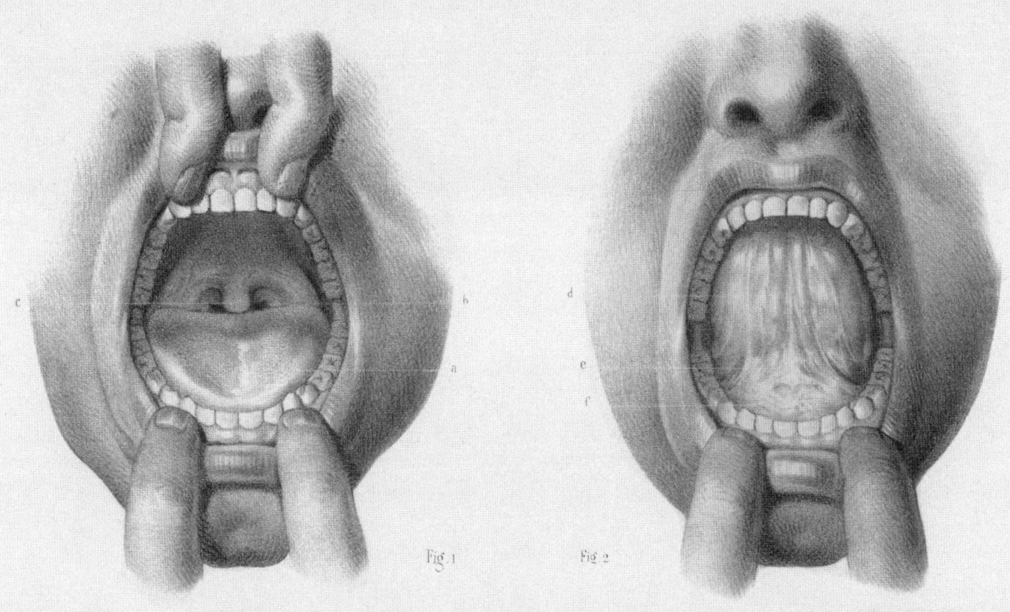

布尔热里的《人体解剖及外科手术完全图谱》展示了颅神经、三叉神经、上颌与下颌神经（对页），以及口腔解剖构造（本页）。

Fig.4

Fig.3

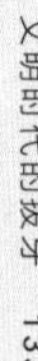

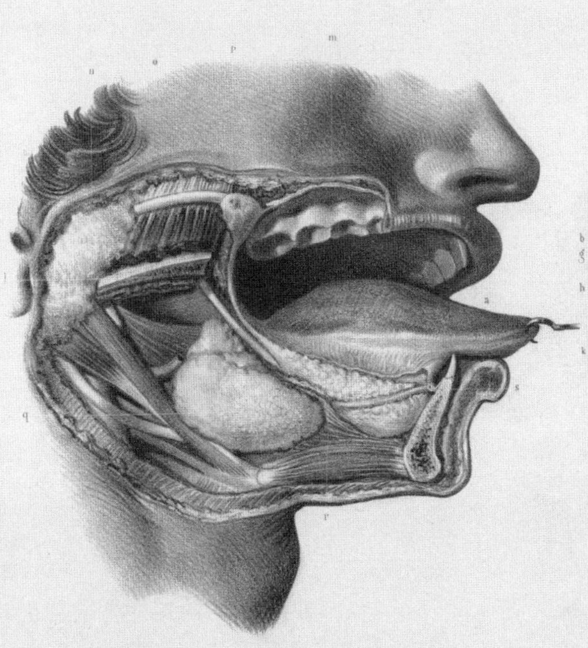

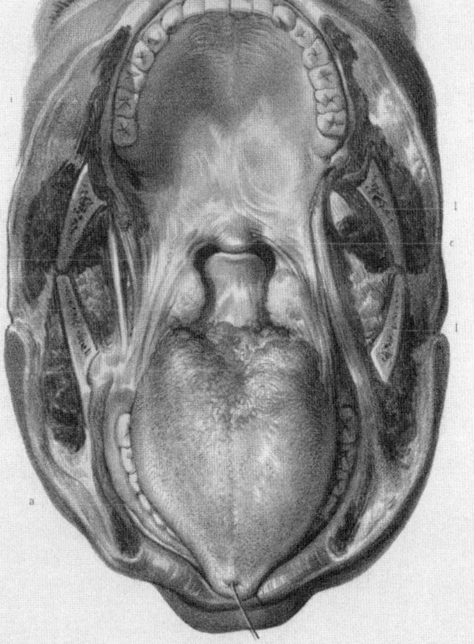

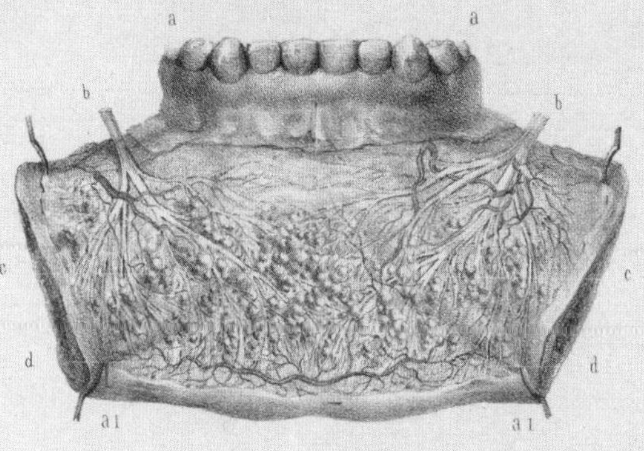


Fig 3

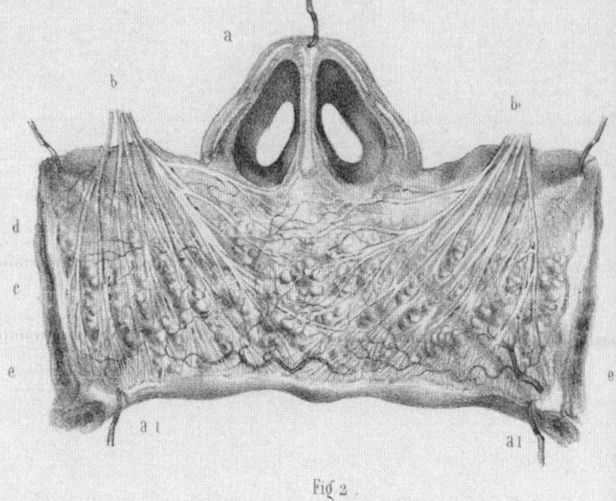


Fig 2

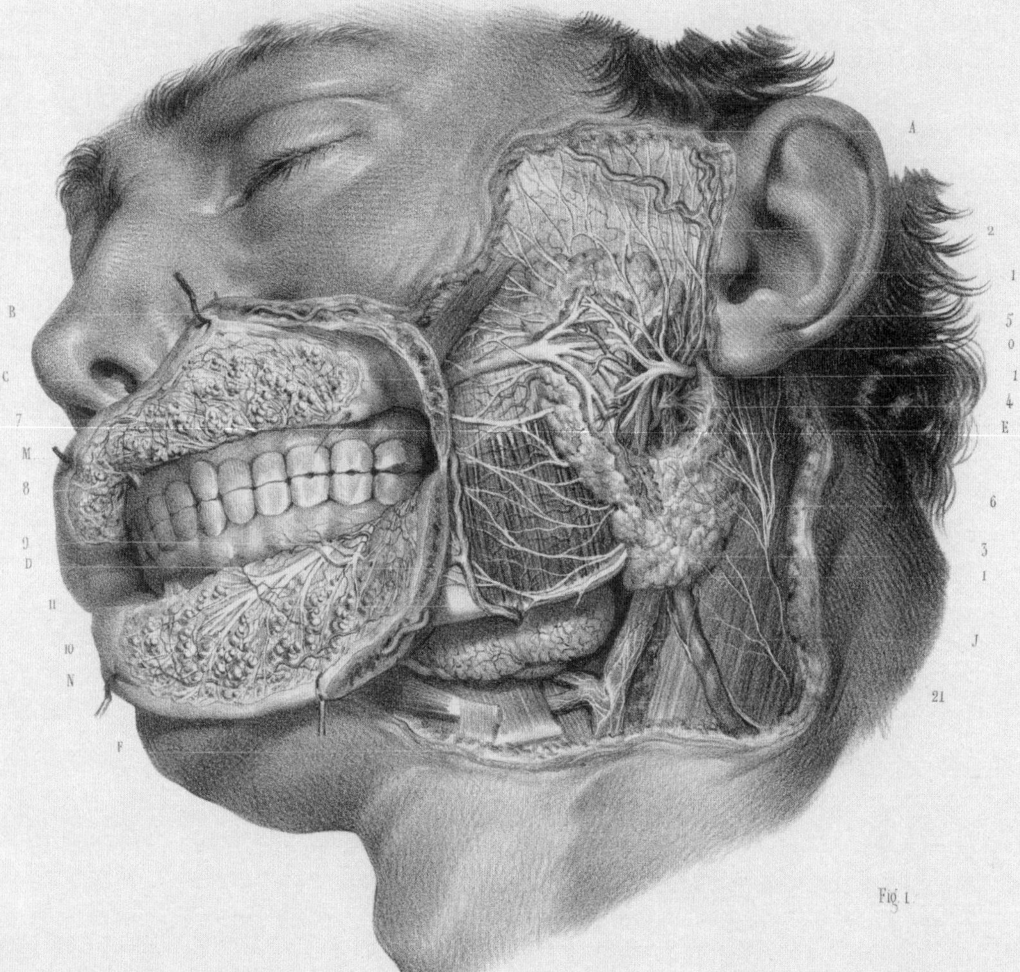

Fig 1

布尔热里的《人体解剖及外科手术完全图谱》。

**本页** | 面侧部与细节，展示了唾液腺。

**对页** | 口腔及舌部神经。

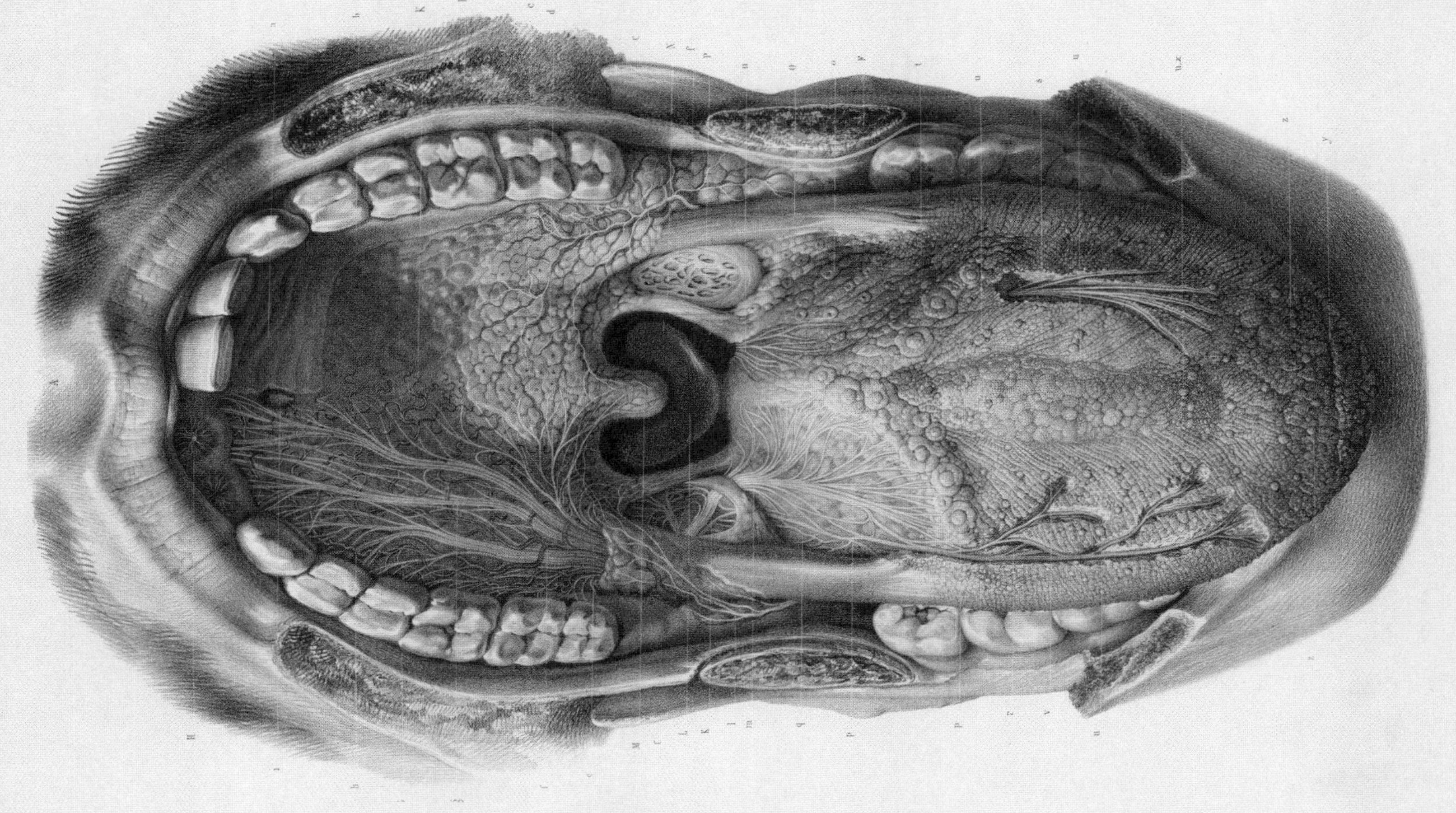

Dessiné d'après nature par N.H. Jacob.

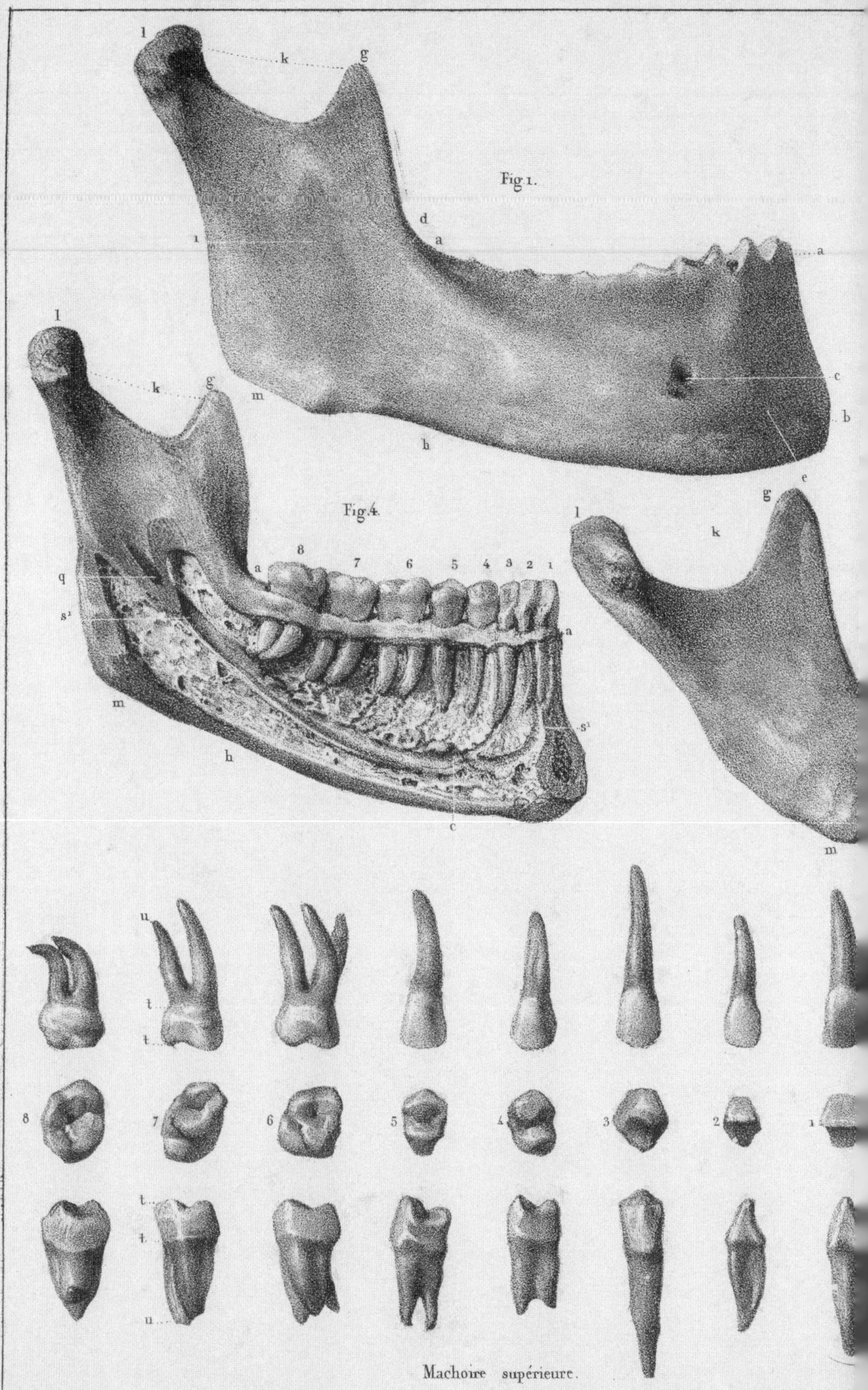


Lith. de Delaporte.

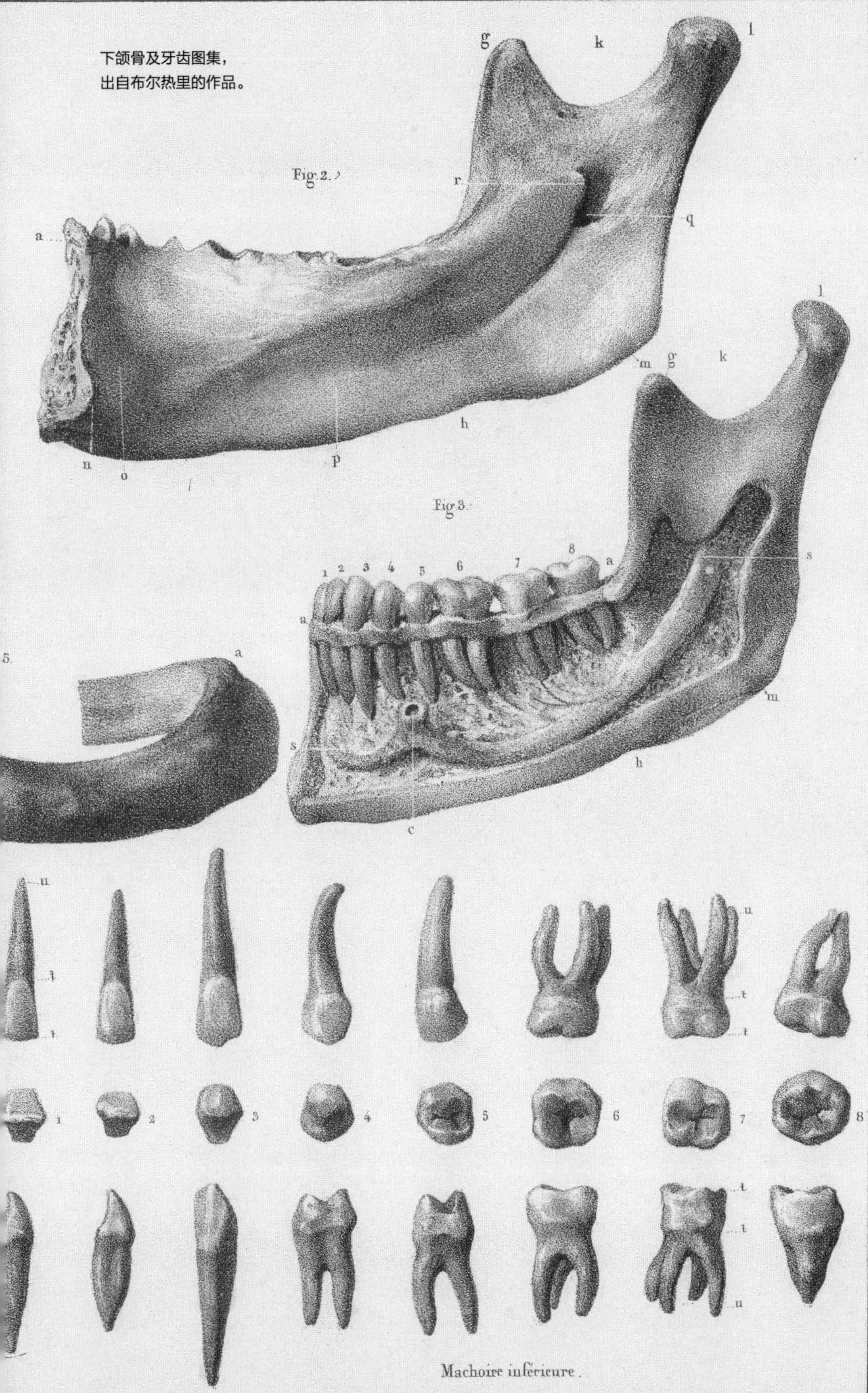


下颌骨及牙齿图集，
出自布尔热里的作品。

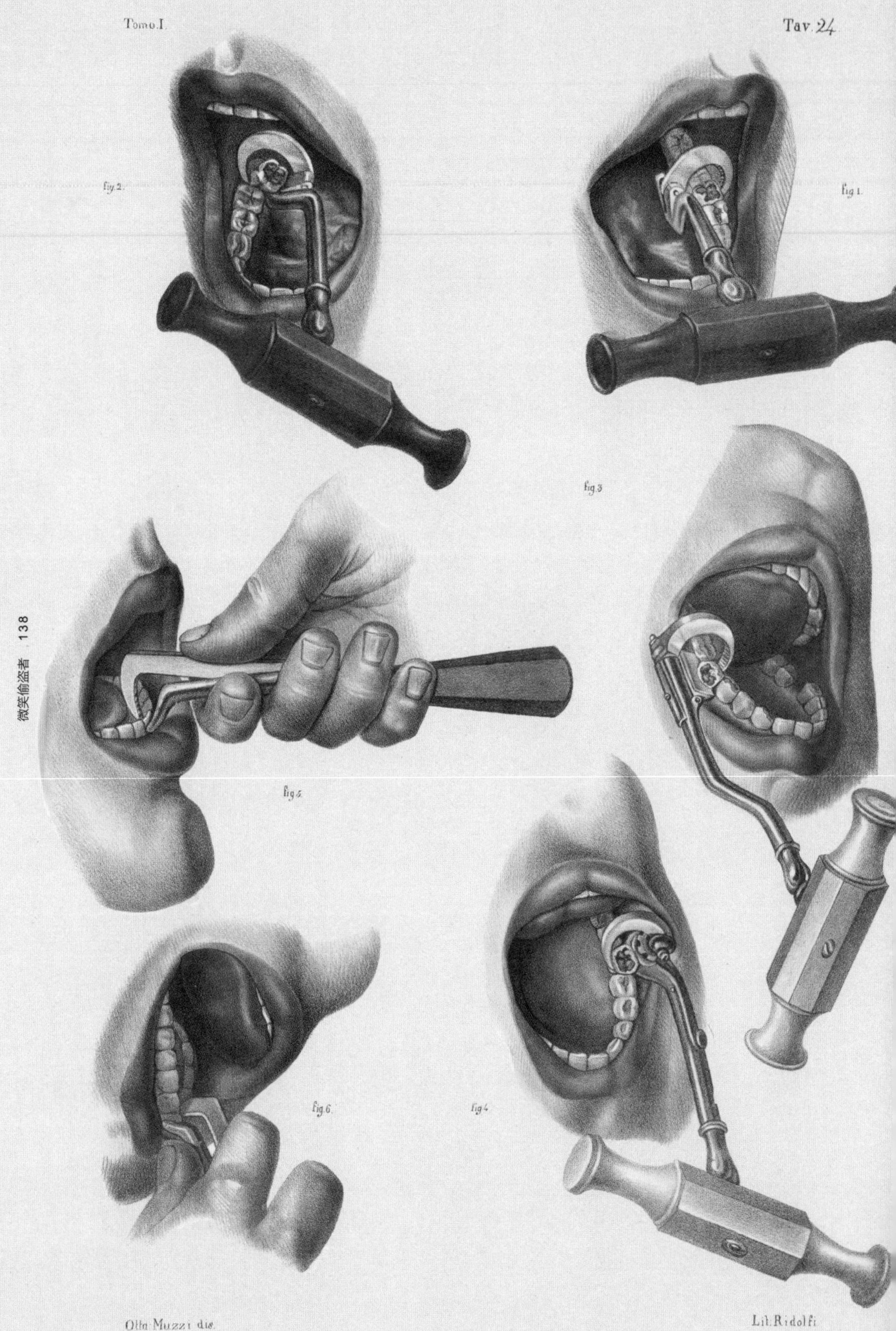


Otta Muzzi dis. Lit. Ridolfi

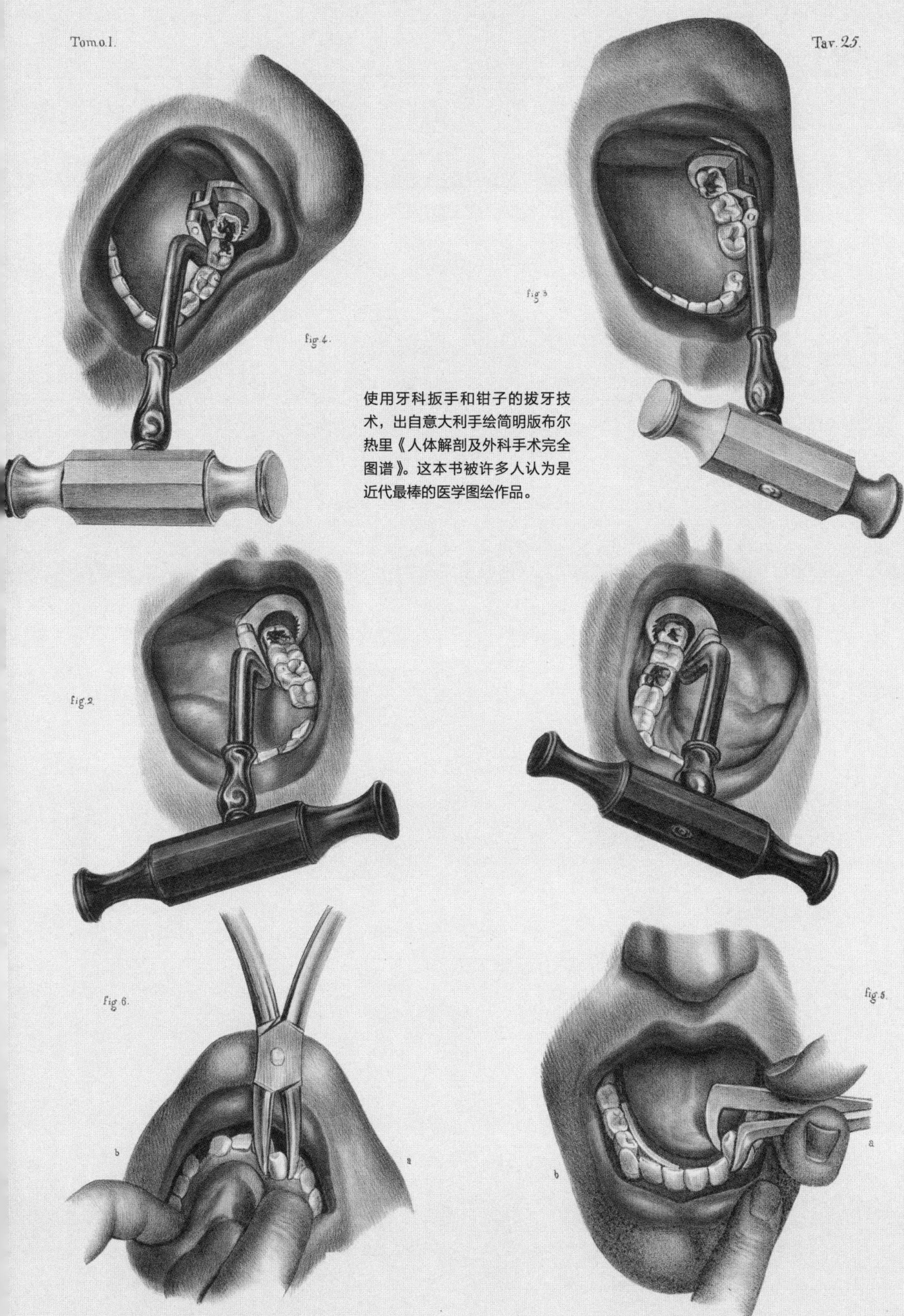


使用牙科扳手和钳子的拔牙技术，出自意大利手绘简明版布尔热里《人体解剖及外科手术完全图谱》。这本书被许多人认为是近代最棒的医学图绘作品。

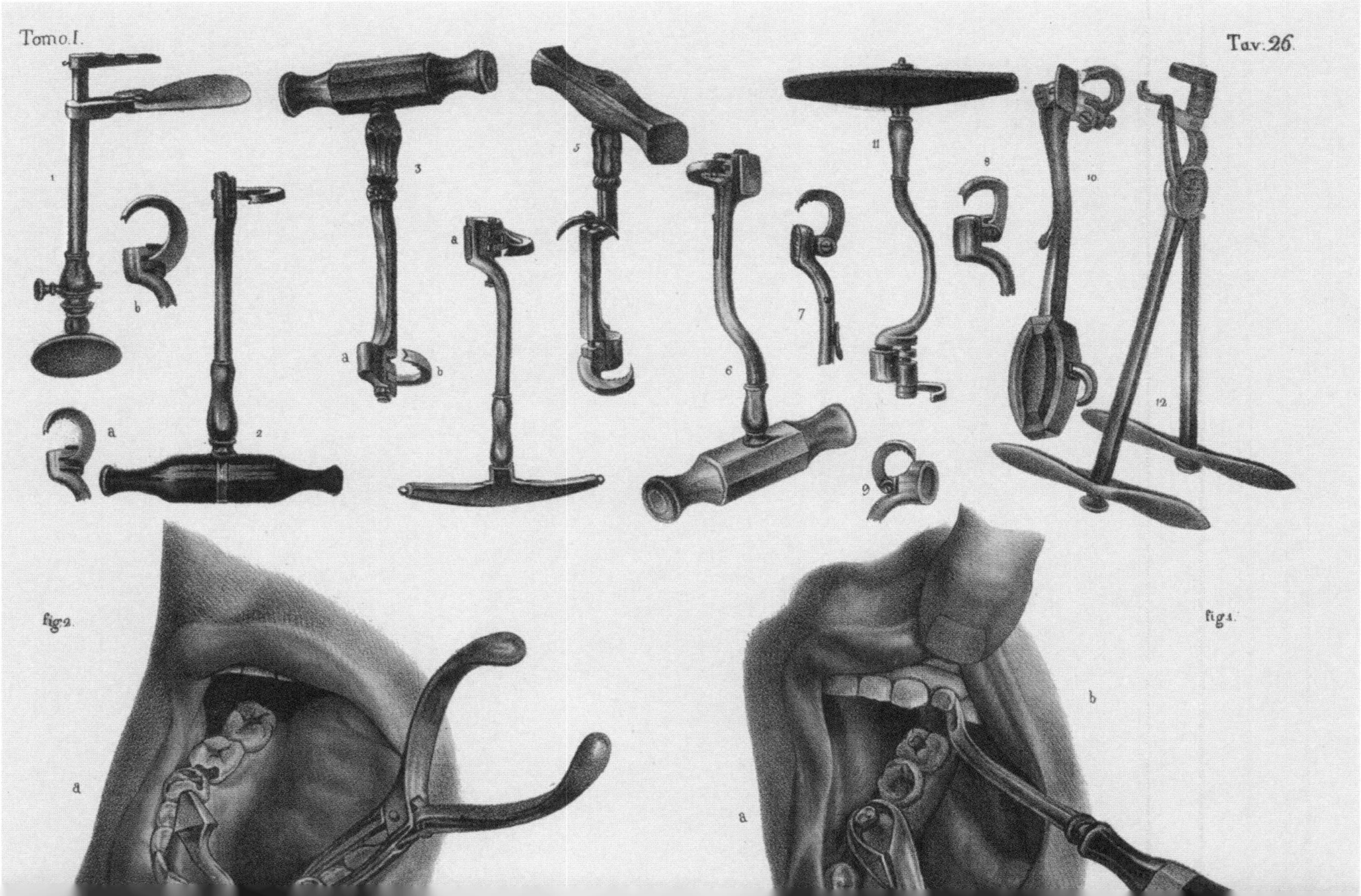

Tomo.I.

Tav. 26.

1 a b 2 3 a b a 5 6 7 11 8 9 10 12

fig. 2. a

fig. 1. a b

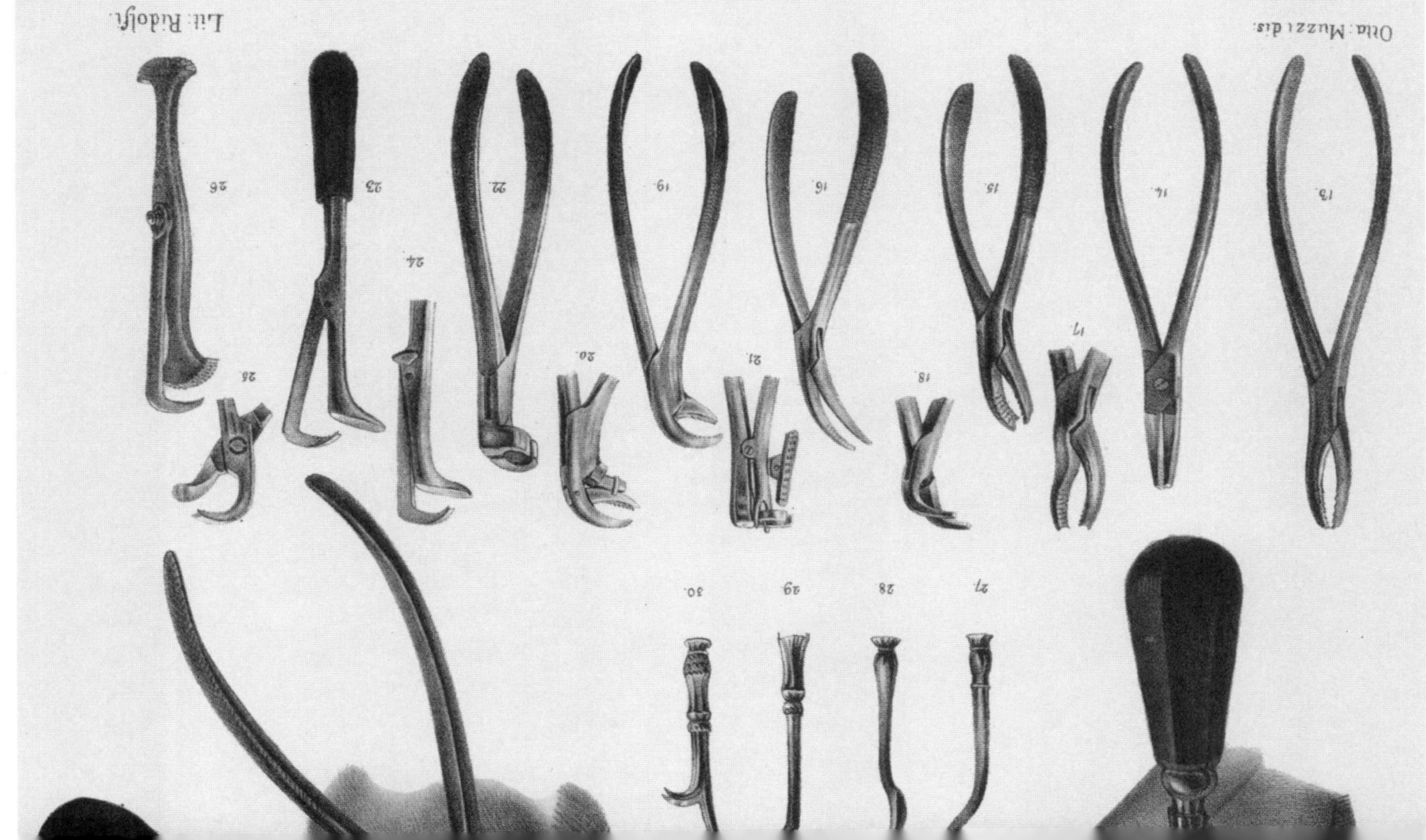
Otta: Muzzi dis.
Lit: Ridolfi.
13.
14.
15.
16.
17.
18.
19.
20.
21.
22.
23.
24.
25.
26.
27.
28.
29.
30.

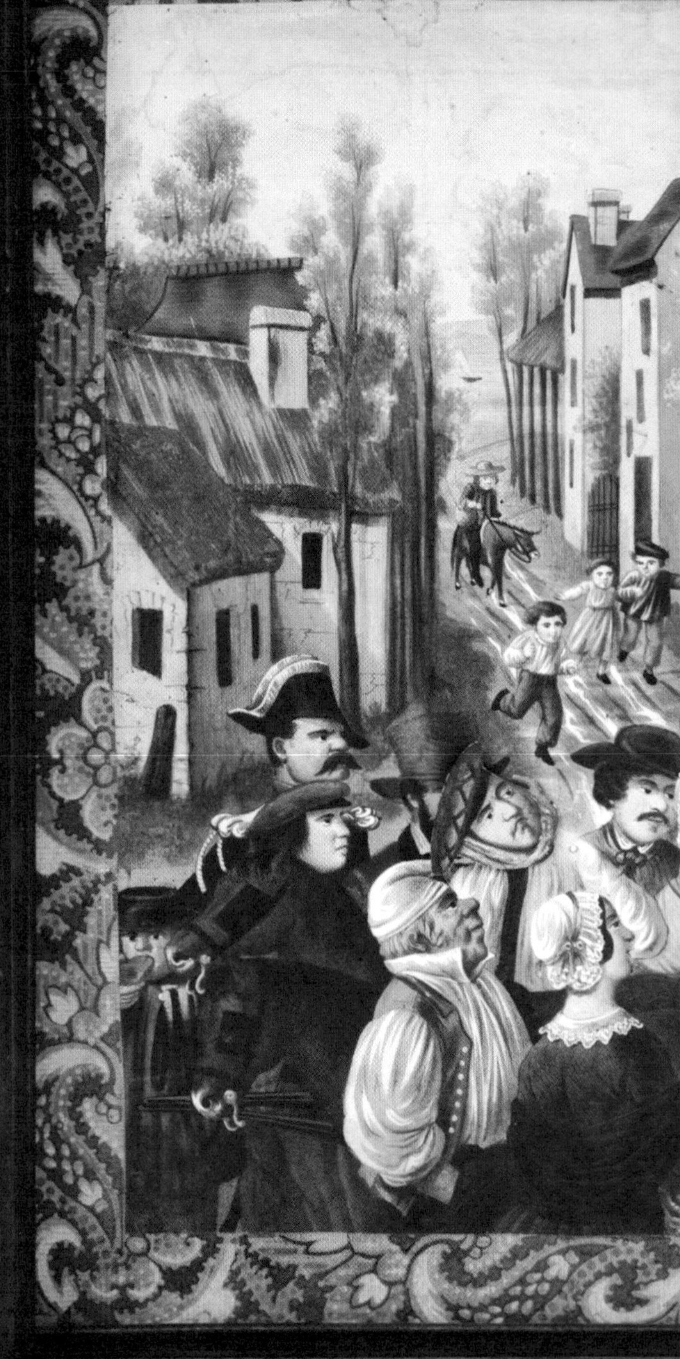

**前页 |** 布尔热里《人体解剖及外科手术完全图谱》展示了两种拔牙流程：采用牙钳和牙挺拔除牙根，以及用喙夹拔除龋坏的双根牙。所需器械包括口镜、牙匙以及切断钳。

**本页 |** 钟表绘画，画中一名江湖郎中正在法国乡村集市表演拔牙（约1800—1850 年）。乐队在旁演奏，淹没了病人的惨叫。

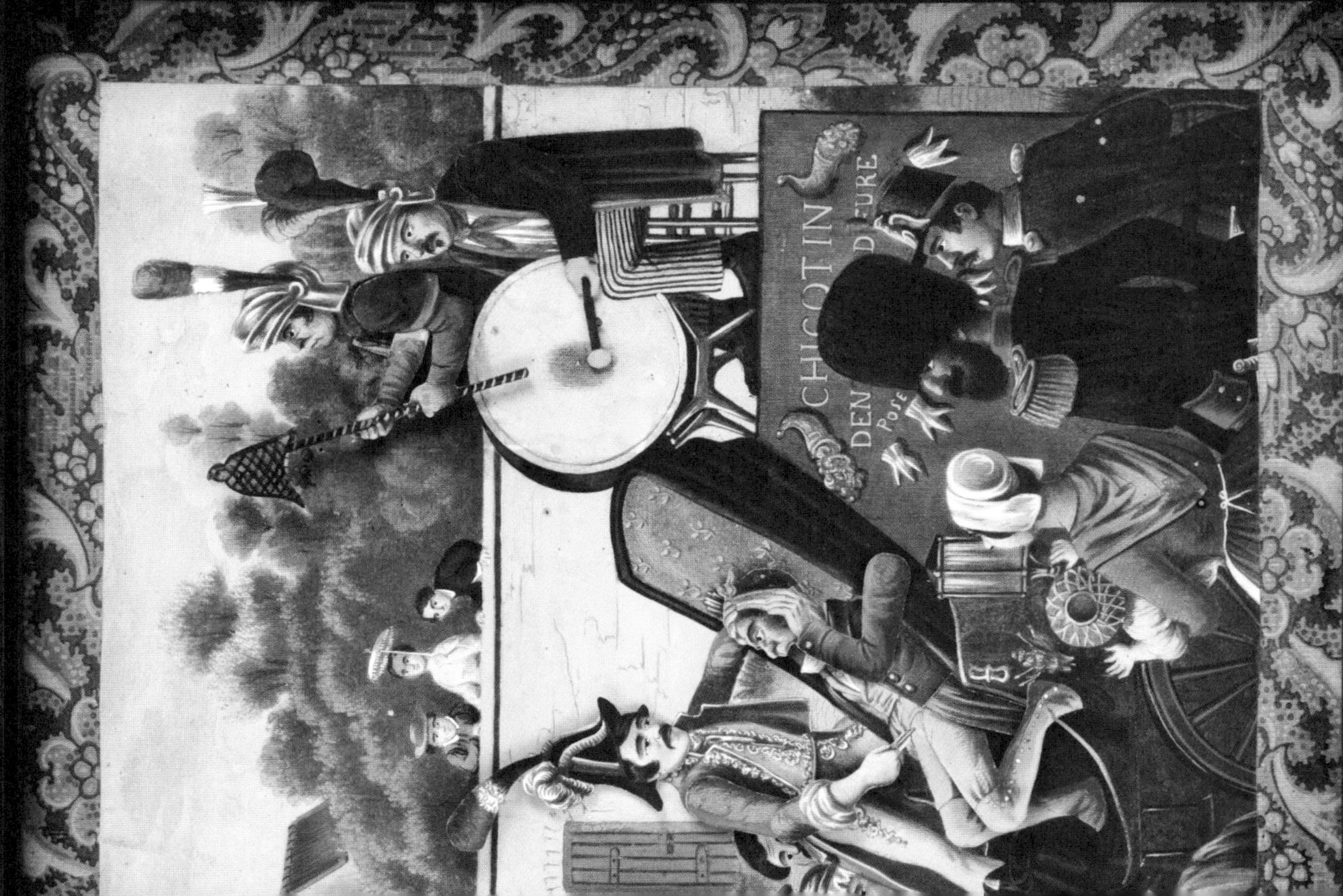
CHICOTIN
POSE

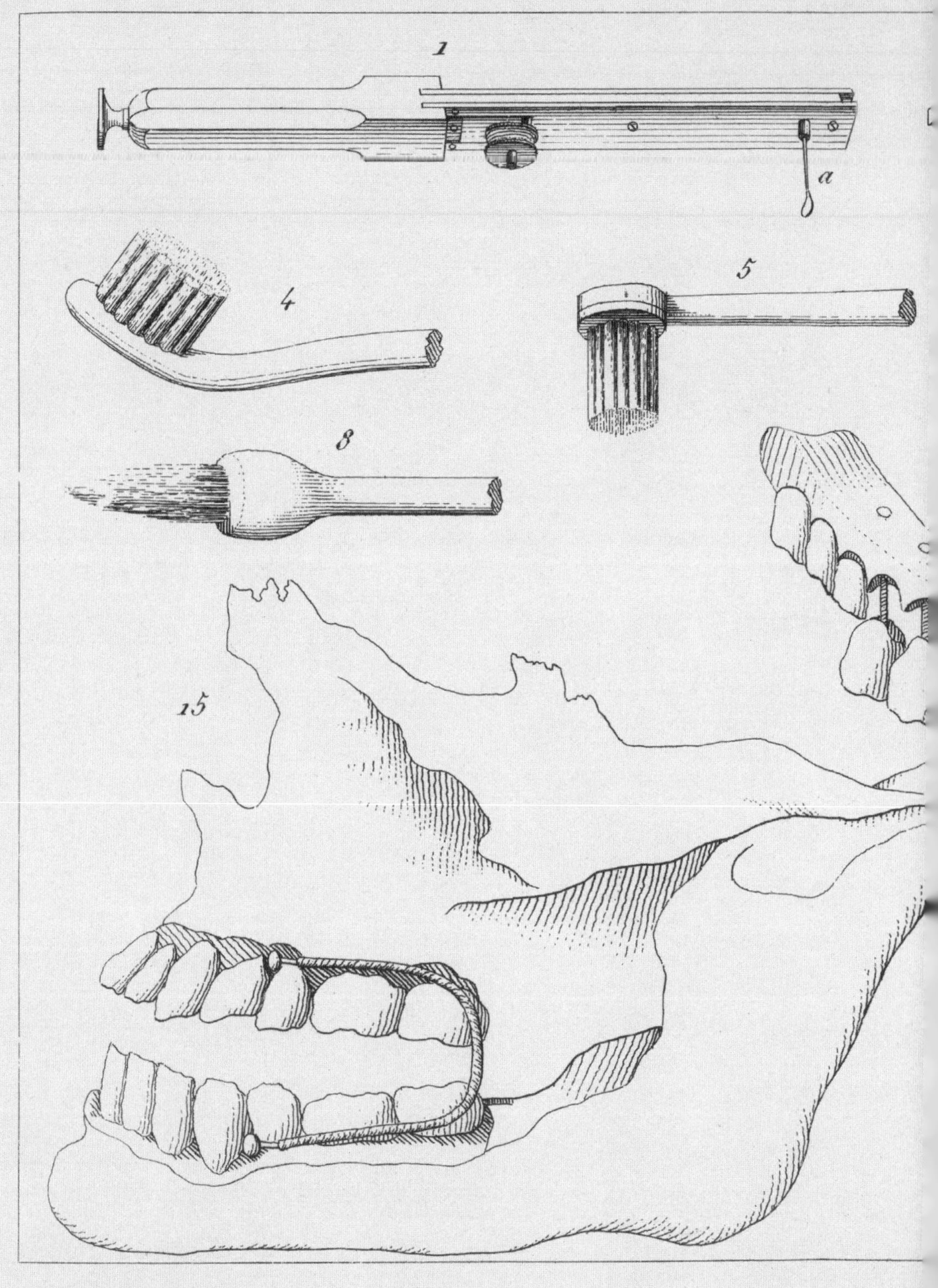


义齿、毛刷和牙科工具的示意图。出自《受过教育的牙医》（*Il Dentista Istruito*，1834 年），作者 J.C.F. 马奥瑞（J. C. F. Maury）。

*Maury. Il Dentista instruito. Tav. II*

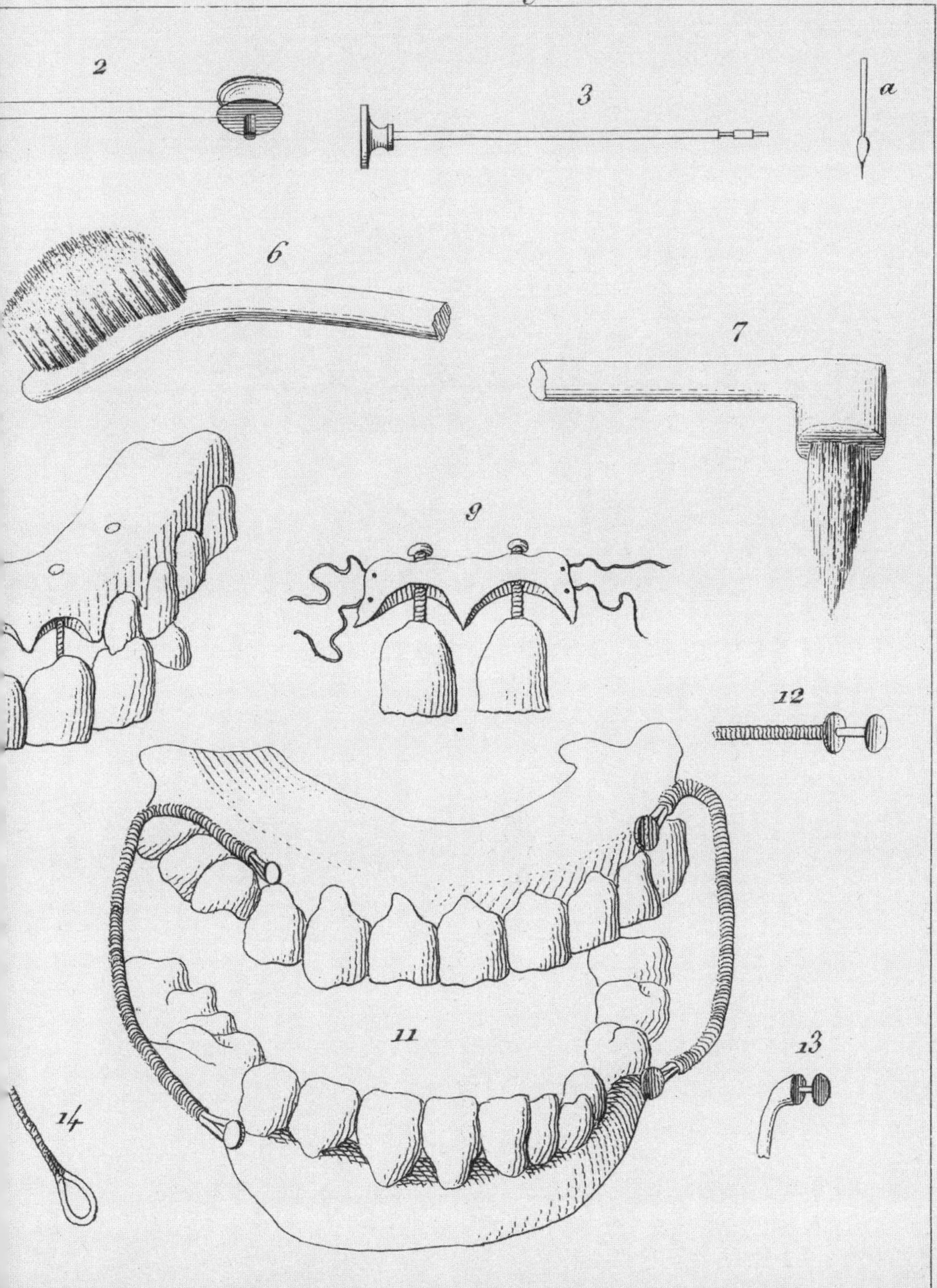

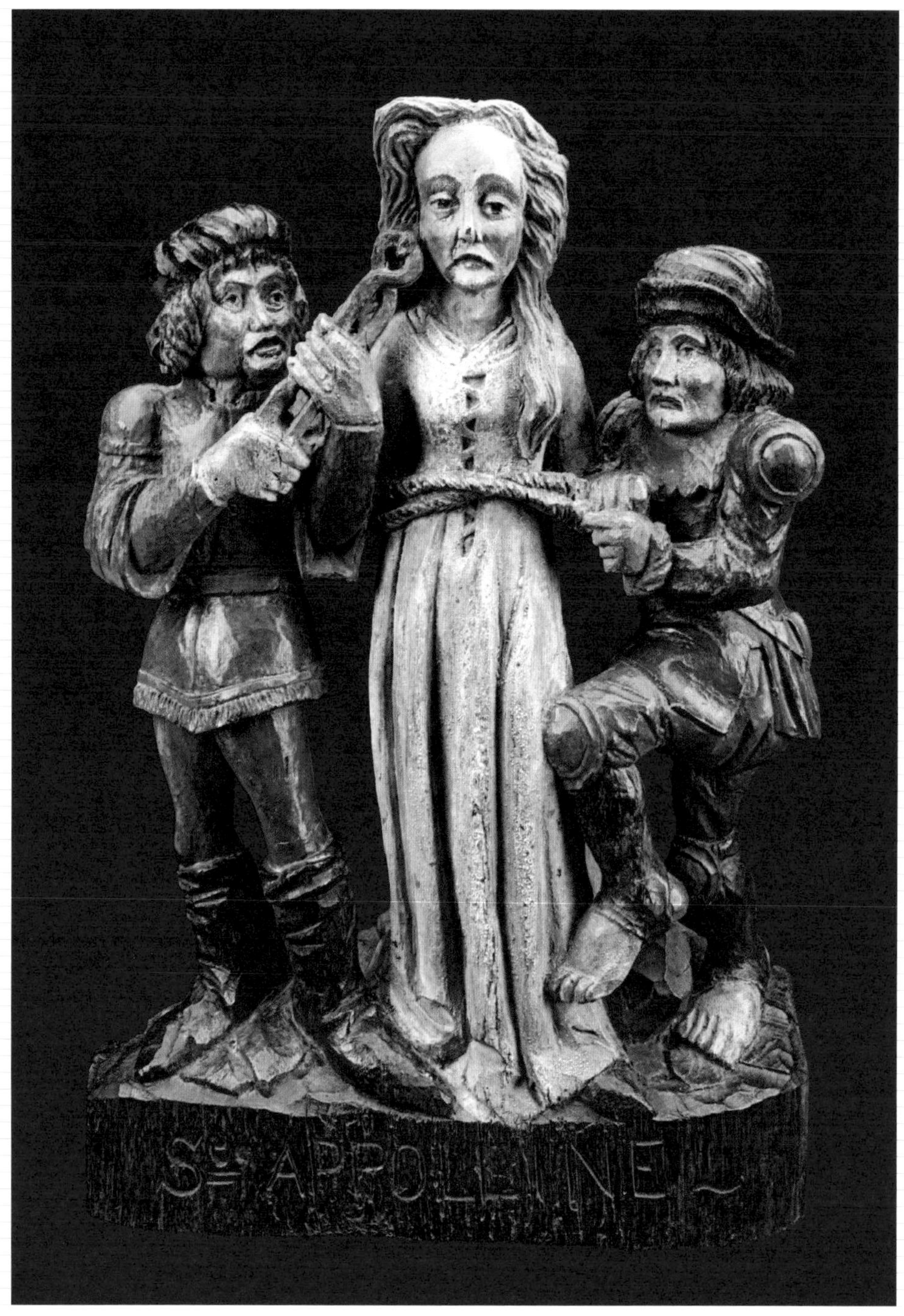


**本页 |** 木雕作品，圣阿波罗尼亚和两名刽子手（19 世纪），展示了阿波罗尼亚被残酷折磨的场景。她的牙齿被一个个敲碎后用钳子拔出。因此，她被尊为牙痛和牙医之神。这尊木雕是法国蓬蒂维的侯赛教堂（Chapelle de la Houssaye）原作的复刻品。

**对页 |** 描绘牙科和手术治疗的匾牌（1801 年）。橡木雕成的作品展示了痛苦的拔牙过程以及头部手术的场景。

**后页 |** 拔牙用具，包括牙匙、牙科嵝夹以及牙钳。出自《医疗设备》（*Armamentarium chirurgicum*，1835—1836 年），作者是德国外科医生阿尔伯特 · 希尔格（Albert Seerig）。

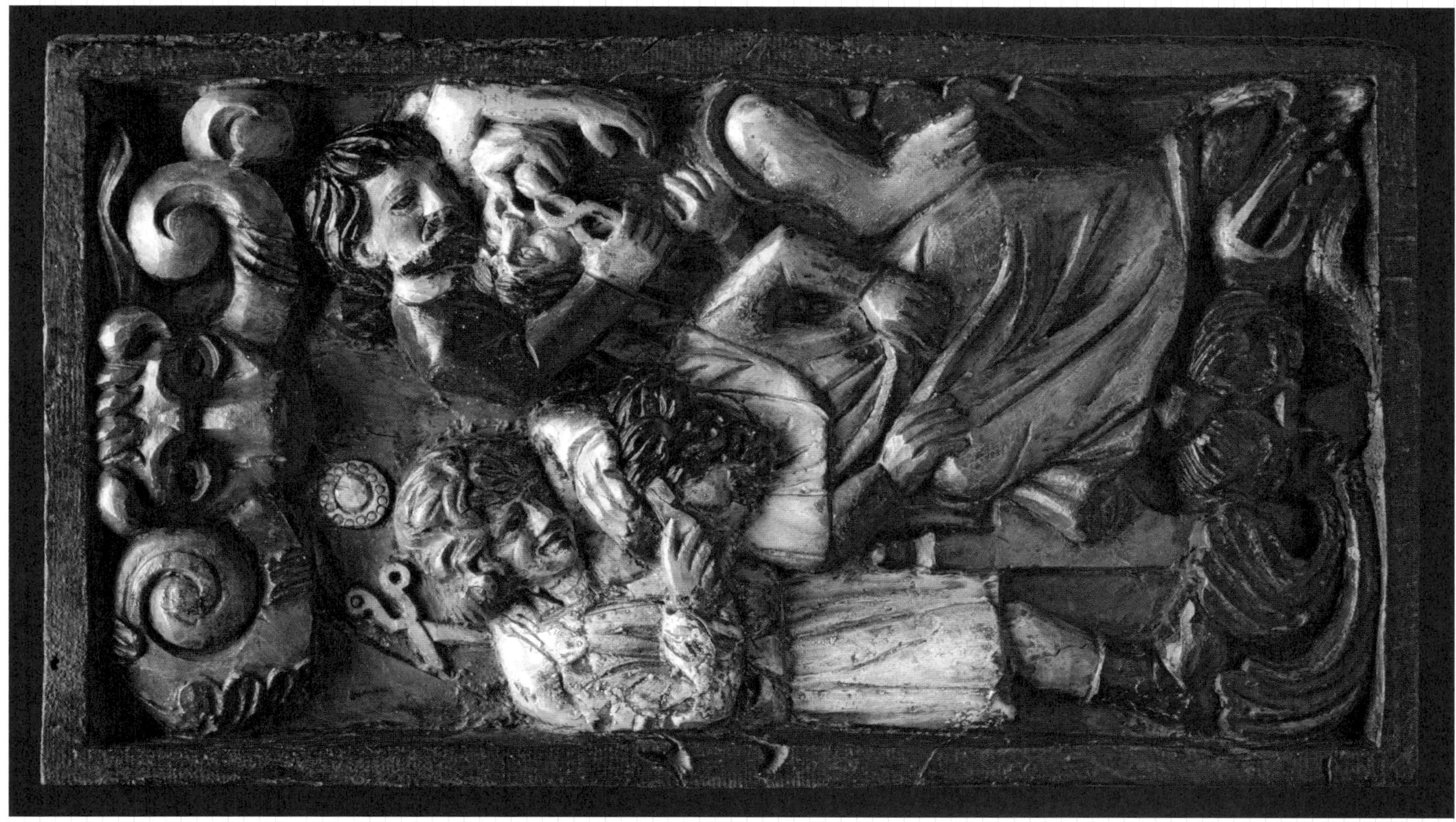

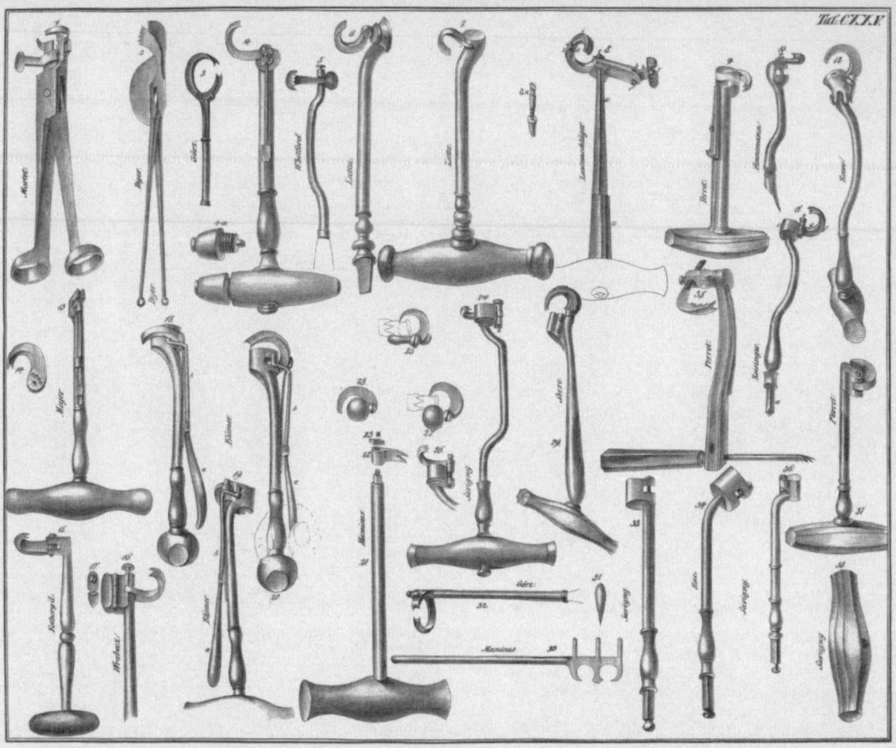

Taf. CXXV.

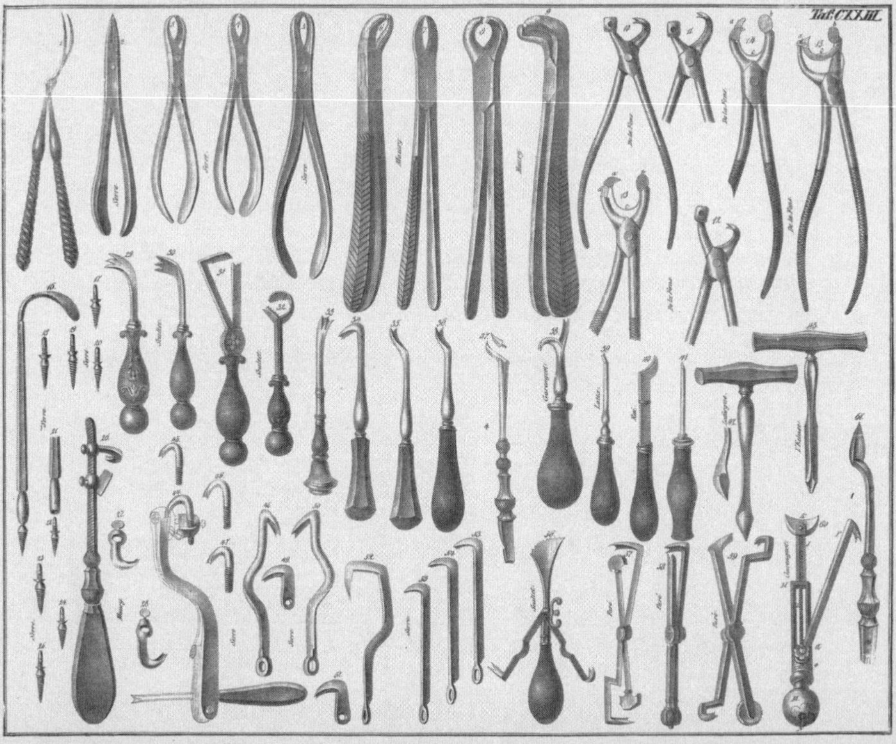

Taf. CXXIII.

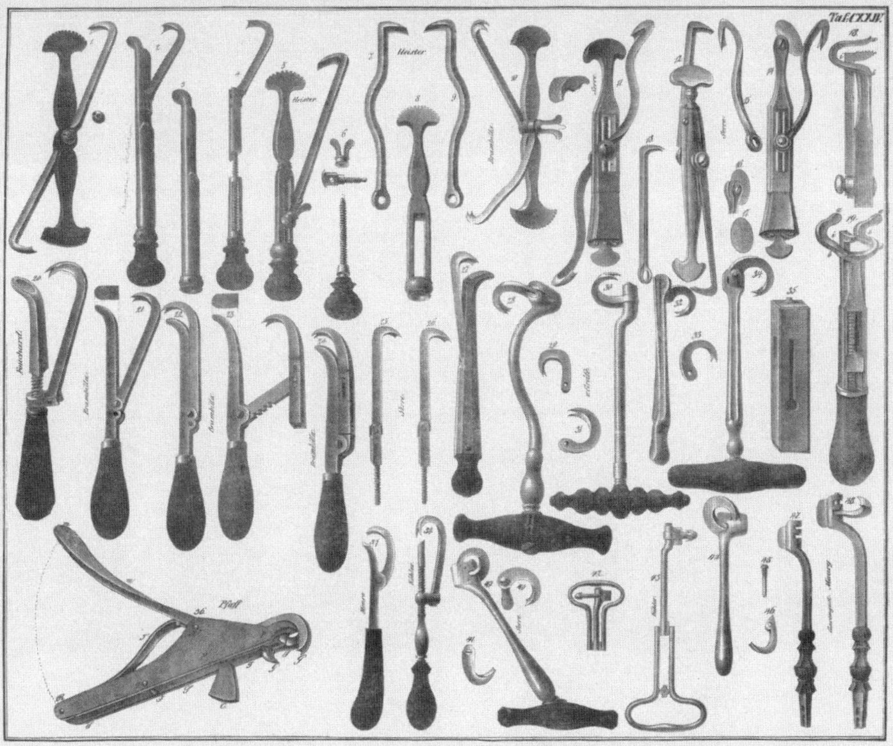

Taf. CXXIV.

Taf. CXXV.

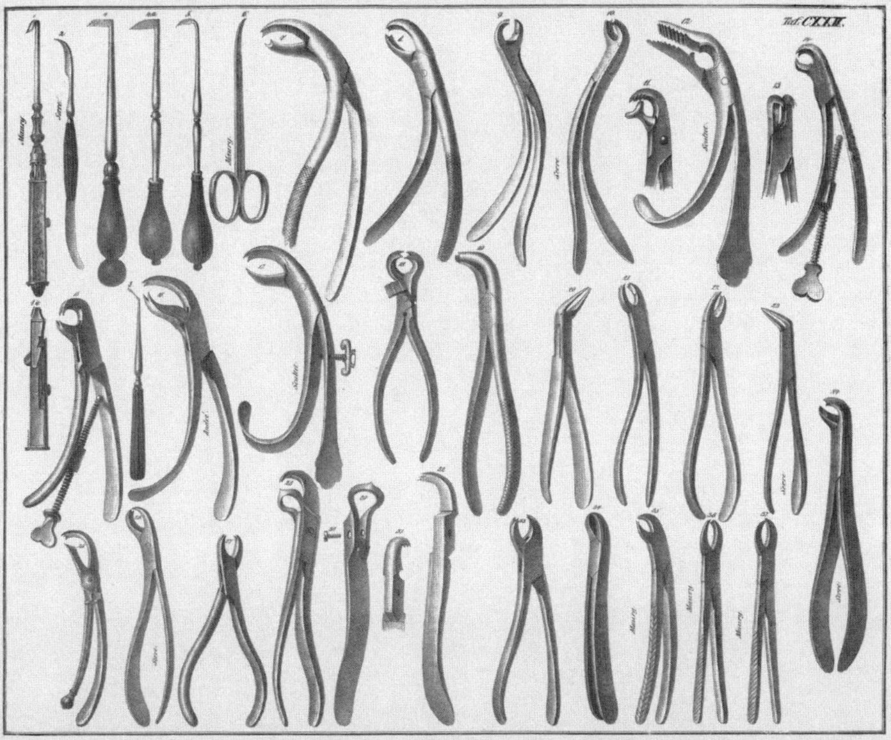

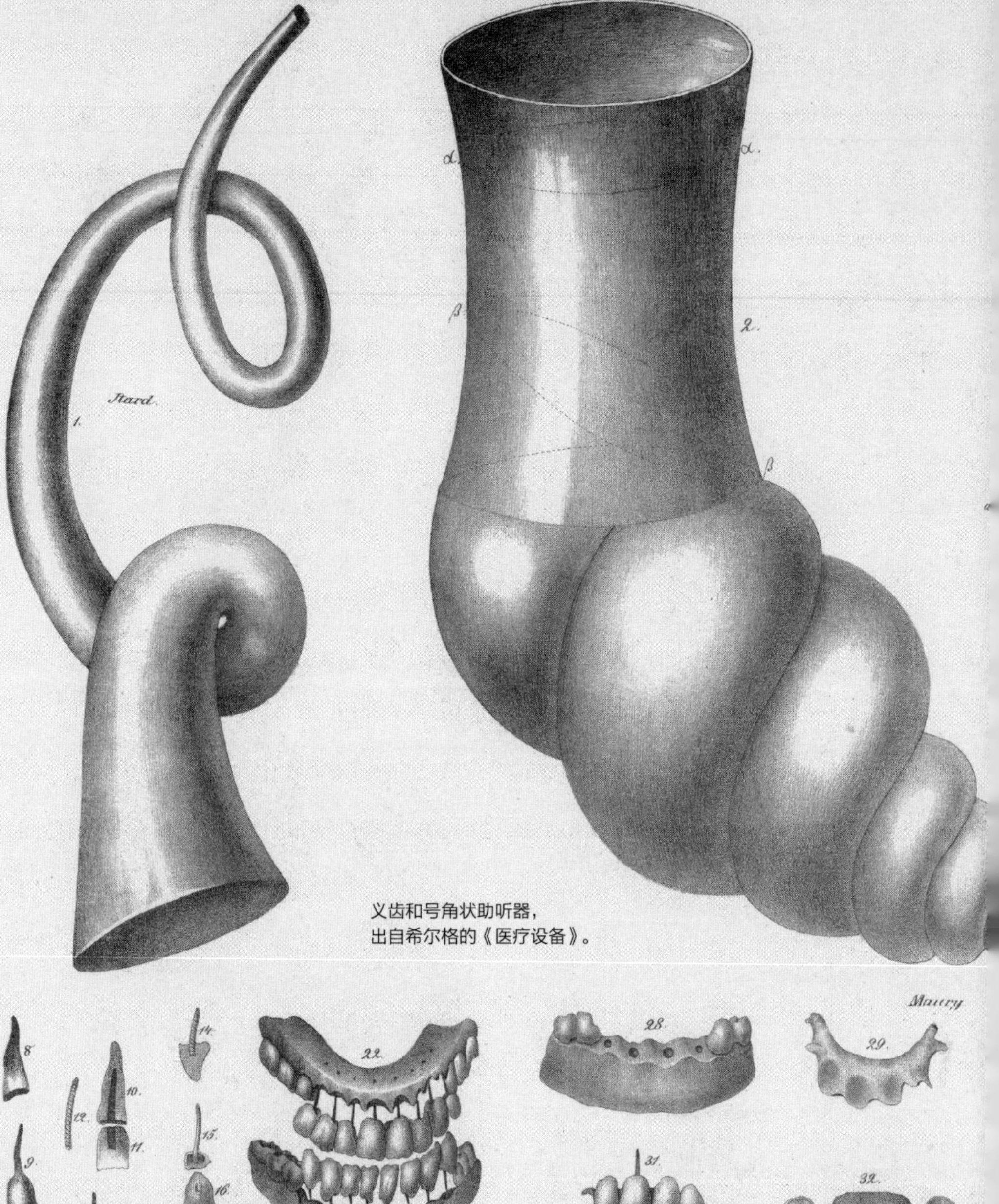

义齿和号角状助听器，
出自希尔格的《医疗设备》。

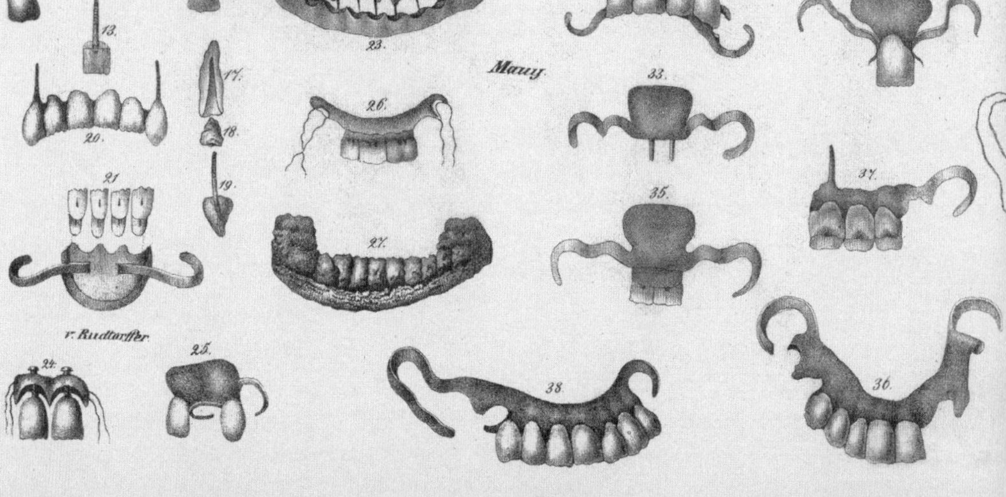

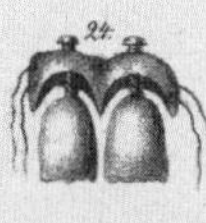
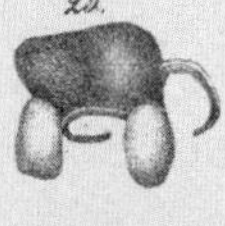
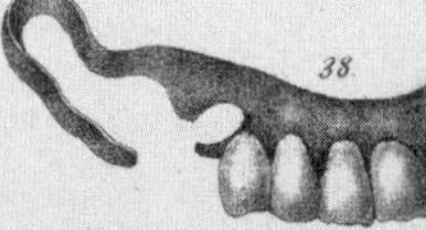
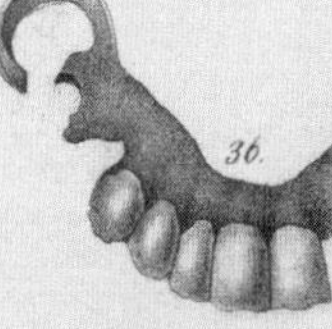

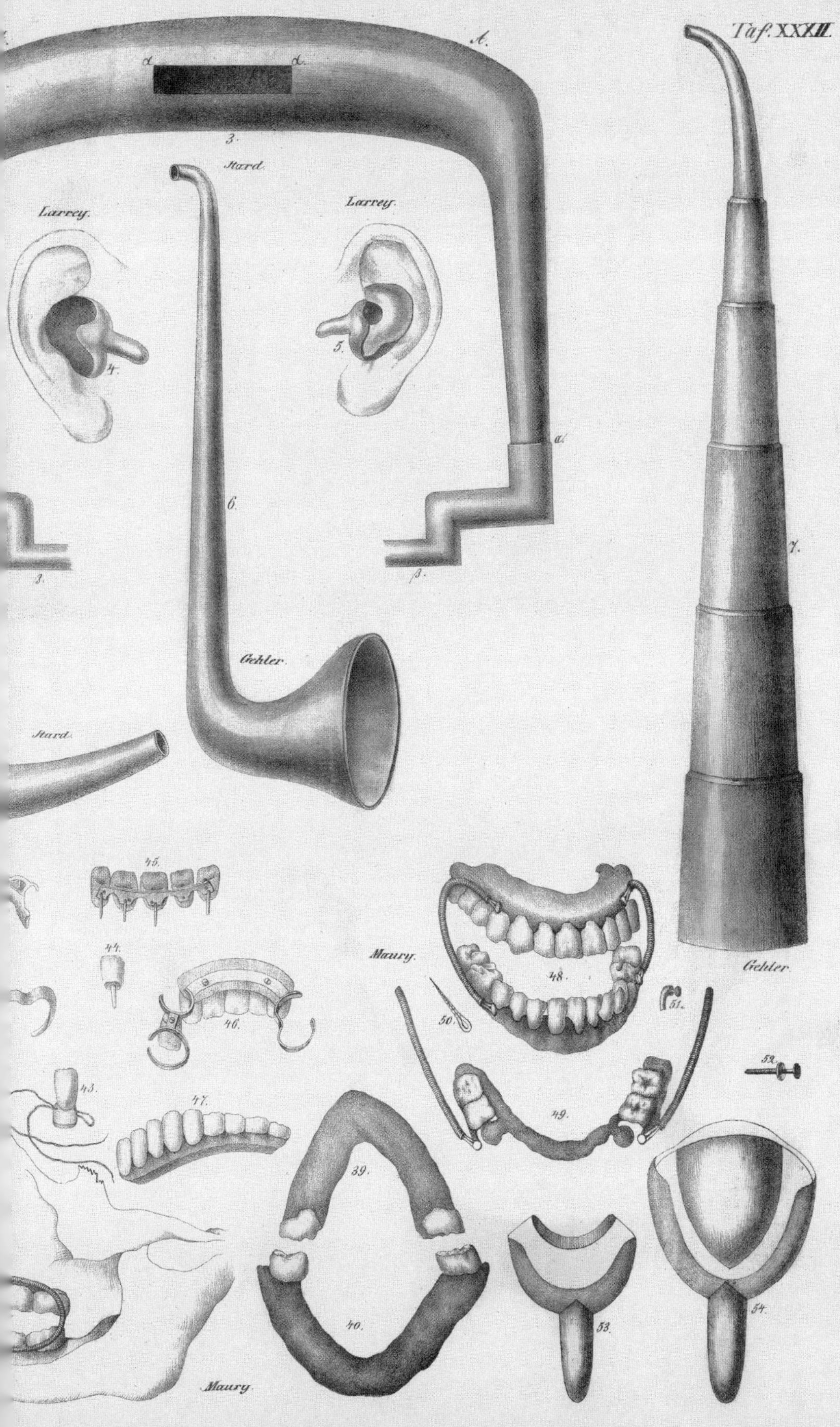
Taf. XXXII.
Larrey.
Larrey.
Itard.
Itard.
Gehler.
Gehler.
Maury.
Maury.

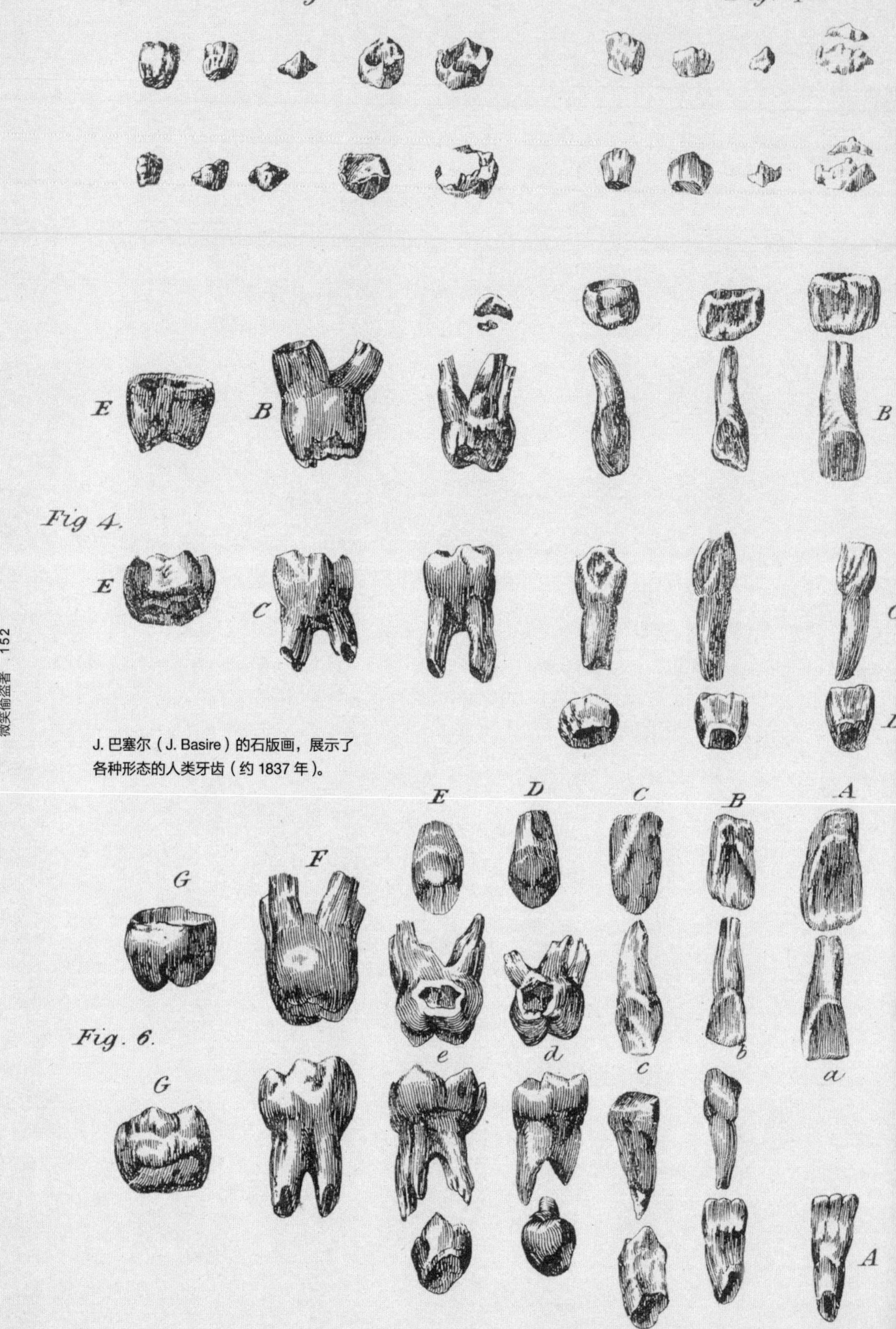


J. 巴塞尔（J. Basire）的石版画，展示了各种形态的人类牙齿（约 1837 年）。

PLATE VII.

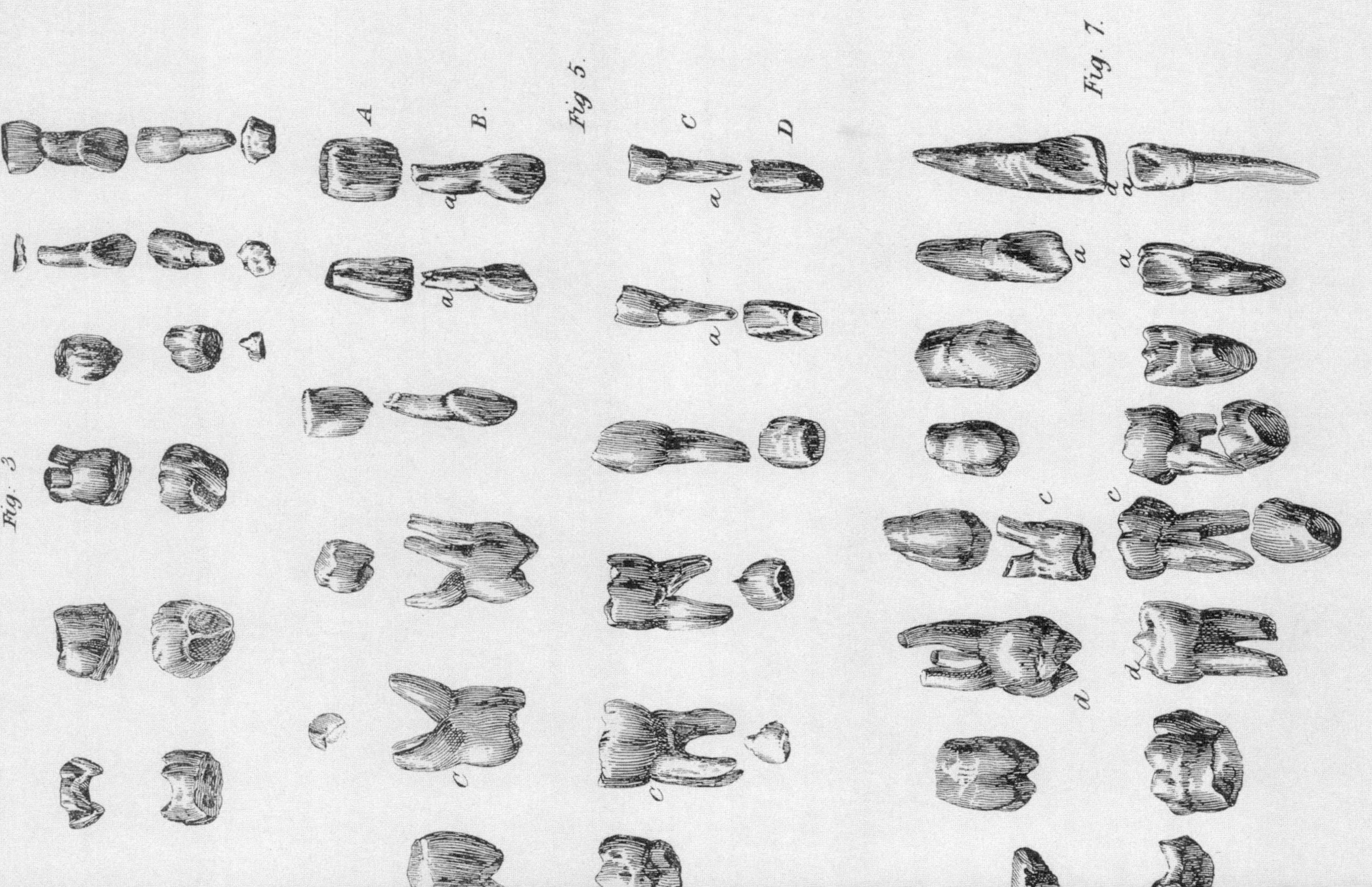

MONTHLY JOURNAL OF MED. SCIENCE. VOL. FOR 1846, P.339.

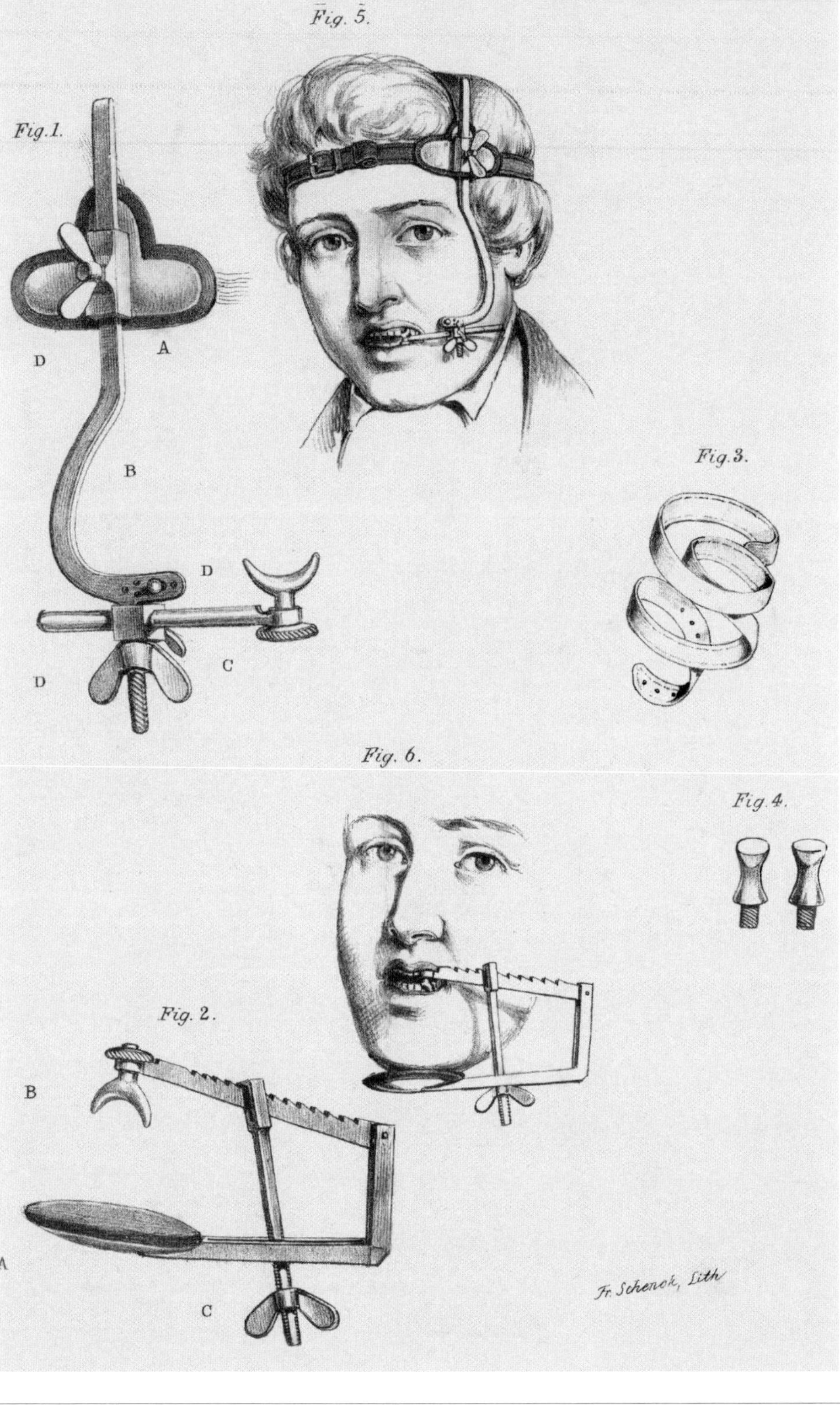

*Fig. 5.*

*Fig. 1.*

D A

B

D

C

D

*Fig. 3.*

*Fig. 6.*

*Fig. 4.*

*Fig. 2.*

B

A

C

*Fr. Schenck, Lith*

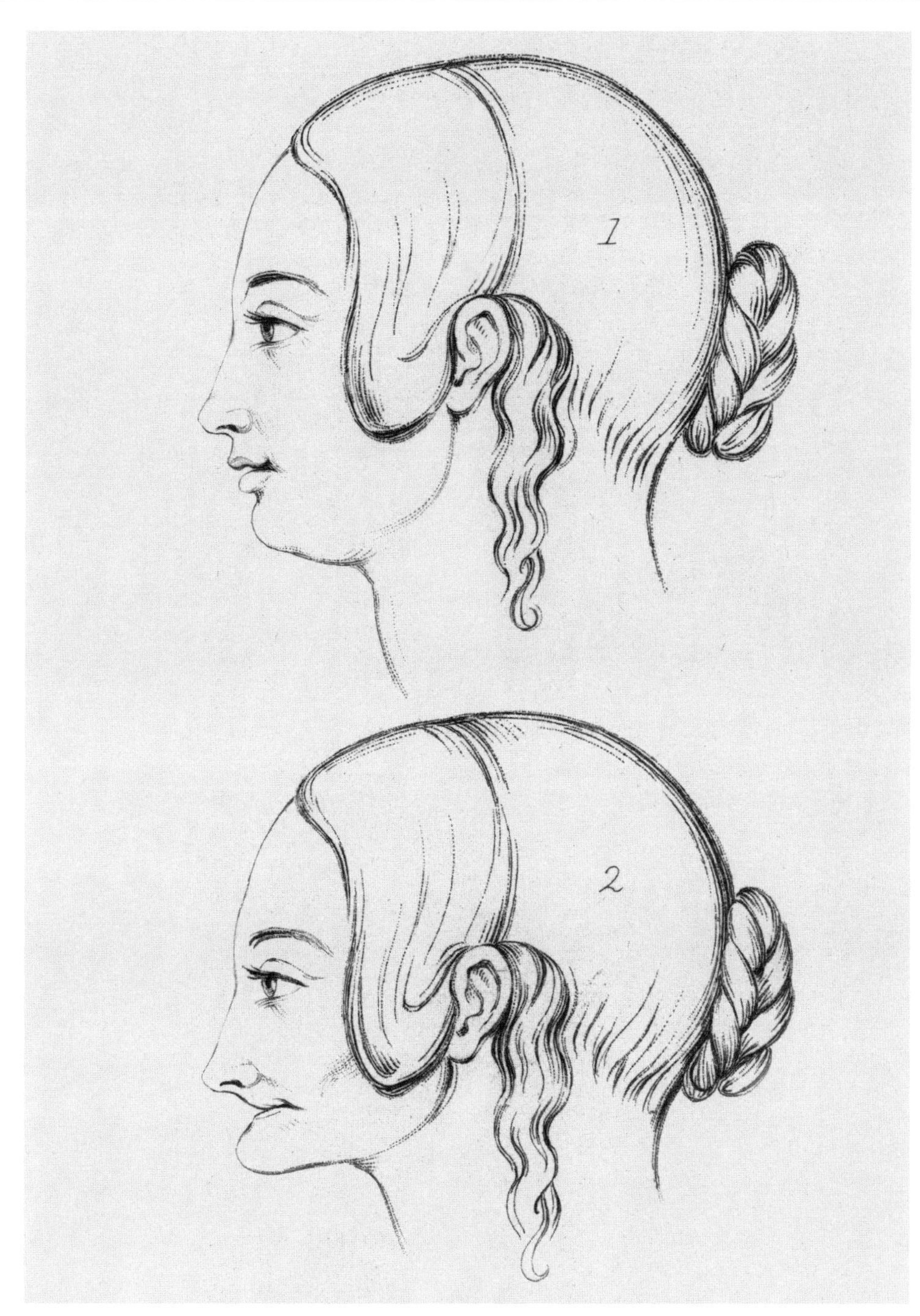


**对页 |** 威廉·阿尔佛雷德·罗伯茨（William Alfred Roberts）绘制，展示了拔牙后用于止血的装置，出自《医学科学月刊》（*Monthly Journal of Medical Science*，1846 年）。

**本页 |** 一名女子的两幅肖像，一幅有牙齿，一幅没有。出自第二版《牙齿的外科、机械与医学治疗》（*The Surgical, Mechanical and Medical Treatment of the Teeth*，1846 年），作者詹姆斯·罗宾森。

**后页 |** 45 个不同的场景，展示了一个牙痛男子企图自行治疗的各种尝试，以及最后不得不求助于牙医的故事。木刻版画，乔治·克鲁森科临摹自贺拉斯·梅休的作品。

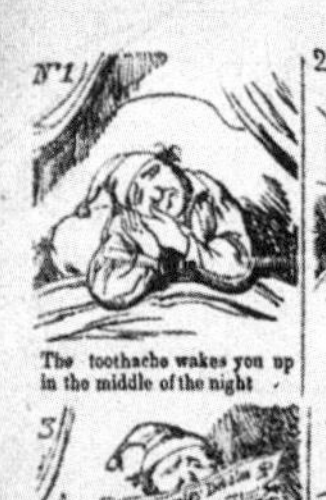
No. 1
The toothache wakes you up in the middle of the night

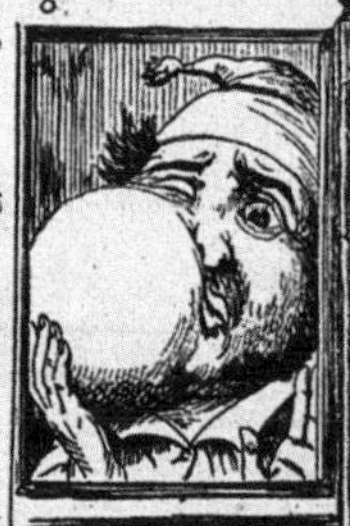
2
You try a gentle remedy

3
You try a violent remedy

4
But all in vain you cannot sleep

5.
Your first feeling as the morning comes round is to look at yourself in the glass

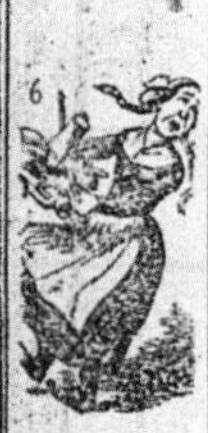
6
The Servant brings in your breakfast and is quite taken aback

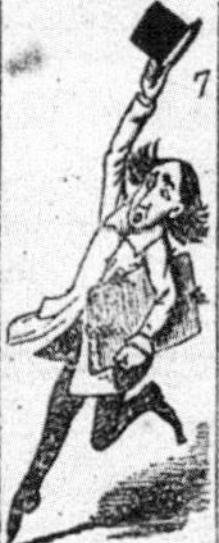
7
But not more so than the Artist, who comes to take your portrait

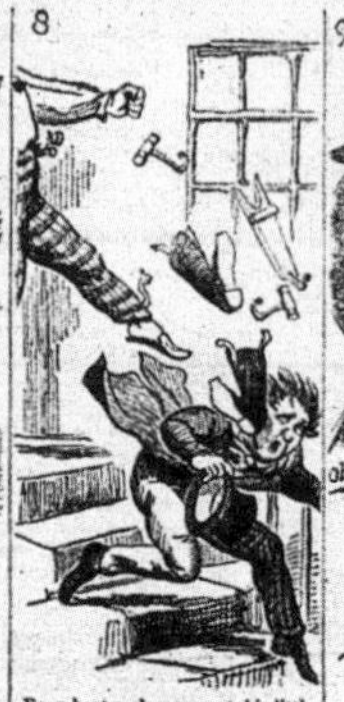
8
Your boot maker presents his little bill for the pair of tight boots, you give him something on account

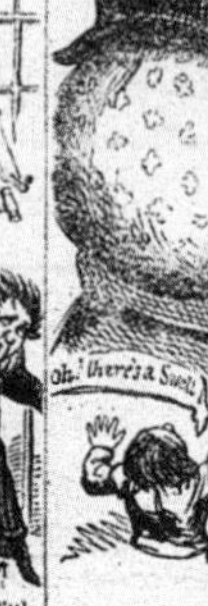
9

You go to the Ch

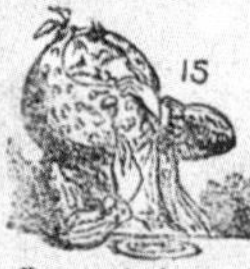
15
You cannot touch a morsel of dinner

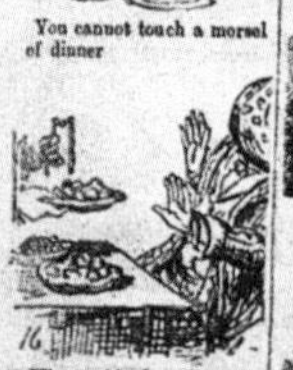
16
When a friend opportunely drops in and brings a few walnuts and alberts

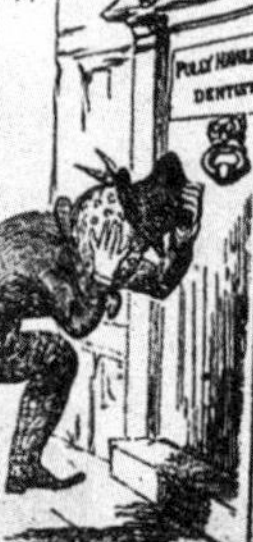
17

You rush to the Dentists!

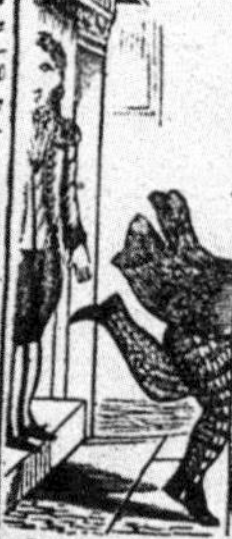
But no sooner is the door opened than the toothache has quite left you, and

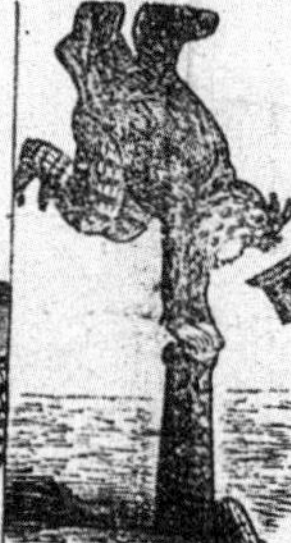
You cannot sufficiently express your unbounded joy

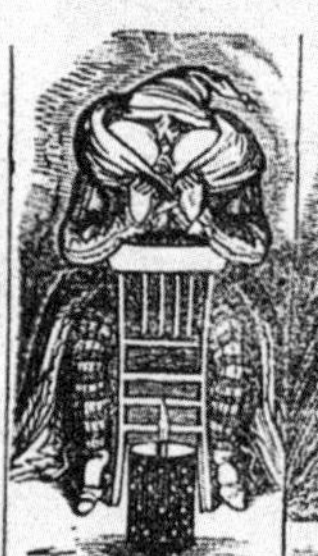
But in the middle of the night you are aroused once more to the painful nature of your position

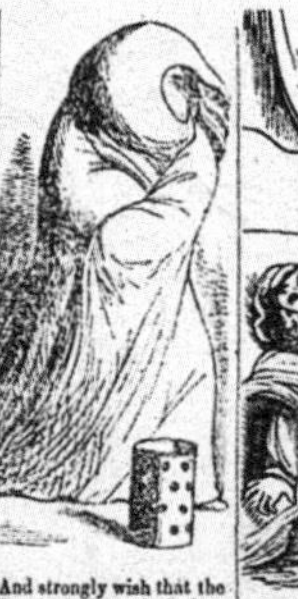
And strongly wish that the Dentist had just looked at your tooth

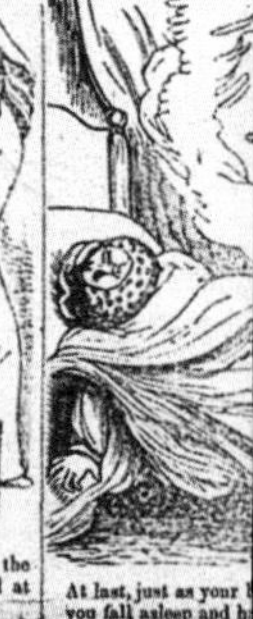
At last, just as your h... you fall asleep and h...

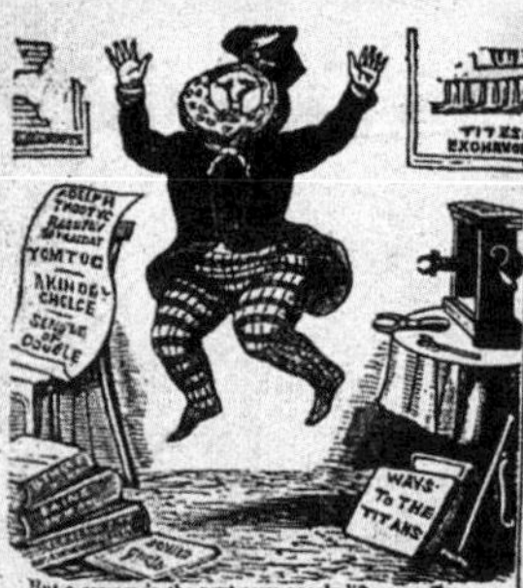

But a scream in the next room nearly lifts you off your feet. You determine upon going home

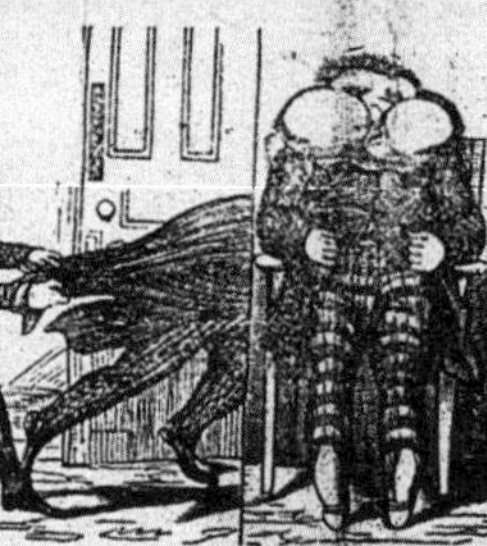
When a strong feeling of shame pulls you back and

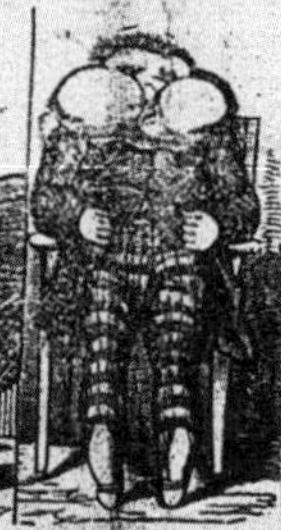
You are requested to sit down for a few minutes and make yourself comfortable

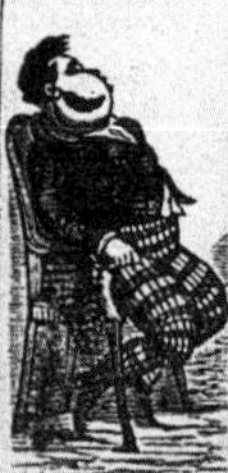
You are asked to be very particular in pointing out the Tooth, as yesterday the Dentist pulled out a wrong one by mistake

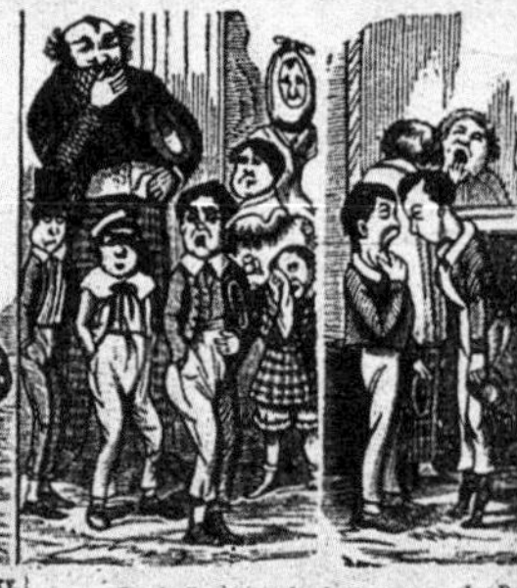
But the Servant coming in to announce that Dr. ... young pupils to pass their half-yearly dental examina... to be a man, and please make haste

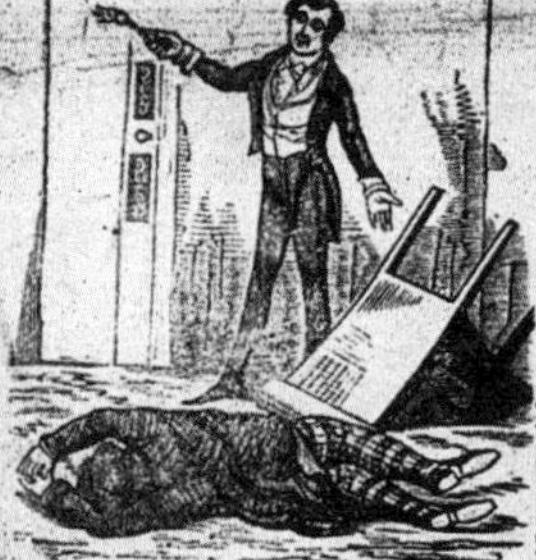
But, AT LAST IT IS OUT!!!

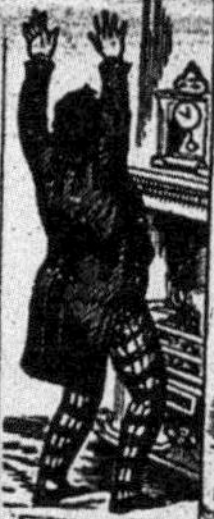
When you are astonished to find that the operation has lasted less than a minute

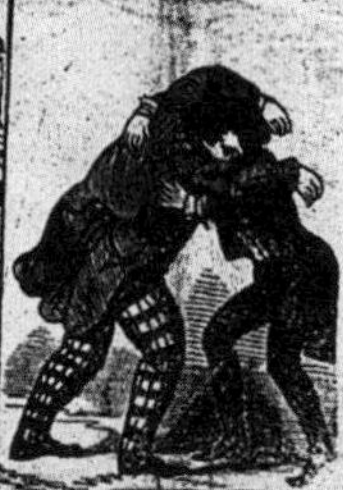
You bless the Dentist

# THE TO...

IMAGINED ...

REALIZED B...

PRICE: 3s. Coloured,

ne creosote

give you

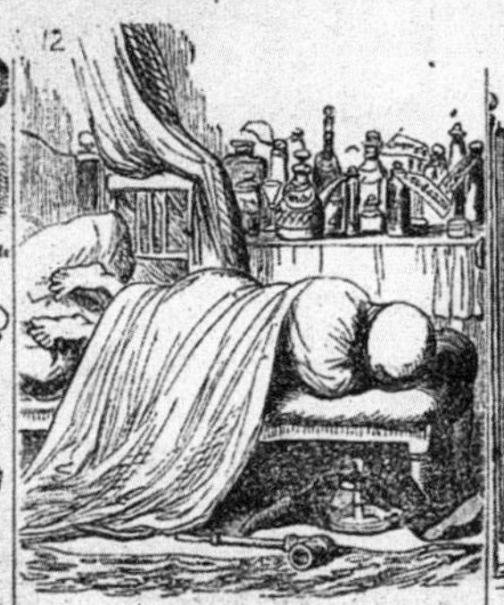

After trying the 240 Infallible cures for the Tooth-ache you go to bed again, and enjoy a few moments of quiet rest

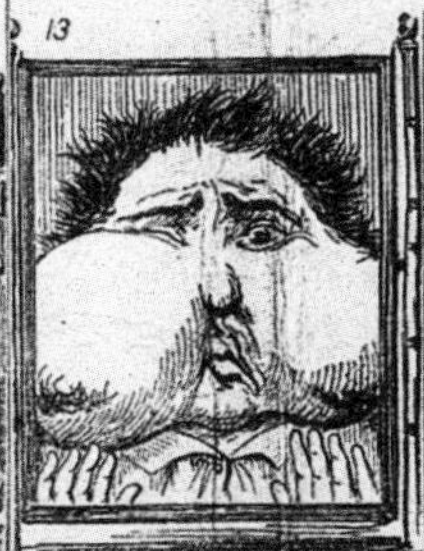

But the evenings amusement scarcely bears the mornings reflection. Every attempt to shave is hopeless upon the face of it

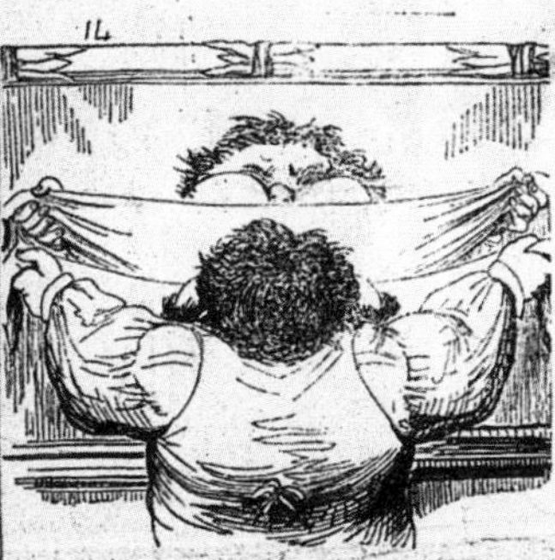

You console yourself with a poultice

t in

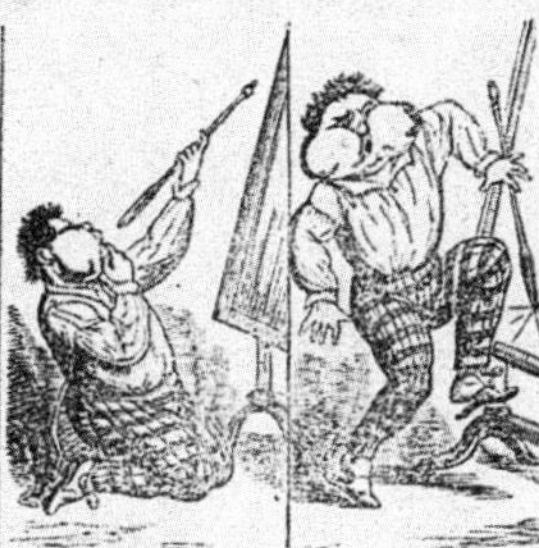

The first thing in the morning you try another infallible remedy

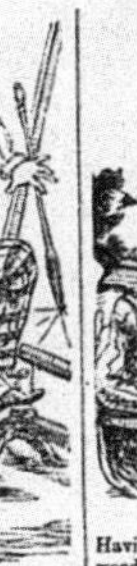

But instead of destroying the nerve, you only succeed in burning your fingers

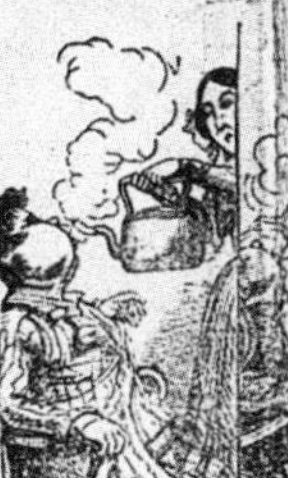

Having heard of some most wonderful cases of tooth-ache being effectually cured by Steam you inhale it for half an hour

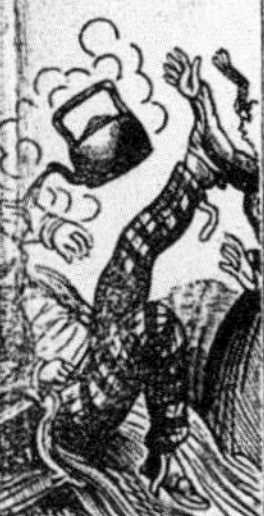

But stupidly pausing to take breath, you are completely overwhelmed by the consequence

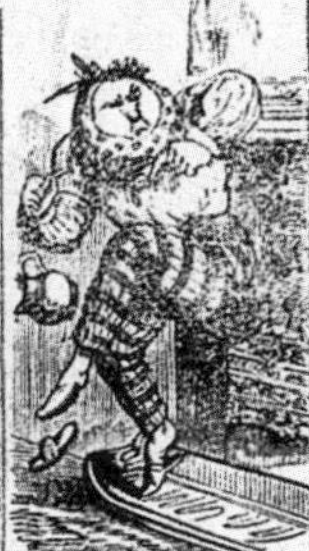

Being told by an old woman that filling your mouth with cold water and sitting on the hob till it boils is a certain cure, you take your seat and oath accordingly, but want the firmness and coolness to persevere

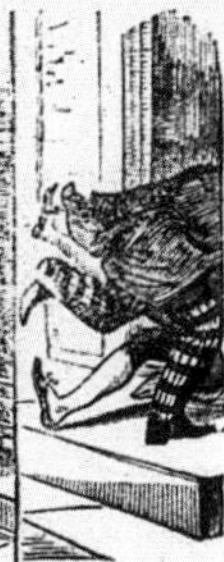

You rush to the Dentists once more, and plunge head long in

his

rd

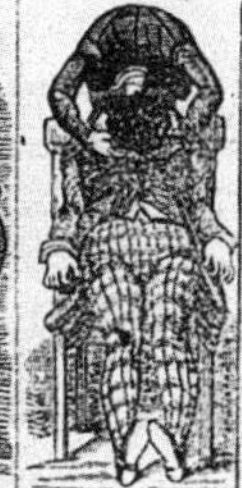

You resign yourself boldly to your fate

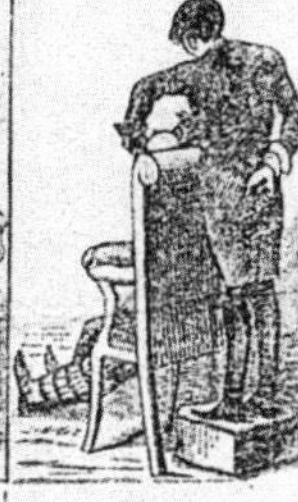

Once in the hands of the Dentist the time seems interminable

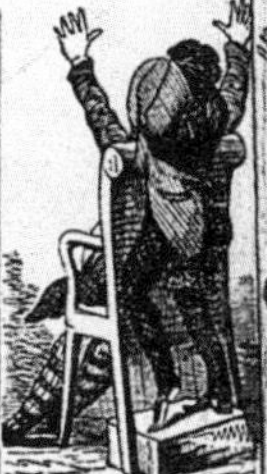

This is the first quarter of an hour!

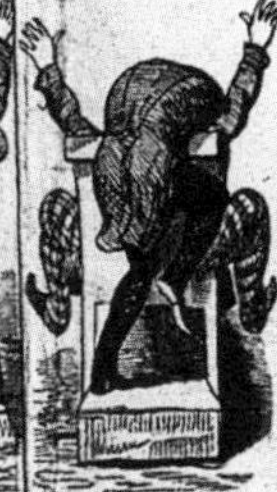

The second quarter of an hour!!

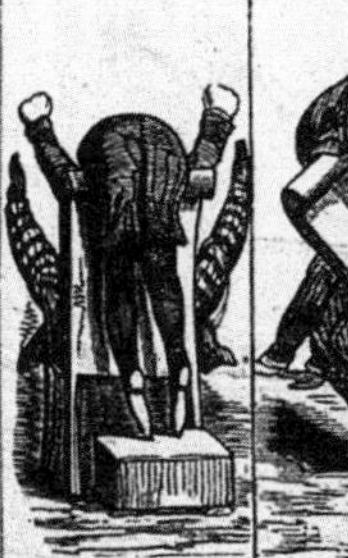

The third quarter of an hour!!!

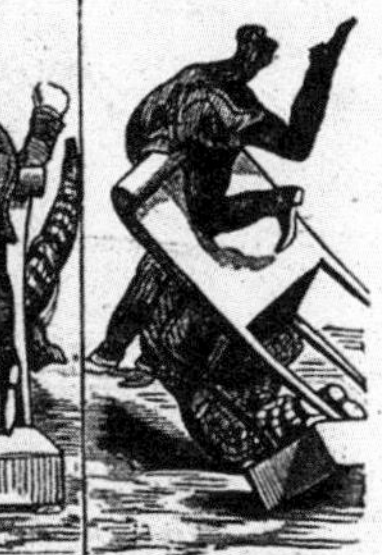

The fourth quarter of an hour!!!!

# CHE

AYHEW.

SHANK.

1s. 6d. Plain.

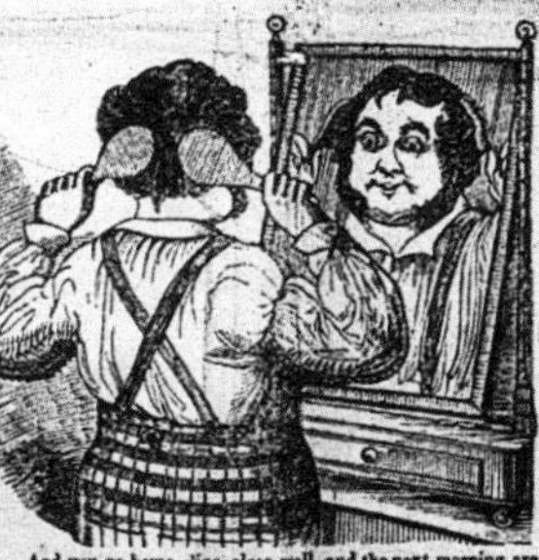

And you go home, dine, sleep well, and the next morning are delighted to find that you are none the worse for the Tooth-ache

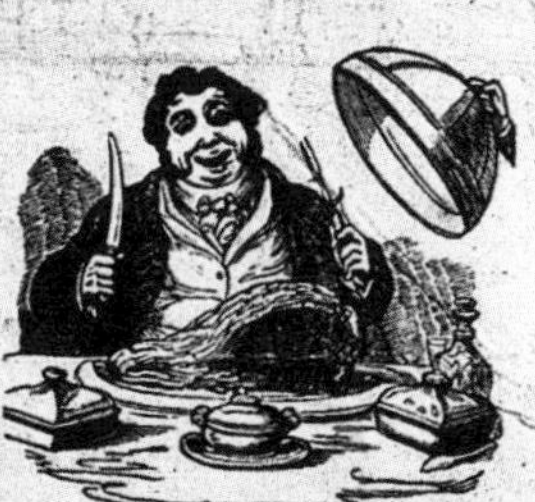

The end of the Tooth-ache, "All's well that ends well."

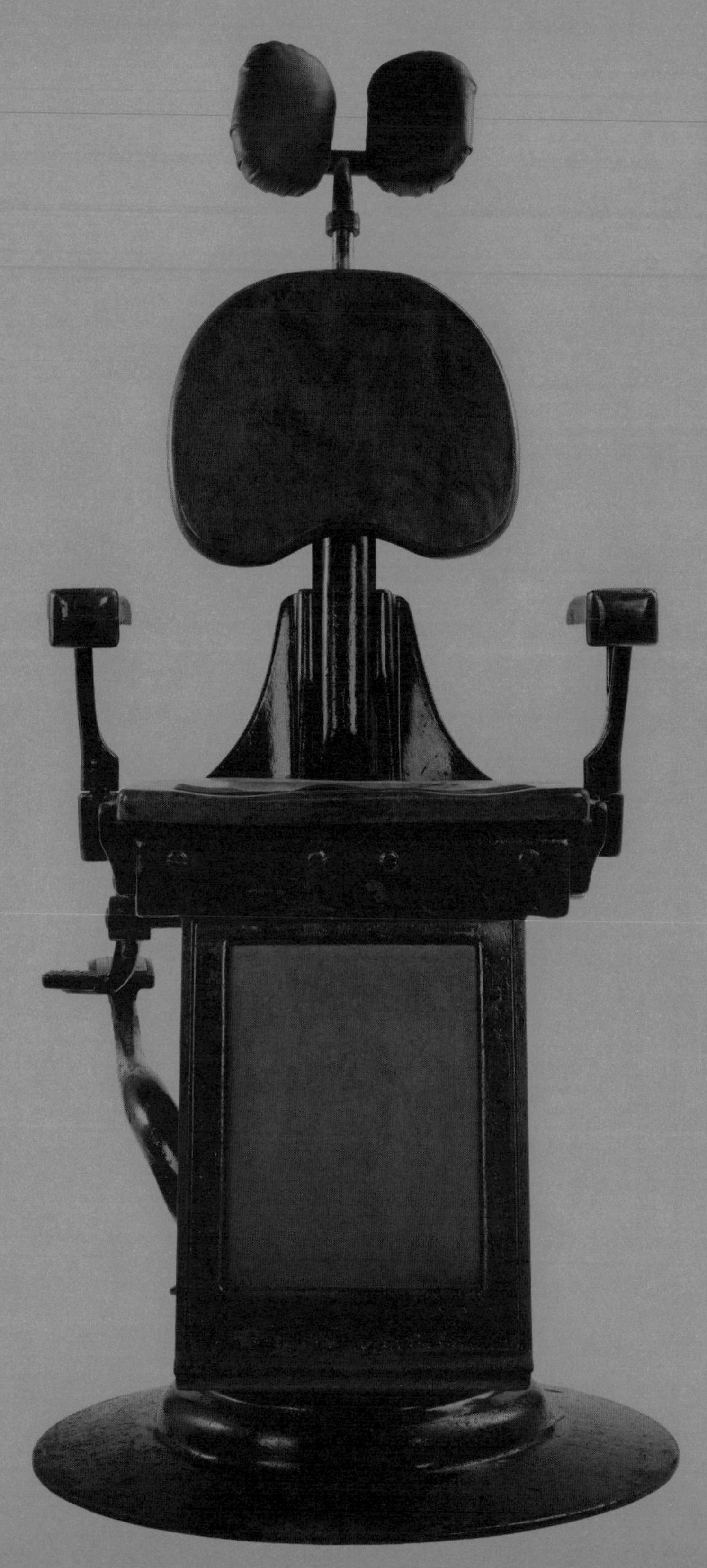

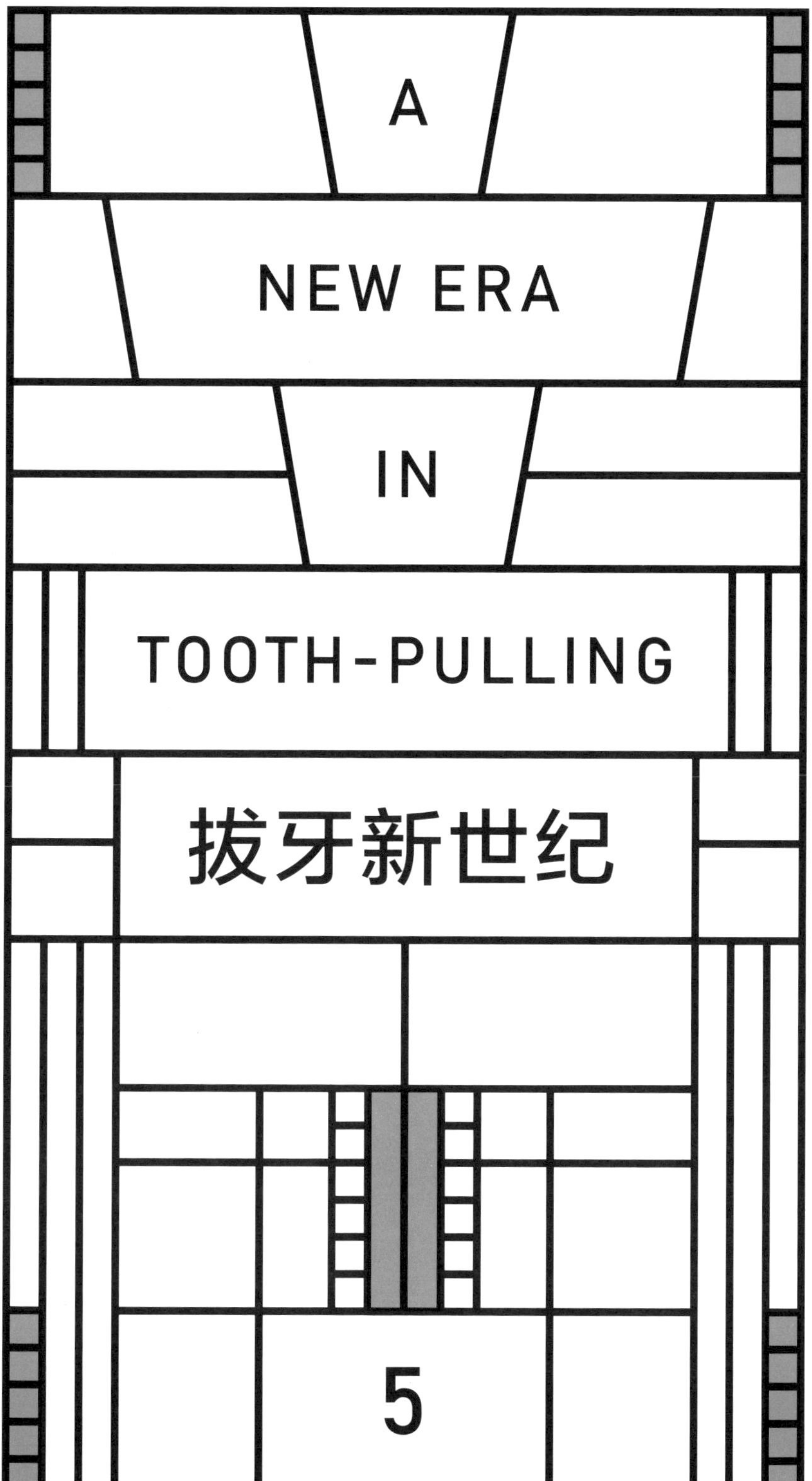
A
NEW ERA
IN
TOOTH-PULLING
拔牙新世纪
5

1799年夏天，英国布里斯托尔（Bristol）的托马斯·贝多思气动研究所（Thomas Beddoes' Pneumatic Institution）内，年轻的实验室负责人汉弗雷·戴维（Humphry Davy）被来自阻生智齿的一阵“令人无法喘息也无法集中注意力的剧痛”拽离了实验。戴维的任务之一是判定吸入各种蒸汽和气体的效果，8月，在“炎症尤为严重的某一天”：

［他］吸入了3倍于最大剂量的一氧化二氮（即“笑气”，旧时牙医用作麻醉剂）。在最开始的4～5次吸入后，疼痛总是有所缓解，兴奋感也随之而至，几分钟内，不适感被快乐吞没。

戴维在《化学和哲学——主要关于一氧化二氮的研究》（*Researches, Chemical and Philosophical, Chiefly Concerning Nitrous Oxide*，1800年）中写下了自己的经历。他说这一新奇的效果只是暂时的，并且他“曾想象实验过后疼痛比原先更加剧烈”。这一实验或许是现代麻醉学的开端，但戴维的工作更多的是提出问题而非解决问题。如果他在1799年就意识到了一氧化二氮的麻醉效果，为什么直到半个世纪后，麻醉技术才广为人所知？并且为什么第一例全身麻醉不是在英国的自然哲学家的实验室内实施，而是在美国牙医的办公室、由爱出风头的美国人施放气体呢？

麻醉学的兴起和牙医的野心紧密相连，是19世纪典型的人类好奇心与冷酷的商业理性的混合体。广大富裕的工业中产阶级（就像18世纪时他们的同等阶层那样），作为受人尊敬的成功人士，愿意为良好且无痛的牙科治疗支付更高的价码。一方面，他们越来越注重国家和大学颁发的学位和职业资格，希望以此来保证一定的从业能力。另一方面，牙医也赢得了地位和尊重，并重新开始讨论一个争议已久的问题——如何巩固他们的一席之地。变革的世纪也见证了大量新事

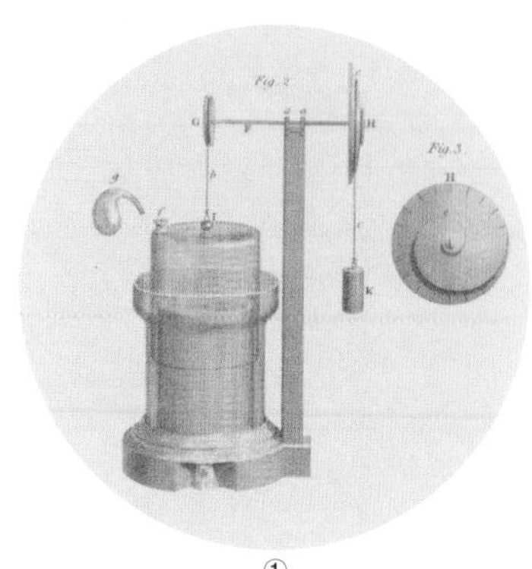

①

**158页**丨液压牙椅，儿童专用，牙科设备公司制造（The Dental Manufacturing Co.，1910—1930年）。

① 水银气泵及呼吸机。出自《研究1：关注硝酸，氮气和一氧化二氮产物的分析》（*Research 1:Concerning the Analysis of Nitric Acid and Nitrous Gas and the Production of Nitrous Oxide*，1800年），作者汉弗雷·戴维。
② 首例外科麻醉演示的照片，波士顿，1846年10月16日。
③ 罐装一氧化二氮（1840—1868年）。

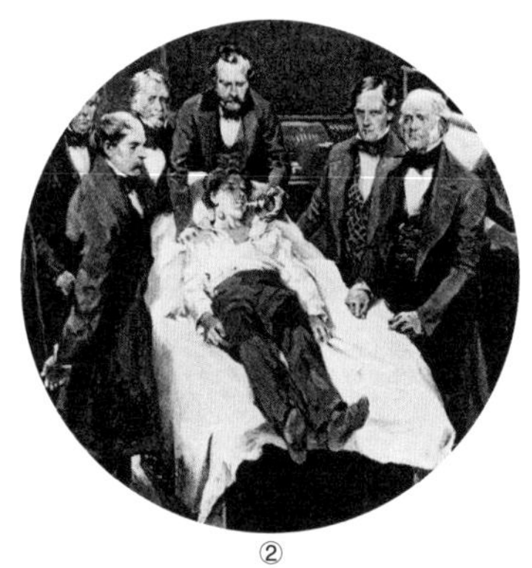
②

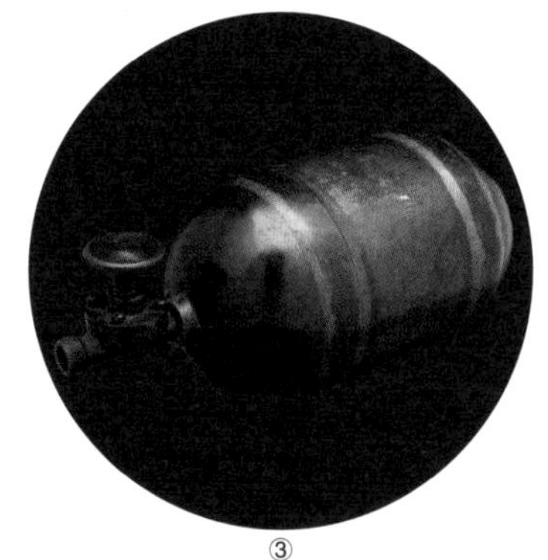
③

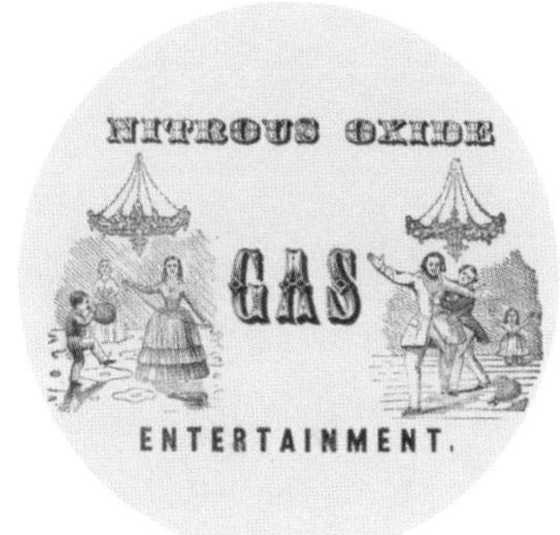

④

④ 科尔顿的一张宣传卡片，笑气的使用被当成一种杂耍把戏（约1846年）。
⑤ 使用笑气的场景，出自L.W. 内维斯（L. W. Nevius）《现代麻醉的发明》（*The Discovery of Modern Anaesthesia*，1894年）。
⑥ 麻醉装置（1880—1910年）。约瑟·克拉瓦（Joseph Clover）同时使用了笑气和乙醚，并宣称他的装置可以很快麻醉病人，具有良好的经济效益，并能轻松给予所设定的剂量。

物的出现，其中许多被我们视为现代牙科的象征：牙科磨钻、牙科治疗椅、悬挂在墙上的证书或执照，以及最重要的——无痛充填和无痛拔牙的可能性。

在19世纪上半叶，大多数一氧化二氮的使用发生在巡回表演者和江湖游医们“闹剧”般的舞台上。1845年纽约的一张招贴画上写着“一场展现吸入一氧化二氮（笑气）后效果的大型展览”，从中我们可以感受到当时那荒唐得近乎迷幻的氛围：

男性观众将受邀上前来保护这些吸入气体的观众，以免他们伤到自己或他人。（我们）采用这一方法来打消人们对危险的担忧。大概不会有人试图打架。

前一年的12月，在康涅狄格州哈特福德（Hartford），波士顿牙医贺拉斯·威尔斯（Horace Wells）观看了一场美国麻醉师加德纳·昆西·科尔顿（Gardner Quincy Colton）的笑气表演。其中一名表演者的古怪举动深深吸引了他的注意，表演者吸入气体后在舞台上来回蹦跳，撞到了家具，却完全没有感到疼痛的样子。牙医邀请科尔顿“带一包笑气到他的牙科诊所来”，次日早晨，威尔斯本人接受了有记录以来第一例麻醉下的拔牙。他的牙毫不费力就被拔出来了，在恢复知觉的过程中这位病人大叫道：“一个拔牙新时代！比针扎疼不了多少。”

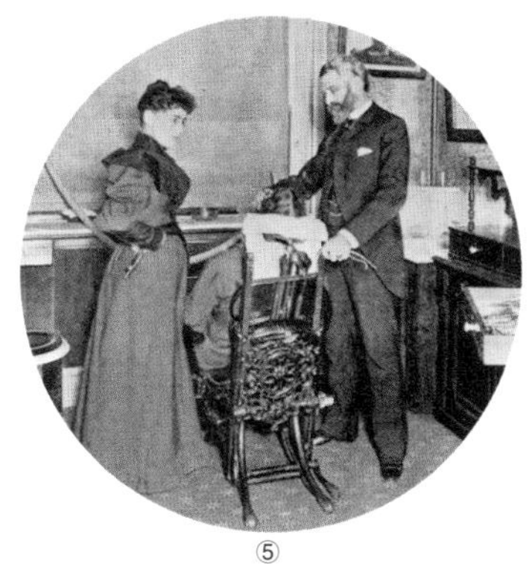
⑤

威尔斯在笑气麻醉的辅助下又实施了几例拔牙，但1845年，在他从前的学生威廉·托马斯·格林·莫顿（William Thomas Green Morton）在麻省总医院安排的面向波士顿牙科学会（Dental Society of Boston）的一场说明会上，糟糕的事情发生了。因为担心药物过量，威尔斯只让他那强壮的学生病人吸入了少量气体，然后开始拔除一颗腐烂的牙齿。一位学会成员记录了后来发生的事情：

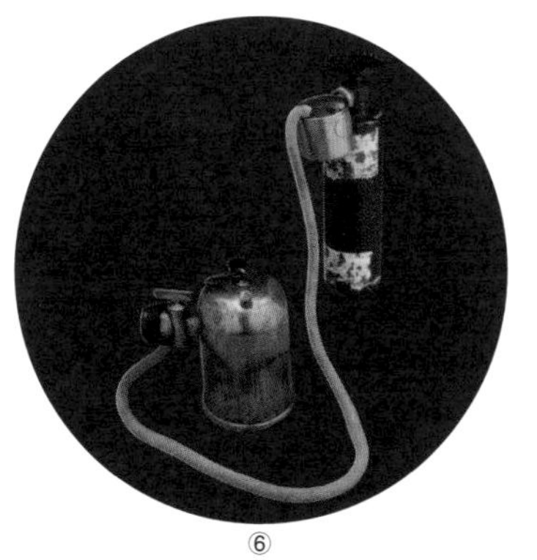
⑥

病人开始大喊并疯狂扭动，几乎将威尔斯医生撞到了地板上。两名牙医试图稳住他，但病人太强壮了，他把椅子和器械推散了一地。他走向威尔斯，打算为这场戏弄他的闹剧实施报复。观众们也跟着起哄了。“骗子，欺诈，”他们喊道，“把他赶出去。这是大学，不是马戏团。”

这一幕彻底终结了威尔斯的牙医职业生涯，同时也展现了早期一氧化二氮实验者面临的主要困难。那些拔牙闹剧的成功，是建立在笑气不可预测的戏剧性效果的基础上，因此剂量也很难估算——特别是那些气体是从大橡胶口袋里放出来的。当莫顿采用另一种物质进行实验时，牙科麻醉取得了突破性进展。1844年，他参加了查尔斯·托马斯·杰克逊（Charles Thomas Jackson）医生在哈佛医学院的讲座。杰克逊说明了乙醚可以令人失去意识，同时也可作为减轻牙痛的滴剂。莫顿借此说服了一位名叫艾本·弗罗斯特（Eban Frost）的病人，告诉他在拔牙镇痛方面，乙醚比催眠术更为有效。1846年9月30日晚上，莫顿让弗罗斯特从丝绸手绢中嗅入乙醚。在一封感谢信中，病人忆起他仅在几分钟内就“睡着了”，但“不一会儿醒来时，我就看见自己的牙齿在地板上。我没有感到丝毫疼痛”。

莫顿迅速行动，以保证自己从乙醚麻醉技术中获得收益。他和杰克逊一起申请了专利，并与牙医内森·库里·基普（Nathan Cooley Keep）合作，为波士顿市民提供无痛拔牙服务，所获颇丰。当年年末，莫顿收到了专利许可，并因他的发现而成为家喻户晓的人物。此时在伦敦，美国医生弗朗西斯·布特（Francis Boott）收到了朋友雅各布·毕格罗（Jacob Bigelow）的来信，后者曾观看过莫顿的麻醉演示。布特又将这一消息告知了他的邻居——皇家学会牙医詹姆斯·罗宾森（James Robinson）。12月19日，罗宾

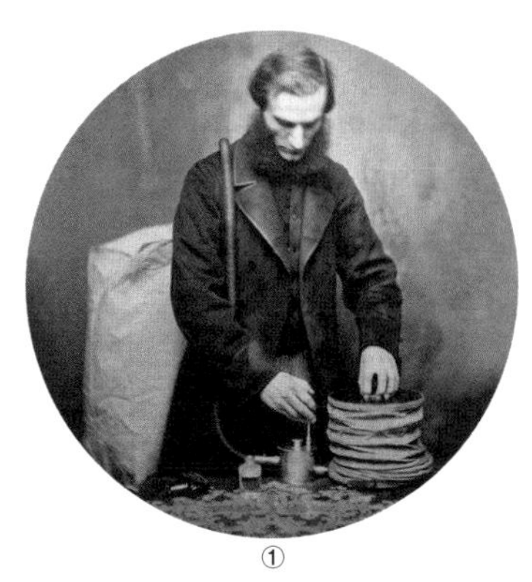

①

① 约瑟·克拉瓦肖像，他正在准备氯仿吸入装置（约1862年）。
② 一种早期乙醚吸入装置（1847—1848年）。浸了乙醚的海绵放在气罐中，可移动的管子连接到面罩阀门上，病人便能吸入气体。
③ 最早采用乙醚麻醉的外科手术之一，麻省总院。达盖尔银版法相片（1897年）。

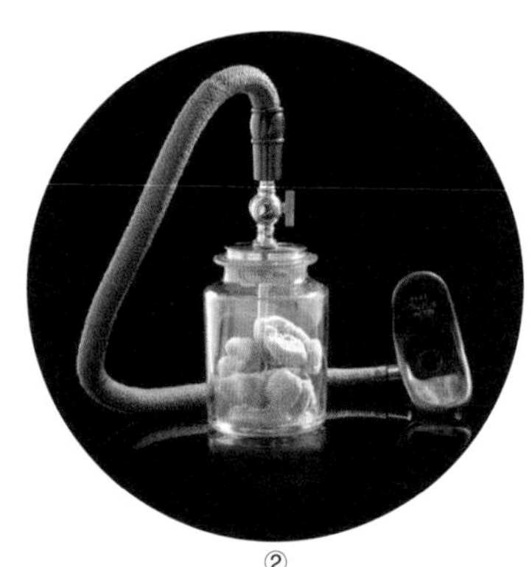

②

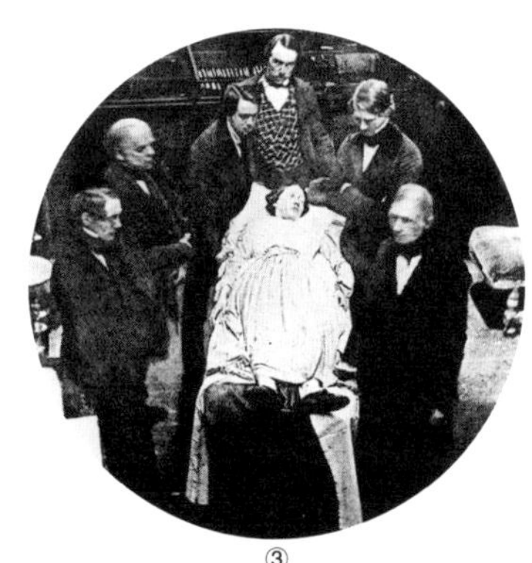

③

森实施了英国第一例全身麻醉，拔除了朗斯代尔小姐（Miss Lonsdale）的一颗龋坏磨牙。

尽管莫顿成功获取了乙醚麻醉的专利，但他想要以此发财致富的愿望却落空了。许多外科医生反对他的专利权，他们认为这一技术应当被自由免费地使用，因此拒付专利费。当莫顿推销的所谓“乐醚”被证实只是普通的芳香乙醚时，众人的观点占了上风。国会原本计划给予麻醉技术发明者 10 万美金奖励，但面对该奖金的众多竞争者——其中不仅有莫顿、威尔斯和杰克逊，还包括早在 1842 年就使用乙醚麻醉辅助截肢手术的佐治亚州外科医生克劳福德·朗恩（Crawford Long），国会意识到无法解决这些竞争者之间的互相申诉，因此奖金之事也无果而终。威尔斯和莫顿的结局都耐人寻味。前者氯仿成瘾，并因在街上朝两名女士泼洒硫酸而入狱，后在狱中自杀。他的学生莫顿则逝于 1868 年，深陷诉讼的他终年 48 岁，死时几近赤贫。

麻醉革命——曾是走街串巷的杂耍艺人节目单上的重头戏，在不到一年的时间里，却成为伟大的人道主义创新，同时激起了关于优先权和利益的激烈斗争，折射出 19 世纪中期牙科学的剧变。一方面，牙科医生越来越成功，队伍也越来越庞大。但另一方面，内科医生和外科医生依然排斥麻醉技术，认为那只是牙科医生的事，这一态度反映出了牙科学的职业地位尚未稳固。莫顿开展乙醚麻醉的那些年，大西洋两端的牙医都在为他们的正式职业地位而奔走。但在牙医团体的内部也不乏争议。牙医应该接受现有医学和外科学制定的规范吗？那些精英医生们通常把牙医看作未经开化的生意人，他们能认同将牙医作为自己的伙伴吗？

在英国，改革运动分裂成意见相左的两派。“请愿派”希望牙科能够成为外科学的一系分支，获得皇家外科医学院（Royal College of Surgeons，RCS）的资格证明;“独立派”则主张建立独立自治的学科体系。英国的大部分牙医似乎都更倾向于独立派，但请愿派

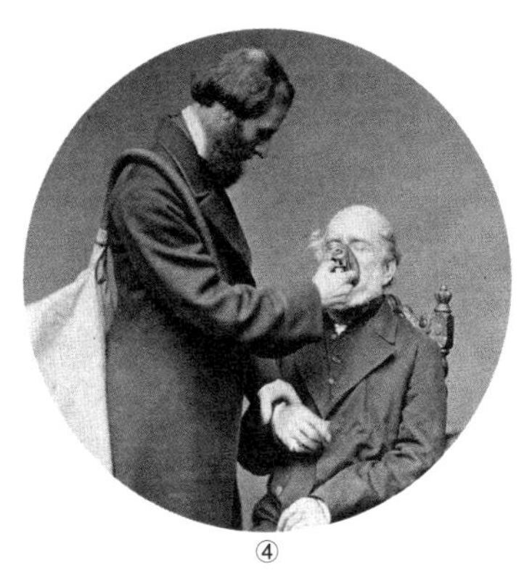
④

④ 约瑟·克拉瓦肖像，他正在展示氯仿吸入装置（约 1862 年）。
⑤ 理查森喷剂（Richardson spray，1866—1884 年）最初被用于喷洒乙醚，以实现局部麻醉的效果，尤其是在拔牙时。按下手动泵，注入瓶中的空气会推动液体乙醚从喷嘴中释出。
⑥ 改良后的梅森张口器（Mason's gag），用于口腔和鼻腔内的手术（1922 年）。

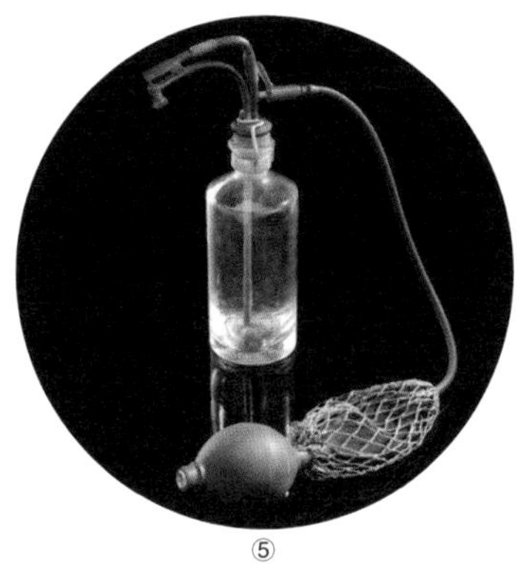
⑤

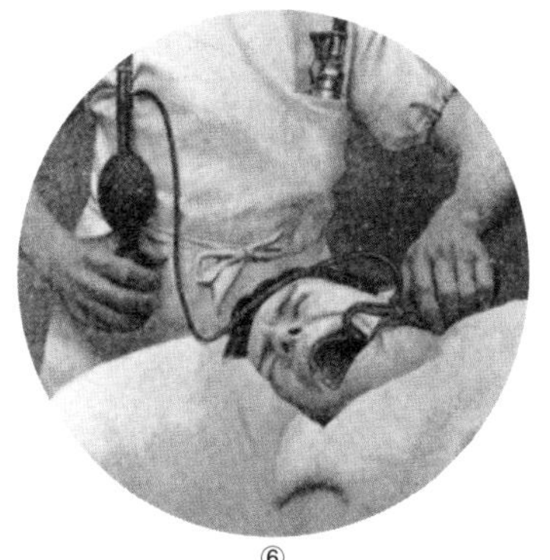
⑥

在国会中有着更为有力的支持者。1858年，《医疗法案》（Medical Act）授予皇家外科医学院颁发牙科学资格证书的权利。1863年，独立派宣告失败。

1878年，《牙医法案》（Dentists Act）依循注册医生体系，建立了注册牙医制度，将英国的牙科学系统纳入了医学总会（General Medical Council，GMC）的官方监管之下。两年后，英国牙科学会（British Dental Association，BDA）成立，其理事会大部分成员都是牙科学会和皇家外科医学院的资深成员，体现了外科学的持续影响。不过对于英国牙医学会的成员来说，最大的讽刺莫过于这一关于职业身份的世代之争，最终成为历史学家克里斯蒂·希莱姆（Christine Hillam）口中的“一场医学职业界的殖民——不仅无利可图，甚至算是劣等交易”[1]。

英国《牙医法案》生效时，美国牙医已经开展了逾时40年的改革倡议。美国作者詹姆斯·韦布兰德（James Wynbrandt）指出：1839年可以算作美国的“牙医组织元年”——巴尔的摩建立了世界上第一所牙科学院，第一份牙科期刊《美国牙科学杂志》（*American Journal of Dental Science*）创刊，首个国家级牙医组织“美国牙外科医生学会”（American Society of Dental Surgeons）成立[2]。美国牙医延续了被他们的英国同行称之为“独立”的路线：成立于1859年的美国牙科协会（American Dental Association，ADA）致力于设立牙医执业的法律规章，并主张美国牙医应独立于医学组织，自行执业，不受后者约束。

不论效忠于哪个职业组织，19世纪晚期的牙医都成了在新场所开展新技术应用的群体，他们的营业场所迎合病人需求和新工业城市生活的步调。之前提到过，传统的拔牙匠的工作姿势是或跪或坐，而新派牙医的病人则是躺在躺椅上接受服务。到19世纪早期，牙科诊所大都配备了高靠背扶手椅。1850年，费城的S.S.怀特牙科制造公司开始批量生产第一批可调节牙

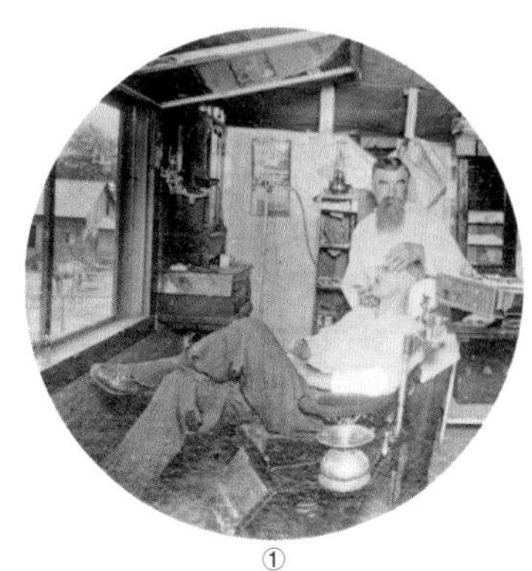

①

① 一名牙医在装备良好的诊室里为病人进行治疗，俄勒冈州杰克逊维尔（Jacksonville），19世纪90年代初。
② 宾夕法尼亚大学的牙科大厅（约1904年），牙科项目扩展后于1895年开张。
③ 位于马萨诸塞州剑桥的胡德橡胶公司（Hood Rubber Company）所属医院开展的牙科工作。这是美国第二家提供牙科治疗服务的公司。

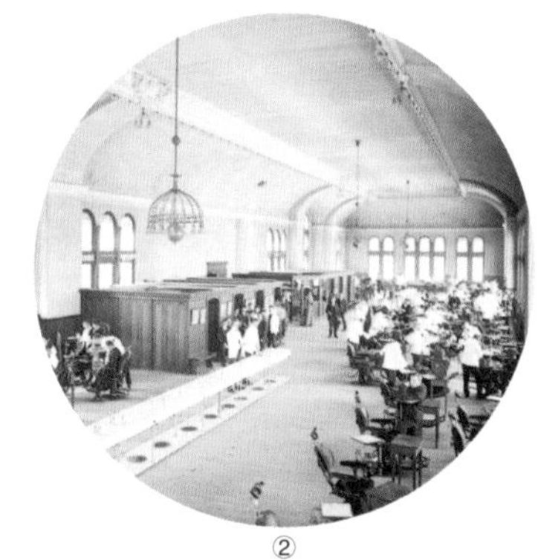

②

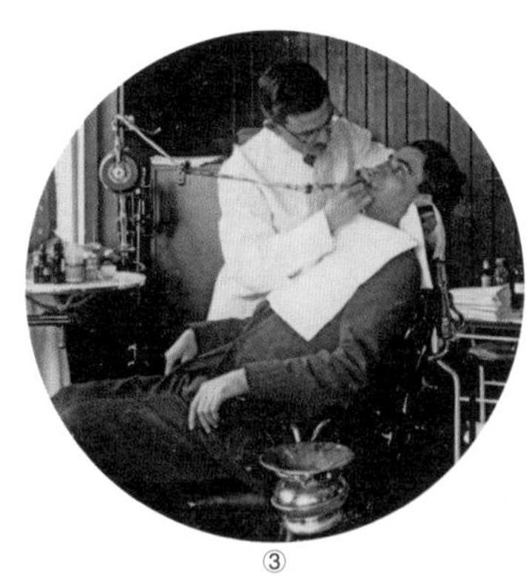

③

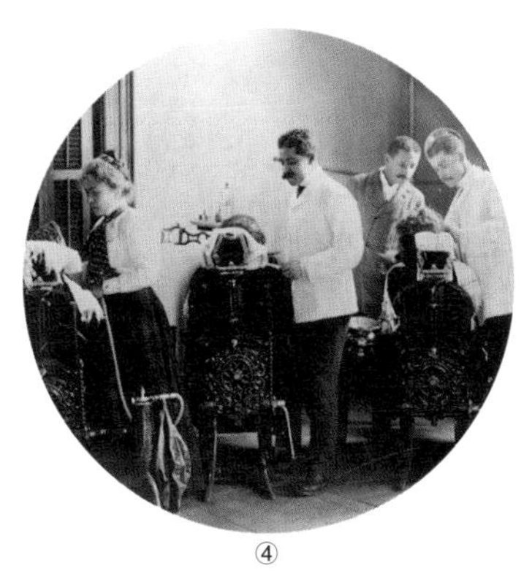

④

④ 男女实习牙医正在指导下进行各种操作，霍华德大学，华盛顿特区，约1900年。
⑤ 一个班的牙科学生集中在蒙特利尔的法国美国联合牙科研究所（Institut Dentaire Franco-Américain）门口。
⑥ 年轻的美国牙医在专科培训班中学习新的技术。摄于1860—1920年间。

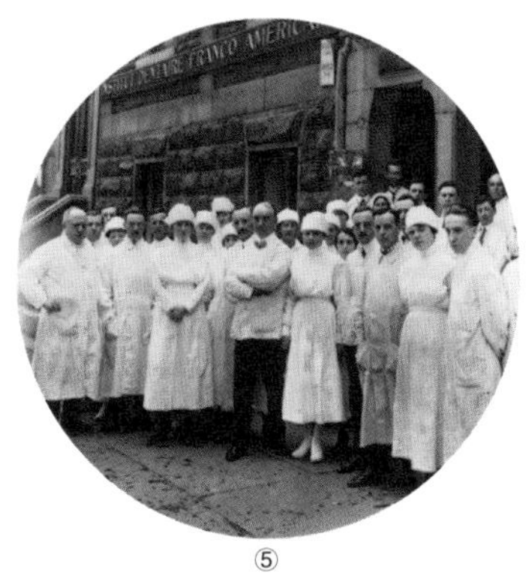

⑤

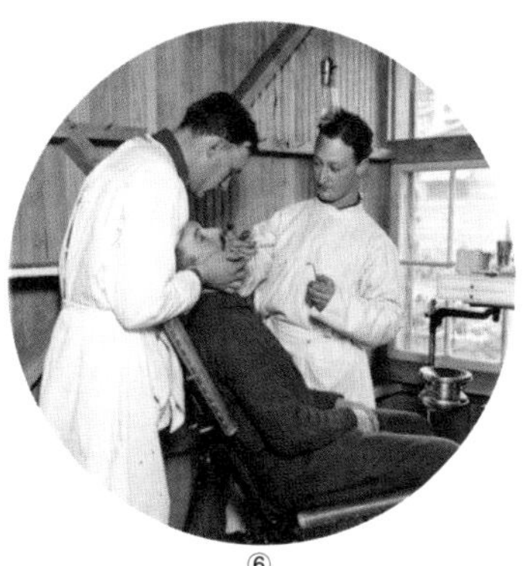

⑥

科治疗椅。牙科诊所的面貌也在发生变化，因为牙医们开始像外科医生一样，遵循无菌手术原则。19世纪末，具有先进理念的牙医开展手术的地方类似于实验室——拥有清一色的白色瓷砖、不锈钢和灭菌制服。

在这些无可挑剔的场所中工作的牙医们，花费了大量时间来研究如何制取和佩戴义齿。工业化批量生产意味着瓷牙不再是贵族专享，而麻醉技术令病人更不乐意忍受坏牙和疼痛了。即便是清洁的义齿，也需要悉心养护，约翰·托姆斯（John Tomes）在其所著的《义齿使用和养护说明》（*Instructions in the Use and Management of Artificial Teeth*，1851年）中提道：

懂得如何养护义齿非常重要，不然它们会很快损坏，并发出异味。不可思议的是，佩戴者时常忽视从齿间散发出的味道。不过，尽管如此，那些旁观者，我是说站在一旁的人，几乎要被这气味熏倒过去……佩戴者应该尤其注意这一点。义齿表面……应该用少量沉淀碳酸钙每天刷一到两次，刷完以后用柔软的干毛巾擦拭。

19世纪的工业发展为假牙佩戴者的传统难题提供了解决方案。18世纪的义齿以弹簧连接，时不时会从口中蹦出，若是损坏还会划破颊部和牙龈。但随着象牙、黄金和陶瓷被硫化橡胶所替代——美国发明家查尔斯·古德耶（Charles Goodyear）在19世纪40年代初期完善的一种技术，义齿基托可以随着颌骨和腭部的轮廓进行精确调整。硫化橡胶佩戴的舒适度远超以往任何材料，无须弹簧固定，还能根据病人牙龈的色泽来上色。它们成了英国义齿的标准用料，直至“一战”后丙烯酸的发明。直到1879年，美国牙医仍然在和古德耶的雇员约西亚·培根（Josiah Bacon）进行激烈诉讼，因为后者获得了硫化技术专利并将其置于个人控制之下。在起诉了几十位使用硫化橡胶基托的牙医之后，培根在旧金山一家旅馆中被其中一位牙医开枪射杀。

新式牙科手术有着自己独特的声音：金属磨钻高速的转动声。1858 年，查尔斯·梅里（Charles Merry）设计了一种脚踏电机，由长长的线圈固定着牙科钻头，使牙医可以更快速地备洞，代替了用勺子形状的挖匙一点点将龋坏组织去除这种折磨人的老套方法。同一时期，牙医和科学家在细菌理论的引领下，一起开展了关于糖、细菌和龋病之间的关联性的研究。通过将洞内所有龋坏组织去尽，再封上惰性抗菌材料，牙医可以消除细菌及其造成的酸性环境，从而挽救牙齿——传统的以黄金充填龋洞的方法从此有了新的理论。18 世纪末，更为廉价的汞合金充填物出现了，尽管它们在初次使用之前引起了激烈的争论。

一个自称克劳库斯（Crawcours）的家族起先在法国，接着在英国，最后在美国，用他们的“皇家矿物替代品”充填了数百颗牙齿，这是一种用水银和银币碎屑制成的混合物。在广告中，他们宣称他们的补牙技术可以免去疼痛的去龋过程；事实上，这意味着在充填物之下的龋坏会继续病变，最后形成脓肿。更糟糕的是，“皇家矿物替代品”有着可怕的扩张性，它们会使牙齿碎裂，变得更难拔除。19 世纪 30 年代，纽约牙医建立了反对克劳库斯家族的协会，当这个家族返回欧洲时，给美国牙医留下了关于银汞充填的长久疑问。

对于牙齿充填态度的重大转变，始于 19 世纪末局部麻醉技术的发展。乙醚和后来的氯仿在简单牙齿的拔除上作用显著，但没有一种技术能够在更长时间、更复杂的操作中确保病人的气道通畅。1860 年，德国化学家阿尔伯特·涅曼（Albert Niemann）从古柯叶中提取了一种生物碱，许多德国医生开始研究这种被涅曼命名为“可卡因”（cocaine）的物质。眼外科医生卡尔·科勒（Carl Koller）在 1884 年宣称，他使用可卡因成功进行了眼科手术。不久后，纽约外科医生威廉·哈尔斯特（William Halsted）在一名牙医身上施行了一系列粗暴的实验，致使后者的颌骨因注射可卡因而麻木：

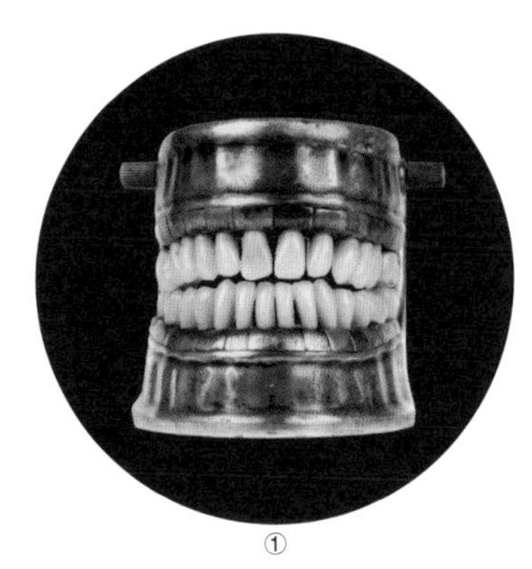

①

① 维坎贝（Vecabé）制作的全牙列模型，20 世纪 20 年代。牙齿部分由珐琅制成，雕刻出了精确的形态。
② 这副义齿采用铝制基托，牙齿部分由瓷和真牙混合而成（1858—1880 年）。
③ 出自克劳狄斯·阿什父子公司（Claudius Ash & Sons）产品手册的条目（1908 年），宣称阿什公司的帝国汞合金为市面最佳。

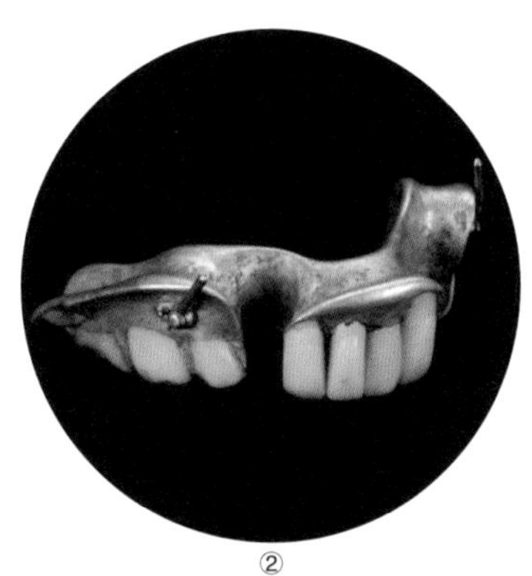

②

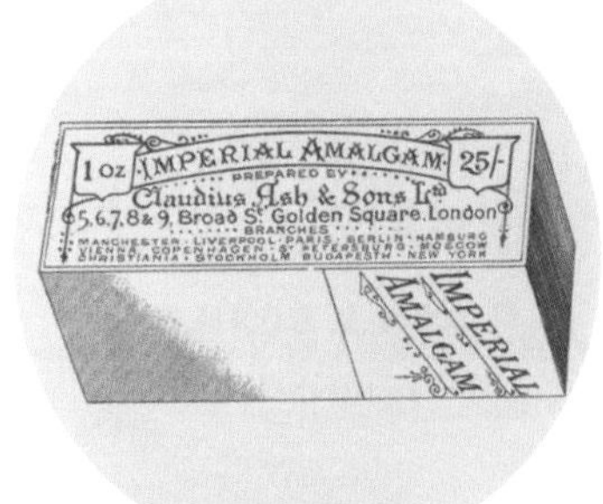


③

不到3分钟，皮肤就失去了知觉，感到麻木……6分钟后，整个左下颌和左下唇都麻木了……用针刺穿嘴唇也毫无知觉……根本感觉不到刀背在敲击牙齿。

如同普通麻醉使得病人对拔牙不再那么畏惧一样，在局部麻醉下，补牙也成为那些希望保存自己天然牙齿的病人的选择。1878年，《牙医法案》颁布时，《英国医学杂志》（*British Medical Journal*）的一篇评论文章傲慢地指出：正如医学是一项职业，牙科学则是一门生意——19世纪末，这门生意迎来了繁荣发展。那些广发传单并设立展示厅的牙医或许会被认为是粗俗卑下的生意人，但另一些行事谨慎的私人牙医则自认为与其他职业人士拥有平等的社会地位。一位受人尊敬的英国地方城市的牙医一年收入可达600英镑，而同一时期的伦敦全科医生年收入大约为400英镑。

渐渐地，牙科学的面貌也在改变。1840年，美国的1200名牙医中约有十分之一是黑人，尽管这个数字在之后的50年中仅有缓慢增长。一些牙医学校向黑人学生敞开了大门，例如1881年，当时的传统黑人大学——霍华德大学（Howard University）建立了牙科学院。想要从事这一行业的女性也面临着同样的抗争。美国史上第一位有记载的女性牙医名叫艾米琳·罗伯茨·琼斯（Emeline Roberts Jones），在她的牙医丈夫拒绝教授她之后，她不得不悄悄地自学（后来丈夫被她的技艺震惊，最终将她视为工作伙伴）。

即便在这一规则形成和转型的时期，医学专利和牙科耗材的市场依然像过去一样保持着活力。1869年，查尔斯·福斯特（Charles Forster）在缅因州的斯特朗（Strong）建立工厂，生产了不计其数的统一规格的木质牙签，之前大批制造的牙刷也被冠以优雅的新名字，例如“温莎”（Windsor）、“费城”（Philadelphia）和“墨累”（Murray）。急速扩张的制药产业既满足了全球市场对牙粉、洁牙剂和漱口水的需求（包括第一管牙

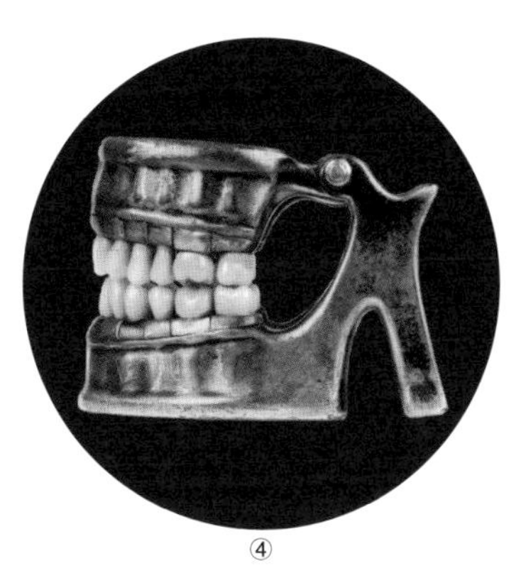
④

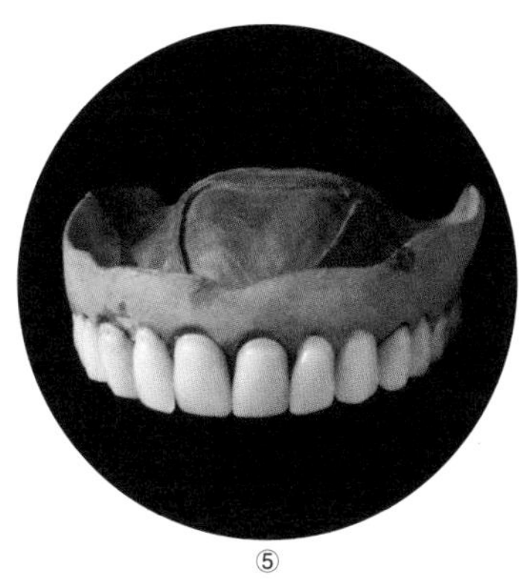
⑤

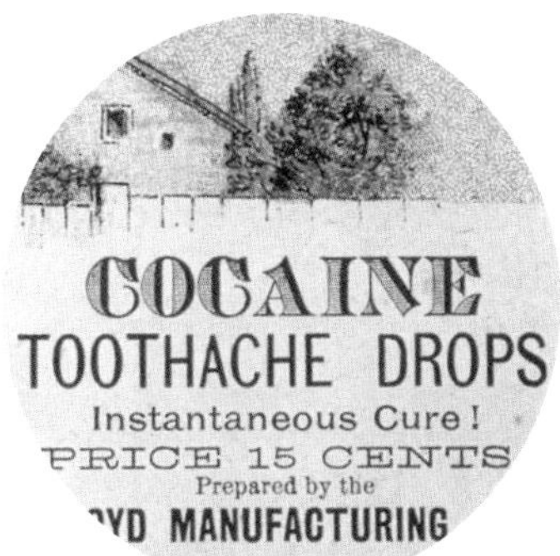

⑥

④ 维坎贝牙列模型的每枚牙齿都可取下。这些牙齿由铜钉固定在颌骨上，以正确的解剖位置整齐地排列着。
⑤ 这副上颌义齿由铸造硫化橡胶板和瓷牙组成。
⑥ 可卡因牙痛滴剂广告，来自美国劳埃德制造公司（Lloyd Manufacturing Company），当时所有药店都有售（1885年）。

膏），同时也从中获利。一些公司在广告中这样形容精致生活的标准配置：

谢菲尔德医生的安琪莉可香膏（Dr Sheffield's Crème Angelique）：令牙齿如珍珠般洁白，散发清新口气，方便在洗手间使用，不含任何有害成分。

另一个广告更接地气：

啊！我的牙齿！索若邓特（Sozodont）保护牙齿，索若邓特清洁牙齿，索若邓特美白牙齿，索若邓特带来最芳香的气息，索若邓特去除一切牙石残渣，索若邓特预防龋坏，使用后的牙龈如此粉红健康，令人尴尬的缺损、难闻的口气，统统不见。它是洁牙剂之王。

正在长牙的婴儿可能会服用达尔比的祛风药（Dalby's Carminative），或是古德弗雷医生的甜酒（Dr Godfrey's General Cordial），两者都含有鸦片和酒精。还有温斯洛夫人的舒缓糖浆（Mrs Winslow's Soothing Syrup）——这种硫酸吗啡酊剂在1911年被美国医学协会（American Medical Association）判定为“婴儿杀手”。普拉特电池（Pratt Battery）和被称为“供氧器”（Oxydonor）的仪器承诺牙齿脓肿可以分别用电或氧气消除。

19世纪末，有一位牙科从业者最鲜明地展现了牙科学的内在矛盾——其闹剧般的过往和技术性未来之间的对立。1896年，埃德加·“无痛”·帕克（Edgar "Painless" Parker）宣告自己来到加拿大圣约翰（St John's），于是“伟大的托马斯”戏剧化地复活了：

免费无痛拔牙，采用独家技术——鞭子、宝剑、调羹和自制工具。有趣！好玩！滑稽！震惊！完美拔除城里最高贵最有教养的人腐坏的磨牙。

1872年，帕克生于加拿大新不伦瑞克（New

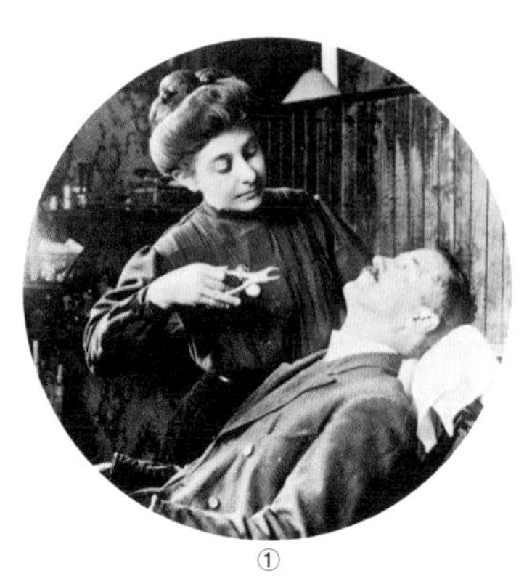

①

① 安妮·普莱（Annie Praed），澳大利亚首位女性牙医。她自1899年开始执业，并于1921年开办了自己的诊所。
② 杂志插页（约1885年），皮埃尔医生的牙膏、牙粉广告。
③ 过去的杂耍艺人“无痛帕克”与P.T. 巴努（P. T. Barnum）合作，后者是巴努与百利马戏团（Barnum and Bailey Circus）的创始人。在当时，让乐手演奏以遮盖病人号叫声的做法十分常见。

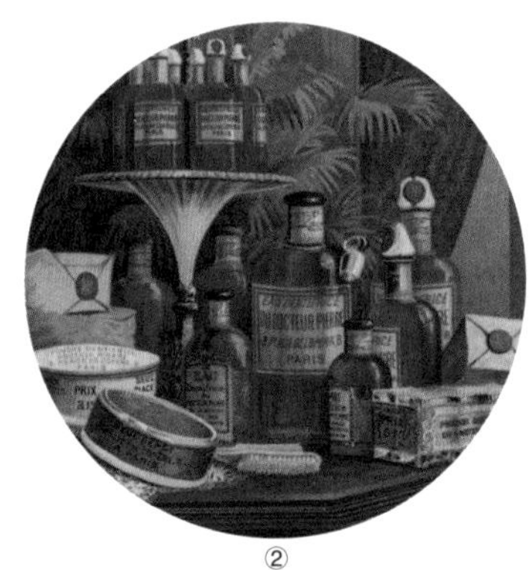

②

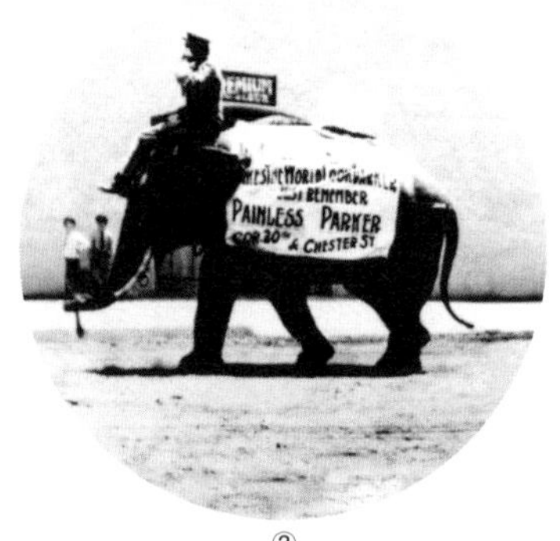


③

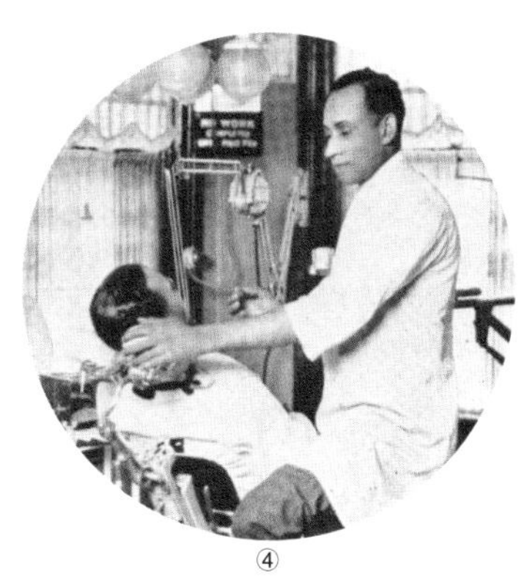

④

④ C. 杰斯 · 戴维斯（C. Jesse Davis）医生，毕业于梅哈里医学院（Meharry Medical College）的他正在芝加哥罗斯福银行大厦使用牙科设备，1925 年。
⑤ 查尔斯 · 福斯特的牙签工厂，约 1900 年。
⑥ 埃德加 · 帕克医生办公楼外观，纽约布鲁克林，约 1895 年。楼前绘有“我能保证无痛看牙”的字样。

Brunswick），在上医学院之前曾是一名水手。他的母亲是一位基督教科学派信徒，坚持要他去拜访一位颅相学家，后者认为帕克更适合做牙医。被纽约牙科学院（New York College of Dentistry）开除后，他又入读了费城牙科学院（Philadelphia Dental College）。毕业后帕克回到新不伦瑞克，开了一家牙科诊所，在整整 6 个星期里只赚到 75 分钱。

帕克对自己无以为生感到屈辱，遂走上了杂耍艺人的道路。他会在城镇游行队伍的前列表演杂耍、唱歌、喜剧和杂技，来娱乐当地居民。尽管帕克会给病人开出威士忌和可卡因饮剂，但他的巡回医学表演中的拔牙节目也不总是像他宣称的那样无痛——所以他偏好有铜管乐队在一旁演奏。他还自称一天拔下了 357 颗牙齿，并把它们串起来挂在脖子上。他在布鲁克林的弗拉特布什街（Flatbush Avenue）租下一幢房子，外面张贴着令人无法抗拒的广告标语：“无痛帕克，卓越、无与伦比的高超技术，完美无痛的操作，慈善救助般的低廉价格！”

新兴牙科机构痛恨帕克。用他自己的话来说，他有悖道德，肆无忌惮地破坏了 ADA（美国牙科协会）的广告禁令。他挤对同行，以病人的数量和治疗速度取胜。帕克承认被起诉的次数多到自己都数不过来，不过他总是打赢官司的那一方。但他为普通百姓提供了在他们承受范围内的价廉物美的牙科服务，并鼓励所有病人好好保护牙齿。当加州立法机关规定所有牙医都必须用真名执业后，他干脆把自己的名字改成了“佩利斯”（painless，无痛），然后继续行医。20 世纪的牙科学从他那里吸取了很多经验，不过大多数牙医都不打算承认这一点。

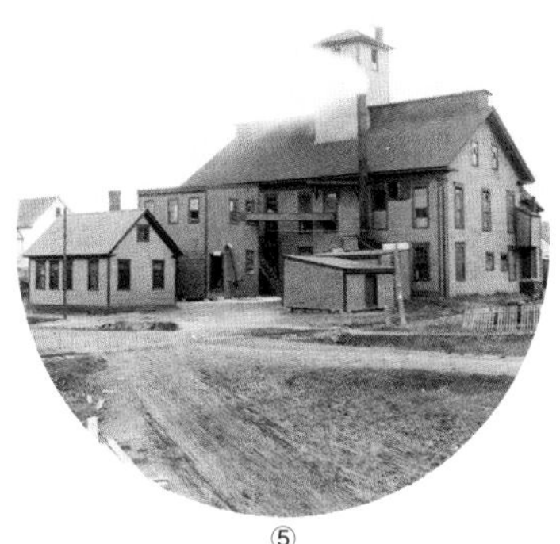

⑤

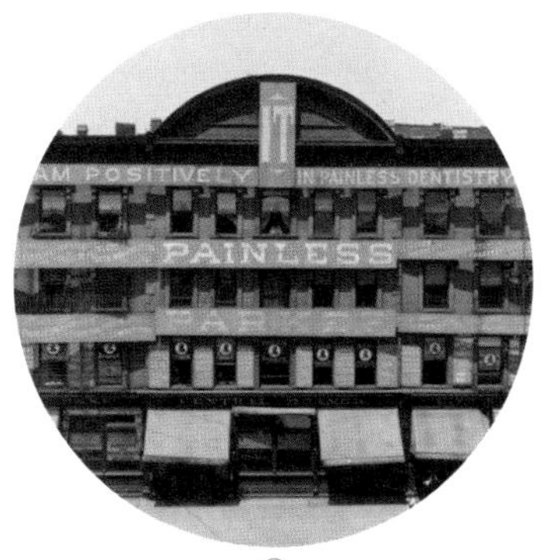


⑥

1.Christine Hillam, *James Robinson (1813 - 1862): Professional Irritant and Britain's First Anaesthetist*, Lindsay Society for the History of Dentistry, 1996, p. 39.

2.James Wynbrandt, *The Excruciating History of Dentistry: Toothsome Tales & Oral Oddities from Babylon to Braces*, St Martin's Press, 1998, p. 126.

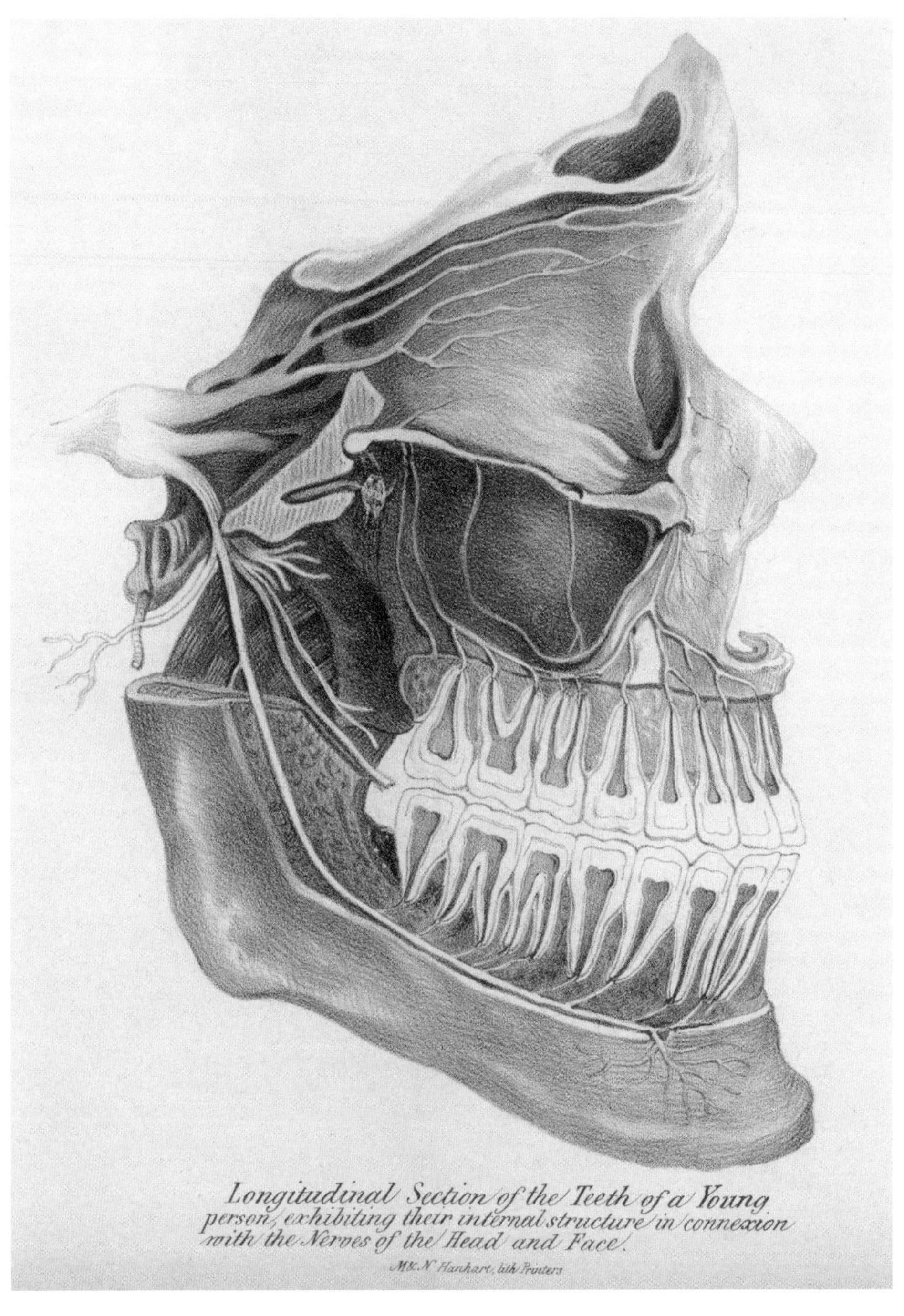


《牙齿的外科、机械与医学治疗》中的插图，作者詹姆斯·罗宾森。

**本页 |** 一名年轻人的牙齿纵切面，展示了其内部结构及与头面部神经的联结。
**对页 |** 完整的恒牙列，标明了上下颌每颗恒牙的发育年龄。

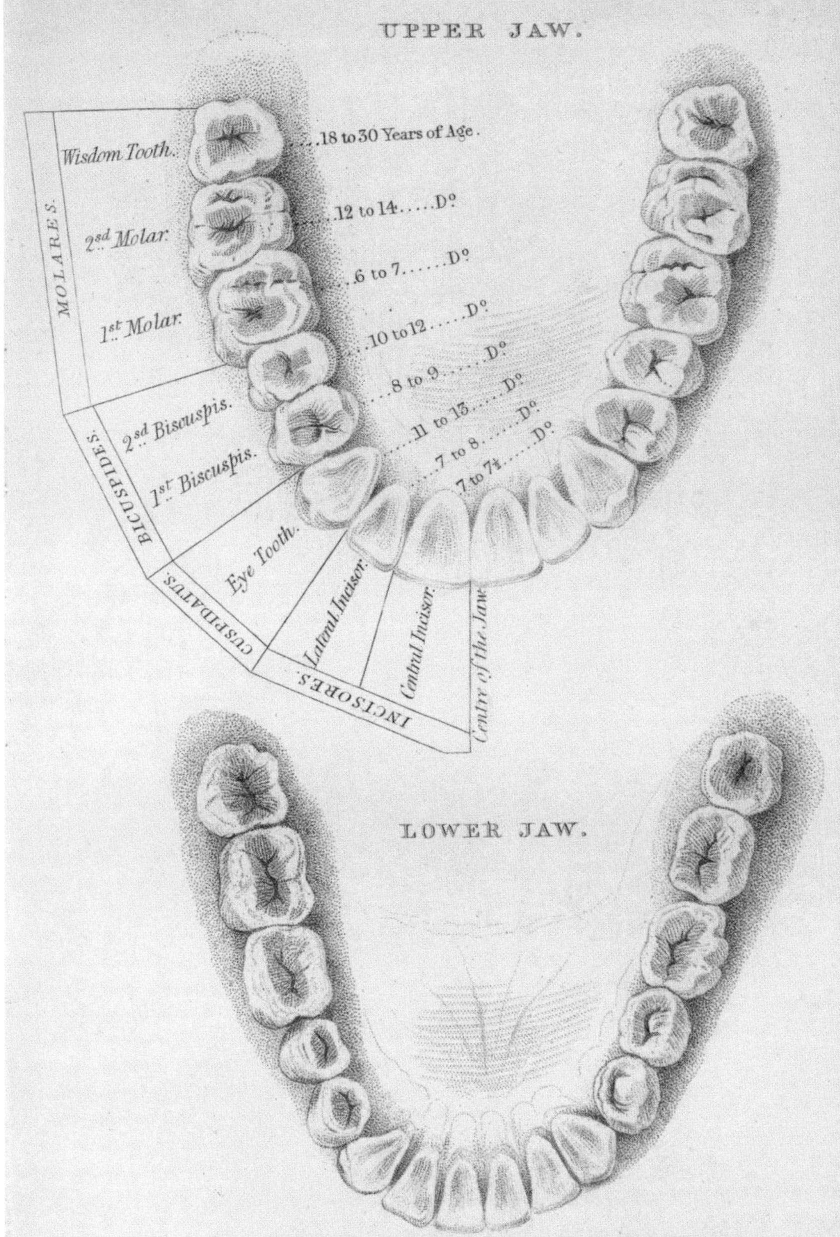
UPPER JAW.
MOLARES.
Wisdom Tooth.
18 to 30 Years of Age.
2sd Molar.
12 to 14.....D°
1st Molar.
6 to 7......D°
10 to 12.....D°
8 to 9.....D°
BICUSPIDES.
2sd Biscuspis.
1st Biscuspis.
11 to 13.....D°
7 to 8.....D°
7 to 7½.....D°
CUSPIDATUS.
Eye Tooth.
INCISORES.
Lateral Incisor.
Central Incisor.
Centre of the Jaw.
LOWER JAW.
A COMPLETE SET
OF
PERMANENT TEETH.

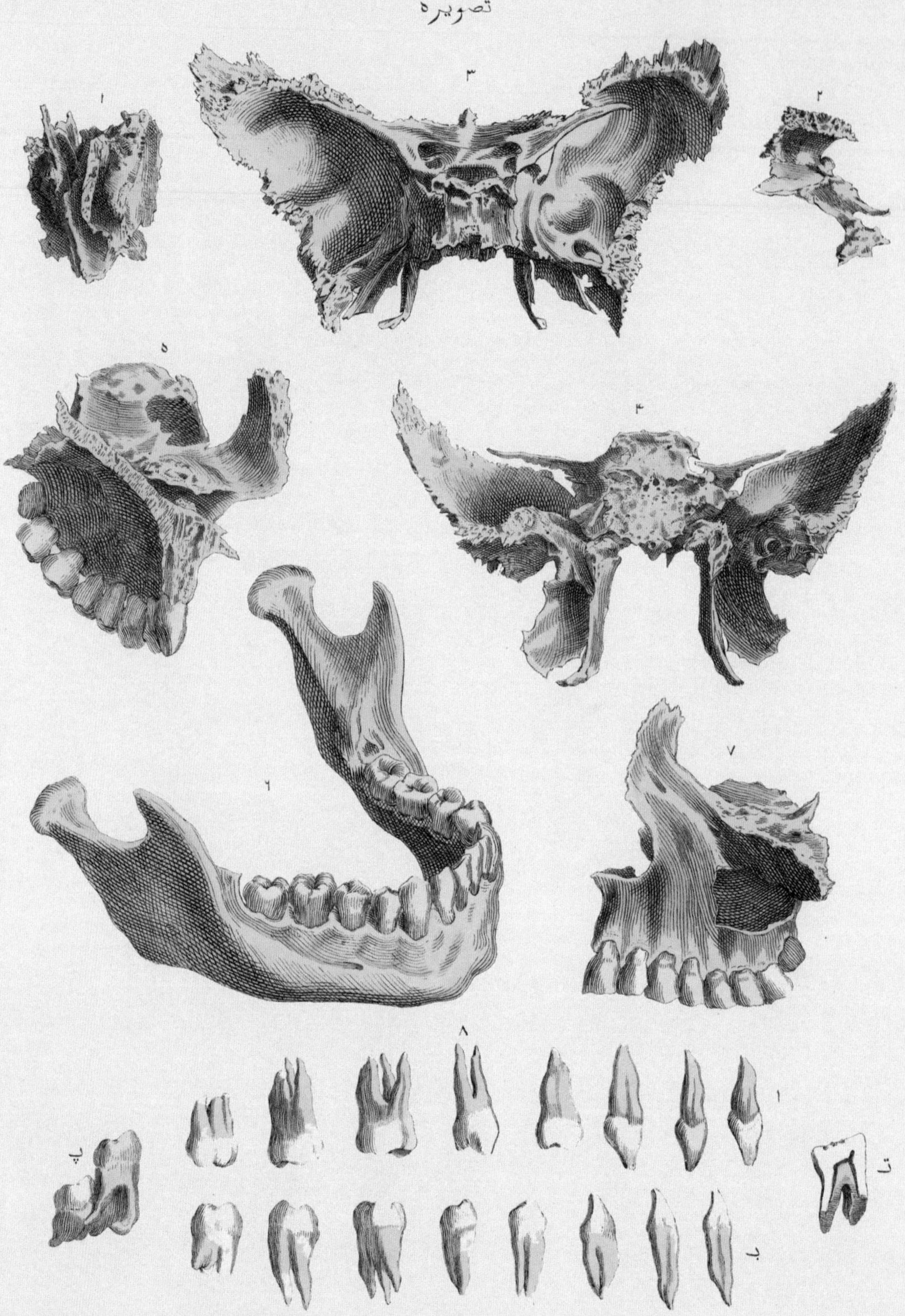
تصویر ۵
۱
۲
۳
۴
۵
۶
۷
۸
ا
ب
پ
ت

تصویر۲۳

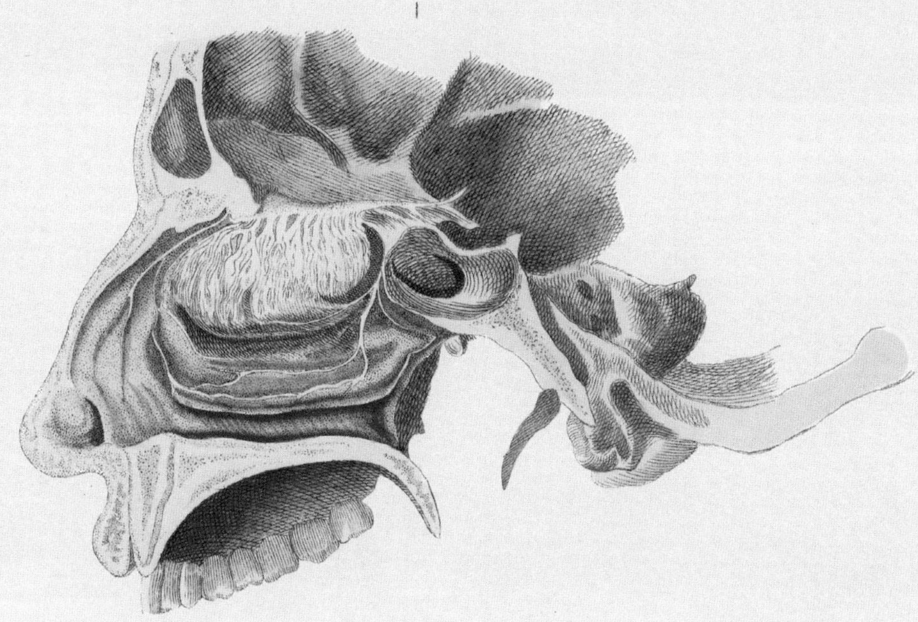


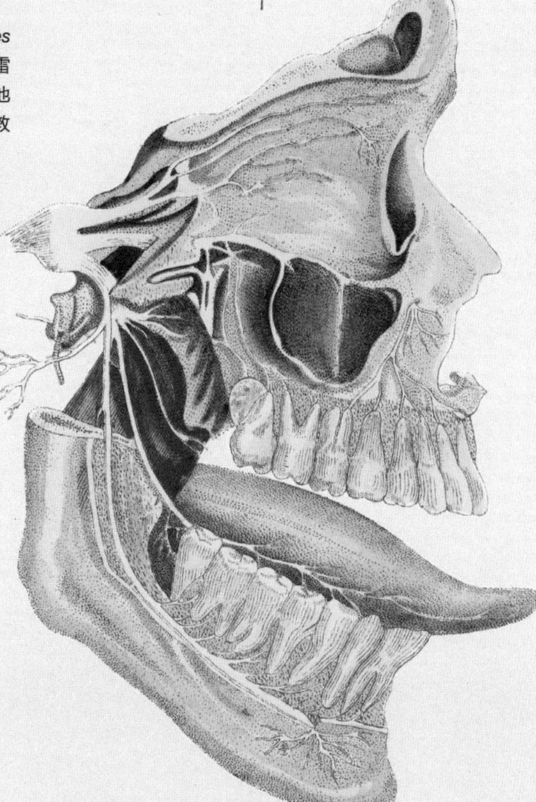


《人类躯体解剖图集》(*An Atlas of Anatomical Plates of the Human Body*，1849 年）中的书页，作者弗雷德里克·约翰·莫艾特（Frederic John Mouat）。他在印度工作生活了 30 年，这部图集是他作为医学教师和高等教育提倡者的作品。

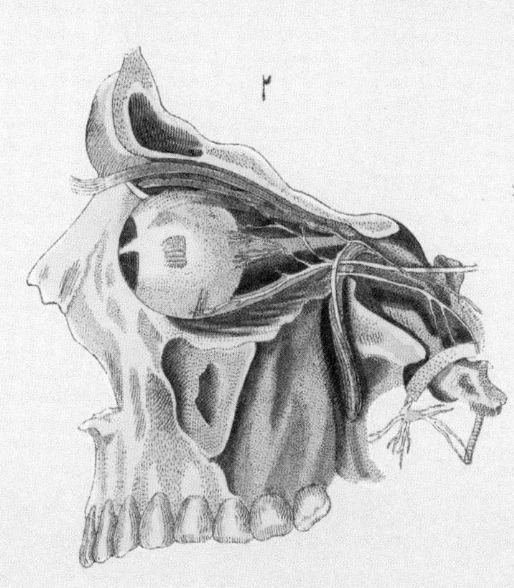

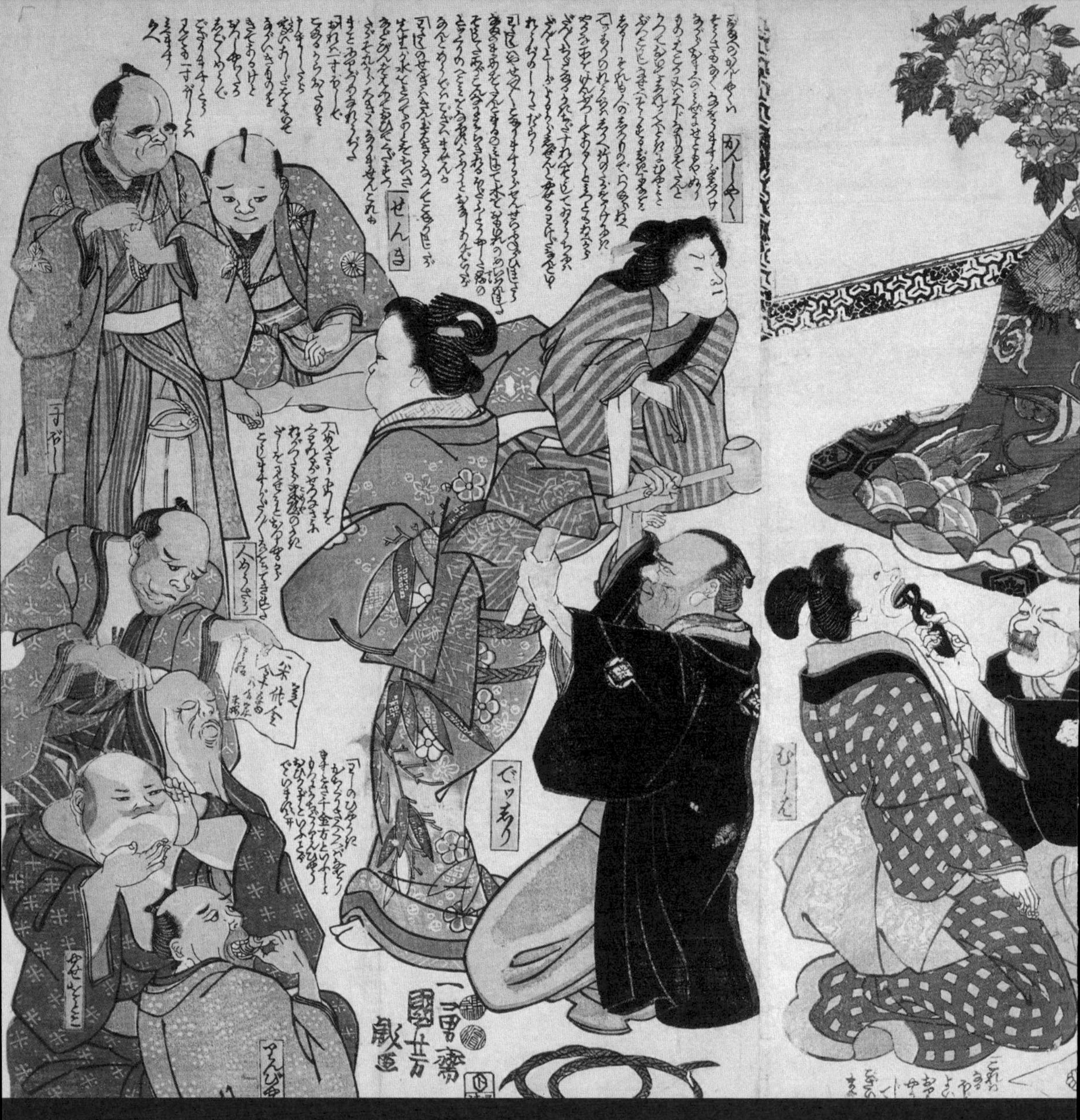


医学政治人物图绘局部，歌川国芳所作（1849—1852年）。这幅彩绘木版画展示了正在接受内外科医师照护的病人们（穿黑袍的都是医师）。在牙科图绘中，医生正将牙钳安放在一名妇人的牙列上，为她拔牙并安装假牙。在其他地方，一名男子正在用木槌和凿子从一名妇女身上去除多余的脂肪，另一名男子正在为公主试穿一只高跟木屐，以掩饰她的跛足。公主身边的告示写着：“医生不行！庸医！”

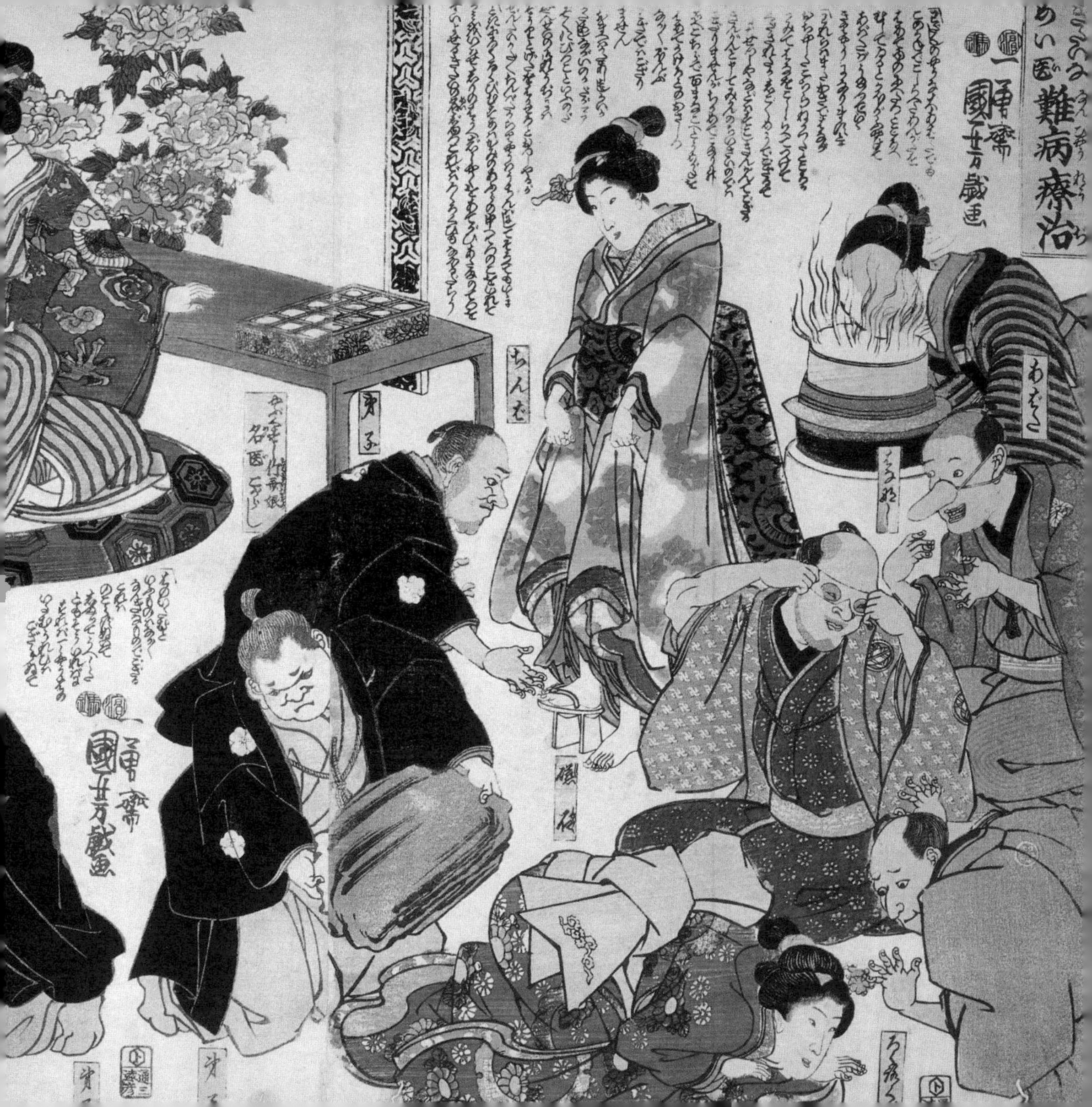
難病療治
一勇斎國芳戯画

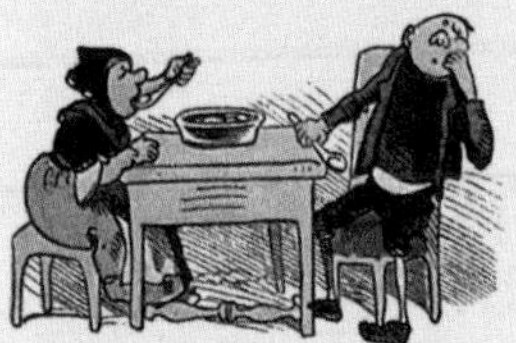


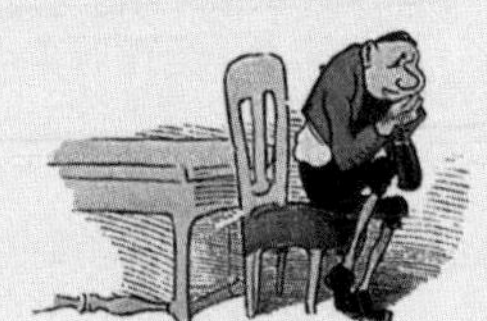


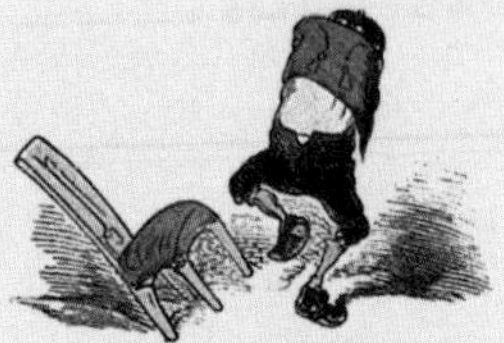


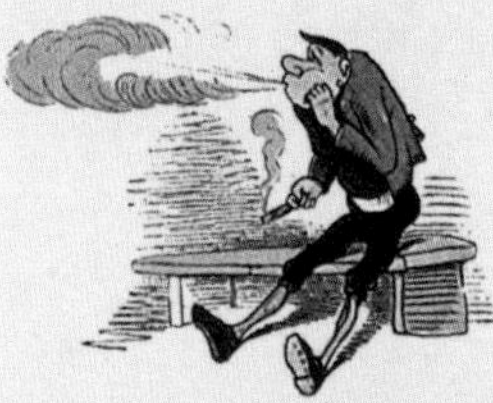


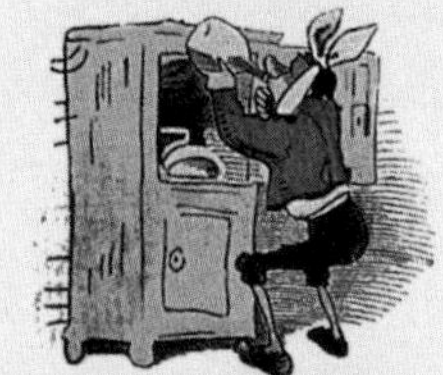


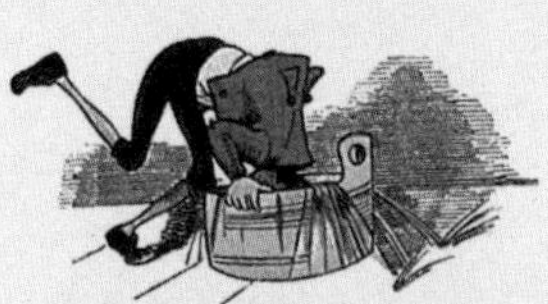


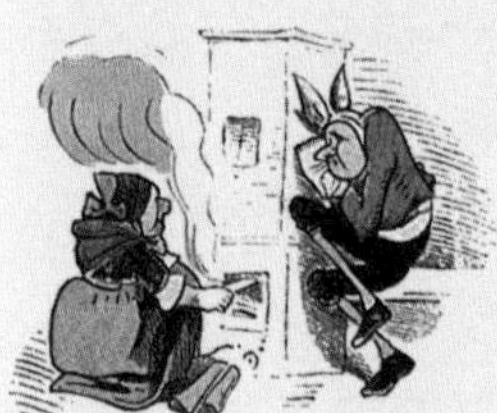


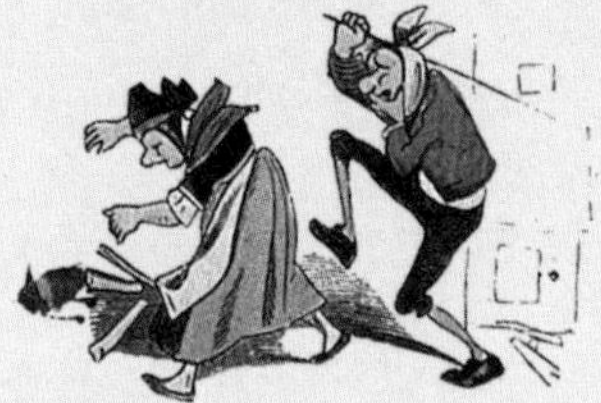


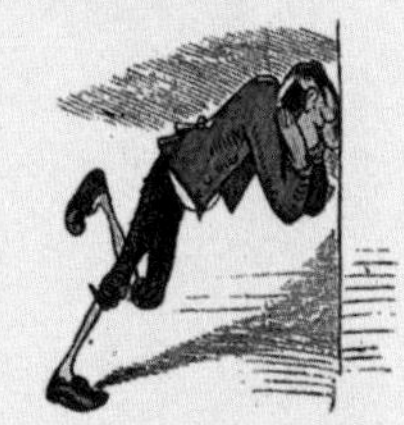


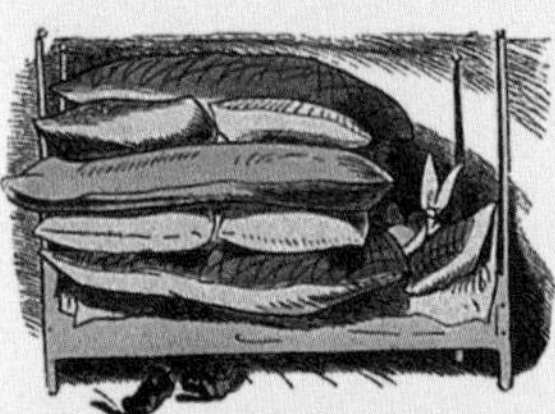


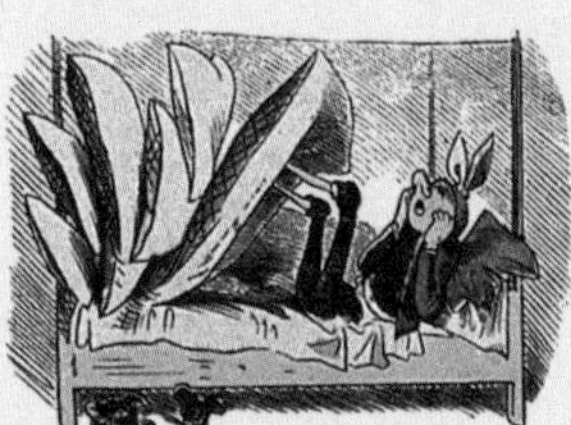


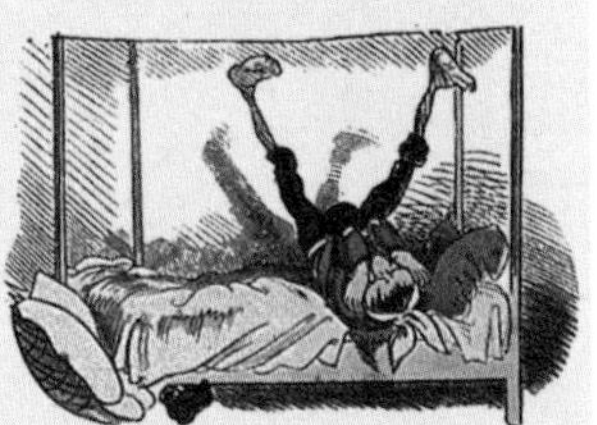


这幅 24 格小漫画讲述了一个为牙痛所苦的男人的经历。在多次“自救”无果之后，他最终向牙医求援。套色木刻版画（1862 年），作者威廉·普叙（Wilhelm Busch），一位以警世漫画著称的德国艺术家。

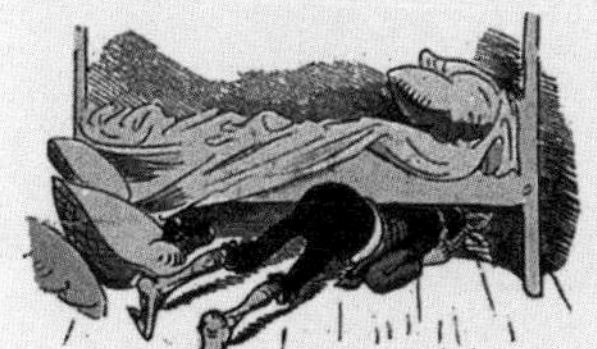

Jetzt sucht er unter'm Bette
Umsonst die Ruhestätte.

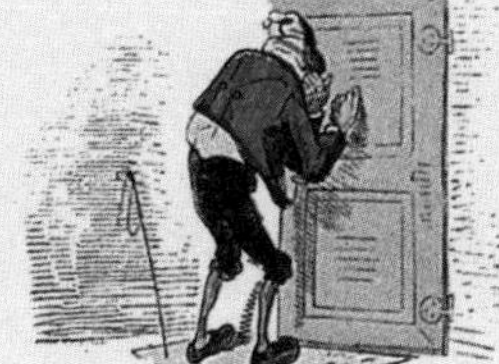

Zuletzt fällt ihm der Doctor ein.
Er klopft. Der Doctor ruft: Herein!

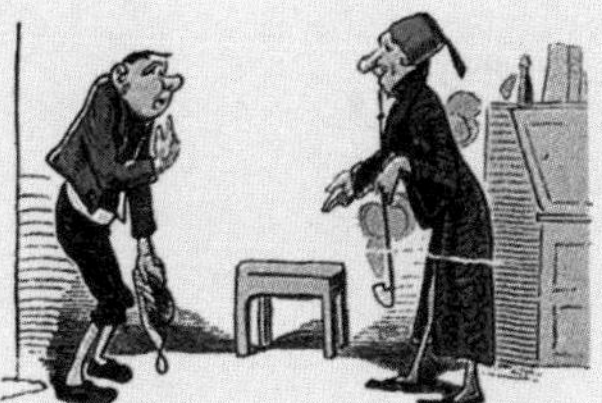

„Ei, guten Tag, mein lieber Kracke!
Nehmt Platz! Was ist's denn mit der Backe?"

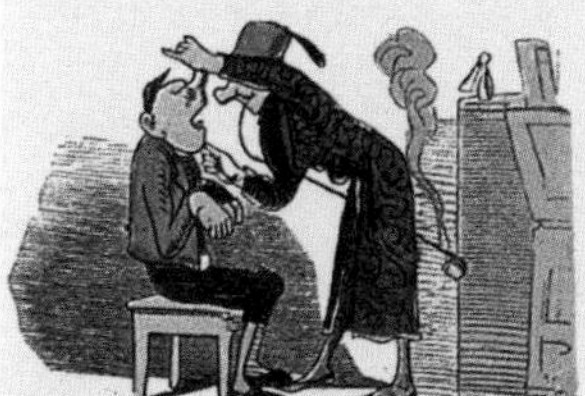

„Laßt seh'n! Ja ja! Das glaub ich wohl!
Der ist ja in der Wurzel hohl!"

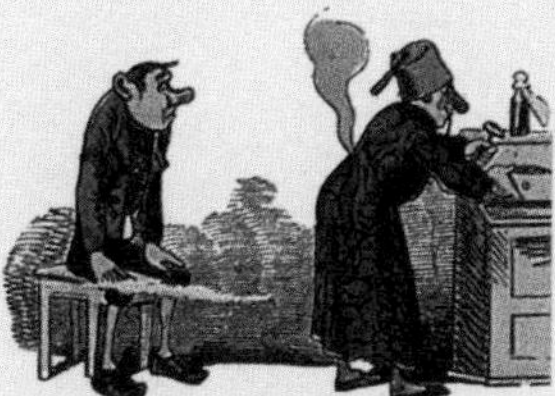

Nun geht der Doctor still beiseit.
Der Bauer ist nicht sehr erfreut.

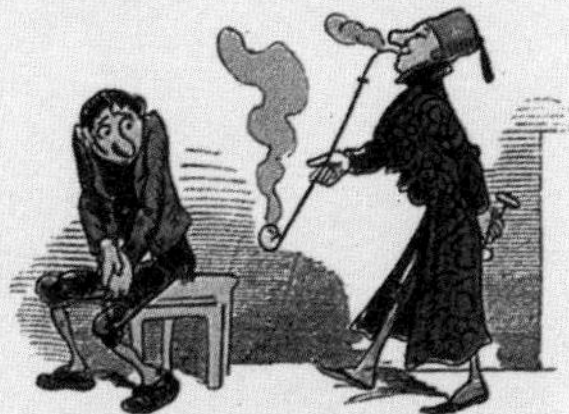

Und lächelnd kehrt der Doctor wieder.
Dem Bauern fährt es dur.h die Glieder.

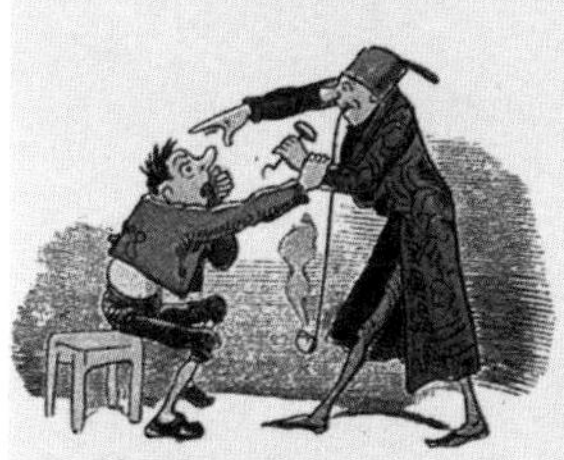

Ach! Wie erschrack er, als er da
Den wohlbekannten Haken sah.

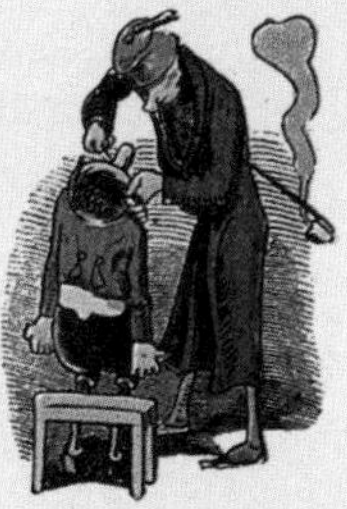

Der Doctor, ruhig und besonnen,
Hat schon bereits sein Werk begonnen.

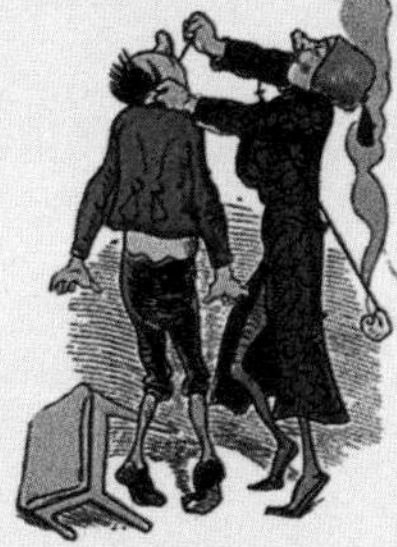

Und unbewußt nach oben
Fühlt Kracke sich gehoben.

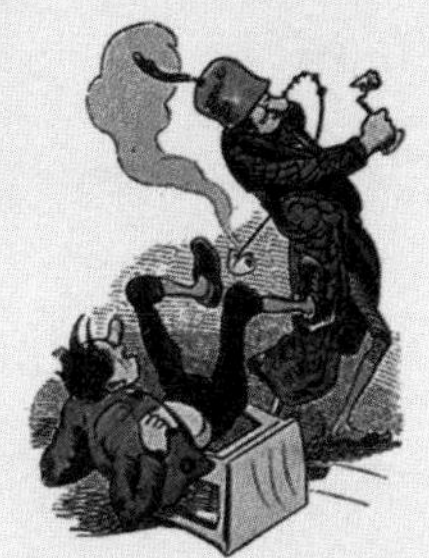

Und — rack! — da haben wir den Zahn,
Der so abscheulich weh gethan!

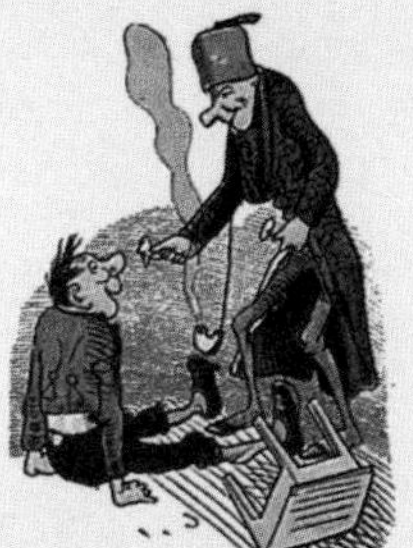

Mit Staunen und voll Heiterkeit
Sieht Kracke sich von Schmerz befreit.

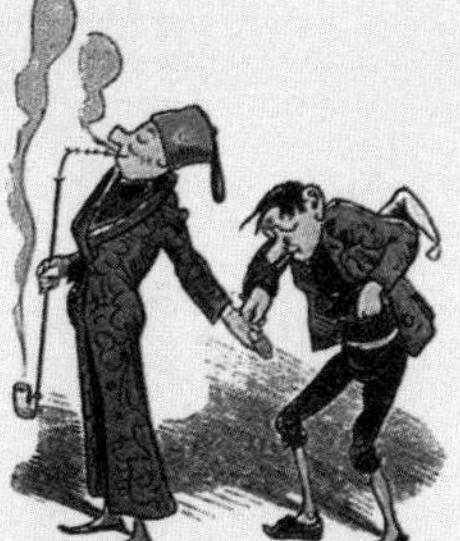

Der Doctor, würdig wie er war,
Nimmt in Empfang sein Honorar.

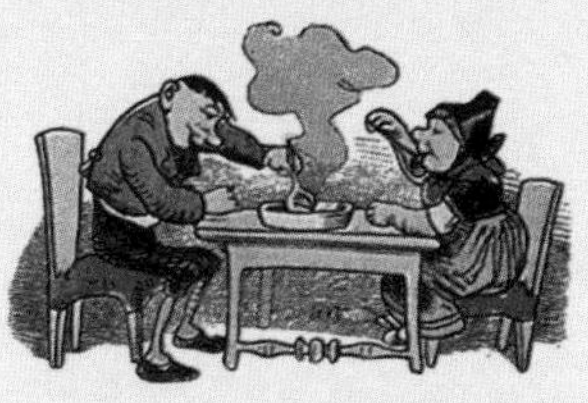

Und Friedrich Kracke setzt sich wieder
Vergnügt zum Abendessen nieder.

Münchener Bilderbogen. Nro. 330. Herausgegeben und verlegt von K. Braun und F. Schneider in München.
10. Auflage. Kgl. Hofbuchdruckerei von Dr. C. Wolf & Sohn in München.

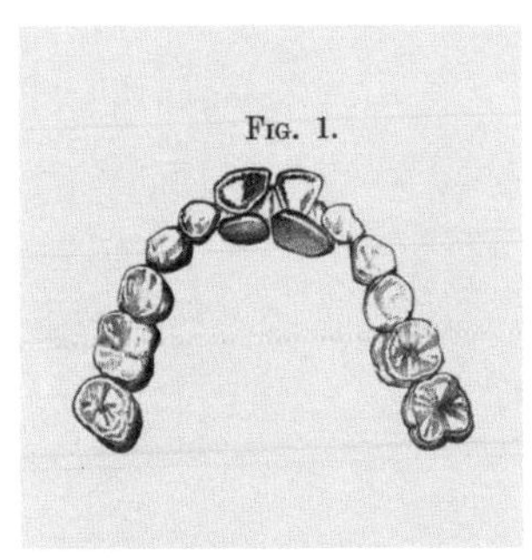

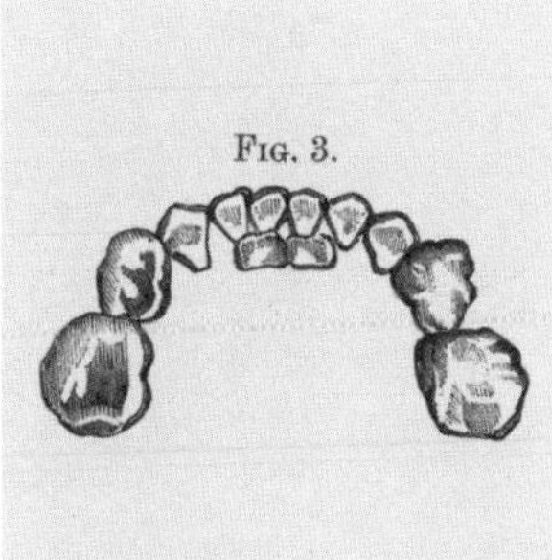

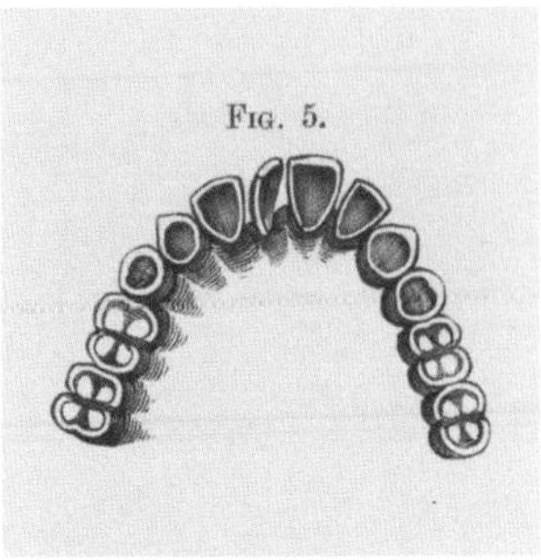

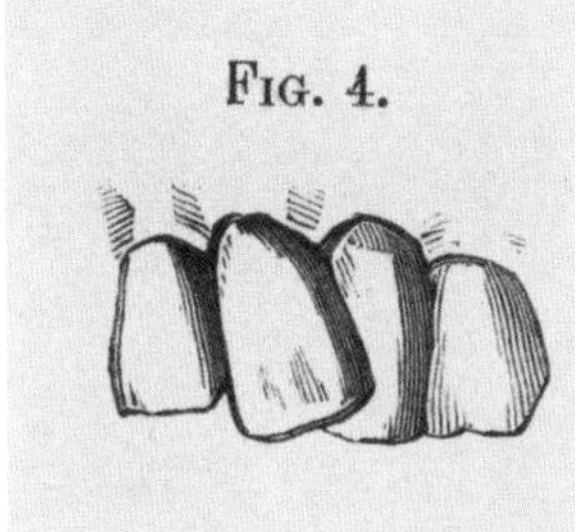

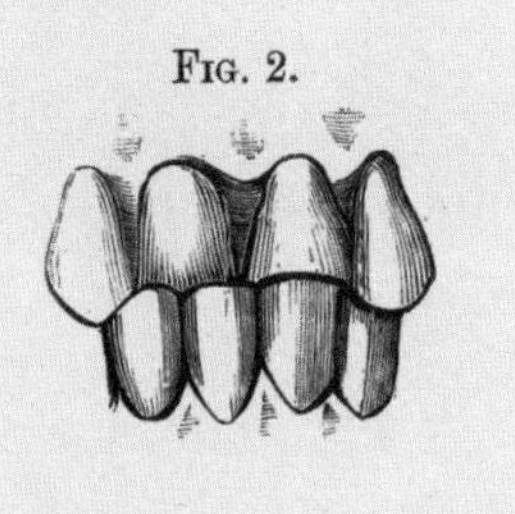

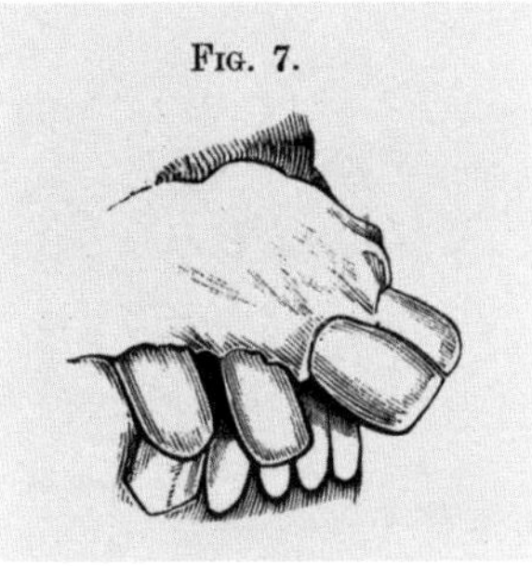

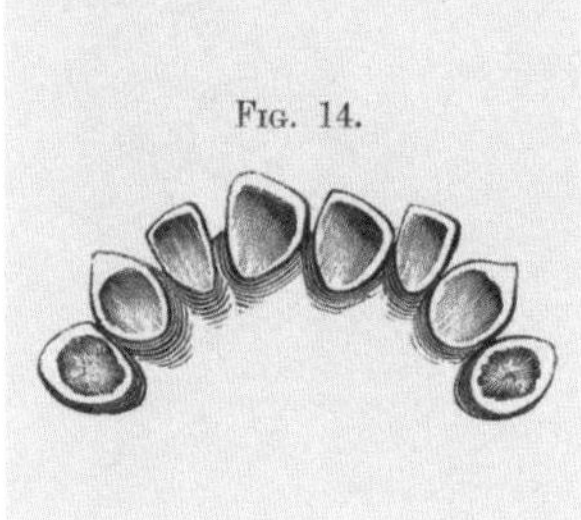

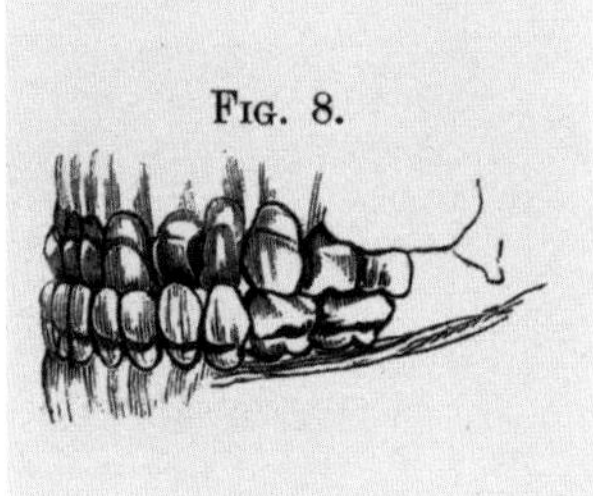

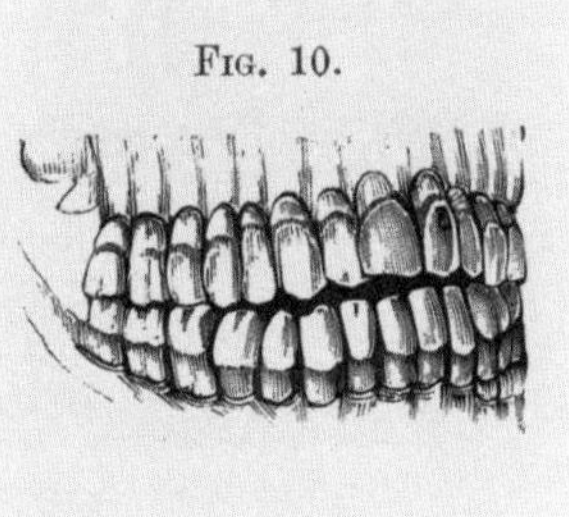


《牙列不齐与牙科疾病》（*Irregularities and Diseases of the Teeth*，1870 年）中的插图，作者亨利 · 塞维尔（Henry Sewill）。

**本页 |** 两枚上颌乳牙舌侧同时萌出两枚恒牙的病例（图 1），牙列拥挤与切牙重叠（图 4），以及由于上颌骨前部发育异常导致的切牙唇倾（图 7）。

**对页 |** 阿尔佛雷德 · 卡恩（Alfred Cane）牙科专用注射器图示（1896 年），展示了他在改良牙科充填器械方面取得的成果。

**后页 |** 阿诺德父子外科器械制造厂（Arnold and Sons Instrument Manufactory）产品目录的封面和内页（1885 年）。

A.D. 1896. July 9. No. 15,265.

CANE'S COMPLETE SPECIFICATION. (1 SHEET)

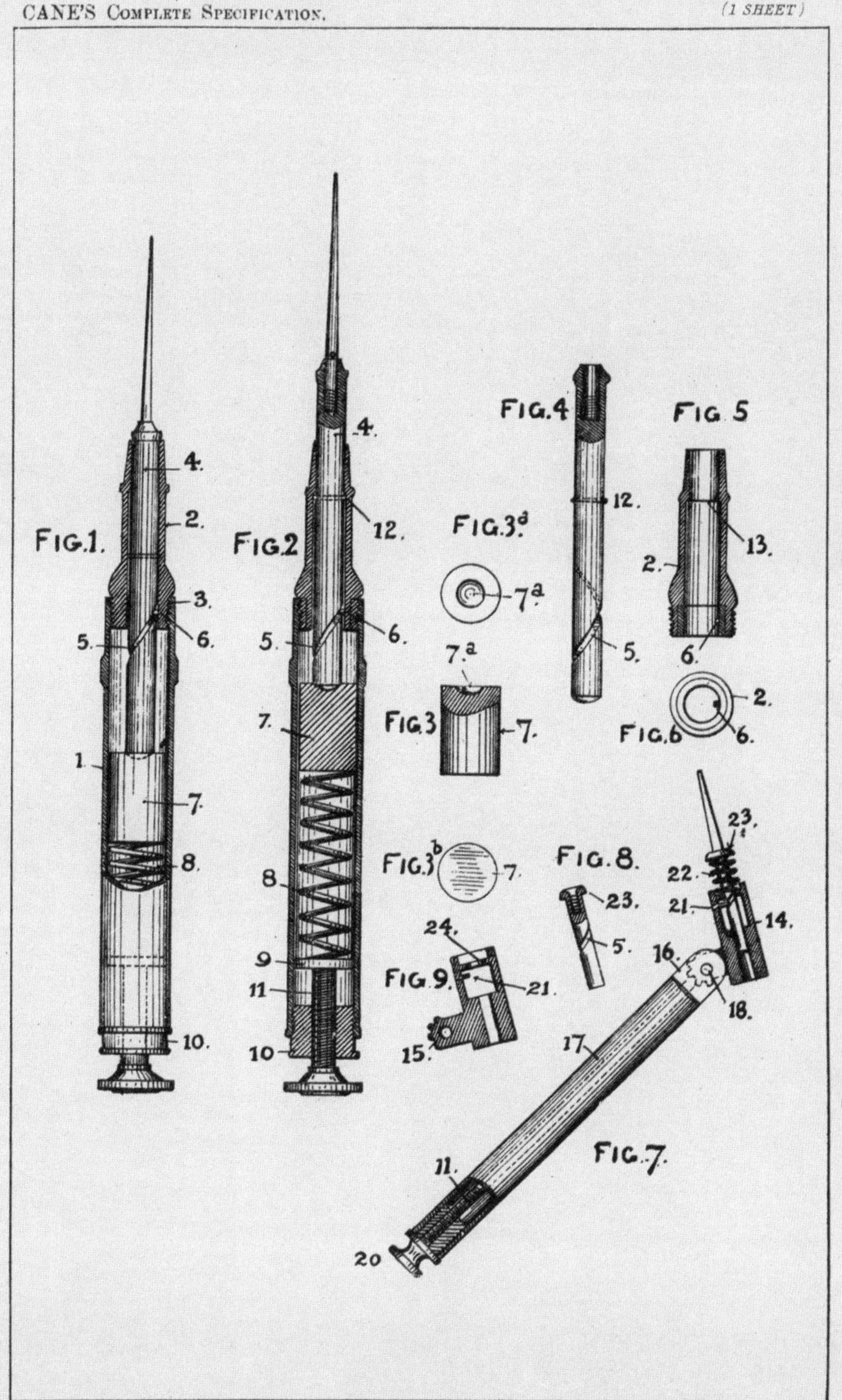


[This Drawing is a reproduction of the Original on a reduced scale]

# CATALOGUE OF SURGICAL INSTRUMENTS

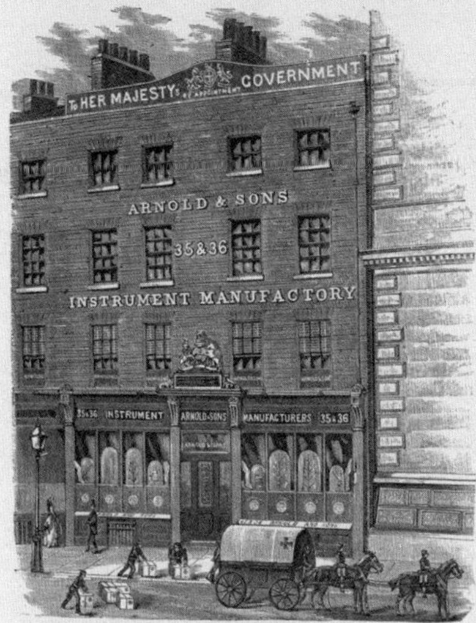


MANUFACTURED BY **ARNOLD AND SONS,** BY APPOINTMENT TO

HER MAJESTY'S GOVERNMENT; THE HONORABLE COUNCIL OF INDIA; THE ADMIRALTY; THE CROWN AGENTS FOR THE COLONIES; HER MAJESTY'S PRISONS; FOREIGN GOVERNMENTS; ST. BARTHOLOMEW'S HOSPITAL; THE SURGICAL AID SOCIETY; AND THE PRINCIPAL PROVINCIAL AND COLONIAL HOSPITALS, ETC., ETC.

**35 & 36, WEST SMITHFIELD, LONDON.**

1885.

*Entered at Stationers' Hall.*



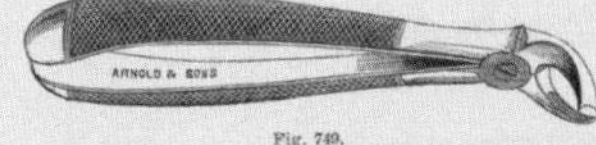

Fig. 749.

Lower Bicuspides, right, Fig. 749 ... ... ... £0 7 6

Fig. 750.

Lower Bicuspides Forceps, left, Fig. 750 ... ... 0 7 6

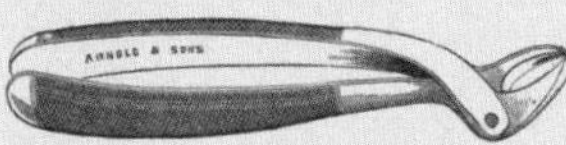

Fig. 751.

Lower Bicuspides Forceps, Fig. 751 ... ... ... 0 7 6

Fig. 752.

Upper Bicuspides Forceps right, Fig. 752 ... .. 0 7 6

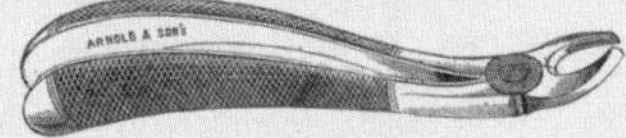

Fig. 753.

Upper Bicuspides Forceps, left, Fig 753... ... ... 0 7 6



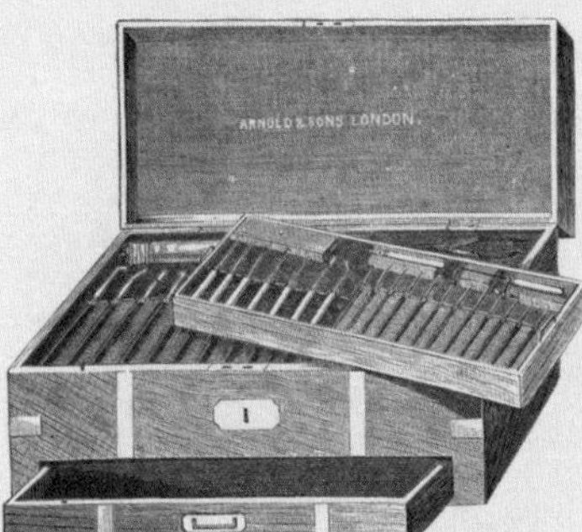


Fig. 731.

Arnold & Sons' Dental Cabinet, in rosewood, walnut, or mahogany, lined silk velvet, with Instrument Trays, etc., containing—

Twelve Scaling Instruments, in ivory handles.
Twelve Stopping ditto ditto.
Twelve Excavators, steel handles.
Twelve Drills, rose-heads, ditto.
One Mouth Mirror.
Spring Forceps for foil, cotton, etc.
Bottle for Stopping.
Bottle for Mercury.

The above set, complete ... ... ... ... ... £10 10 0

---

Arnold & Sons' Superior Dental Cabinet, in rosewood, walnut, or mahogany, lined silk velvet, with Trays and Drawers for Instruments, Gold Foil, etc., and Lower Drawer for extra Forceps, Fig. 731, containing—

Eighteen superior Scaling Instruments, in ivory handles.
Eighteen superior Stopping ditto ditto.



This instrument is intended to induce anæsthesia in part by the diminution of oxygen respired, and to regulate the strength of Æther vapour, so that it may with certainty produce the degree of quietude wanted, and not cause coughing or difficulty of respiration.

Portable Æther Inhaler (Morgan's) ... ... ... £1 12 0

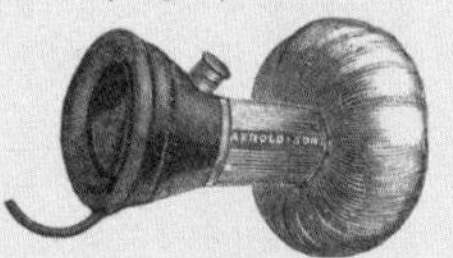

Fig. 961.

Æther Inhaler (Ormsby's), complete, Fig. 961 ... ... 1 4 0

The chief advantages of the new Inhaler are as follows;

1. Simple in construction and application.
2. Not expensive.
3. Small quantity of æther used to produce anæsthesia (average quantity 1 oz.).
4. Prevents any loss or evaporation of ether vapour.
5. Its small size and great portability.
6. Short time required to produce complete anæsthesia (average time, two minutes).
7. The great safety to the patient during administration.

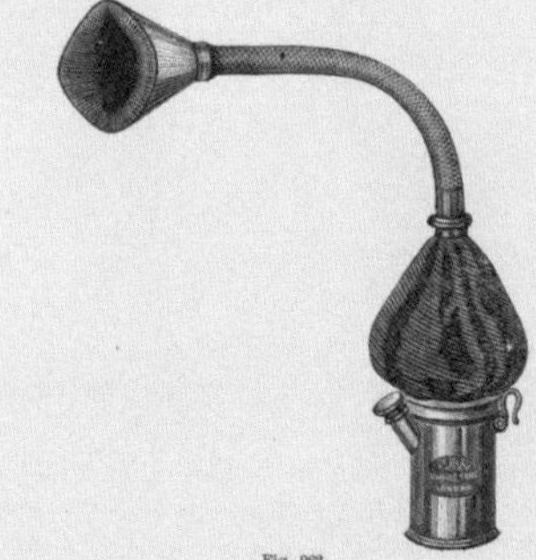

Fig. 962.

Lower Bicuspides Forceps, single joints.
Upper ditto ditto.
Curved Stump ditto ditto.
Fox's Tooth Key, with three claws.
Gum Lancet, in tortoiseshell.
Elevator.

The above set, complete ... ... ... ... ... £2 0 0

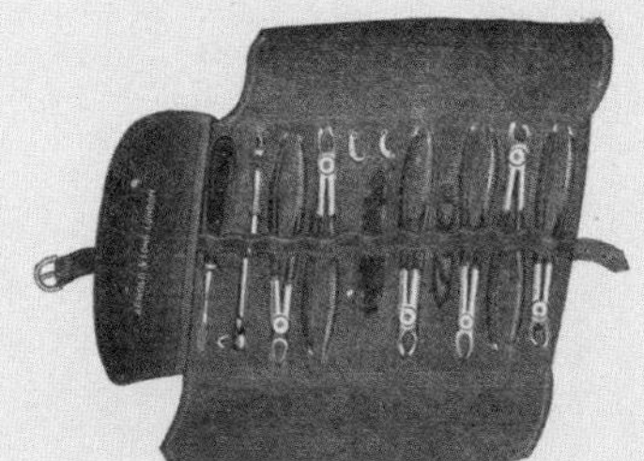

Fig. 726.

No. 3. Leather Pouch, with strap and buckle, Fig. 726, containing—

Upper Molar Forceps, Right (circular joints).
Ditto ditto Left ditto.
Lower ditto ditto.
Upper Bicuspides ditto ditto.
Lower ditto ditto ditto.
Curved Stump ditto ditto.
Fox's Tooth Key, with three claws.
Gum Lancet, in tortoiseshell.
Bell's Elevator.

The above set, complete ... ... ... ... ... 3 3 0



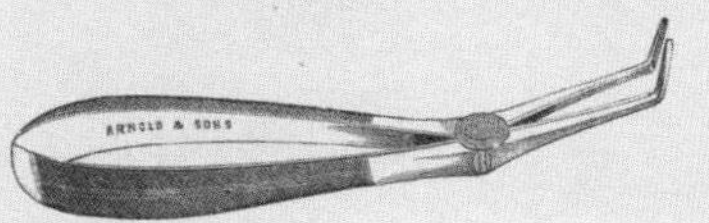


Fig. 764.

Lower Stump Forceps, left, Fig. 764 ... ... ... £0 7 6

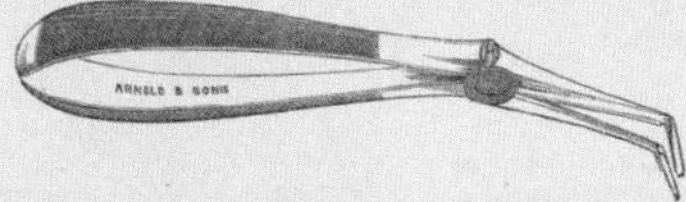


Fig. 765.

Lower Stump Forceps, right, Fig. 765 ... ... ... 0 7 6

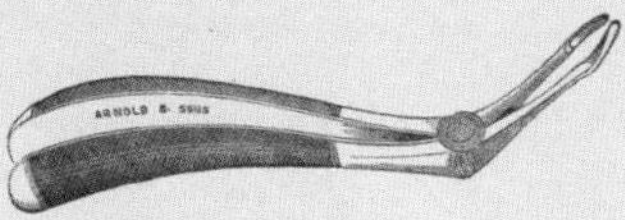


Fig. 766.

Upper Stump Forceps, right, Fig. 766 ... ... ... 0 7 6

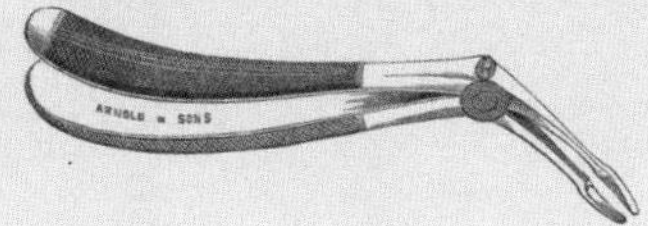


Fig. 767.

Upper Stump Forceps, left, Fig. 767 ... ... ... 0 7 6



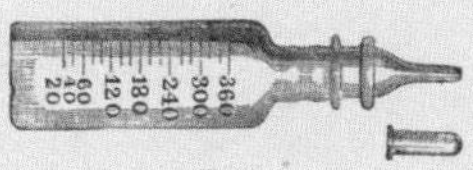

Fig. 970.

Chloroform Drop Bottle (Bloxam's), improved graduated, in leather case, size $4\frac{3}{4}$ in. × $1\frac{1}{4}$ in., Fig. 970 ... £0 3 6
Ditto, in boxwood case ... ... ... ... 0 4 6

Vide *British Medical Journal*, March 11th, 1871; the *Lancet*, March 18th, 1871; *Medical Times and Gazette*, February 4th and 25th, 1871; *Medical Press and Circular*, March 22nd, 1871.

The Graduated Chloroform Bottle is exceedingly portable and simple. No assistant is required in the administration. The chloroform being spread over a large surface of lint, the amount of atmospheric air is very great. It is much safer, as you do not rely upon complicated valves. The amount of chloroform administered can at once be ascertained by the graduated scale.

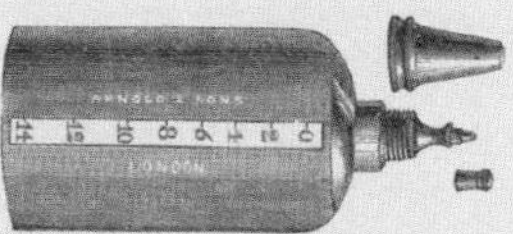


Fig. 971.

Chloroform Drop Bottle (Symons's), graduated with gilt double cap to prevent evaporation, covered with leather, as used at St. Bartholomew's, Fig. 971 ... 0 7 6
Ditto ditto (Skinner's), graduated, with metal drop stopper, covered with leather ... ... 0 4 6



Hypodermic Syringe, silver mounted, with three steel needles, in morocco case ... ... ... ... £1 5 0
Ditto ditto nickel-plated, with two steel needles 0 10 6
Ditto ditto two needles, mounted in vulcanite 0 5 6

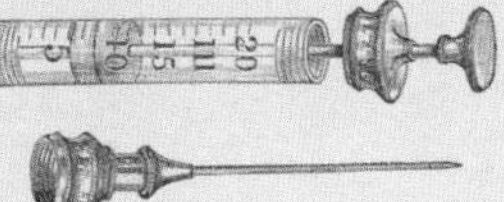

Fig. 953.

Hypodermic Syringe, Celluloid, Fig. 953 ... ... 0 12 6

This invention offers a very important advantage not possessed by any other Syringe—viz., the *Cylinder has the transparency of glass, and cannot be broken under ordinary circumstances.*

Hypodermic Syringe and Exploring Trocar, complete, in case ... ... ... ... ... ... 1 10 0

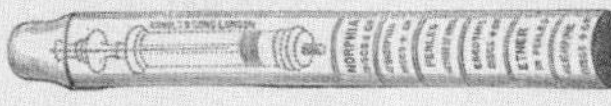


Fig. 954.

Emergency Case (Pearse's), Fig. 954 ... ... ... 0 17 6

Extract from *Lancet*, July 21st, 1883:—"This case, which is made of ebony, resembles in form a large drawing-pencil. It contains at one end a special hypodermic syringe, and at the other end is a series of compartments which contain discs and perles of such drugs as are most likely to be required on emergencies. The chief of these are Morphia, to relieve sudden and acute pain; Apo-morphia, to excite vomiting quickly; Nitrite of Amyl, in perles, for employment in angina, etc.; and Ether, in perles, to be used as a rapid stimulant in cases of syncope, etc. Each compartment is labelled with the name and strength of the drug contained. The case, which is made by Messrs. Arnold & Sons, of London, is very compact and handy, and will be found very useful in most emergencies."

Discs and Perles for above ... ... ... per set 0 12 6

Fig. 955.

Hypodermic Injector (Cousins's), Fig. 955 ... ... 0 1 6

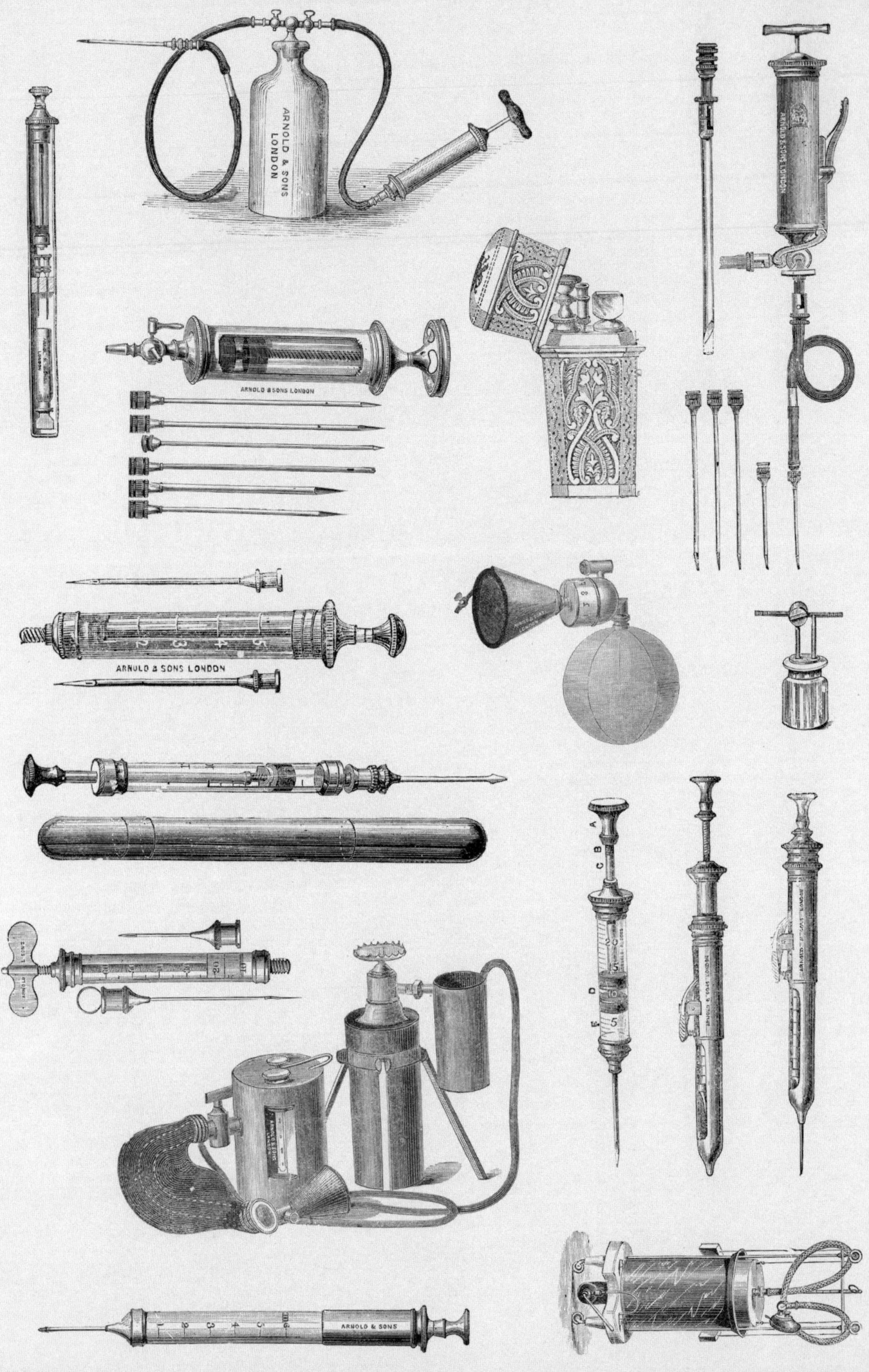
ARNOLD & SONS
LONDON
ARNOLD & SONS LONDON
ARNOLD & SONS LONDON
1 2 3 4 5
A
B
C
D
E
ARNOLD & SONS
1 2 3 4 5

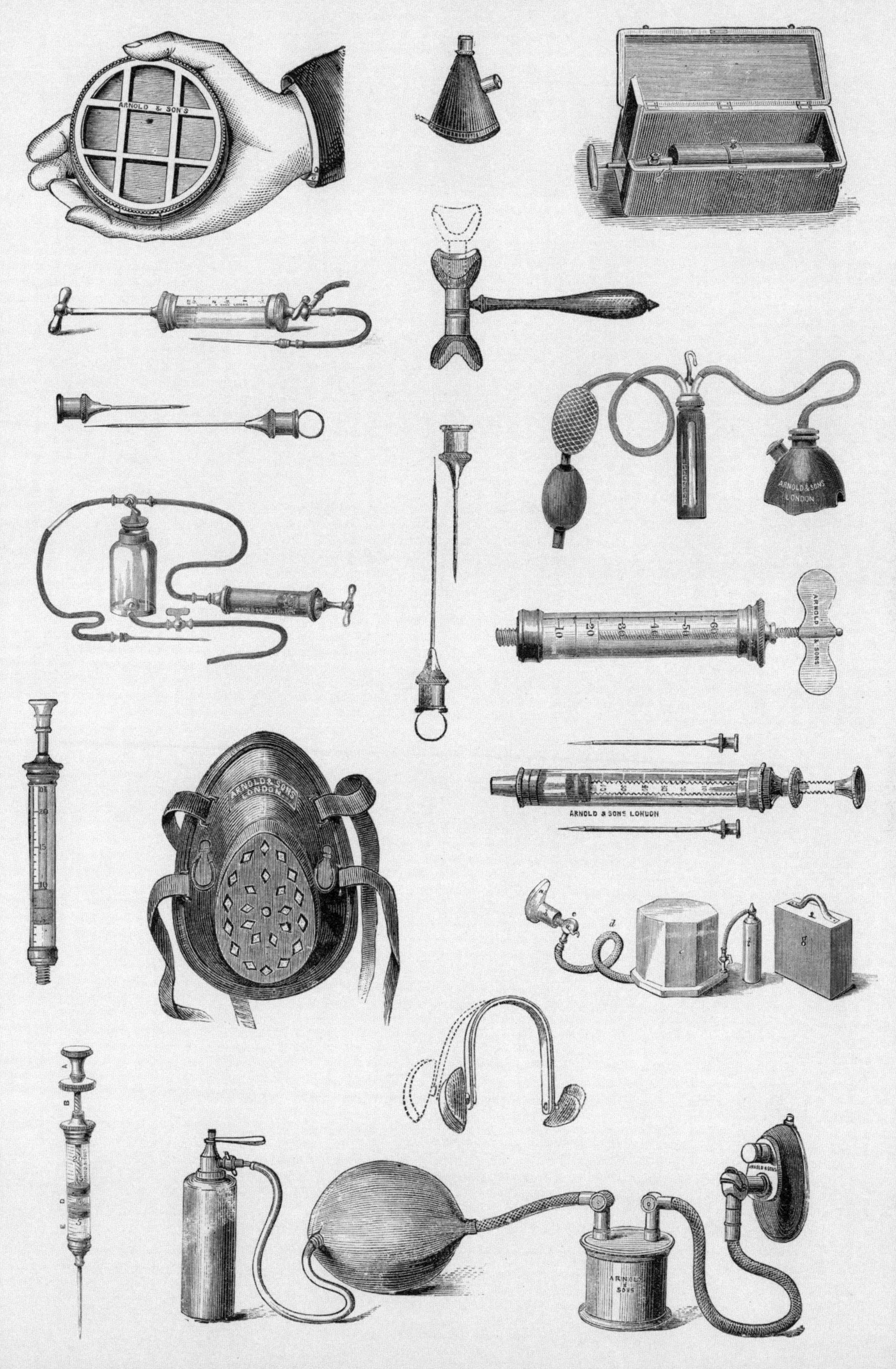
ARNOLD & SON'S
ARNOLD & SONS
LONDON
10
20
30
40
50
60
ARNOLD & SONS
ARNOLD & SONS
LONDON
ARNOLD & SONS LONDON
ARNOLD & SONS

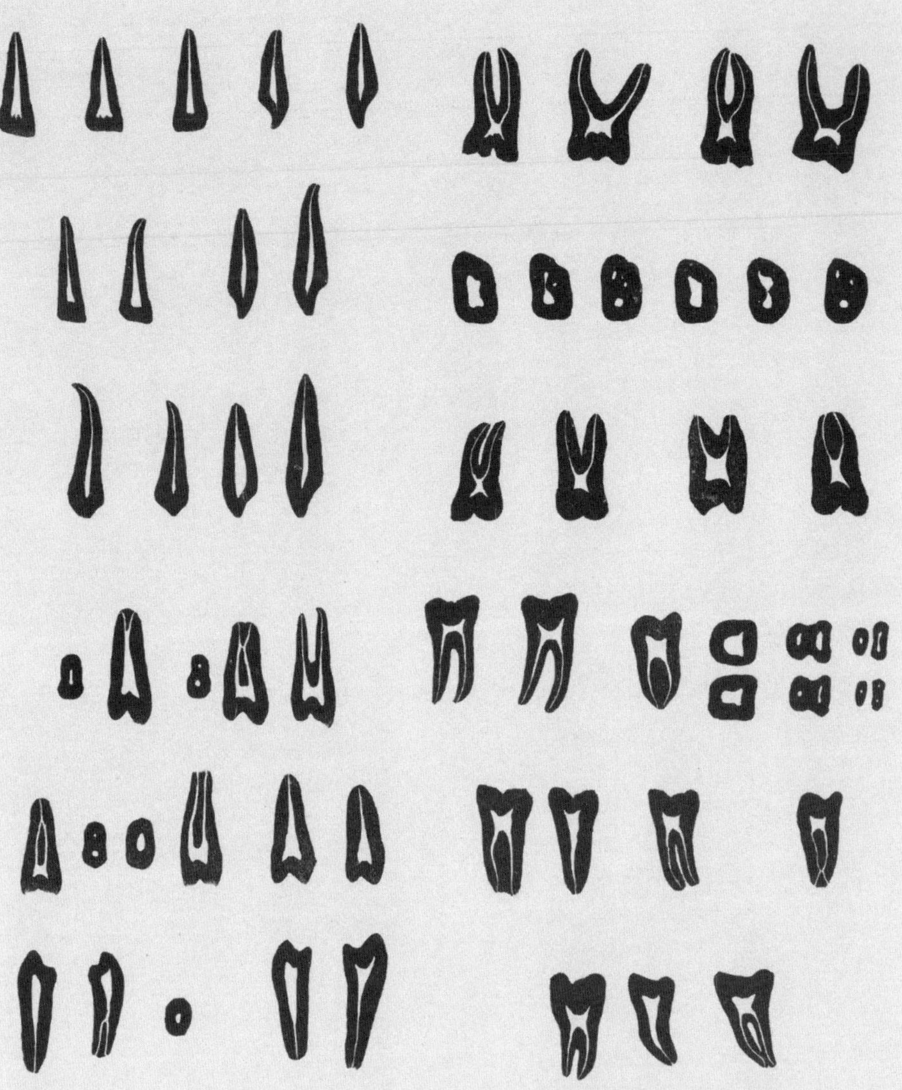

**前页 |** 阿诺德父子外科器械制造厂产品目录（1885 年）中展示的牙科器械。包括各种皮下注射器、抽吸器、氯仿吸入装置、笑气装置、张口器以及口鼻呼吸装置。

**本页 |**《人类牙齿解剖图绘》（*Descriptive Anatomy of the Human Teeth*，1892 年）中的书页，作者 G.V. 布莱克（G. V. Black），展示了髓腔及根管横断面。

**对页 |**《牙齿充填方法：牙科学生和执业牙医成功制备及充填各型人类牙体缺损的临床步骤展示》（*Methods of Filling Teeth：An Exposition of Practical Methods Which Will Enable the Student and Practitioner of Dentistry Successfully to Prepare and Fill All Cavities in Human Teeth*，1899 年）中的图像，作者罗德里格斯・奥托伦吉。

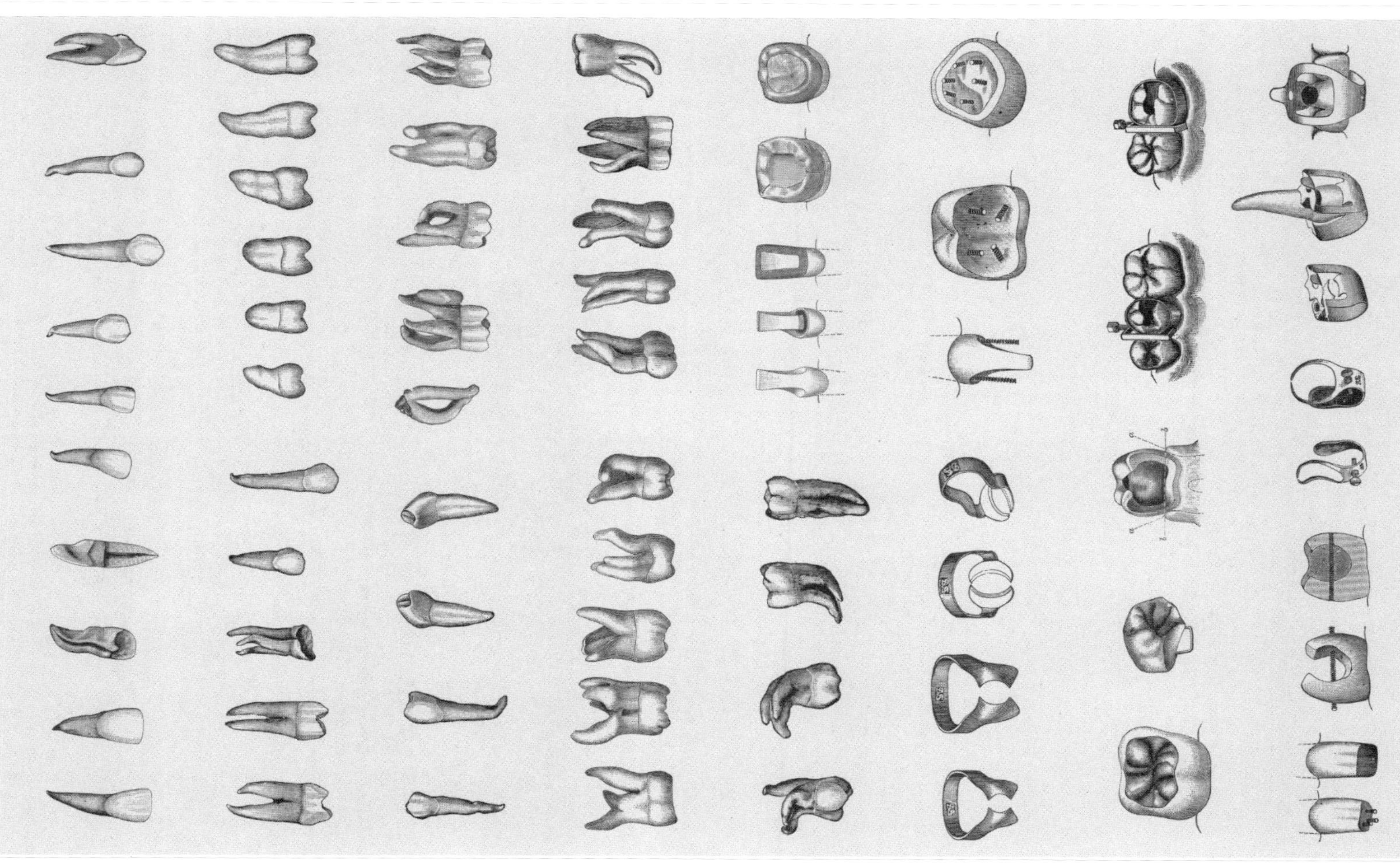

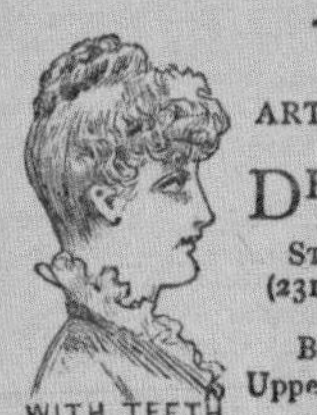


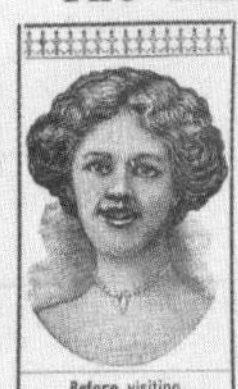
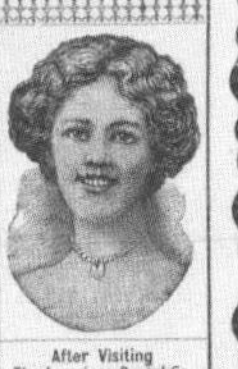


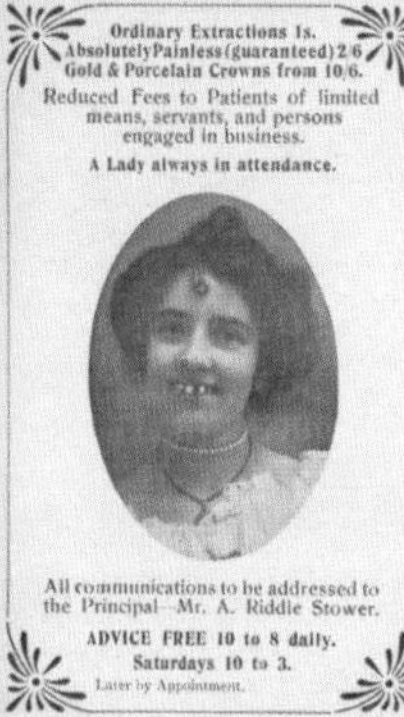
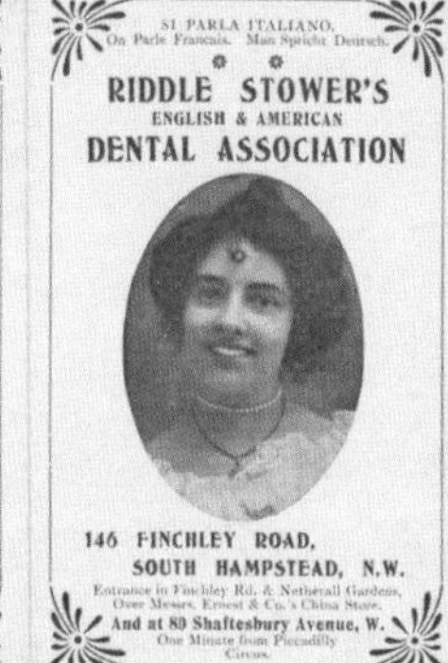


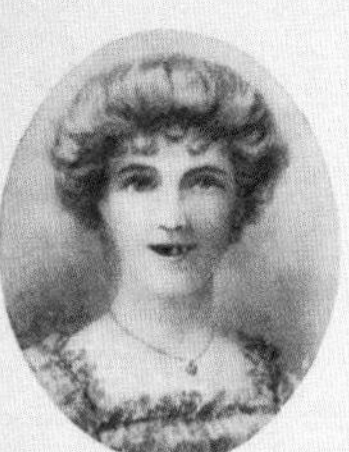
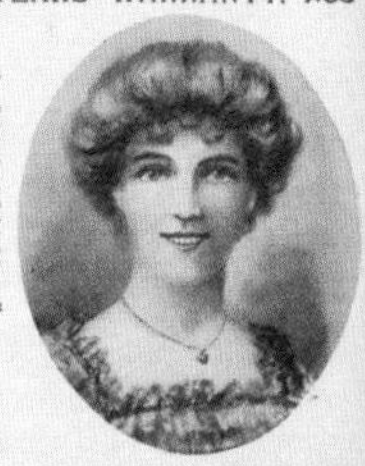


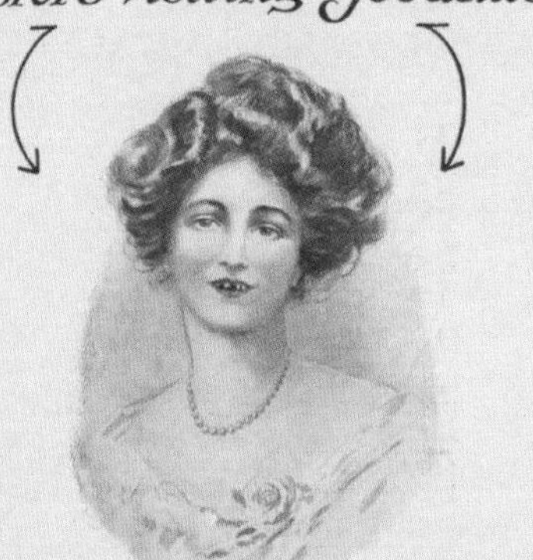


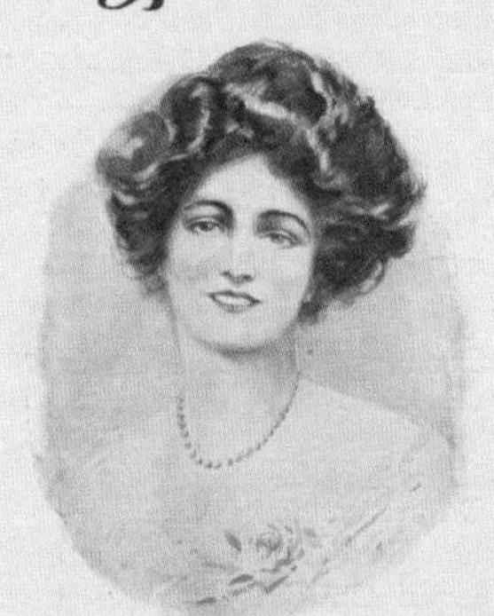


**本页 |** 丹尼斯公司（Dénace&Co.）的义齿广告，强调了义齿对于颌骨外形的重要性（1885 年）。

| 牙医展示他们的患者在治疗前后的对比图片（1900—1915 年）。

**对页（从左上开始）|** 大约发布于 1895 年的这则广告极力推荐城市牙科服务公司（Civil Service Dental Company）。

|“戴维斯先生提供各类服务”（约 1913 年）。

|“威廉牙外科赢得了顾客的好评”（1900—1909 年）。

|“富勒先生提供美式牙科服务，并附赠 5 年保修”（约 1896 年）。“来自加德纳先生的最佳义齿，只要最低价”（约 1908 年）。

|“马伦先生宣传无痛牙科的优点”（1895—1910 年）。

|“斯梅德利先生在伦敦和布莱顿提供优惠服务”。

**后页 |** 出自克劳狄斯 · 阿什父子公司的牙科黄金产品目录，包括金箔、小球、柱体，用于充填焊接、覆盖及桥接义齿（1908 年）。许多页面展示了便士硬币大小的黄金样品，适用于各种价格和类型的修复。

**PRIZE MEDAL ARTIFICIAL TEETH**

on

| | |
|---|---|
| VULCANITE | 2/6 |
| SILVER | 4/- |
| PLATINA | 7/- |
| GOLD (18 ct.) | 10/6 |

Complete Upper or Lower Set, ONE GUINEA.

Every Set Warranted for Five Years.

The *COURT CIRCULAR* of November 30th, 1895, says:—"**The Civil Service Dental Company of 150, Brompton Road, South Kensington,** can be highly recommended for skill and ability. An intimate friend required an upper and part of a lower set of Teeth, a particularly complicated case, and their success was quite sufficient to convince us of the genuineness of the many unsolicited Testimonials to be seen at the rooms of the Company."

The *POPULAR PRESS* says:—"Probably in no branch of the medical profession has such a great advance been made as in dentistry. By going to the right men, it is perfectly possible to have the most obstinate tooth extracted without hardly knowing it has been touched. We will take as an example the **Civil Service Dental Company, of 150, Brompton Road.** In this, we know that we are going to the highest exponents of dentistry, and do not for a moment claim that such perfection is general. But we refer to this firm because we can speak from actual recent experience, and regard it as a model of what such an establishment should be."

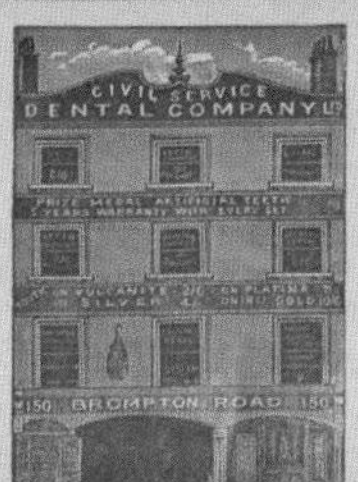


Notice Particularly the Name—

**MR. DAVIS,**

Surgeon Dentist.

**175, Brompton Road,**

(10 Doors from Harrod's Stores, same side.)

Specimens of Metal and Vulcanite Work shewn free of charge.

A Plain Statement of Cost is given before undertaking any case—and is never exceeded.

Terms arranged to suit the convenience of Clients.

*Extraction of Stumps not necessary.*

Invalids and Aged Persons visited at their own residences, without any extra charge.

Soft Palates for aged and invalids, and for those of tender gums.

Teeth are made different shades so as to suit all ages, and to match teeth that may remain in the mouth.

Teeth Fitted on the American System without Plates.

*Reduced Charges to servants and persons of limited means.*

All work Fully Guaranteed to be Perfect in Fit and Quality.

Call and get an estimate. Notice the name of Davis.

**ARTIFICIAL TEETH and PAINLESS DENTISTRY.**

**MR. DAVIS,**

Surgeon Dentist,

**175, Brompton Road,**

(10 Doors from Harrod's Stores.)

The Oldest established Dentist in

**BROMPTON ROAD,**

Same side of the road as Harrod's Stores.

**175, Brompton Road,**

3 doors from Beaufort Gardens, over Singer's.

Near Harrod's Stores, same side of the Road.

Particularly note the name of Davis to prevent mistakes. Same side as Harrod's Stores.

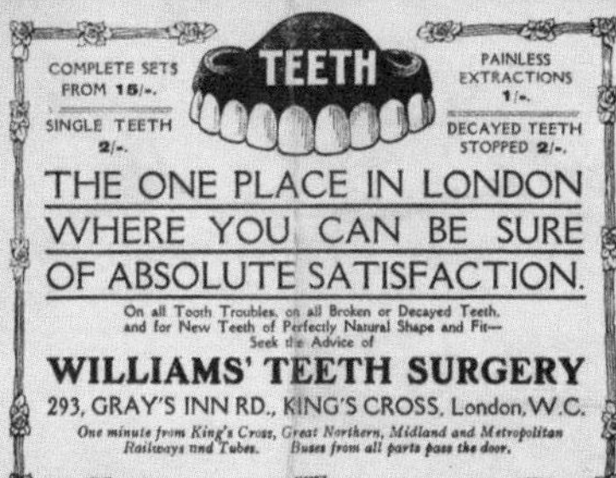


# ARTIFICIAL TEETH.

**A COMPLETE SET, ONE GUINEA.**

Precisely the same PRIZE MEDAL TEETH Advertised by other Firms.

*SINGLE TOOTH* 2/6 FIVE YEARS' WARRANTY.

*SINGLE TOOTH* 2/6 FIVE YEARS' WARRANTY.

**AMERICAN DENTISTRY.**

TEETH Adapted without Extracting Loose Teeth or Stumps.

**Mr. FOLEY,** Surgeon Dentist,

**21, High Street, Kensington.**

OPPOSITE KENSINGTON PALACE GARDENS.

*ILLUSTRATED PAMPHLET POST FREE.*

**High-class Artificial Teeth**

By Mr. James Gardner.

Complete 20/- Set

A COMPLETE AND PERFECT FITTING SET.

BEST AND PUREST MATERIALS ONLY USED.

ADVICE FREE.

*Gold Stoppings, Bar & Bridge Work. Lowest Charges.*

*Constant Daily Attendance, 10 to 7. Saturdays, 10 to 4.30.*

**Mr. JAMES GARDNER,**

30, THURLOE PLACE, SOUTH KENSINGTON.

Lady Attendant.

COPY OF TESTIMONIAL.

25, C . . . , Street, S.W., March 12th, 1906.

Dear Sir,—I am writing to thank you for the excellent manner you extracted my teeth, and for the reasonable charge of my complete set. They fit so well and look quite natural, in fact they are satisfactory in every way, and my general health has improved considerably since having them. I shall have much pleasure in recommending all my friends.—Yours faithfully, A. H. S.

HIGH-CLASS

**Artificial Teeth**

*Mr. JAMES GARDNER*

*30, THURLOE PLACE, SOUTH KENSINGTON.*

(One minute from South Kensington Metropolitan and Tube Stations.)

Attendance Daily, 10 to 7.

Saturdays, 10 to 4.30.

Lady Attendant.

NO PLATES REQUIRED

Advice FREE.

All Work Guaranteed

Hundreds of Testimonials can be seen.

*Teeth Sets 20/-*

*Single Tooth 2/-*

Gold Stoppings, Bar and . . . Bridge Work. Lowest Charges.

ONLY ADDRESS—

**30, Thurloe Place, South Kensington.**

(Private House.)

Copy of Guarantee given with all Teeth supplied.

106, EDGWARE ROAD, HYDE PARK.

*Case No.........*

*I hereby guarantee that the teeth supplied to M............ are composed of chemically pure materials, which will not corrode in the mouth, change colour, nor decay.*

*Should the teeth require any attention, I shall be pleased to see you at any time and do what may be required, free of charge.*

PAINLESS DENTISTRY.

MR. V. C.

**MALLAN**

ONE OF THE LARGEST MAKERS OF ARTIFICIAL TEETH IN THE WORLD.

MR. V. C. MALLAN, The Old Established Surgeon Dentist, attends as usual at

**106 EDGWARE ROAD,** Hyde Park

(2 Doors from Upper George St.)

ALL ADVICE AND INFORMATION FREE

ILLUSTRATED PAMPHLET GIVEN ON APPLICATION, OR SENT FRFE BY POST.

# Modern Dentistry

## ASTOUNDING OFFER

**A Complete Set of Teeth, mounted on 18-carat Gold Plate for £5 5s.**

**TEN YEARS' WARRANTY.**

## Mr. SMEDLEY'S DENTAL SURGERY,

**39, Beauchamp Place,**

BROMPTON ROAD (near HARRODS),

**LONDON, S.W.,**

and at 27, GRAND PARADE, BRIGHTON.

Constant Attendance or by Appointment.

**Reduced Fees to servants and others of limited means.**

## Ash's Imperial Gold Cylinders.

### Extra Soft.

Made from the same Gold as the Foil on page 1.

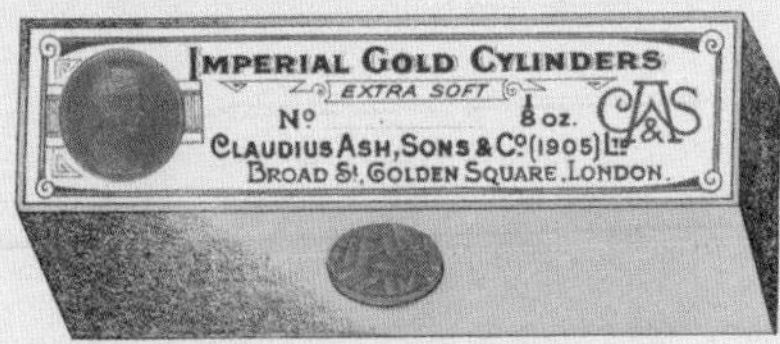


In Sizes 1. 2. 3. 4.

| | | s. | d. |
|---|---|---|---|
| Nos. 1. 2. 3. 4. . . . . . . . . . . | per ⅛ oz. | 16 | 6 |
| " " . . . . . . . . . . . | per oz. | 128 | 0 |

## Ash's Soft Non-Cohesive Gold Cylinders.

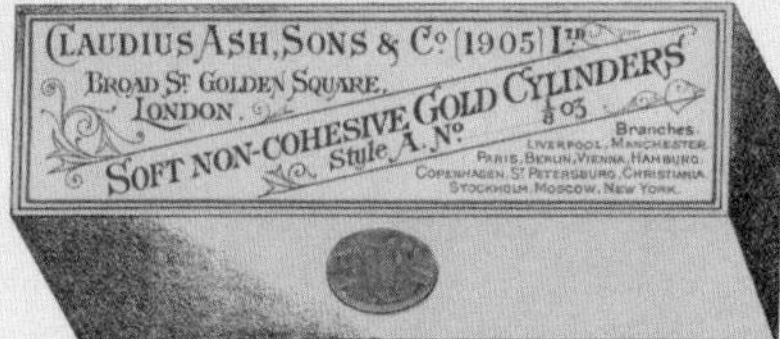


### Style A. Loosely Rolled.

In Sizes 1. 2. 3. 4.

| | | s. | d. |
|---|---|---|---|
| Nos. 1. 2. 3. 4. . . . . . . . . . . | per ⅛ oz. | 16 | 6 |
| " " . . . . . . . . . . . | per oz. | 128 | 0 |

**Style B.–Closely Rolled.** Same sizes and same price per ounce as style A.

*Not less than half an ounce supplied.*

## Ash's Soft Non-Cohesive Gold Cylinders.

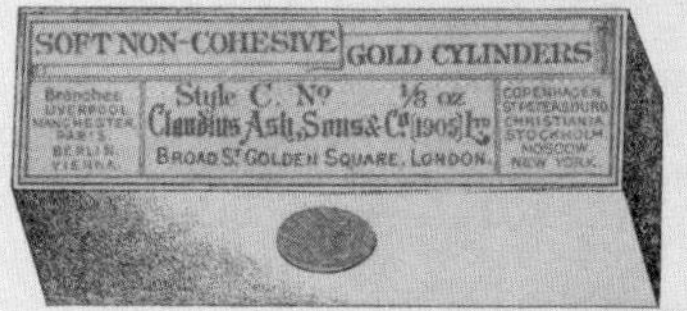


### Style C. – Extra Dense.

In Sizes 1. 2. 3. 4.

| | | s. | d. |
|---|---|---|---|
| Nos. 1. 2. 3. 4. . . . . . . . . . . | per ⅛ oz. | 16 | 6 |
| " " . . . . . . . . . . . | per oz. | 128 | 0 |

## Ash's Pointed Cylinders for Root Filling.

In Sizes 1. 2. 3.

| | | s. | d. |
|---|---|---|---|
| Nos. 1. 2. 3. . . . . . . . . . . | per ⅛ oz. | 16 | 6 |
| " " . . . . . . . . . . . | per oz. | 128 | 0 |

## Ash's Gold Pellets (Cohesive and Non-Cohesive.)

Square in Sizes 1. 2. 3. 4.

| | | s. | d. |
|---|---|---|---|
| Nos. 1. 2. 3. 4. . . . . . . . . . . | per ⅛ oz. | 16 | 6 |
| " " . . . . . . . . . . . | per oz. | 128 | 0 |

Pyramidal in Sizes 1. 2. 3. closely rolled.

| | | s. | d. |
|---|---|---|---|
| Nos. 1. 2. 3. . . . . . . . . . . | per ⅛ oz. | 16 | 6 |
| " " . . . . . . . . . . . | per oz. | 128 | 0 |

NOTE. All our Cylinders and Pellets can be made cohesive by annealing before using.

## Ash's Soft Non-Cohesive Gold Foil.

Our Soft Non-Cohesive Gold Foil has found great favour with those operators who prefer to work with a Non-Cohesive Foil, its purity being unsurpassed. As it can be made Cohesive by annealing immediately before using, the operator is in possession of a Foil which is either Non-Cohesive or Cohesive as required.

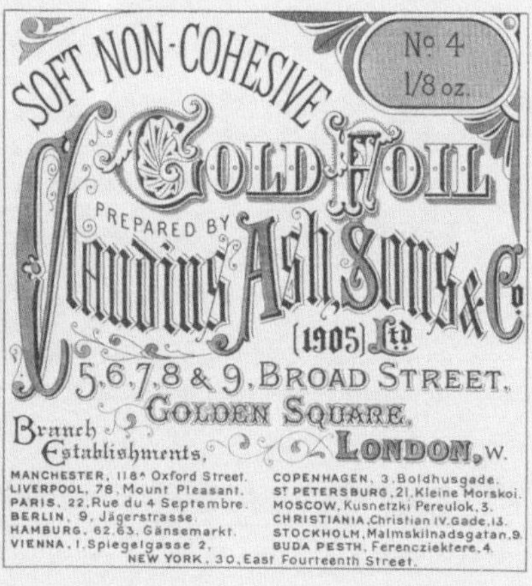


| | | s. | d. |
|---|---|---|---|
| Nos. 3. 4. 5. 6. 8. . . . . . . . . . . | per ⅛ oz. | 16 | 3 |
| " " . . . . . . . . . . . | per oz. | 125 | 0 |

Higher numbers supplied to order.

## Ash's Cohesive Gold Foil.

This Foil has proved its excellent qualities in the hands of the leading gold workers of the last fifty years, and is in use at all the Dental Schools; therefore, in mentioning it, we are only bringing to the notice of those who may not have tried it, a gold which is perfect as a Cohesive Foil and which cannot fail to give satisfaction.

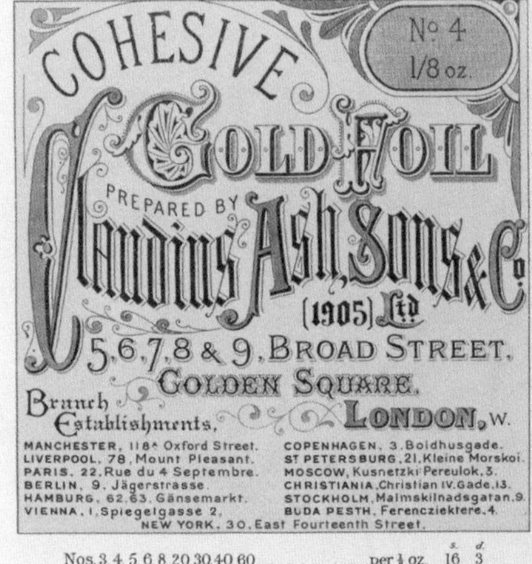


| | | s. | d. |
|---|---|---|---|
| Nos. 3. 4. 5. 6. 8. 20. 30. 40. 60. . . . . . . | per ⅛ oz. | 16 | 3 |
| " " " " . . . . . . . . | per oz. | 125 | 0 |

Nos. 30 and 40 are largely used for making the Matrix for porcelain inlays by those Operators who practise the burnishing-in method and who employ Mineral Bodies which are low-fusing enough to be fired in a Gold Foil Matrix.

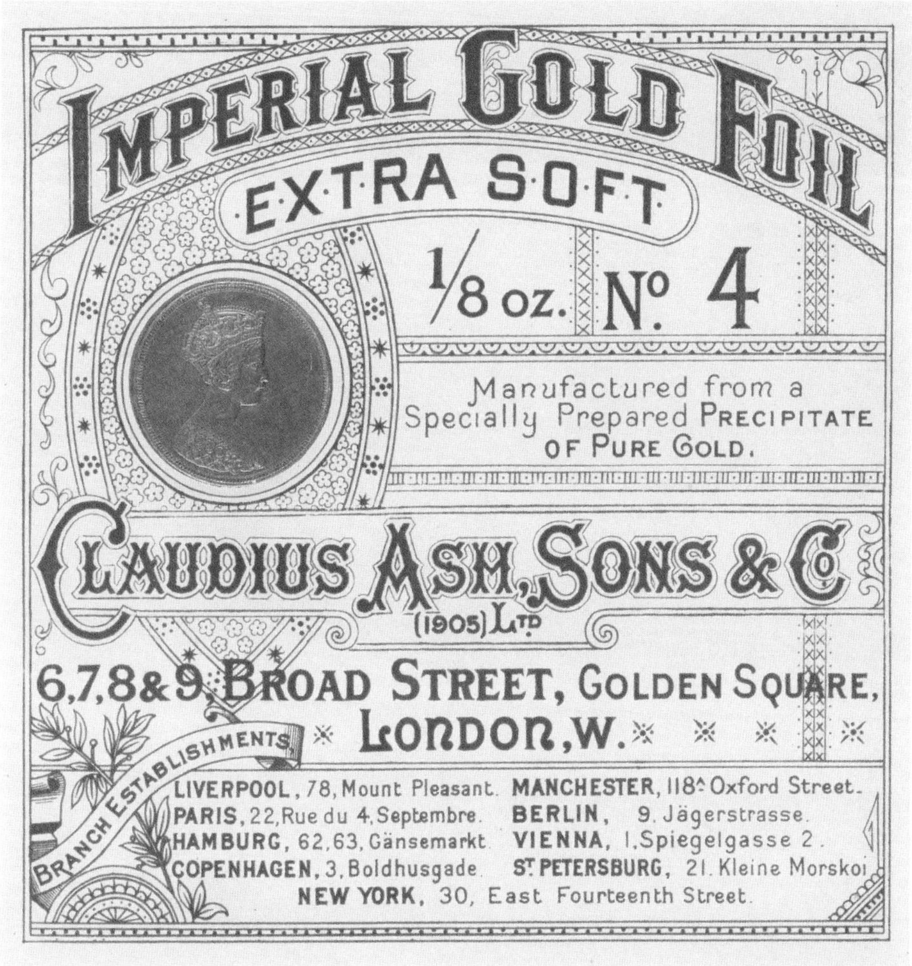
IMPERIAL GOLD FOIL
EXTRA SOFT
1/8 oz. No. 4
Manufactured from a Specially Prepared PRECIPITATE OF PURE GOLD.
CLAUDIUS ASH, SONS & Co
(1905) LTD
6,7,8&9, BROAD STREET, GOLDEN SQUARE,
LONDON, W.
BRANCH ESTABLISHMENTS.
LIVERPOOL, 78, Mount Pleasant.
MANCHESTER, 118A Oxford Street.
PARIS, 22, Rue du 4, Septembre.
BERLIN, 9. Jägerstrasse.
HAMBURG, 62, 63, Gänsemarkt.
VIENNA, 1, Spiegelgasse 2.
COPENHAGEN, 3, Boldhusgade.
ST PETERSBURG, 21. Kleine Morskoi
NEW YORK, 30, East Fourteenth Street.

GOLD SOLDER.
Claudius Ash, Sons & Co (1905) Ltd
Central Depôt, 5, 6, 7, 8 & 9, BROAD STREET, GOLDEN SQUARE LONDON ENGLAND.
C A S
Branches, MANCHESTER. LIVERPOOL. PARIS. BERLIN. HAMBURG. VIENNA. COPENHAGEN. CHRISTIANIA. STOCKHOLM. ST PETERSBURG. MOSCOW.

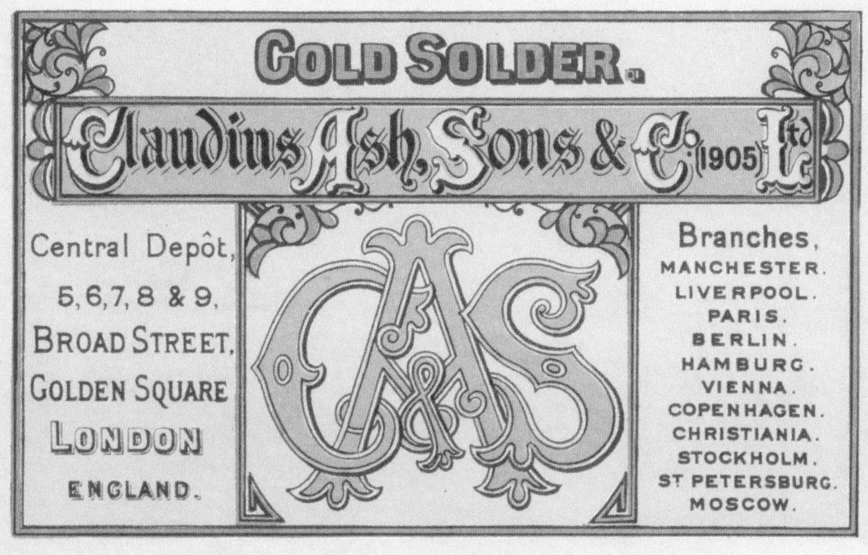

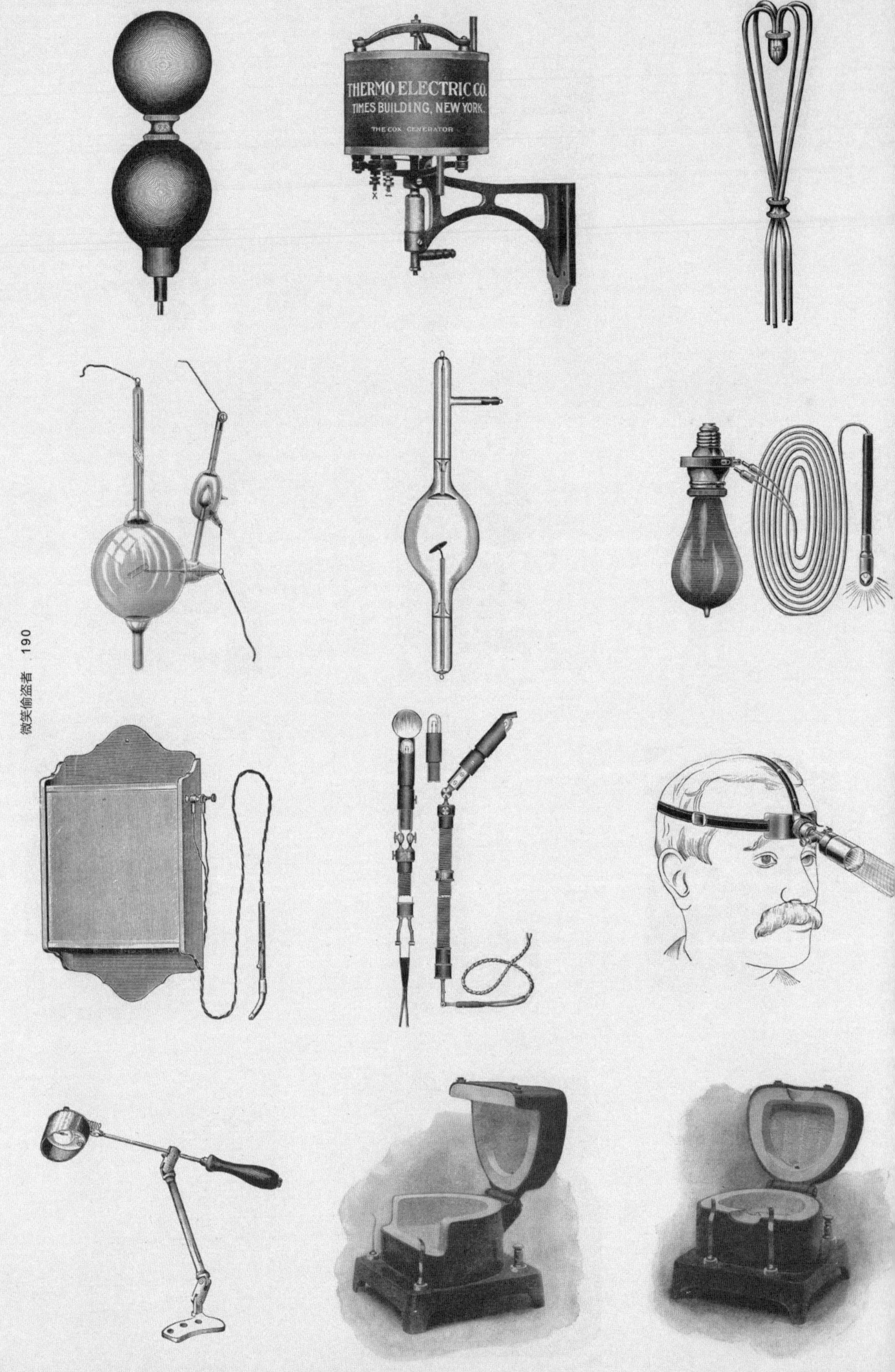
THERMO ELECTRIC CO.
TIMES BUILDING, NEW YORK.
THE COX GENERATOR

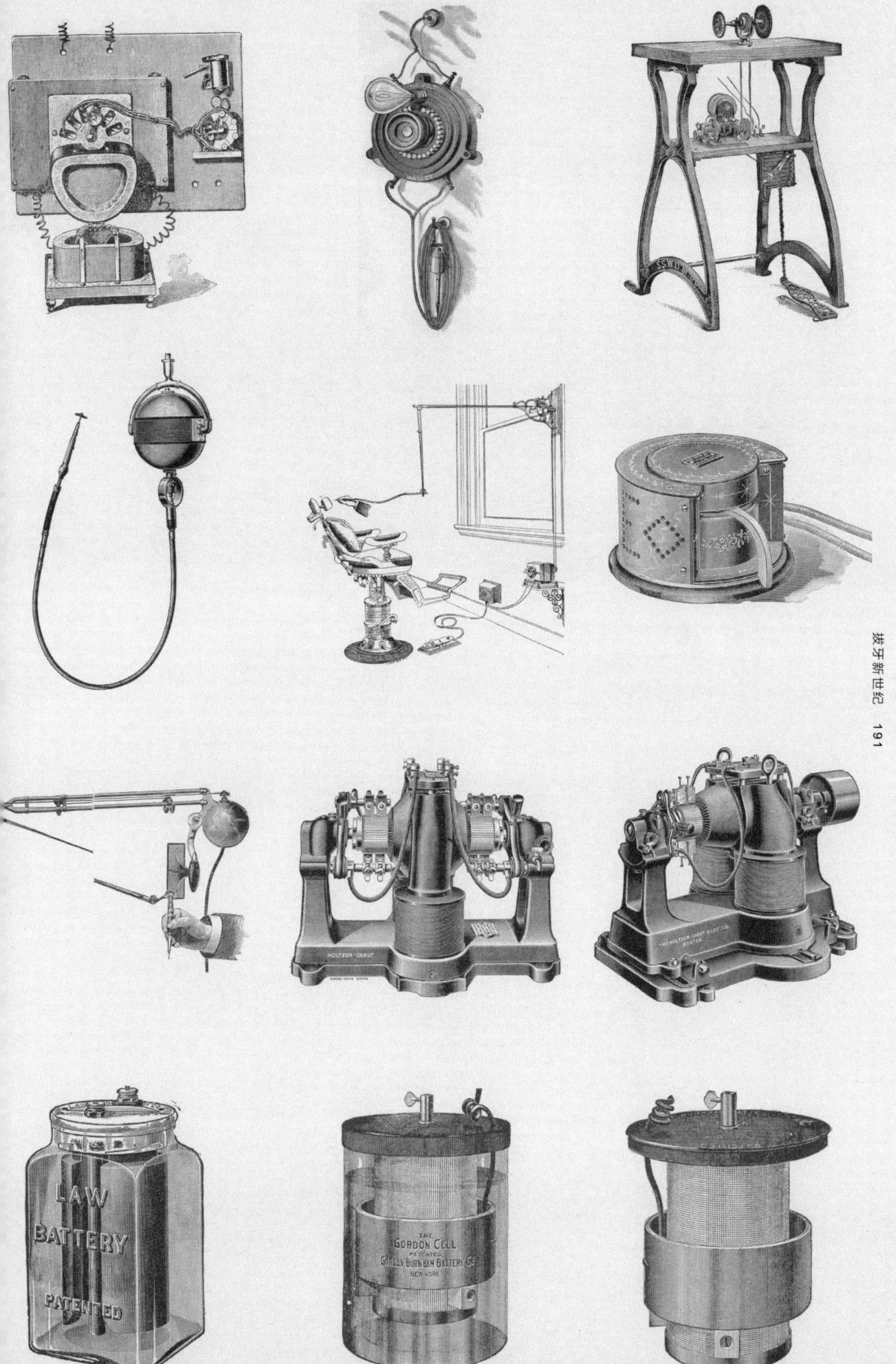
HOLTZER-CABOT
LAW
BATTERY
PATENTED
THE
GORDON CELL
PATENTED
GORDON BURNHAM BATTERY Co
NEW YORK

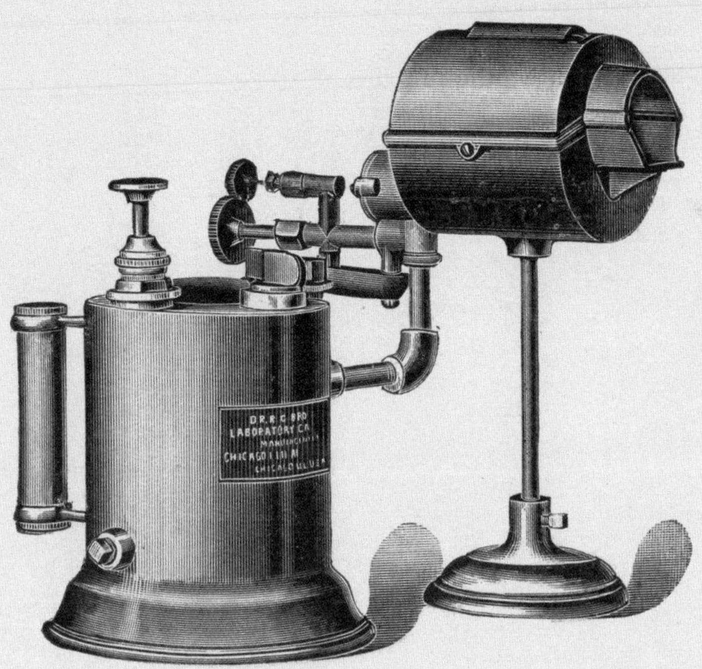

Fig. 208.

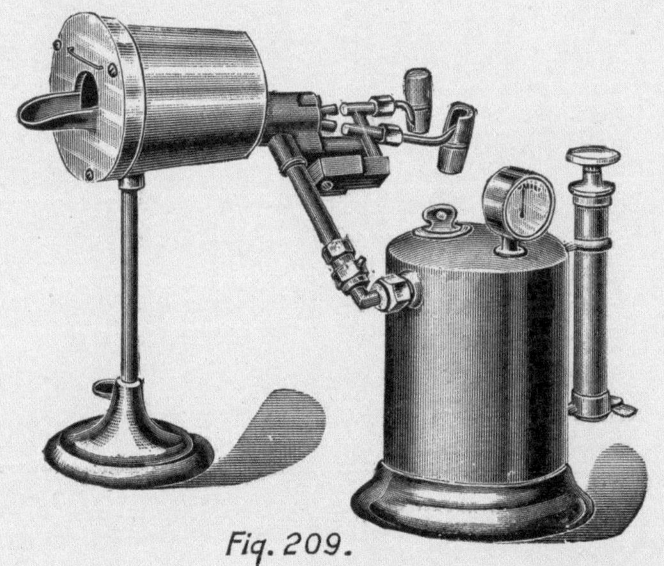

Fig. 209.

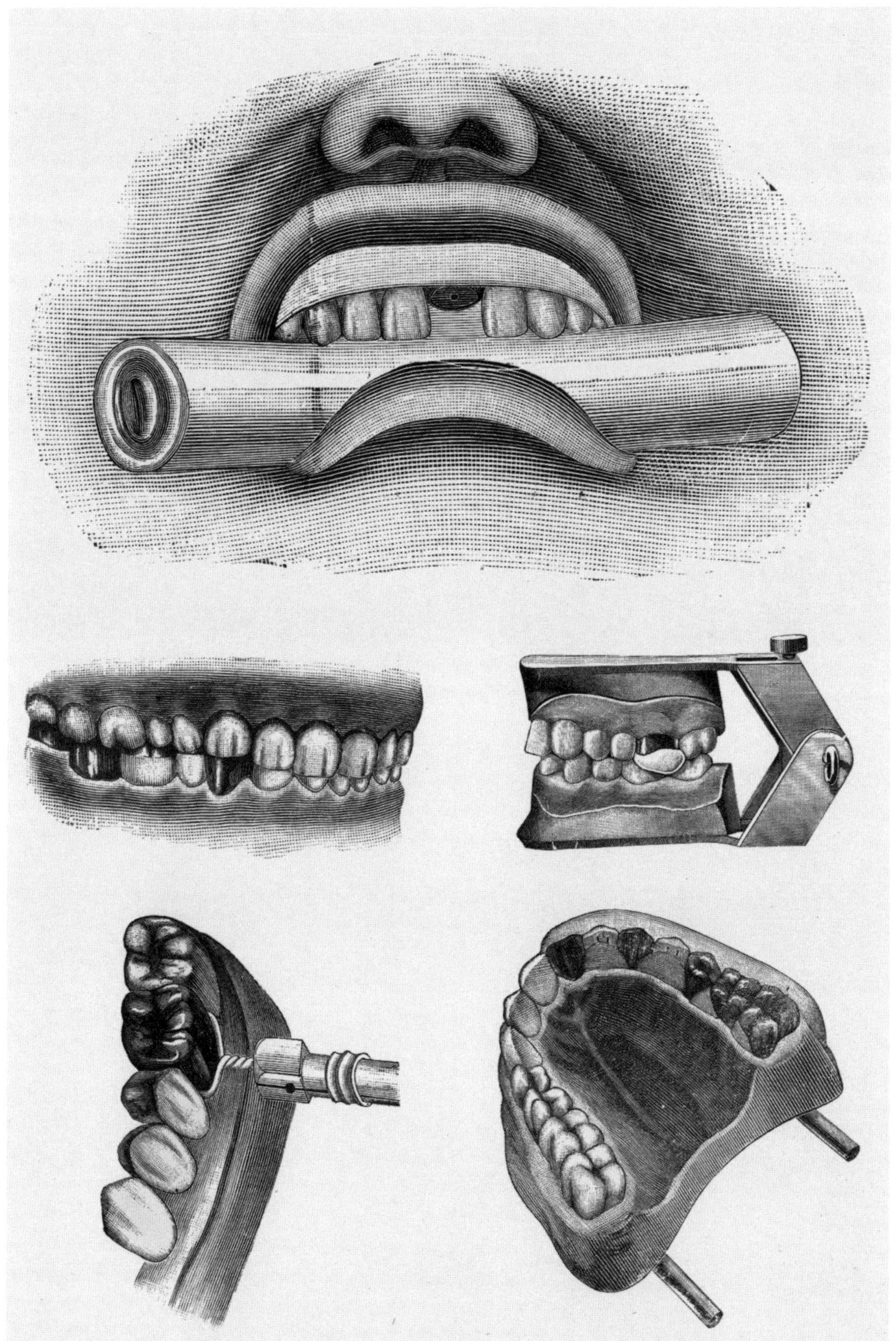

**前页 |**《牙科电气》(*Dental Electricity*，1901 年）中提供的电动牙科器械样品，作者莱维特 · E. 卡斯特（Levitt E. Custer）。样品包括自动计时装置、电机、口内光源、牙科引擎以及带有真空调节器的 A.W.L. 管。

《冠修复原理与实践》(*Principles and Practice of Crowning Teeth*，1903 年）中的书页，作者哈特 · 约翰 · 高斯利（Hart John Goslee）。

**本页 |** 用于制作病人牙齿模型的咬合架。

**对页 |** 为制作冠桥而设计的汽油炉。

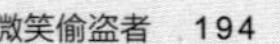

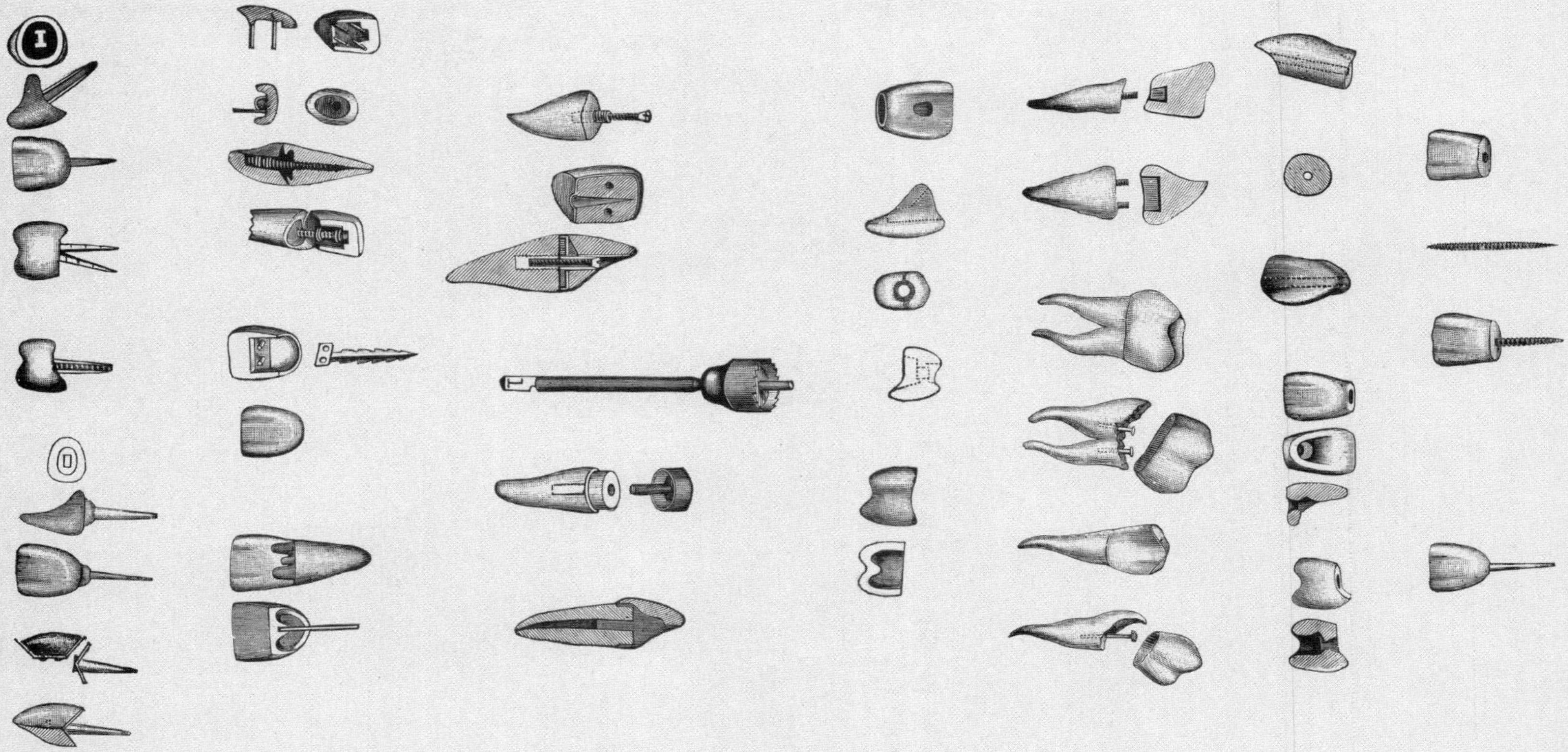

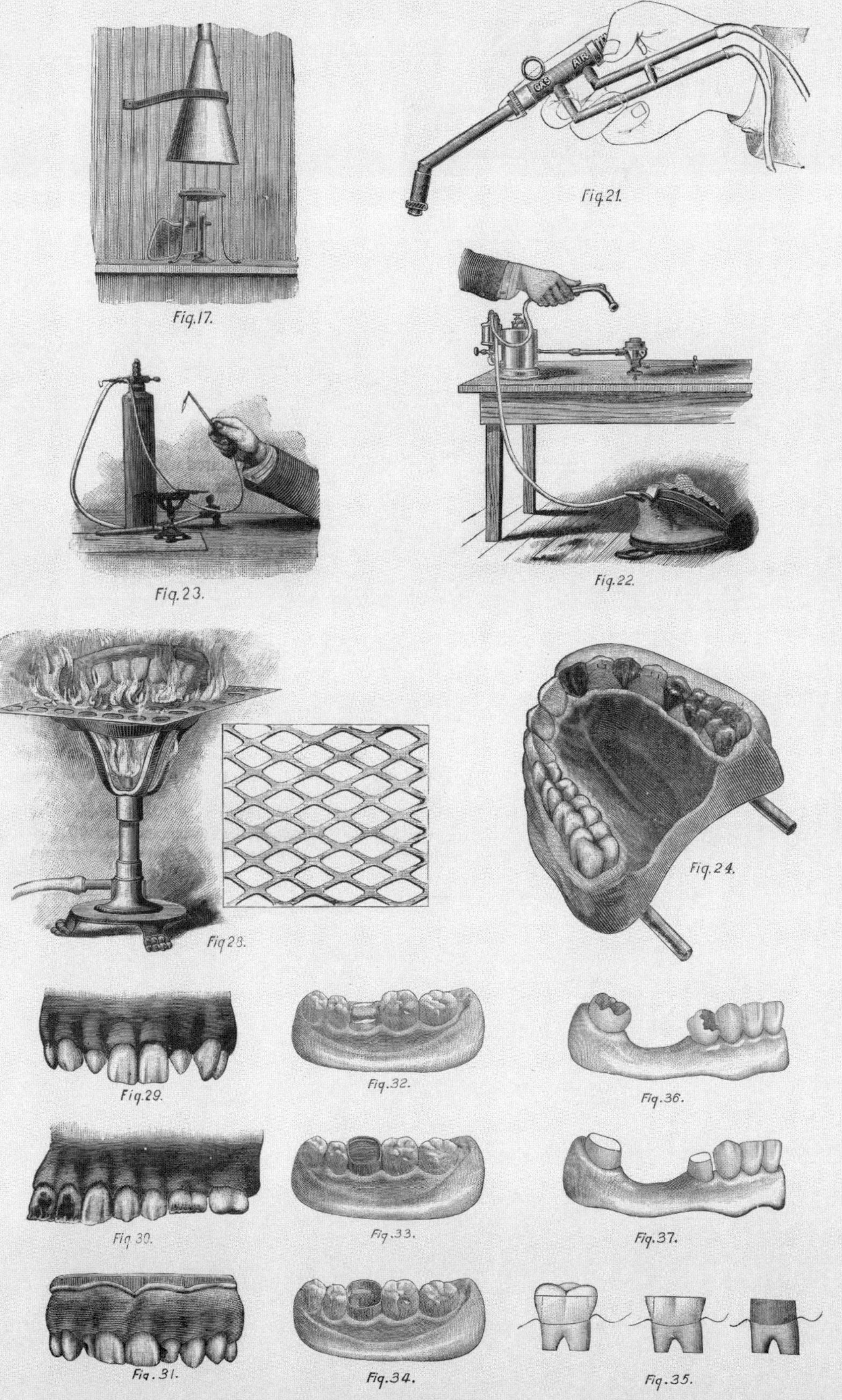

Fig.17. Fig.21. Fig.23. Fig.22. Fig.28. Fig.24. Fig.29. Fig.32. Fig.36. Fig.30. Fig.33. Fig.37. Fig.31. Fig.34. Fig.35.

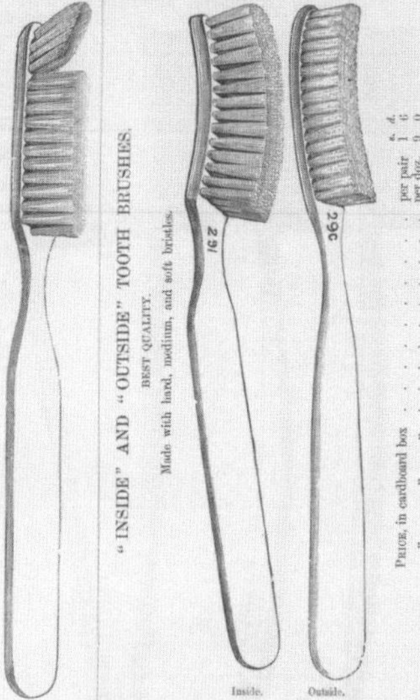

"INSIDE" AND "OUTSIDE" TOOTH BRUSHES.

BEST QUALITY.

Made with hard, medium, and soft bristles.

| | | s. | d. |
|---|---|---|---|
| Price, in cardboard box | per pair | 1 | 6 |
| " " " | per doz. | 9 | 0 |





## OUTSIDE AND INSIDE TOOTH BRUSHES.

PIERREPONT'S THOROUGH-CLEANSING.

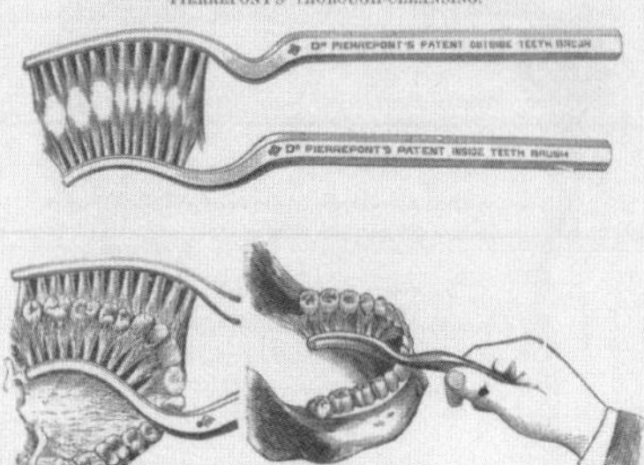



The illustrations show (1) an **"Outside"** and an **"Inside"** brush; (2) the same applied on an upper dental arch; and (3) an "Inside" brush applied on a lower dental arch.

The brushes are made in the following Grades and Sizes :—

*GRADES:*

With **Hard, Medium,** and **Soft** bristles.

*SIZES:*

**"Outside"**—A—Full size.　C—Small.
B—Medium.　D—Child's.

**"Inside"**—E—Full size.　F—Smaller size.

*In ordering, be careful to state grade and sizes required.*

| | | s. | d. |
|---|---|---|---|
| Price, in cardboard boxes | per pair | 1 | 9 |
| " " " | per doz. | 9 | 0 |

M　F 2



## TOOTH BRUSHES WITH BONE HANDLES.

(As shown on pages 65, 66.)

Made with **Hard, Medium,** and **Soft** Bristles.

**FIRST QUALITY.**

| | per gross. s. | d. | per doz. s. | d. |
|---|---|---|---|---|
| **Adults'** (Figs. 1 to 3 and 5) | 90 | 0 | 8 | 0 |
| " (Fig. 4) | 96 | 0 | 8 | 6 |
| **Children's** ( " 4) | 84 | 0 | 7 | 6 |
| " all forms except Fig. 4 | 57 | 0 | 5 | 3 |
| **Palate Brushes,** round and square forms | 90 | 0 | 8 | 0 |
| Any of the above with **very hard** bristles, extra | — | | 1 | 0 |
| **Double-ended Brushes in Composition Handles,** one end for the teeth, the other for the plate | per doz. | | 11 | 0 |
| **Badger's-hair** Brushes for solutions, Adults' | " | | 14 | 0 |
| " " " Children's | " | | 8 | 0 |
| **Black Tooth Brushes,** best quality, for tinctures and solutions; length of brush-head, 1½ inches, form of Fig. 1 | " | | 8 | 0 |

**Tooth Brushes made to Dentists' own patterns by the gross.**
**All forms of Tooth Brushes made or obtained to order.**
**Steel Punches,** with name, title, etc., made to order, 6*d.* per letter.
**Tooth Brushes stamped with name, etc., free of charge.**

## DENTURE BRUSH.

FOR CLEANING ARTIFICIAL DENTURES.

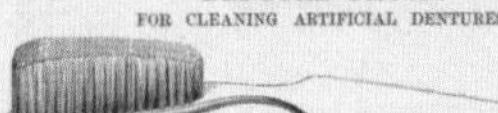

The peculiar form of the brush, combined with the flat point at the end of the handle, is specially adapted for removing the unpleasant deposit so often found on artificial teeth. It is made with hard bristles.

| | | s. | d. |
|---|---|---|---|
| Price | per doz. | 9 | 0 |

## DENTURE BRUSH (Registered).

(Mr. HENRY CARTER'S.)

| | | s. | d. |
|---|---|---|---|
| Price, Double-ended | each | 1 | 0 |
| " " | per doz. | 10 | 6 |



## FORMS OF TOOTH BRUSHES.

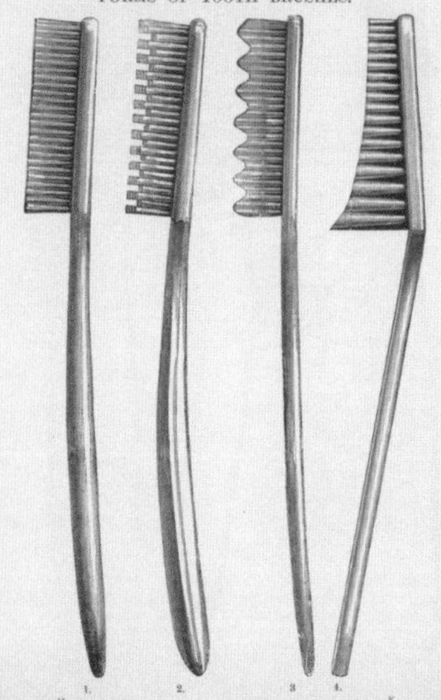



M　F

**前页 |** 高斯利《冠修复原理与实践》中展示的人工冠和戴入方法（左页），焊接装置以及畸形牙上的冠桥（右页）。

**本页 |** 克劳狄斯 · 阿什父子公司产品目录（1908 年），展示了牙刷的内外面、骨质刷柄及不同形状的刷头。

M 68 *Claudius Ash, Sons and Co., Limited,*

## DR. HORSEY'S ORIENTAL FIBRE TOOTH BRUSH

(PATENTED).

The Oriental Fibre Tooth Brush is made from the fibre of a tree which grows in Arabia and the Soudan, and is known in Arabic as Al-Arak. This fibre has been used in the East for cleansing the teeth for thousands of years; probably as early as B.C. 3000.

The Brush is **sanitary, convenient, absorbent, very thorough in action, has a pleasant aromatic odour, is naturally astringent, and has a most healthful influence on the gums.**

***SEND FOR DESCRIPTIVE BOOKLET.***

| | | s. | d. |
|---|---|---|---|
| Handles, in bone or ebony . . . | per dozen | 12 | 0 |
| Brushes, one dozen in box . . | per doz. boxes | 10 | 6 |
| Handles, in 6-dozen lots . . . . | per dozen | 11 | 0 |
| Brushes, in lots of 6-dozen boxes, | per doz. boxes | 10 | 0 |

Holder, with Brush.

*SOLE AGENTS*

*For the Dental Profession in all parts of the World except the United States and Canada:*

**CLAUDIUS ASH, SONS & CO., Limited.**

***To be obtained of all Dental Dealers.***

Broad Street, Golden Square, London, W. M 69

## HYGIENIC TOOTH BRUSHES.

Dr. G. Hahn's.

*(Patented in Germany.)*

Nach Zahnarzt Dr. G. Hahn. D.R.G. Musterschutz.

Adults'.

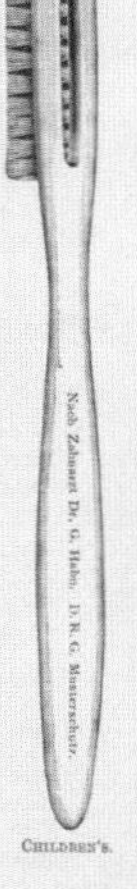


Children's.

Dr. Hahn claims that these Tooth Brushes possess an advantage over all others in the market, in that they can be kept clean.

He holds that Brushes with solid heads are either very difficult to clean, or that they cannot really be thoroughly cleansed; that particles of food are forced between the bristles and remain there until they become putrid, and thus render such brushes dangerous to use.

In the Brushes here illustrated there are slits in the back—two in the Adults' size and one in the Children's size—by means of which the bristles can be thoroughly rinsed and kept sweet and clean; moreover, the air finds its way through all the tufts and helps to dry the bristles: this keeps the Brushes from becoming sodden, and prolongs their serviceableness.

| | | s. | d. |
|---|---|---|---|
| Adults' size, in celluloid handles . . | per doz. | 18 | 0 |
| Children's size, in celluloid handles . . | per doz. | 12 | 0 |

M 70 *Claudius Ash, Sons and Co., Limited,*

## TOOTH BRUSH

WITH THREE ROWS OF BRISTLES.

Designed by Mr. John Wessler, Director of the Stockholm Dental Clinic.

Mr. Wessler claims that this brush can be used "with equal success on both the interior and exterior sides of the teeth."

**Supplied with Hard, Medium, or Soft Bristles.**

| | | s. | d. |
|---|---|---|---|
| Adults' . . . . . . . | per doz. | 10 | 0 |
| " . . . . . . . | per gross | 114 | 0 |
| Children's . . . . . . | per doz. | 8 | 0 |
| " . . . . . . . | per gross | 90 | 0 |

Adults' full size.

## TOOTH PICK.

(Mr. Palmer's.)

Full size.

In Gold, set in Ivory, fitted in square ivory handle, inside which it slides.

Price . . . . . . . . . . each 5s.

**Other Tooth Picks supplied to order.**

## MOUTH WASHES.

| | | s. | d. |
|---|---|---|---|
| Enthymol, in 4-oz. bottles . | per bot. | 1 | 0 |
| " 8-oz. " . | " | 1 | 10 |
| " 16-oz. " . | " | 3 | 6 |
| Klenso, in 4-oz. bottles . | " | 1 | 6 |
| " 8-oz. " . | " | 2 | 6 |
| Listerine, in 14-oz. bottles . | " | 4 | 0 |
| Maglactis (Hydrate of Magnesia) | " | 0 | 10 |
| Myrrh (Fluid Extract), in 8-oz. bottles . . . | " | 5 | 0 |
| Myrrh Gum . . . . . . | per lb. | 5 | 9 |

**Other Mouth Washes supplied to order.**

Broad Street, Golden Square, London, W. M 71

## SOLID TOOTH PASTE.

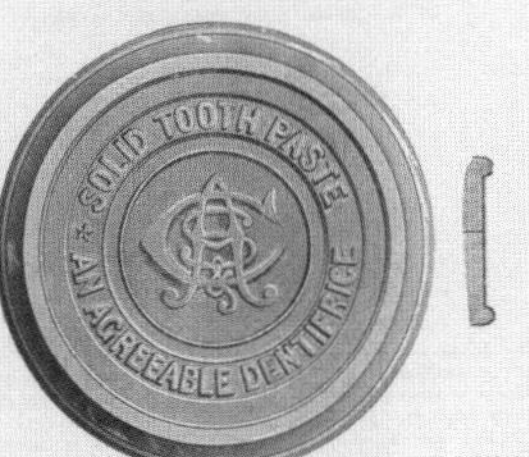


This Tooth Paste is composed of the best and purest materials obtainable; it is a most agreeable and refreshing dentifrice, and we can strongly recommend it as an elegant toilet requisite.

Supplied in Glass Boxes, also in Tin Boxes with glass lids, flavoured with **Rose, Cherry,** or **Peppermint.**

| | | s. | d. |
|---|---|---|---|
| In Glass Boxes, any flavour . . . . | per box | 0 | 10 |
| " " " . . . . | " doz. | 9 | 0 |
| " " " . . . . | " gross | 100 | 0 |
| In Metal Boxes with Glass Lids, any flavour | " box | 0 | 9 |
| " " " " " | " doz. | 8 | 0 |
| " " " " " | " gross | 84 | 0 |

Solid Tooth Paste can be had stamped with the Dentist's own name and address on the following condition:—

Not less than one gross to be ordered at a time.

No charge is made for stamping beyond the first cost of the die, which is twenty shillings. The die will serve for a long time.

**上图｜**阿什父子公司的产品目录中包含了各种类型的牙刷，以及对它们功能的说明。例如霍塞医生（Dr Horsey）的东方纤维牙刷，及哈恩医生（Dr Hahn）的清洁牙刷。

**下图｜**目录中不仅推荐了包括三层鬃毛牙刷在内的各类牙刷，也展示了牙签、漱口水及固体牙膏。

D 4 *Claudius Ash, Sons and Co., Limited.*

EXTRACTING FORCEPS.

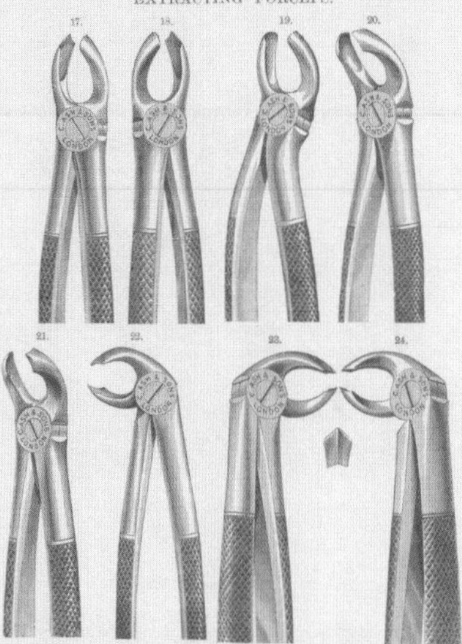

*Broad Street, Golden Square, London, W.* D 5

EXTRACTING FORCEPS.

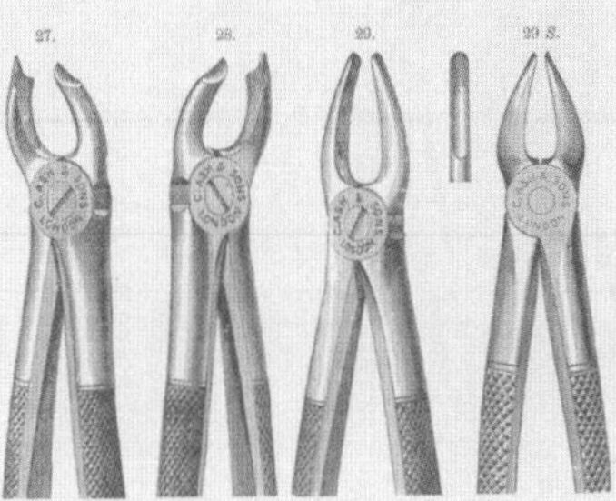

Fig. 17 for right Upper Molars.
„ 18 for left „ „
„ 19 for Upper Wisdom.
„ 20 for Lower „
„ 21 „ Molars.
„ 22 „ „ (Hawk's bill).
„ 23 for right Lower Molars „
„ 24 for left „ „ „
„ 27 for right Upper „
„ 28 for left „ „
„ 29 for Upper Roots.
„ 29 *S* „ „

| | s. | d. |
|---|---|---|
| Each, Nickel-plated . . . . . . . . . . . | 10 | 0 |

D 14 *Claudius Ash, Sons and Co., Limited.*

EXTRACTING FORCEPS.

This shows the bend of the handles of Figs. 76, 76 *S* and 76 *N*.

79 (back view).

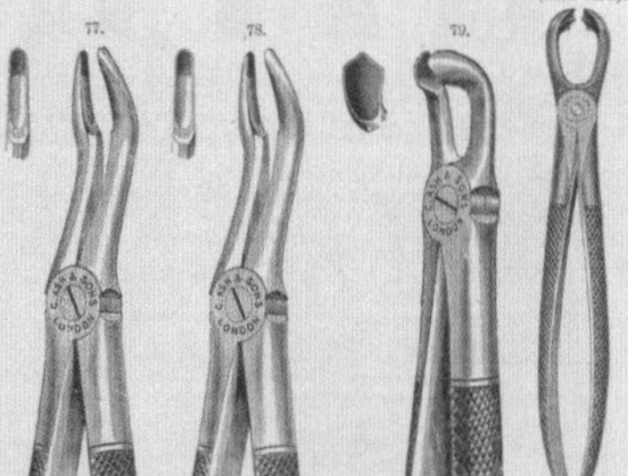

*Broad Street, Golden Square, London, W.* D 15

EXTRACTING FORCEPS.

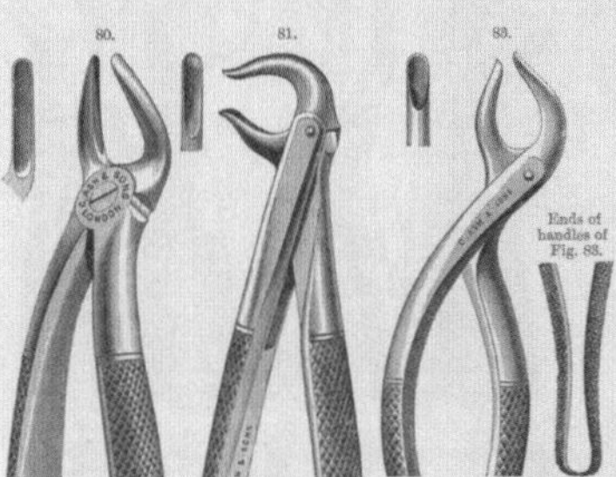

Ends of handles of Fig. 83.

Fig. 76 (Mr. Lawrence Read's) for Upper Roots.
„ 76 *S* „ „ „ „ with short beaks, as used at the Royal Dental Hospital of London.
„ 76 *N* (Mr. Lawrence Read's) for small Upper Roots.
„ 77 and 78 (Dr. Redman's) for Upper Roots.
„ 79 for Lower Wisdom.
„ 80 (Mr. Coleman's) for Upper Molar and Wisdom Roots.
„ 81 (Mr. G. Walker's) with Pin joint, for Lower Bicuspids and Roots.
„ 83 „ „ for Upper „ „
Figs. 76, 76 *S* and 76 *N* are made with simple joint.

| | s. | d. |
|---|---|---|
| Each, Nickel-plated . . . . . . . . . . . | 10 | 0 |

**本页 | **阿什父子公司售卖许多各种类型的拔牙钳。目录中详细说明了各类牙钳适用于拔除哪些具体类型的牙齿。

G 56 Claudius Ash, Sons and Co., Limited.

GUNTHORPE'S
TORTOISE-SHELL PLASTIC INSTRUMENTS—
*continued.*

Set of Nine Instruments.

Box of Polishing Paste.
Hand Buff.
Felt Wheel with Wooden Centre, mounted on Engine Mandrel.

Broad Street, Golden Square, London, W. G 57

GUNTHORPE'S
TORTOISE-SHELL PLASTIC INSTRUMENTS—
*continued.*

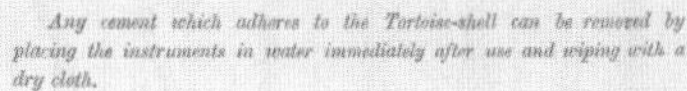

*Any cement which adheres to the Tortoise-shell can be removed by placing the instruments in water immediately after use and wiping with a dry cloth.*

Since these instruments were designed we have come across the following extract from *The Dominion Dental Journal*, relating to the most suitable instruments for inserting silicate cement fillings, which will be read with interest:—

"After Dr. D. C. Smith had read a paper on Plastic Fillings, he introduced Dr. McCoy to the meeting as a Specialist in Silicate Cement Fillings, and asked him to state his experience. After doing so, and in replying to the questions put by various speakers, Dr. McCoy stated that 'the first question is: What instruments should be used for the insertion? I use one made with a Tortoise-shell point; that is what I am using now. In the first place I used steel . . . but recently, since I obtained these Tortoise-shell points, I have used them exclusively. I like them very much.'"

*PRICES:*

| | | s. | d. |
|---|---|---|---|
| Gunthorpe's Tortoise-shell Plastic Instruments (Figs. 1–9) | each | 1 | 8 |
| " " " | per set | 14 | 0 |
| Polishing Paste in Metal Boxes | per box | 0 | 6 |
| Felt Wheel with Wooden Centre | each | 0 | 6 |
| Parting-nut Mandrel for carrying same | " | 0 | 9 |
| Buff Stick | " | 0 | 9 |

ASH'S RUBBER-BLOCK SWAGER
Is most valuable for many purposes in the workroom, and its use saves much time and labour.
. . Send for Pamphlet . .

CARBORUNDUM
Is the ideal abrasive for dental purposes. Prepared in Discs, Points, and Stump Wheels for engine and in Lathe Wheels for workroom.
Send for List of Prices.

G 68 Claudius Ash, Sons and Co., Limited.

WILLIAMS' DIRIGO PLASTIC INSTRUMENTS.

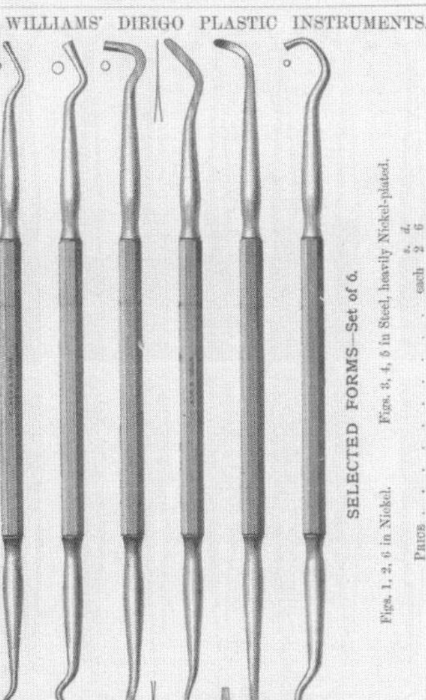


Broad Street, Golden Square, London, W. G 69

WUNSCHHEIM'S PLASTIC INSTRUMENTS.

1 2 3 4 5 6

In file-cut handles, Nickel-plated . . . . . each s. 2 d. 3



**上图 | **产品目录的这一页展示了贡特（Gunthorpe）的玳瑁修形用具、一盒抛光膏、一把皮革手锉以及毡毛砂轮（由木轮安装在引擎轴上组成）。

**下图 | **威廉和文森海姆（William's and Wunschheim's）的两套镀镍修形工具。图例对各种工具的尖端进行了详述。

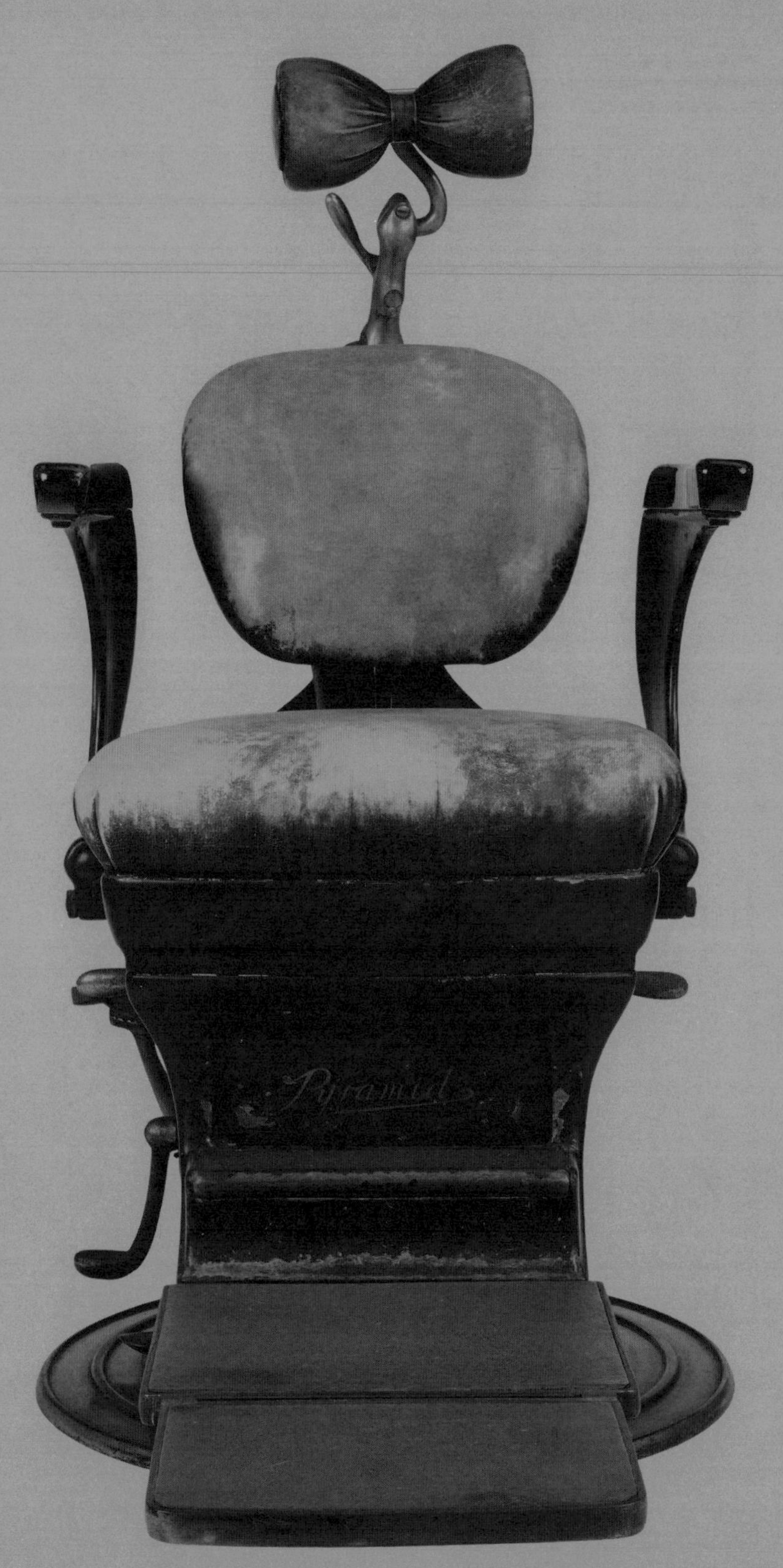
Pyramid

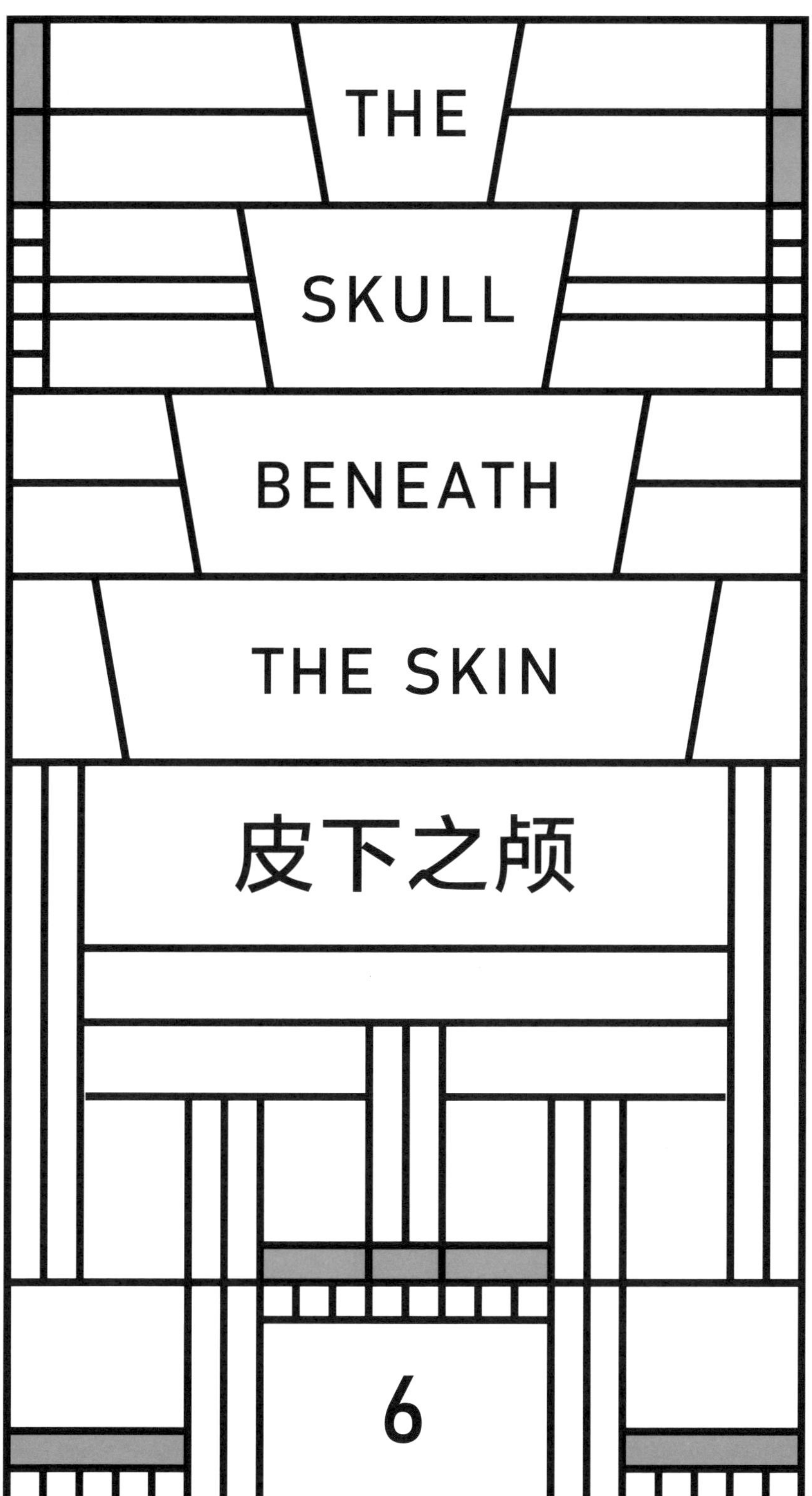
THE
SKULL
BENEATH
THE SKIN
皮下之颅
6

1850 年 8 月 30 日，破晓时分，一名最不可思议的谋杀犯站在了波士顿莱弗里特街监狱（Leverett Street Jail）的绞架下。约翰·怀特·韦伯斯特（John White Webster）身材矮胖，和善的面容显得有些紧张，他是一名受人尊敬的哈佛大学化学教授，学生和同事们都对他印象颇佳。对他的审判是美国历史上最耸人听闻的几桩案件之一，他被认定谋杀了乔治·帕克曼（George Parkman），一位慷慨富有的哈佛大学捐赠人，且两人的交情已经超过了四分之一个世纪。证物之一——一副陶瓷假牙，正是韦伯斯特落网的关键。帕克曼的牙医内森·库里·基普（译按：前文和莫顿合作的那个牙医），在证人席上描述这一证据时失声痛哭。

这并非我们今天所说的法医牙科学——通过检查死者的牙齿来确认他们的身份、说明他们的死亡情况——的第一个案例。例如在 1776 年 3 月，波士顿银匠保罗·瑞威尔（Paul Revere）被要求识别约瑟·沃伦（Joseph Warren）高度腐败的尸体，后者在前一年死于邦克山战役（Battle of Bunker Hill）。瑞威尔更出名的事迹是他在美国独立战争爆发前夜的“午夜狂飙”（Midnight Ride，瑞威尔在列克星敦战役和康科德战役前夜警告当地民兵英军即将来袭），他平时也接一些定做假牙的活计，因此他在死人堆里根据他为朋友沃伦做的银质象牙义齿，找到了后者的尸体。而帕克曼－韦伯斯特谋杀事件，标志着现代牙科学严肃一面的开端，其光芒可以直刺那些最为阴暗的角落。

无论是体格还是个性，帕克曼都相当不同于杀害他的凶手。他高大果敢，偶尔不拘小节。他毕业于医学院，但后来经营不动产，遇害之前已经是波士顿最富有的人之一。帕克曼和韦伯斯特相识于学生时代，但自从韦伯斯特向前者借了几千美元后，两人便生出龃龉。作为借款抵押，韦伯斯特将一套珍贵的地质标本交给了帕克曼。1849 年夏天，当韦伯斯特想要卖掉这套收藏品时，两人发生争执，于是帕克曼要求收回

**$3,000**

**REWARD!**

**DR. GEORGE PARKMAN,**

**A well known citizen of Boston, left his residence** No. 8 Walnut Street, on Friday last, he is 60 years of age;—about 5 feet 9 inches high—grey hair—thin face—with a scar under his chin—light complexion—and usually walks very fast. He was dressed in a dark frock coat, dark pantaloons, purple silk vest, with dark figured black stock and black hat.

As he may have wandered from home in consequence of some sudden aberration of mind, being perfectly well when he left his house; or, as he had with him a large sum of money, he may have been foully dealt with. The above reward will be paid for information which will lead to his discovery if alive; or for the detection and conviction of the perpetrators if any injury may have been done to him.

A suitable reward will be paid for the discovery of his body.

*Boston, Nov. 26th, 1849.* **ROBERT G. SHAW.**

Information may be given to the City Marshal.

From the Congress Printing House (Farwell & Co.) 32 Congress St.

①

**200 页 |** 这台日本三角牙椅（1930—1938 年）和利特尔牙椅（Ritter dental chair）非常相似。

① 追踪帕克曼下落或罪犯踪迹的巨额赏金通告。

②③ 谋杀乔治·帕克曼的约翰·怀特·韦伯斯特受审时的报道插图。《纽约环球日报》（*New York Daily Globe*，1850 年）独家报道。

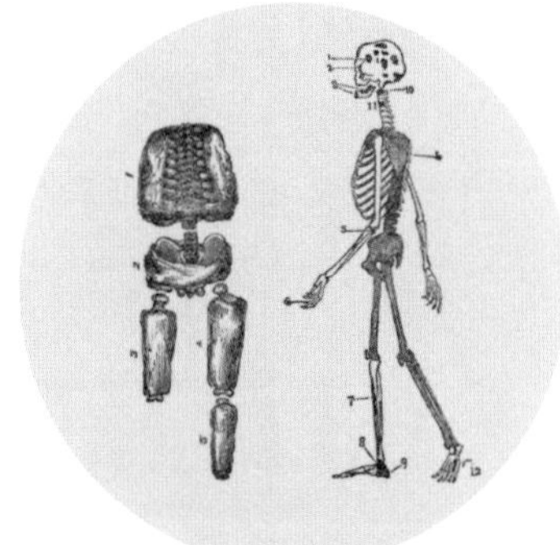

②

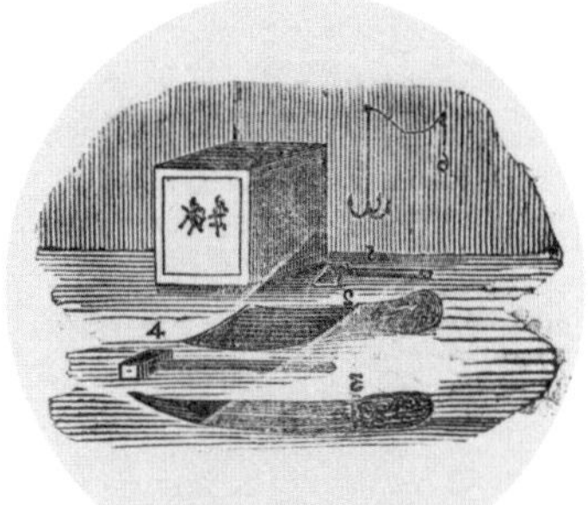

③

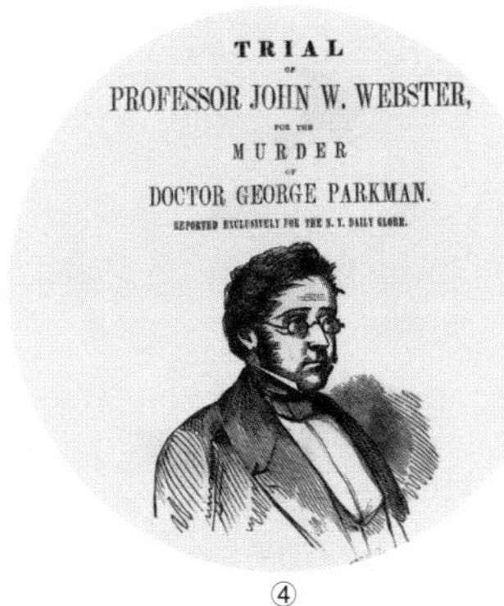


④

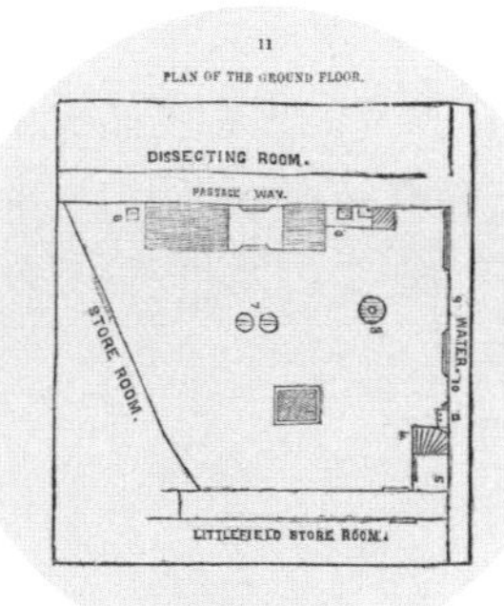


⑤

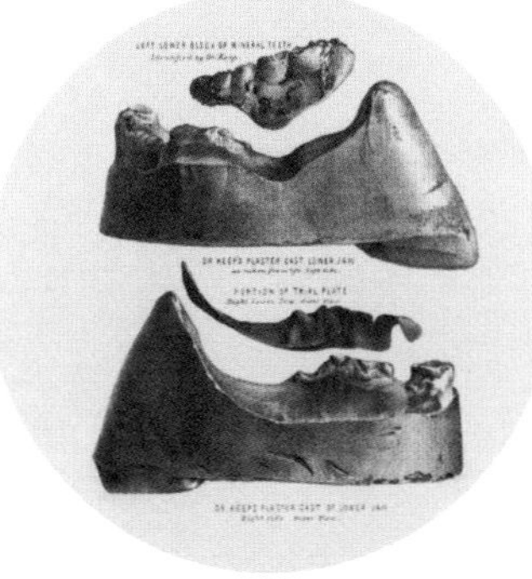

⑥

④ 刊于受审报道上的约翰·怀特·韦伯斯特肖像（1850 年）。
⑤ 韦伯斯特实验室的平面图，用于说明利特菲尔德发现尸体以及警察找到其余尸块的地点。
⑥ 这幅插图展示了内森·库里·基普所述的帕克曼牙齿及颌骨，出自《约翰·W. 韦伯斯特案例报告》（*Report of the Case of John W. Webster*，1850 年）。

欠款。1849 年 11 月 23 日星期五早晨，帕克曼最后一次出现在众人视线中，当时他正向韦伯斯特工作的哈佛医学院走去。

在韦伯斯特叙述的事情经过中，帕克曼在中午一点半左右走进了他的实验室。韦伯斯特支付了部分欠款，足以让他拿回并出售那套矿石标本，而帕克曼行色匆匆，连钱都没数就离开了。接着，韦伯斯特用了一下午时间准备实验用的氧气，然后回了家，和家人一起度过了周末，玩了惠斯特桥牌，并读了弥尔顿的书。但在帕克曼失踪的一周后，学校的看门人以法列·利特菲尔德（Ephraim Littlefield）掘开了韦伯斯特房间隔壁的厕所里的深坑，发现了一具被肢解的尸体。利特菲尔德报了警，警察发现了更多尸块，还有一副假牙的碎片，被扔在韦伯斯特实验室的壁炉中。虽然头颅从未找到，但一名验尸裁判官认定，尸体其他部分属于帕克曼，而韦伯斯特则被指控以“一次或多次击打，一处或多处损伤”导致了帕克曼的死亡。

庭审期间，法院每天都人满为患，报章和各种小册子反复渲染案情。尽管没有头颅造成了尸体辨认困难，但检方认为死者身体上浓密的体毛和尸体“独特的身量和形状”，证明他就是帕克曼。这不是医学院解剖教室的标本，而是被某个具有解剖学知识的人肢解了的受害者。波士顿验尸官雅比斯·普拉特（Jabez Pratt）描述了他在韦伯斯特实验室火炉里找到的东西：

> ［我找到了］一块看上去像是颌骨碎片的东西，上面有金属义齿，边上是其他牙齿。我还发现了沾在炉壁上的煤渣和骨头的混合物，我用弯铁片敲开了它们。然后我找到了另外两三枚金属假牙。我从灰烬中挑出那些碎骨片，单独放进纸袋里。

基普证实，他曾在 1846 年 12 月为帕克曼制作义齿，并仍然保留着当时用于获取完美适配效果的铜质

“试戴基托板”。基普将基托板与火炉里发现的遗骸对比后，发现它们合衬完美：

我意识到［这残骸］正是我在三年前为帕克曼博士制作的义齿。我现在拿在手里这最大的一块，属于左下颌骨。我发现它的形状和轮廓与我记忆中做过的那副牙齿一模一样，因为我曾为制作它颇费了一番精力。将它和模型对比过之后，两者惊人的相似使我确定，这就是他的假牙。

基普的证言也为神秘失踪的头颅提供了线索。据利特菲尔德回忆，帕克曼失踪的那个下午，韦伯斯特将自己锁在了实验室里，而壁炉后面的那堵墙是如此滚烫，以至于无法将双手放在上面。从余留牙的情况来看，基普判断它们“和头颅或是它的某一部分一起被扔进火里，或以其他方式被隔热了，不然它们就会炸开”。辩方召来的证人证明，曾有人目击帕克曼在认定的失踪时间后出现，并请来了乙醚麻醉的先锋威廉·托马斯·格林·莫顿（他是法庭的常客了）来反击基普的证词：

基普医生之前鉴定过的牙齿并没有明显的标志，可以让他或者其他人得出这个鉴定结论。如果牙齿没有被丢进火里，那它们可能还好辨认一些。如果我的病人中有哪位的下颌像帕克曼博士一样有特点，我也能独自将其辨认出来，但出于职业敏感性，我不会这么做。

然而莫顿的这番反击并没有起作用。基普在证人席上的表现以及舆论的厌恶浪潮，最终令韦伯斯特走向死亡，他在囚室内忏悔了自己的罪行。用法学历史学家理查德·B.莫里斯（Richard B. Morris）的话来说，这是一个“审判过程有欠公正，但陪审团最终做出了

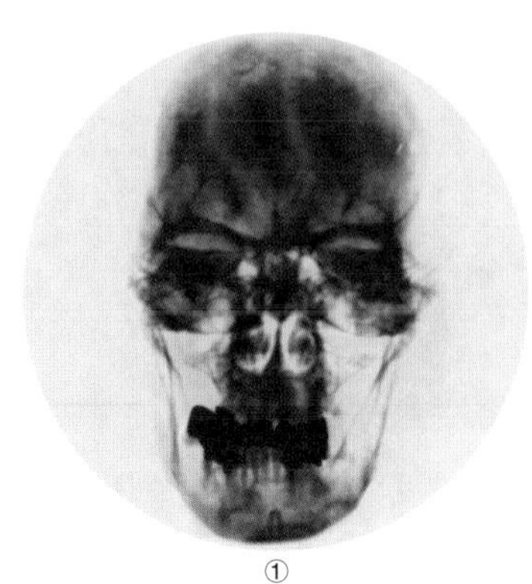
①

①② 希特勒的头部 X 射线以及手绘牙齿图示，用于辨认尸体并确认这位独裁者的死亡。
③ 连环杀手卡尔·登克在他的多起食人罪行暴露后自杀。

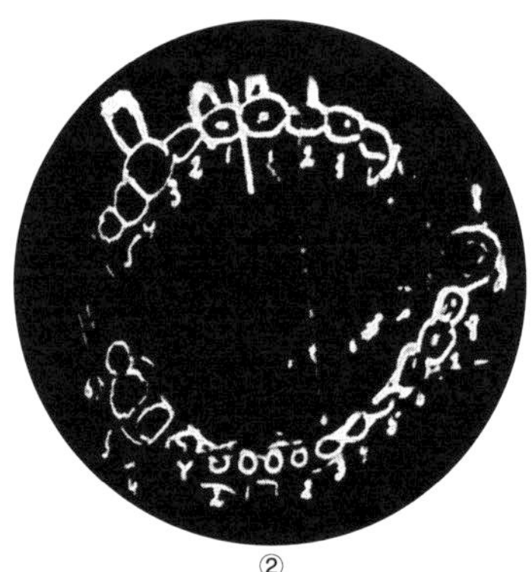
②

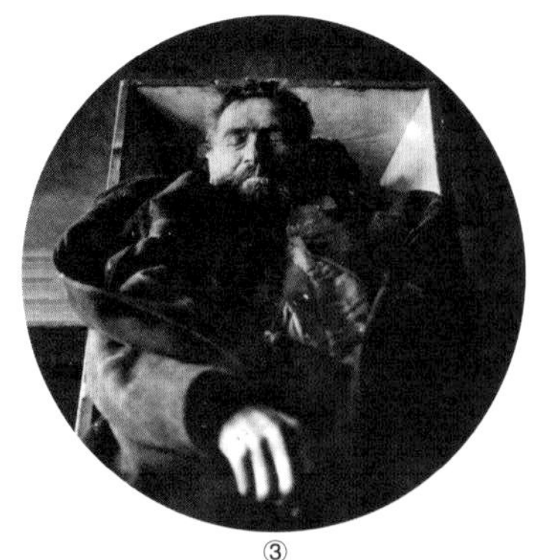
③

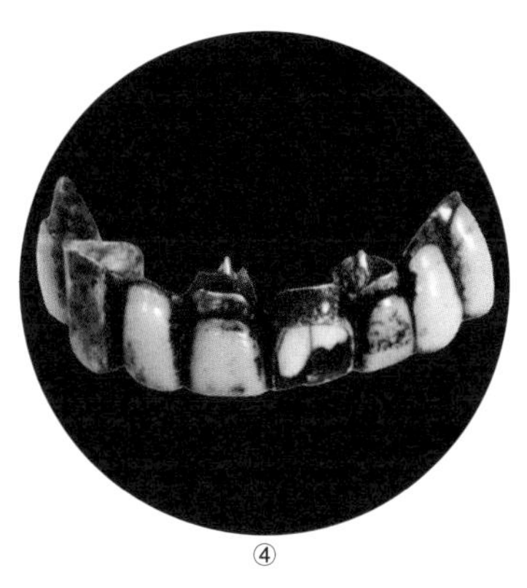

④

④ 希特勒的牙齿，包含大量黄金冠桥。
⑤ 这张牙科图示说明了希特勒牙列中的缺失和已修复部分。
⑥ 登克收集的众多受害者牙齿中的一部分。

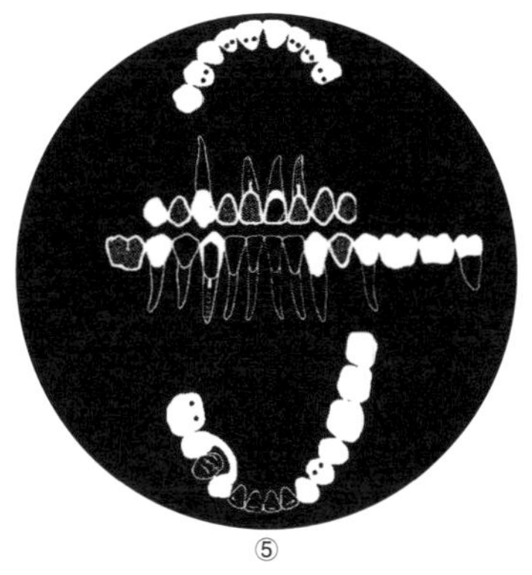

⑤

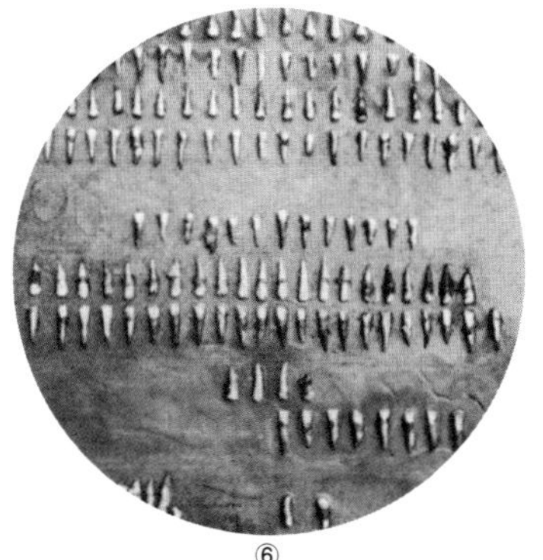

⑥

英明裁决的经典案例”[1]。

将近一个世纪后，一队苏军侦察员遇到了类似的难题。1945 年 5 月柏林被攻陷后，幸存的纳粹军官告诉审讯者，阿道夫·希特勒（Adolf Hitler）和埃娃·布劳恩（Eva Braun）在战事的最后几天里自杀，尸体在帝国总理府的花园里被焚烧了。迫于斯大林的压力，苏联情报机关需要决定性的证据表明希特勒确实已死。希特勒的牙医雨果·布拉什克（Hugo Blaschke）逃亡到了奥地利，但他的技工弗里茨·埃赫曼（Fritz Echtmann）和助手凯特·霍伊瑟曼（Käthe Heusermann）被反复审问关于希特勒的牙齿状况。面对一截焚烧过的颌骨以及附于其上的黄金冠桥，两人肯定，这确实属于他们过去的那位顾客。

布拉什克在美军情报机构的审问之下，画出了希特勒的牙列情况，并试图回忆他为其他纳粹高级军官治疗牙齿的情况。1972 年柏林水管维修时发现了一具骨骼，经过与布拉什克图示的对比，证明这是希特勒私人秘书马丁·鲍曼（Martin Bormann）的尸骸。颌骨间的玻璃碎渣表明，鲍曼是吞服氰化物玻璃胶囊自杀的。牙科信息还作为关键证据确认了另一个臭名昭著的纳粹逃犯的遗骸——约瑟夫·门格勒（Josef Mengele），奥斯维辛的“死亡天使”。战后，门格勒改名换姓逃到了巴西，在 1979 年因游泳时突发中风而溺亡。六年后，一队国际调查员掘出了他的尸骸，通过将其颅骨与存留下来的党卫军时期照片进行对比，加上他独特的切牙间隙，证明了这就是门格勒的尸体。

纵观 20 世纪，在面对大量混杂的遗骸需要辨认时（例如发现万人坑或遇到空难），法医牙科学甚至比在上述案例中发挥的作用更大。牙齿质硬而坚韧，哪怕在地下埋藏几个世纪，或是在最猛烈的火焰中焚烧过，依然能保持其原来的特征。一般来说，只要有完整的牙列保存下来，现代牙科记录和 X 射线就可以提供足够的信息以辨认其身份。“寻找失踪人员项目”——寻找20世纪70年代末期被军政府“失踪”的阿根廷人，以及寻找对越行动中失踪的美国士兵，很大程度上依赖于牙科记录。这些信息也被用于评估人数，在令人不寒而栗的西里西亚（Silesia，位于波兰）连环杀人魔卡尔·登克（Karl Denke）的案例中即是如此。

“一战”后的数年里，登克谋杀了好几十人，并将他们的尸体腌制后吃掉，甚至当作猪肉出售。直至有一位幸存者逃生，登克才被逮捕，但在审讯之前，登克便在牢房里上吊了。调查人员发现，登克保存了三百多颗受害者的牙齿，在清点这些处于口腔不同部位的牙齿之后，他们确认这属于至少20个不同的人。警察找到登克的记录本后，这一数字翻了一倍，登克在本子上记下了42名受害人的名字、年龄和体重。

咬痕作为证据依然存有疑问，因为这严重依赖于保存咬痕的媒介。肿胀和擦伤会使得组织内的咬痕扭曲，而食物上的咬痕则会受到脱水和腐烂的影响。这些困难成为澳大利亚张伯伦案（Chamberlain Case）的争论焦点。1980年8月，林迪（Lindy）和迈克尔·张伯伦（Michael Chamberlain）的女儿阿扎利亚·张伯伦（Azaria Chamberlain），当时还是小婴儿的她在艾尔斯岩（Ayers Rock）的家庭露营帐篷附近失踪了。阿扎利亚的尸体从未被找到过，她的父母则辩称她被野狗叼走了。专家们表示反对，因为帐篷外找到的婴儿衣物碎片是被剪刀剪开的，而非野狗牙齿撕咬。林迪被认定有罪，并在狱中服刑数年。但1988年这一判决又反转了，人们在野狗巢穴旁发现了更多她女儿的衣服。

正如张伯伦案所展示的那样，法医牙科学并不限于分析人类的天然牙。显微镜下的分析表明，1912年在英格兰南部苏塞克斯（Sussex）发现的“皮尔丹人”（Piltdown Man）头骨系伪造，而非古代原始人化石。20世纪40年代末，约翰·乔治·黑格（John George Haigh）在伦敦及附近地区谋杀了至少6个人，并用硫酸溶解他们的尸体。即便在向警察供认罪行之后，

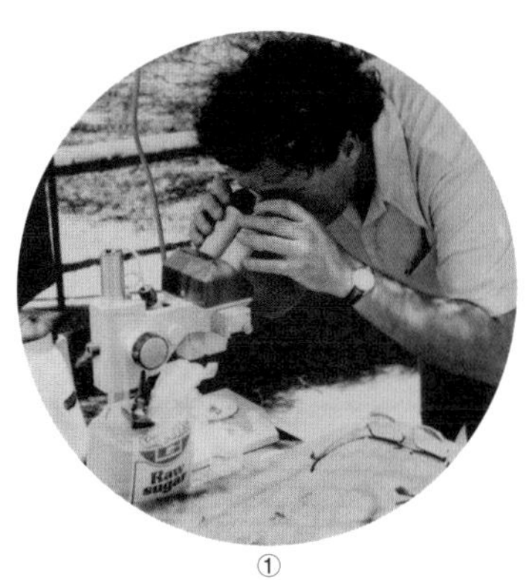

①

① 1982年11月，澳大利亚北领地的病理学家和CSIRO（澳大利亚联邦科学与工业研究组织）技术人员在检测样本。这些样本来自艾尔斯岩，正是两年前阿扎利亚·张伯伦失踪的地方。
②“皮尔丹人”磨牙表面故意制造出的摩擦痕迹，使之更像人类牙齿。
③ 沙皇尼古拉二世和罗曼诺夫家族的官方肖像。

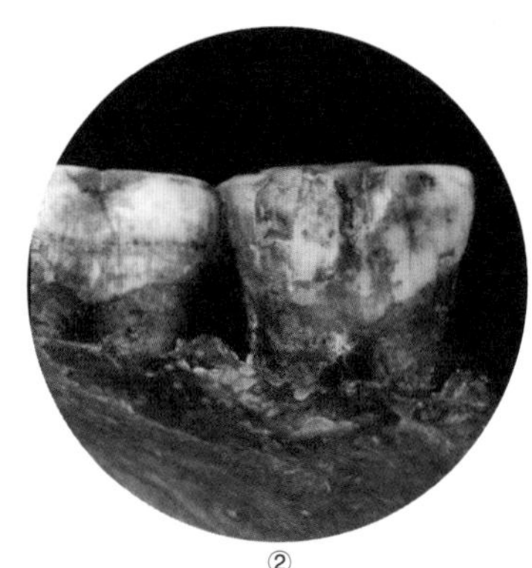

②

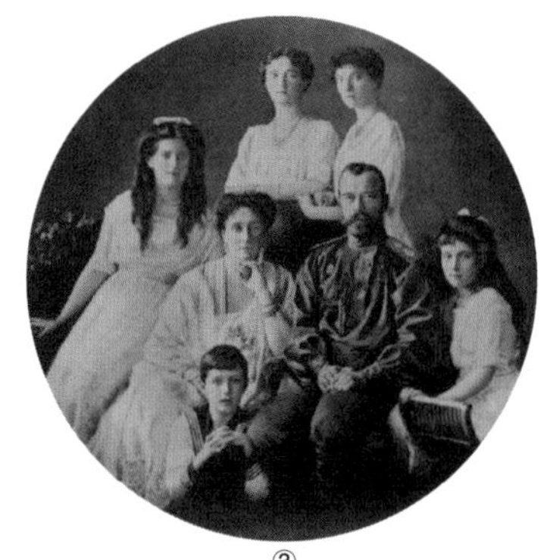

③

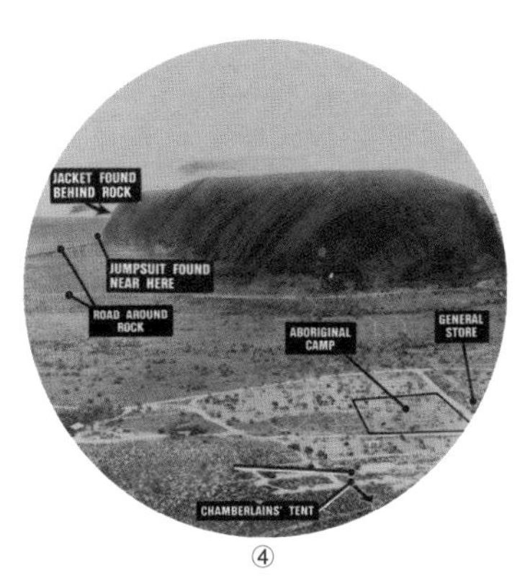

④

④ 艾尔斯岩及周边区域的说明，1982 年 10 月。1980 年 8 月，阿扎利亚 · 张伯伦在这一带失踪。
⑤"道森曙人"（Eoanthropus Dawsoni，也就是皮尔丹人）的重建头颅，被伪造成 50 万年前人类祖先存在的证据。
⑥ 1991 年，沙皇一家的头颅在叶卡捷琳堡附近的博洛森科夫峡谷附近被发现。

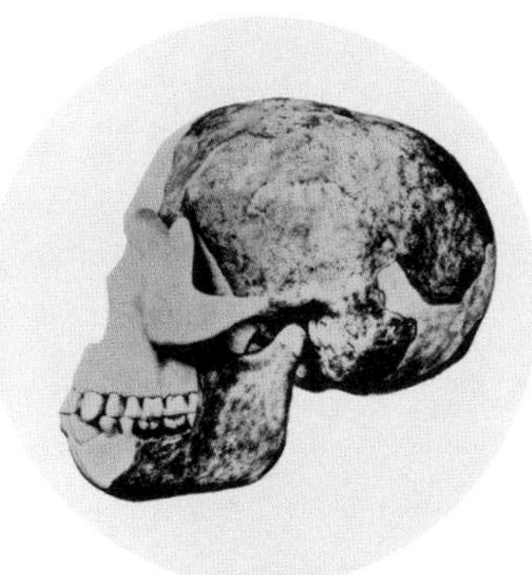
⑤

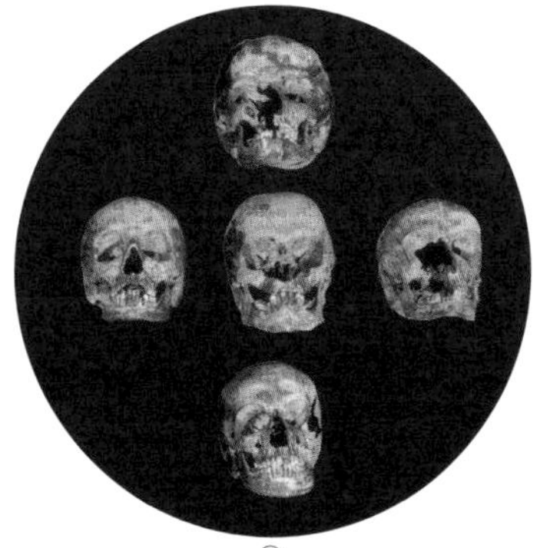
⑥

黑格仍然相信他不会被绳之以法："没有尸体怎么定罪？"[2] 法医病理学家基斯 · 辛普森（Keith Simpson）另辟蹊径。黑格的最后一名受害人奥利芙 · 杜兰德 - 迪肯（Olive Durand-Deacon）所余的全部尸骸，只剩下洒在黑格店铺外垃圾堆上的一点酸蚀沉淀物。经过艰苦的地毯式搜索，辛普森找到了胆结石、骨碎片以及最重要的——一副完整的丙烯酸假牙。经杜兰德 - 迪肯夫人的牙医确认，这就是他为她做的假牙，这一证据最终将黑格送上了绞架。

法医牙科学已经成为相当常见的当代刑事审判证据，而在人们最为耳熟能详的一些牙科学案例中，牙齿成了解决许多历史悬案的线索。20 世纪的大半时间里，关于沙皇尼古拉二世一家遗体去向的谜题，一直萦绕在争论与猜测中。1918 年 7 月，沙皇一家人被革命者在叶卡捷琳堡处死。1979 年，人们在这座现名斯维尔德洛夫斯克（Sverdlovsk）的城市的郊外发现了一座乱坟，1991 年，这座坟被重新发掘。一队美国法医科学家对遗骸进行了初步评估，牙科信息在其中起到了关键作用。皇后的颌骨上固定着一排黄金和铂金义齿冠，她的女仆安娜则镶着便宜一些的黄金冠桥，但尼古拉本人却只有一口惨不忍睹的烂牙。看来俄国的末代沙皇，不敢去看牙医。

1.Richard B. Morris, *Fair Trial: Fourteen Who Stood Accused*, New York, 1952, p. 156.
2.Keith Simpson, *Forty years of Murder*, Harrap, 1980, p. 196.

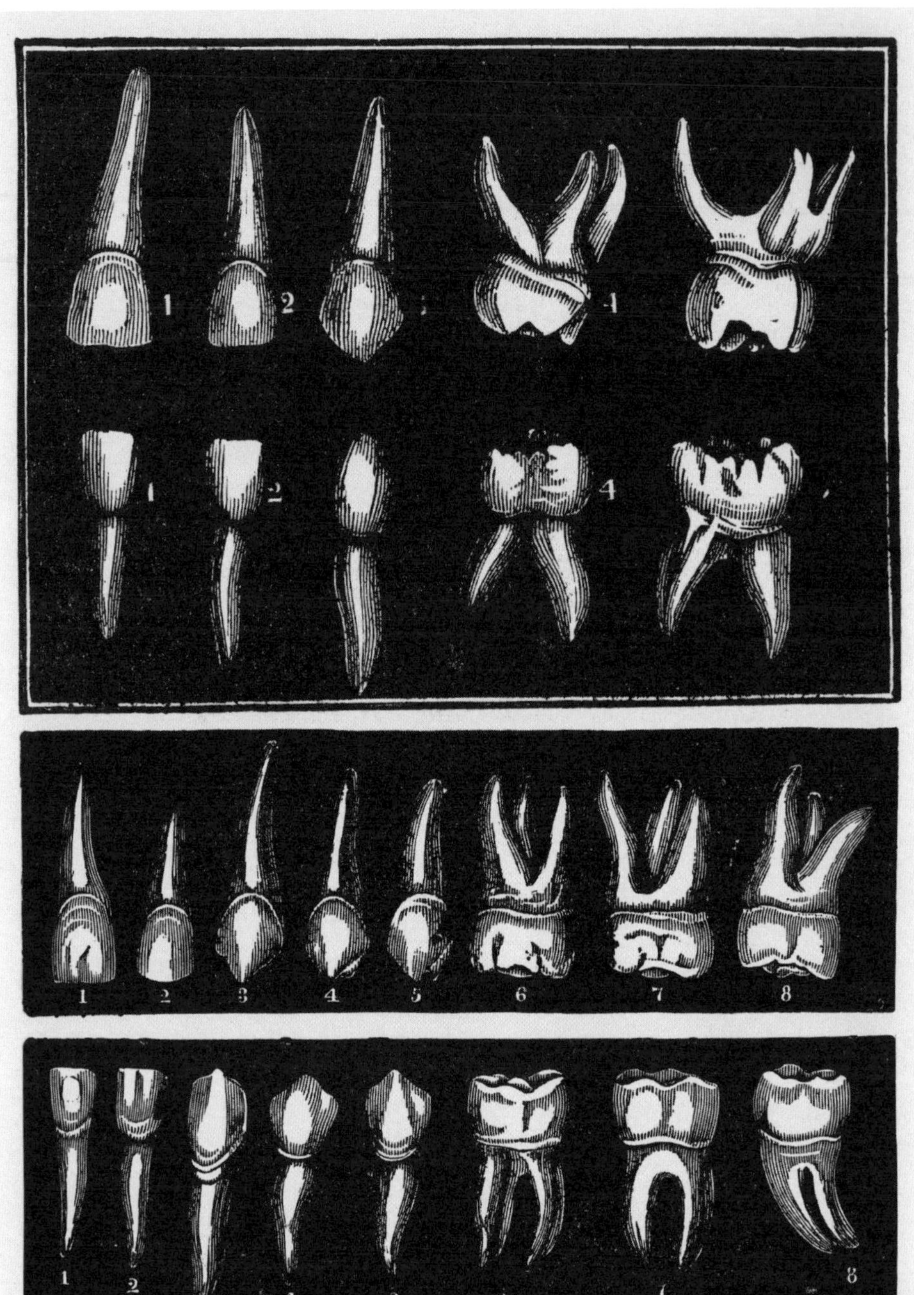


出自《正常牙与患病牙》（*The Teeth in Health and Disease*，1902 年）的书页，作者乔治·里德·马特兰德（George Read Matland）。

**本页 |** 左侧上下颌乳牙（上），左侧上下颌恒牙（中和下）。
**对页 |** 上颌牙齿从 5 ~ 19 岁的龋病进展（上）；牙石堆积和釉质磨损酸蚀（中）；牙列不齐治疗前后（下）。

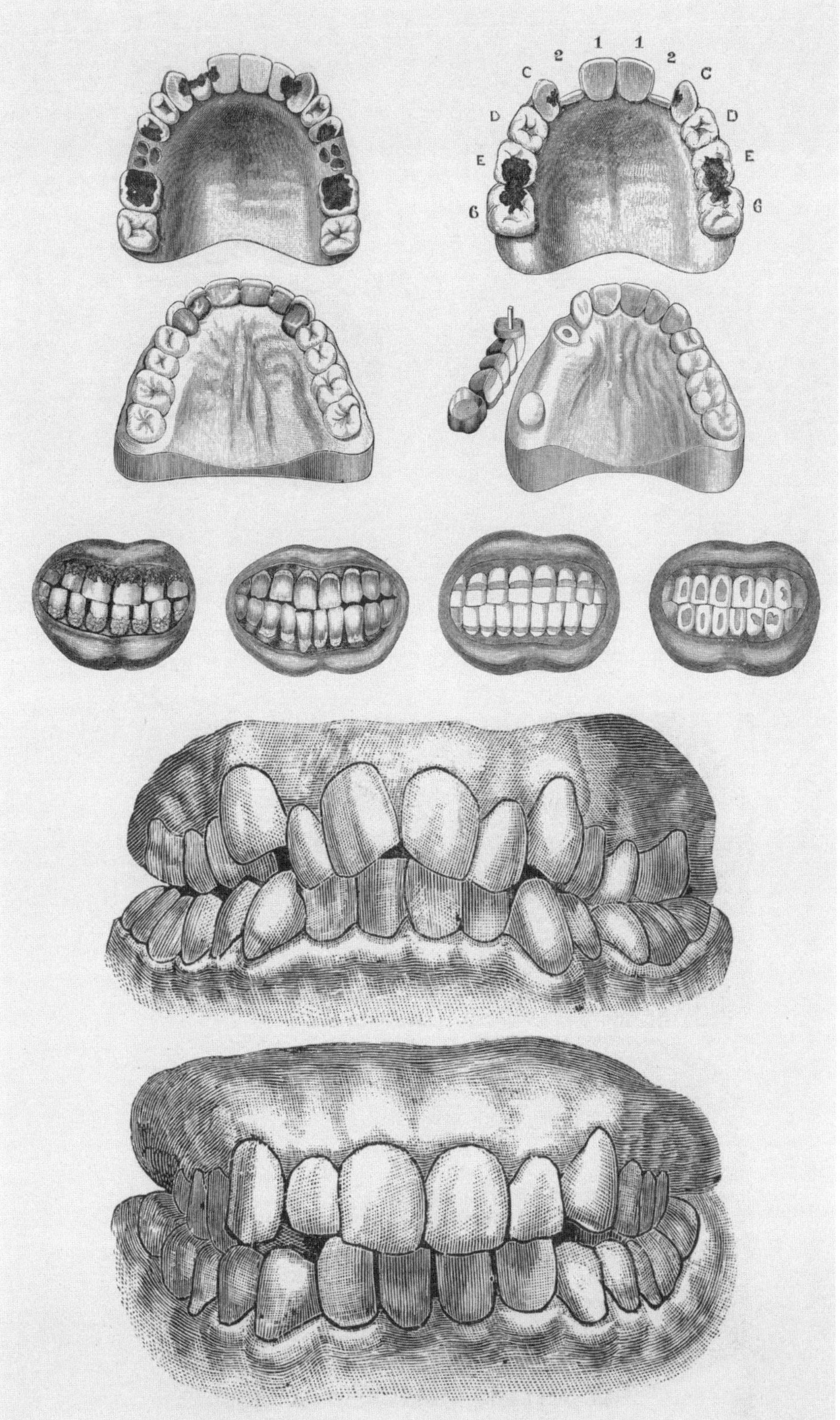
2
1
1
2
C
C
D
D
E
E
6
6

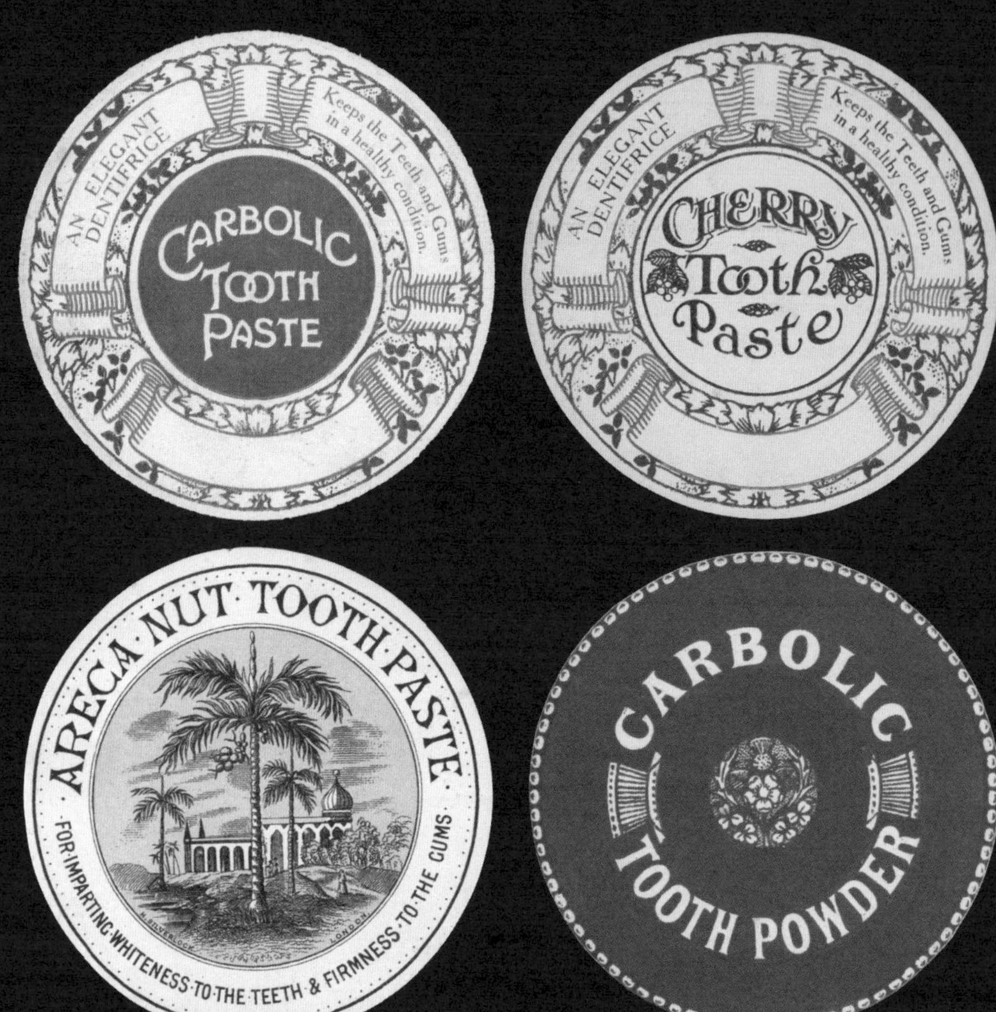




**本页 |** 石炭酸、樱桃以及槟榔核牙膏和牙粉，声称可以保护口腔健康，包括保持牙齿的洁白和牙龈的坚韧。许多药剂师又制作了各种不同类型的产品。这些印刷标签来自1895 年至 1915 年间。

**对页 |** J.B.L 的两枚标签（约 1890—1910 年）。一枚是抗菌漱口水（上），另一枚是完美珍珠牙膏，承诺清洁口腔和保持牙齿牙龈的健康。D.R. 哈里斯公司（D. R. Harris and Co.）的花香牙粉（约 1890—1910 年）也有同样的宣传。一枚背胶印花邮票（1890—1910 年）展示了卡尔德拉拉与班克曼（Calderara and Bankmann）的清洁牙膏能使你的牙齿保持珍珠般洁白。

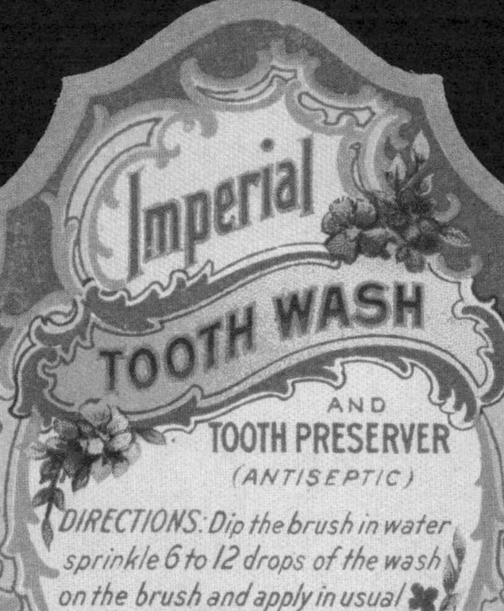


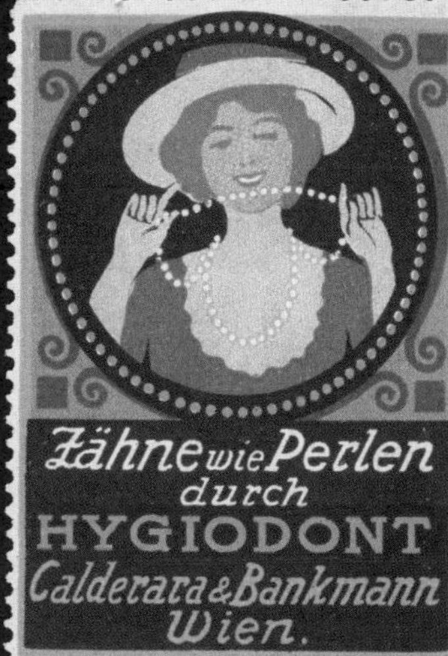


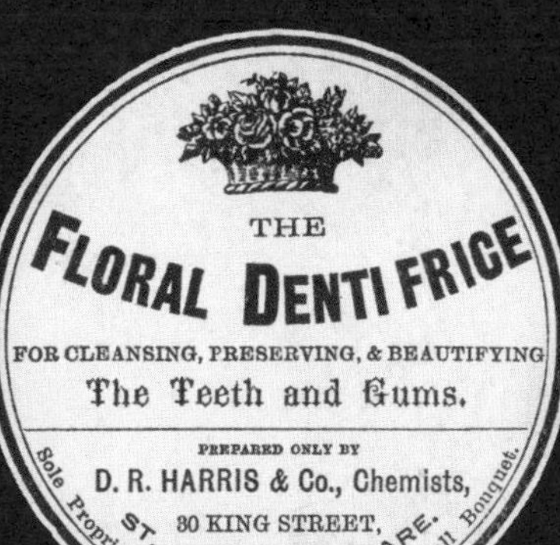


J. B. L.
PERFECT
PEARL
TOOTH
PASTE

A DELIGHTFUL ANTISEPTIC TOOTH PASTE FOR CLEANING AND PRESERVING THE TEETH AND GUMS.
CONTENTS 2 OUNCES
DR. J. B. LYNAS & SON
PERFUMERS
Logansport, Ind.

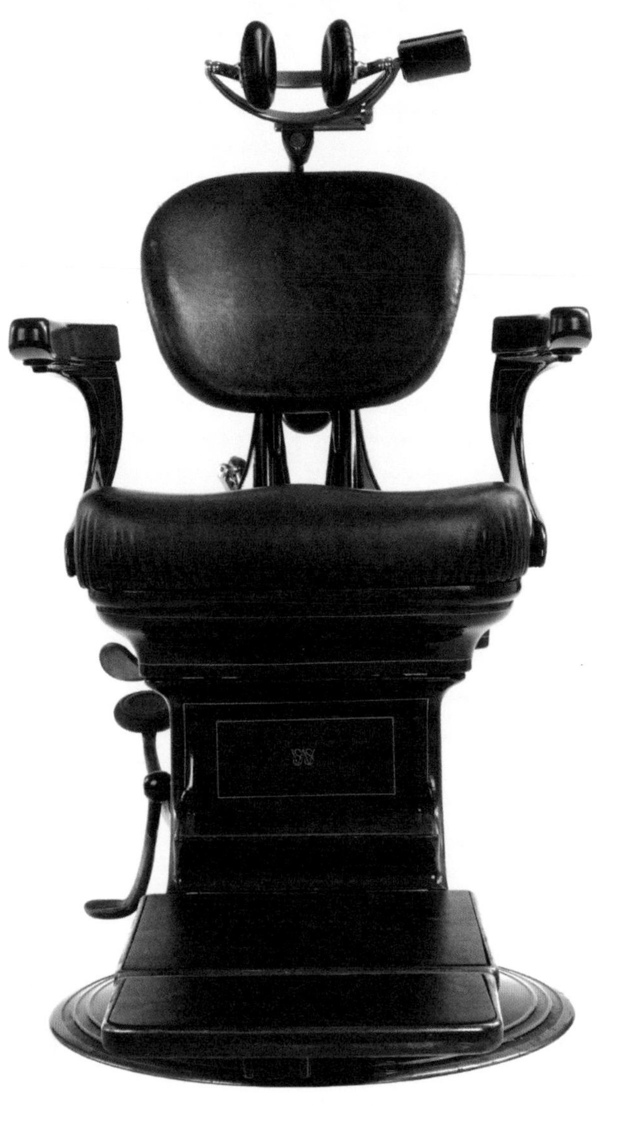

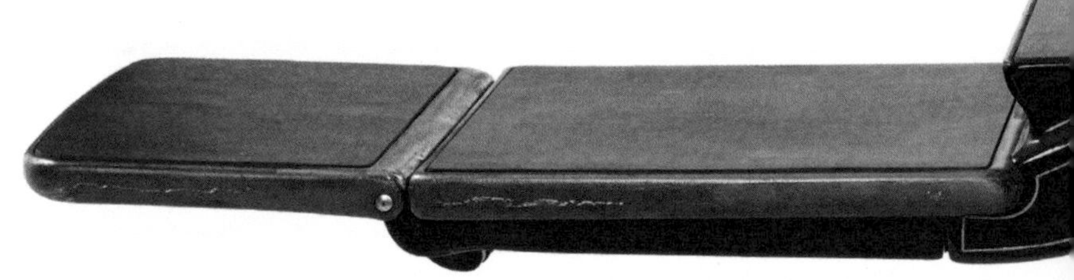

**本页和对页 |** 著名的“钻石 2 号”（Diamond 2）牙椅，这张液压牙椅（1925—1935 年）首次采用了非弹簧自动成型座椅，由费城 S.S. 怀特牙科制造公司生产，较之旧式木质牙椅，它可以更简便地调节椅背，以手摇曲柄控制。

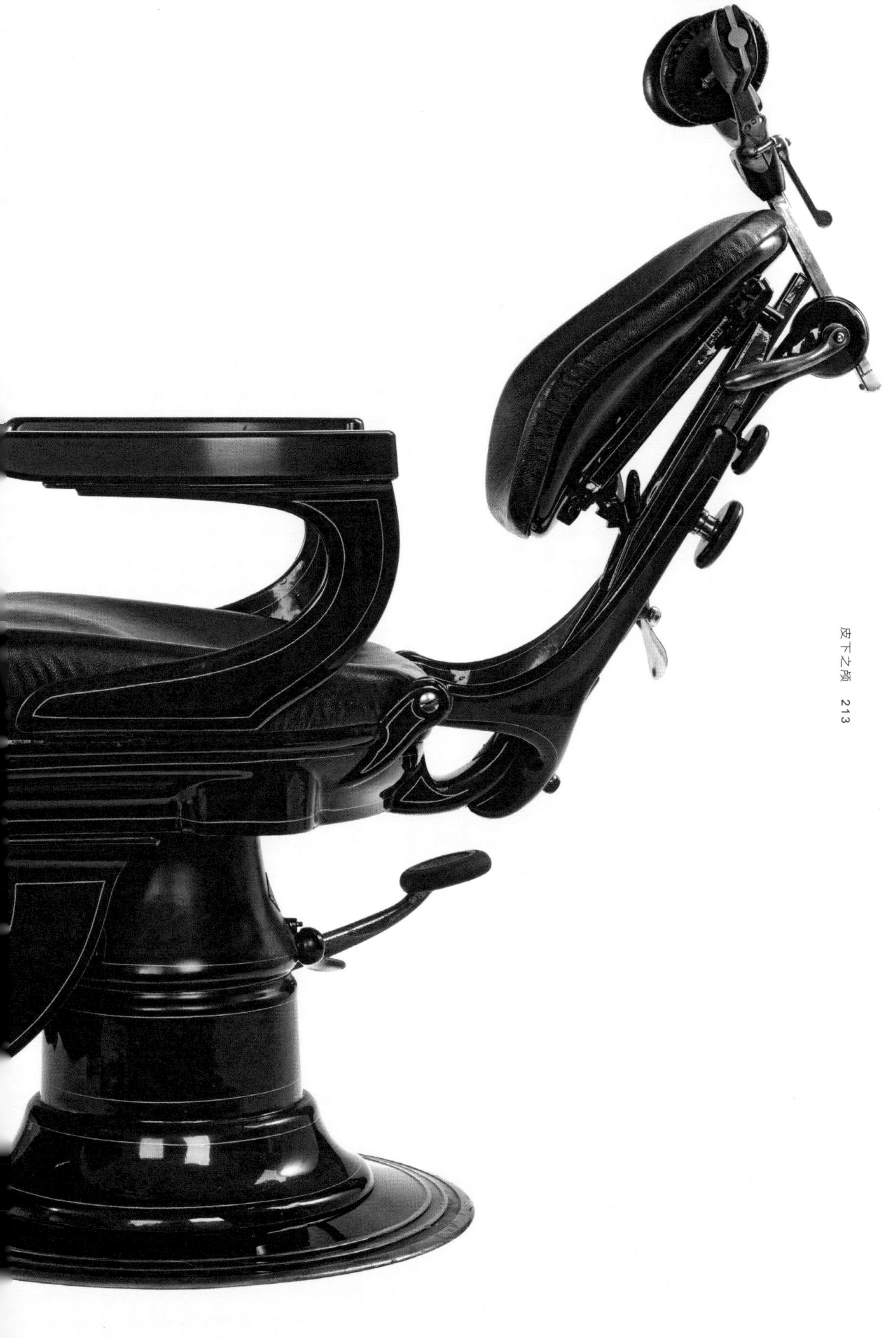

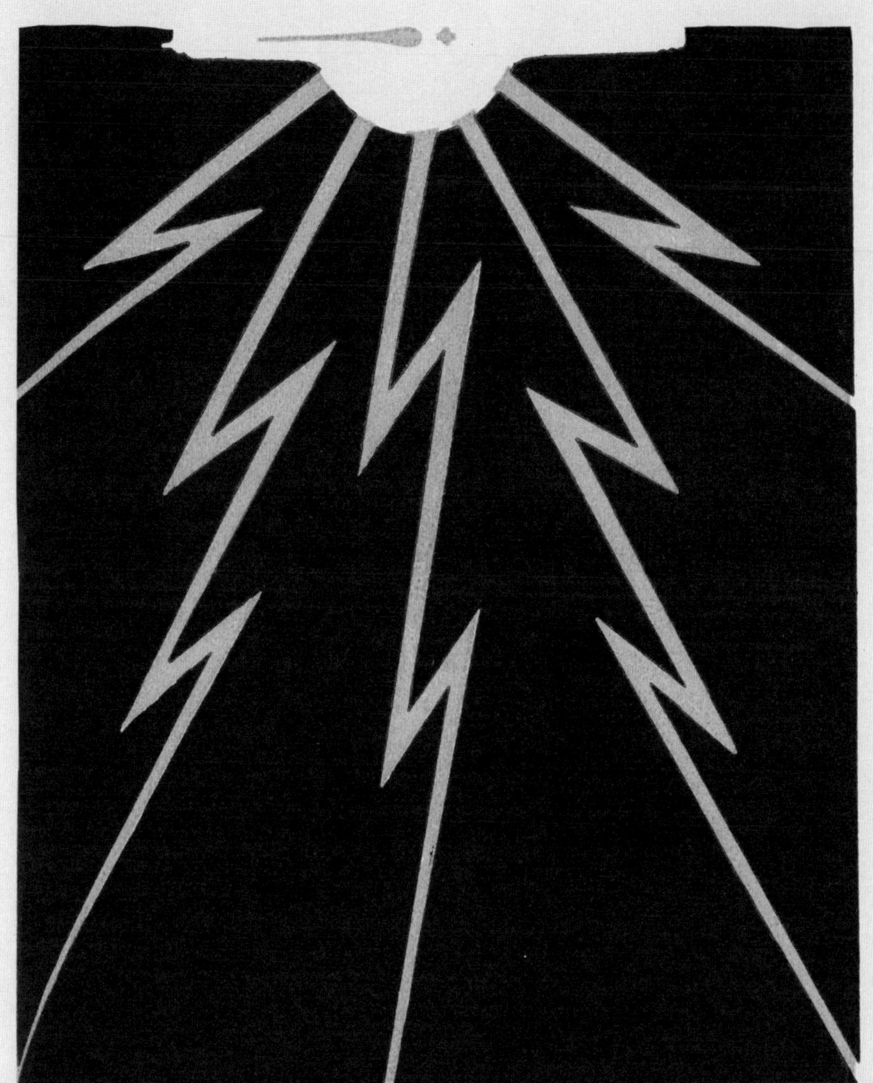

# RADIOL

## CHEMICALS FOR X-RAY WORK

**Folder 70.**

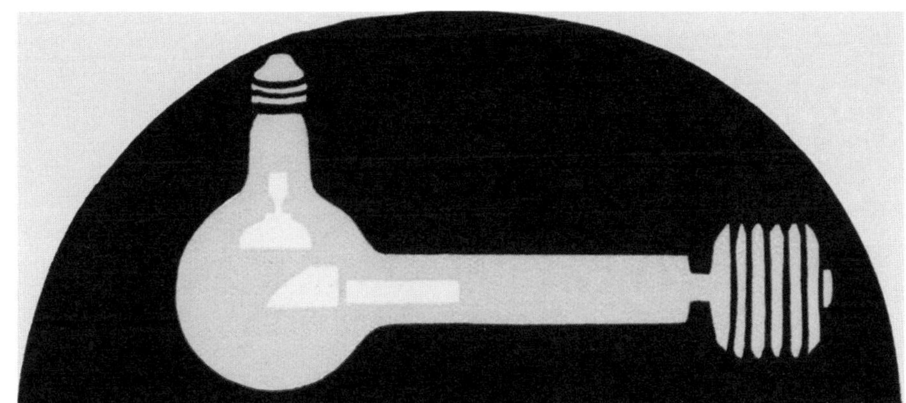

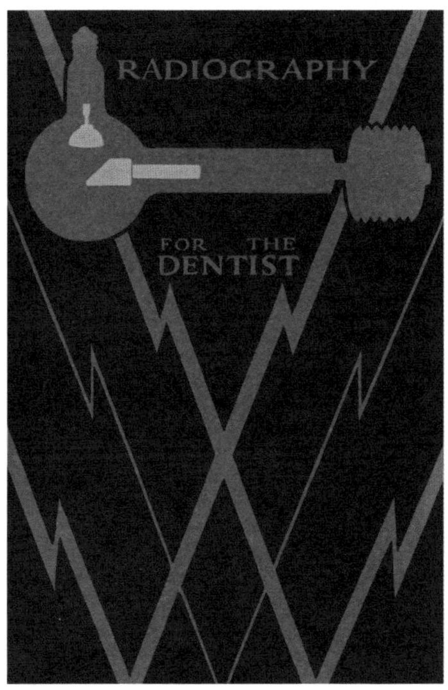
RADIOGRAPHY
FOR THE
DENTIST

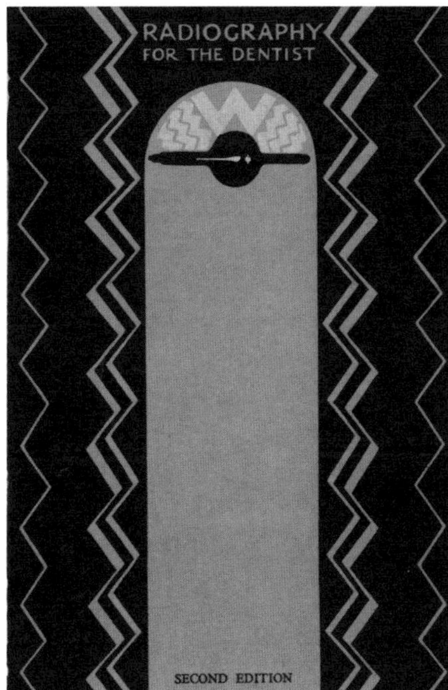
RADIOGRAPHY
FOR THE DENTIST
SECOND EDITION

SAFETY
FIRST

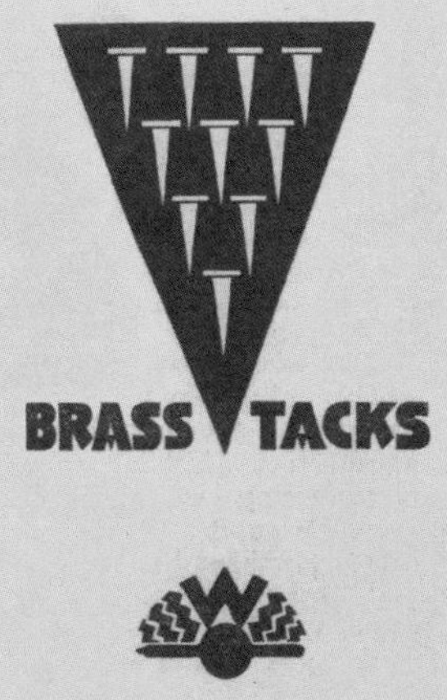
BRASS TACKS

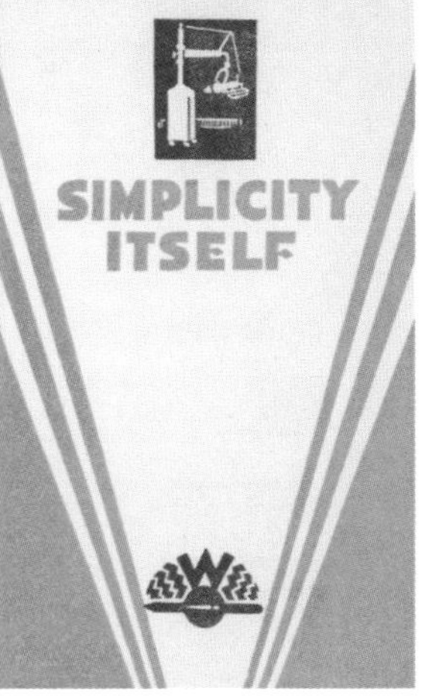
SIMPLICITY
ITSELF

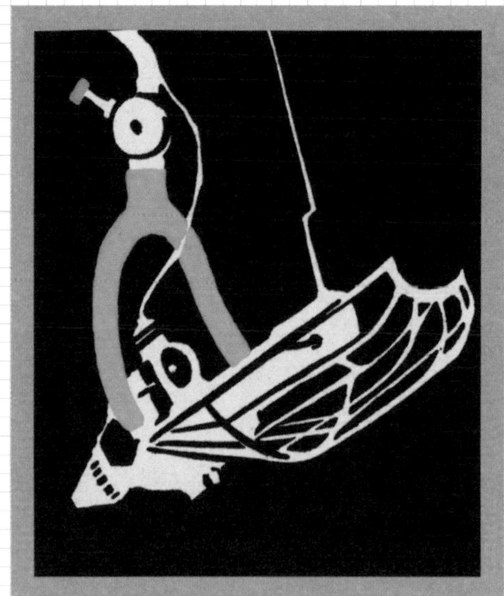

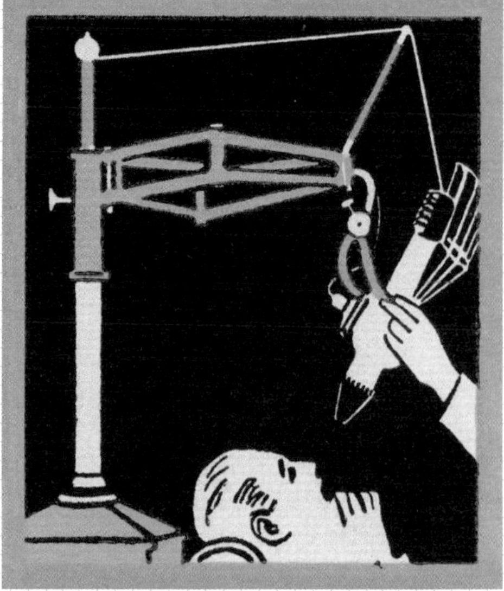

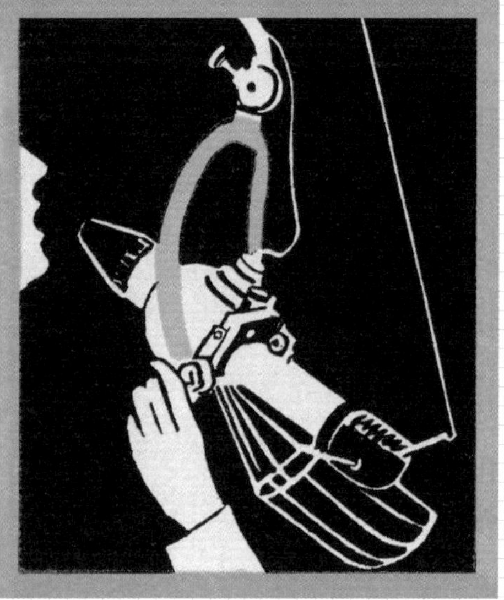

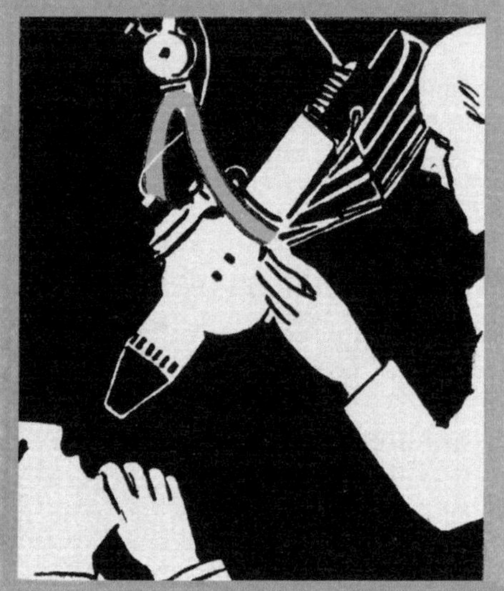

**214 页至本页 |** 装饰艺术风格（Art Deco）的产品目录封面、广告及图示，出自英国牙科设备制造商沃特森父子电子医疗公司（1924—1929 年）。这家公司专业生产 X 射线设备和化学制品，图示旁附有 X 射线在牙科中的应用的说明。

**对页 |** 利特尔模型 A（Ritter Model A），一台新型牙科 X 射线仪，拥有多个方向可伸展的悬臂，1920 年制造。它的改良设计使之成为当时牙科诊断设备中最为高效的，极大地促进了 X 射线在牙科学中的应用。

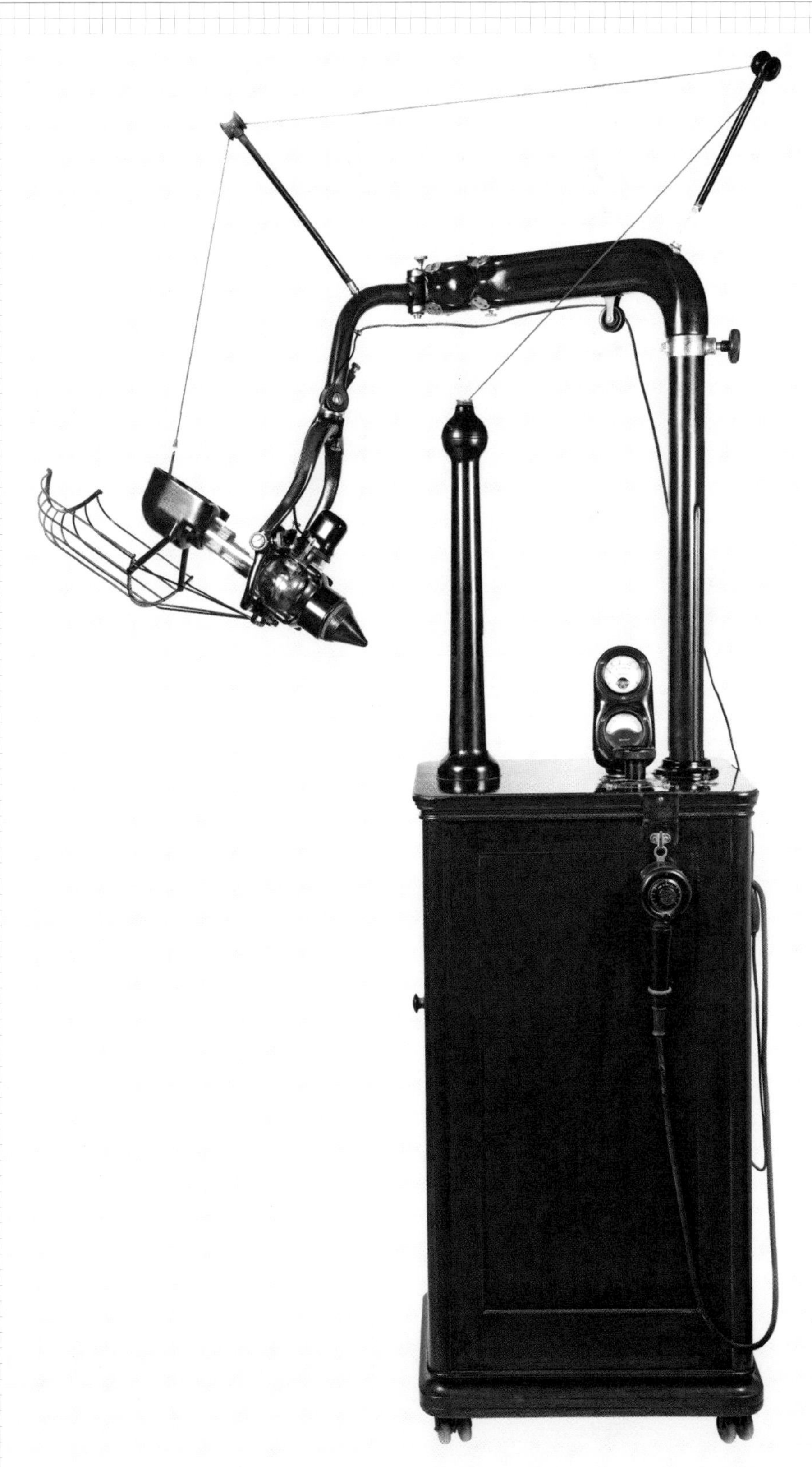

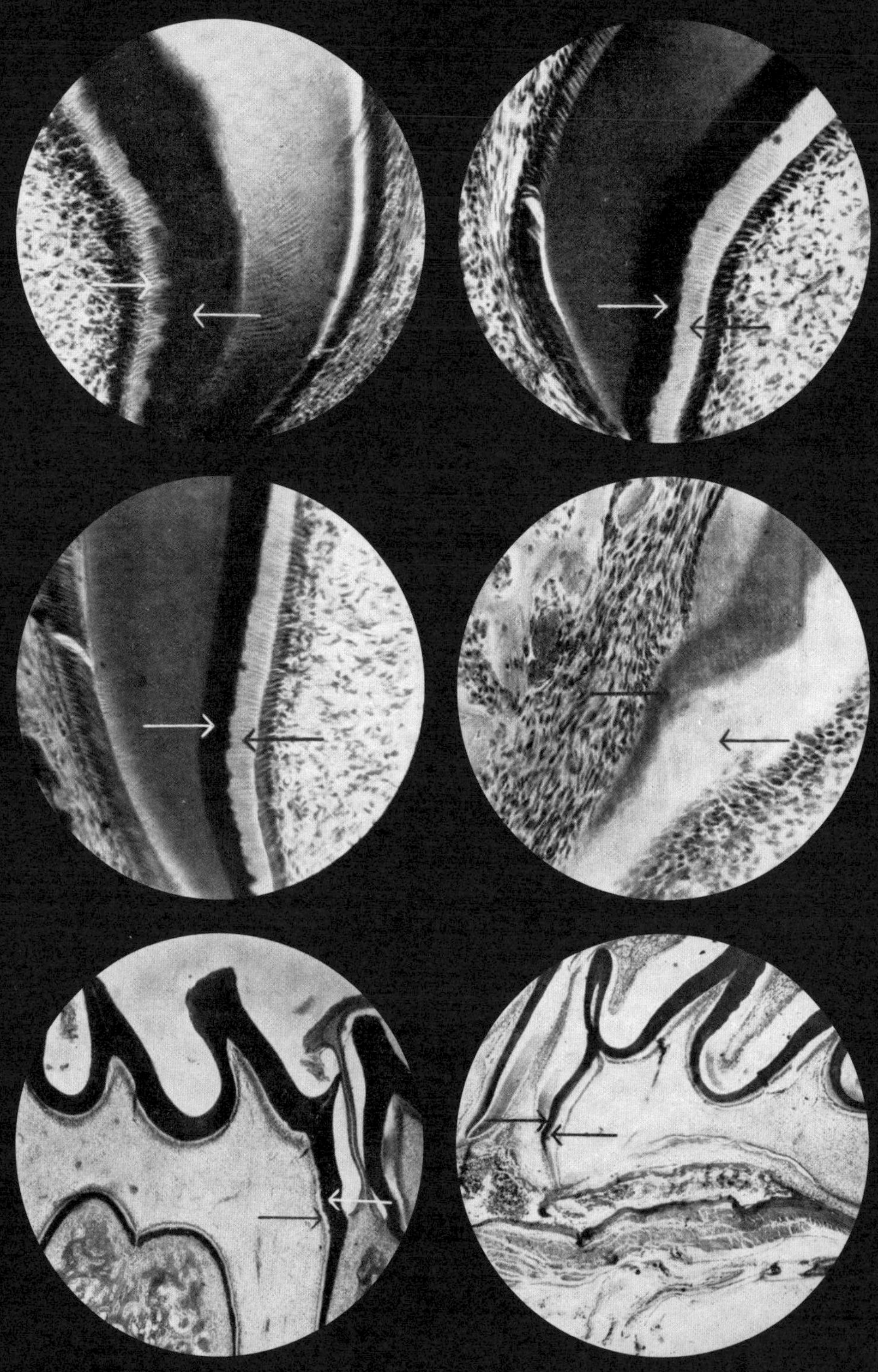

**本页 |** 大鼠磨牙的显微镜下照片，来自《牙齿病理生理化学的实验研究》（*Experimental Studies on the Physiological and the Pathological Chemistry of the Teeth*，1926 年），作者古德姆·托韦鲁德（Guttorm Toverud）。

**对页 |** 智齿和第二磨牙拔除过程的 X 射线展示，来自《口腔小手术》（*Petite Chirurgie de la Bouche*，1974 年），作者马赛尔·帕伦特（Marcel Parant）。

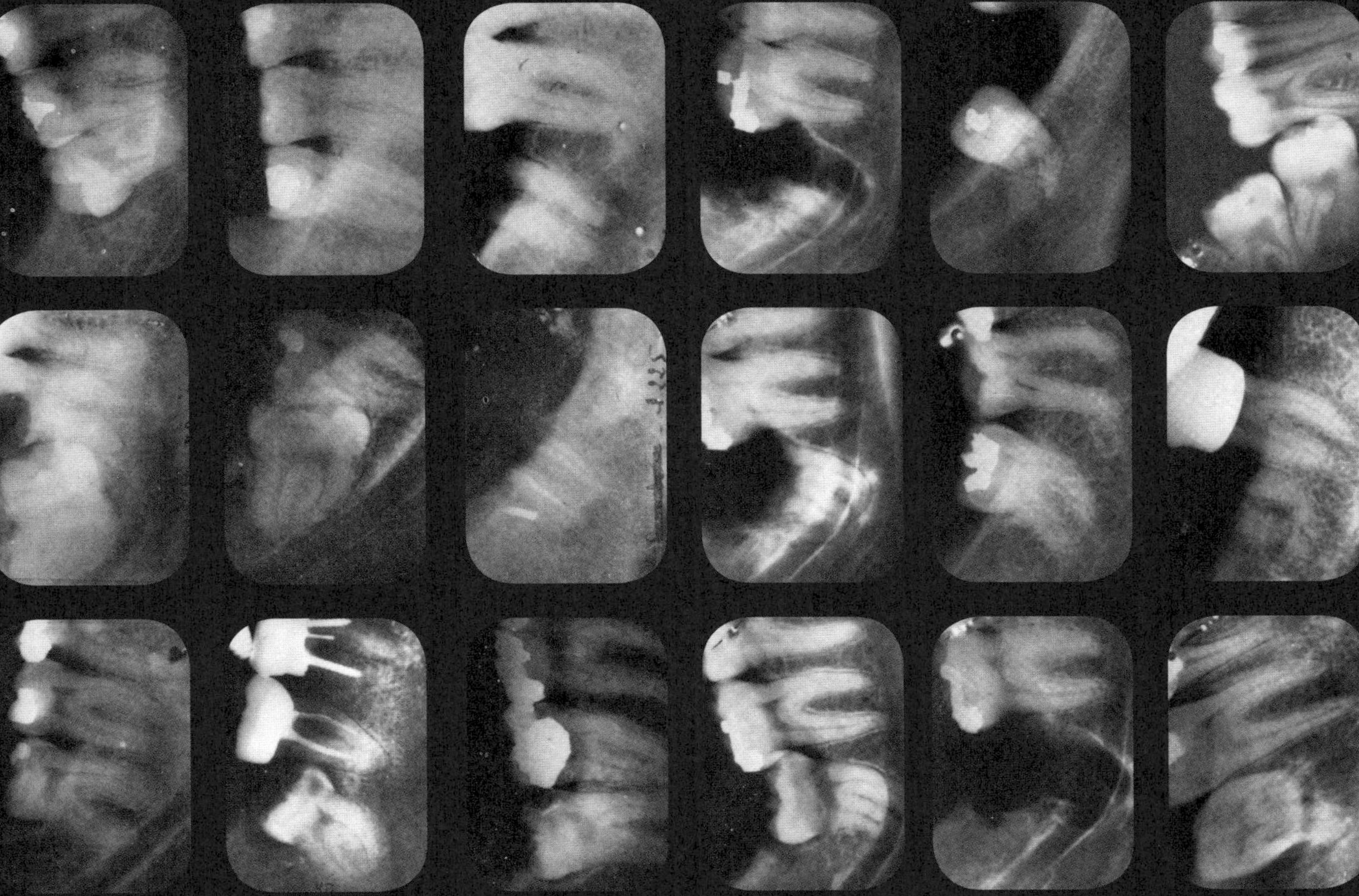

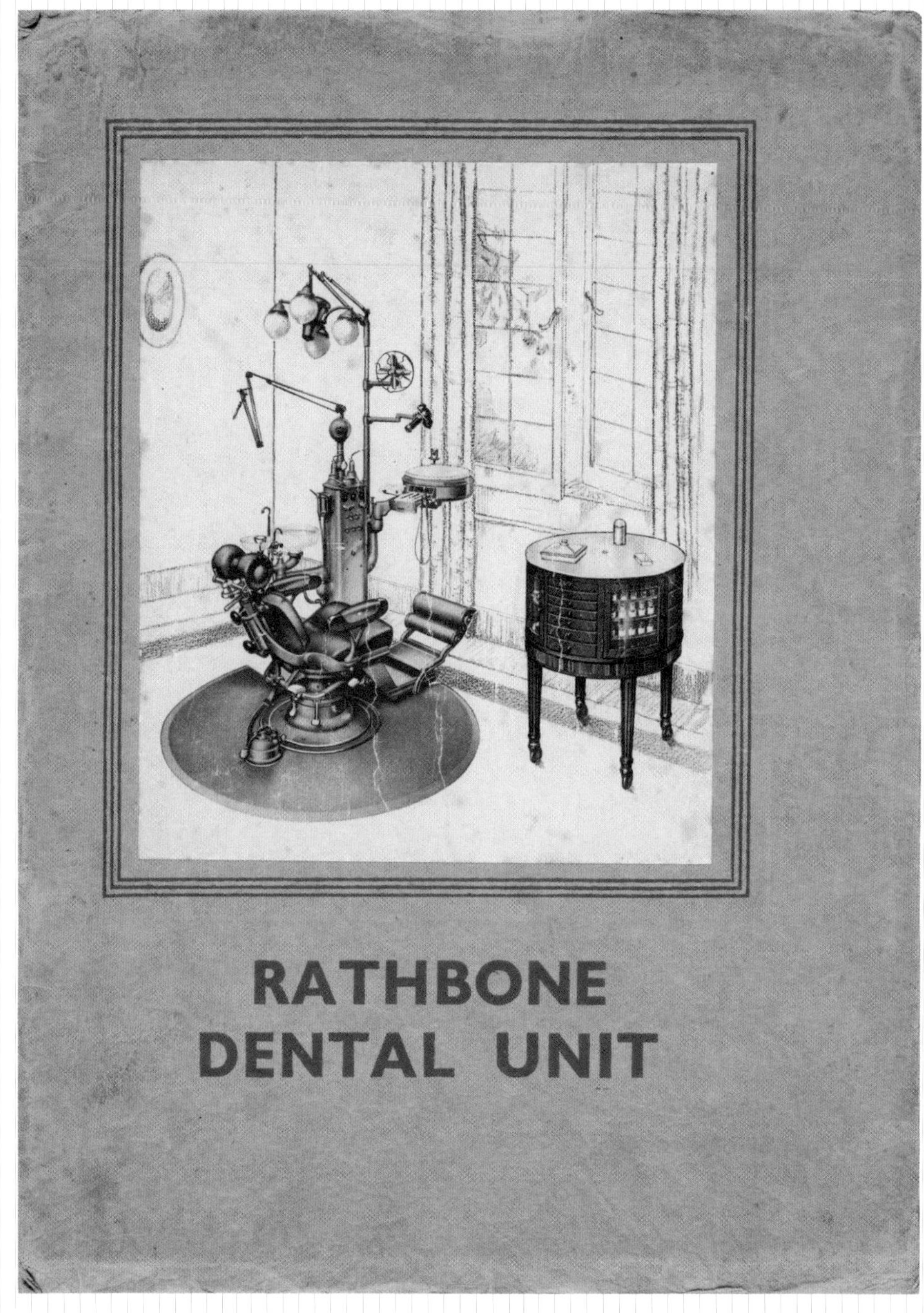


**本页和对页** | 四个版本的拉斯伯恩牙科综合治疗仪（Rathbone dental unit）的产品目录封面和插图（1933年）。可选部分包括牙钻（绳臂由电动马达驱动）、自动冲洗痰盂、器械柜、工具托盘以及多方向光源。

手册上是这么写的：拉斯伯恩牙科综合治疗仪营造了一种科学高效且尊贵时尚的氛围。它能唤起病人的兴趣，使得他们对于牙科学心生敬重，并更清楚地意识到自己接下来将要接受的治疗的重要性。

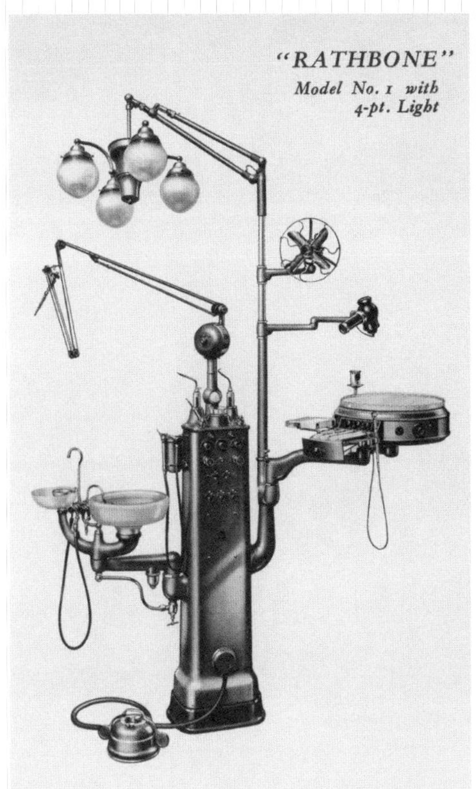

"RATHBONE"
*Model No. 1 with 4-pt. Light*

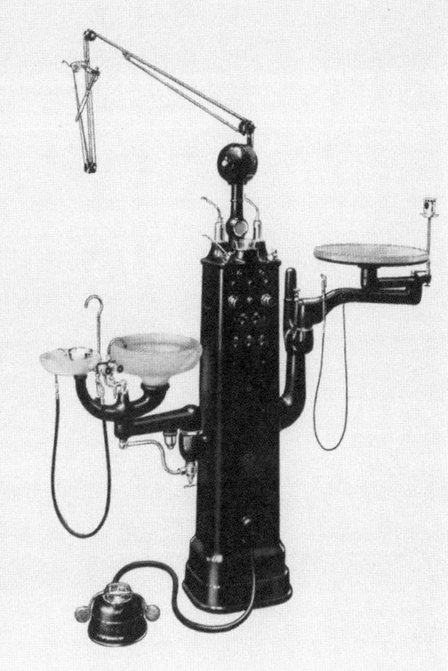

"RATHBONE"
*Model No. 2.*

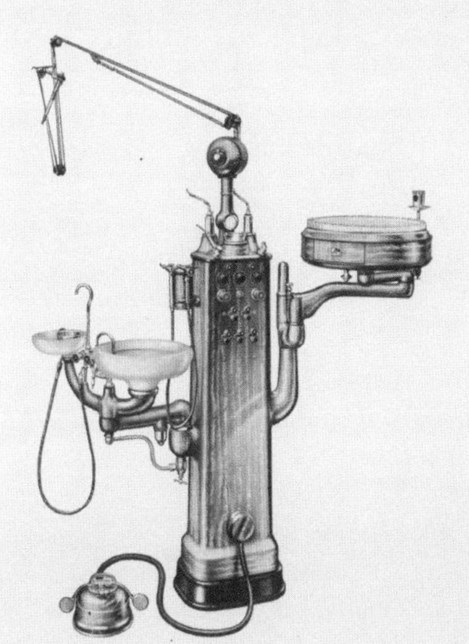

"RATHBONE"
*Model No. 3.*

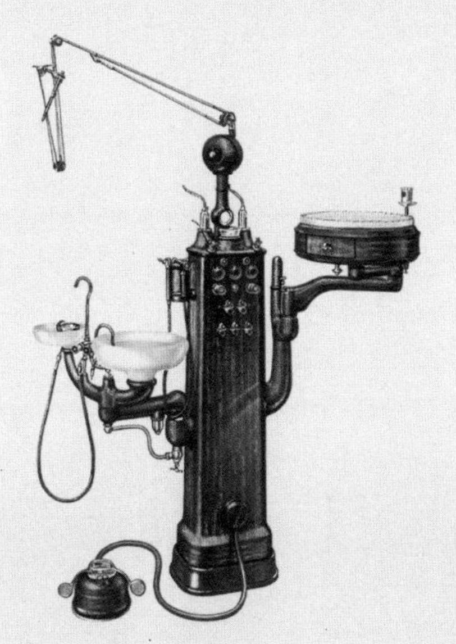

"RATHBONE"
*Model No. 3 in Mahogany*

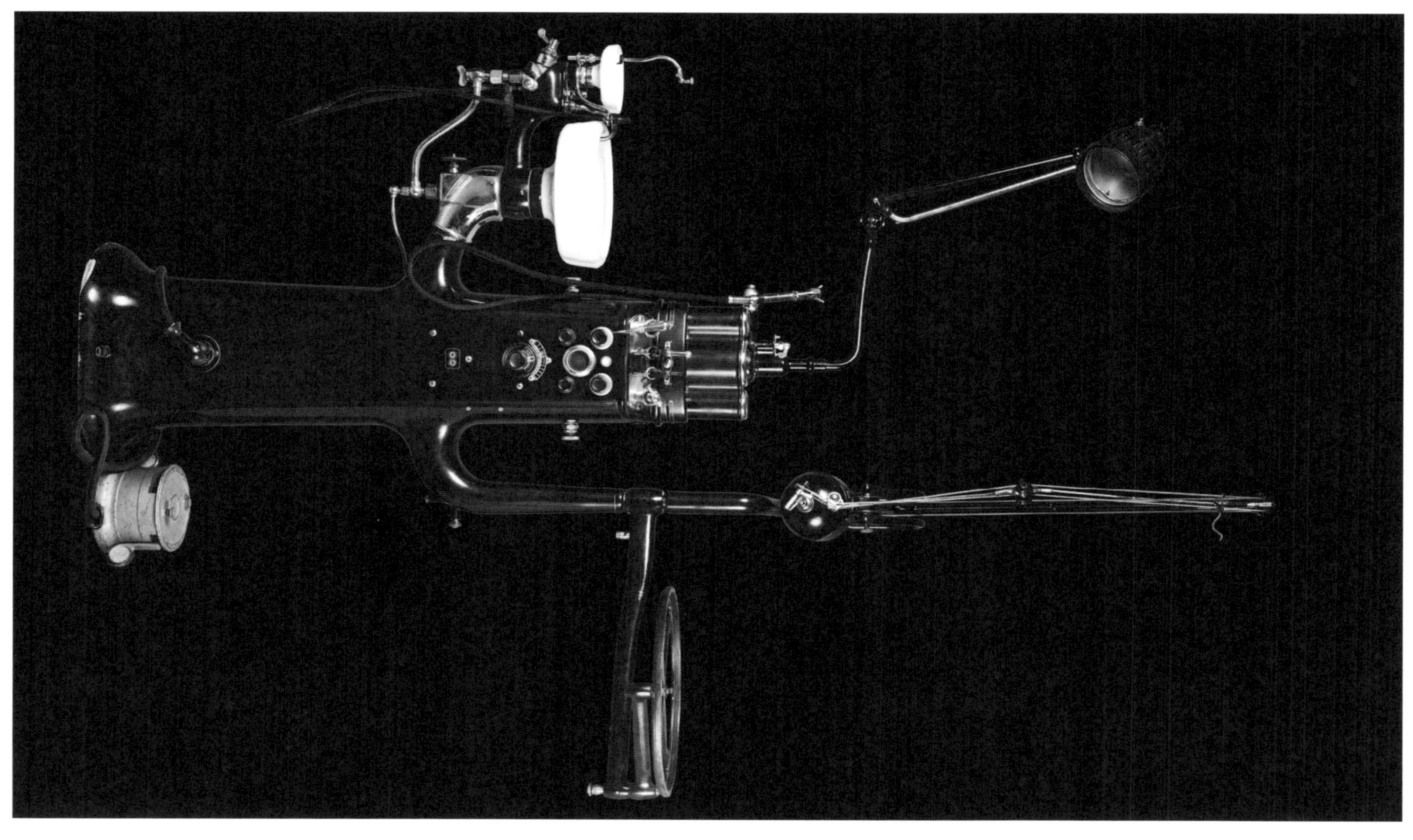

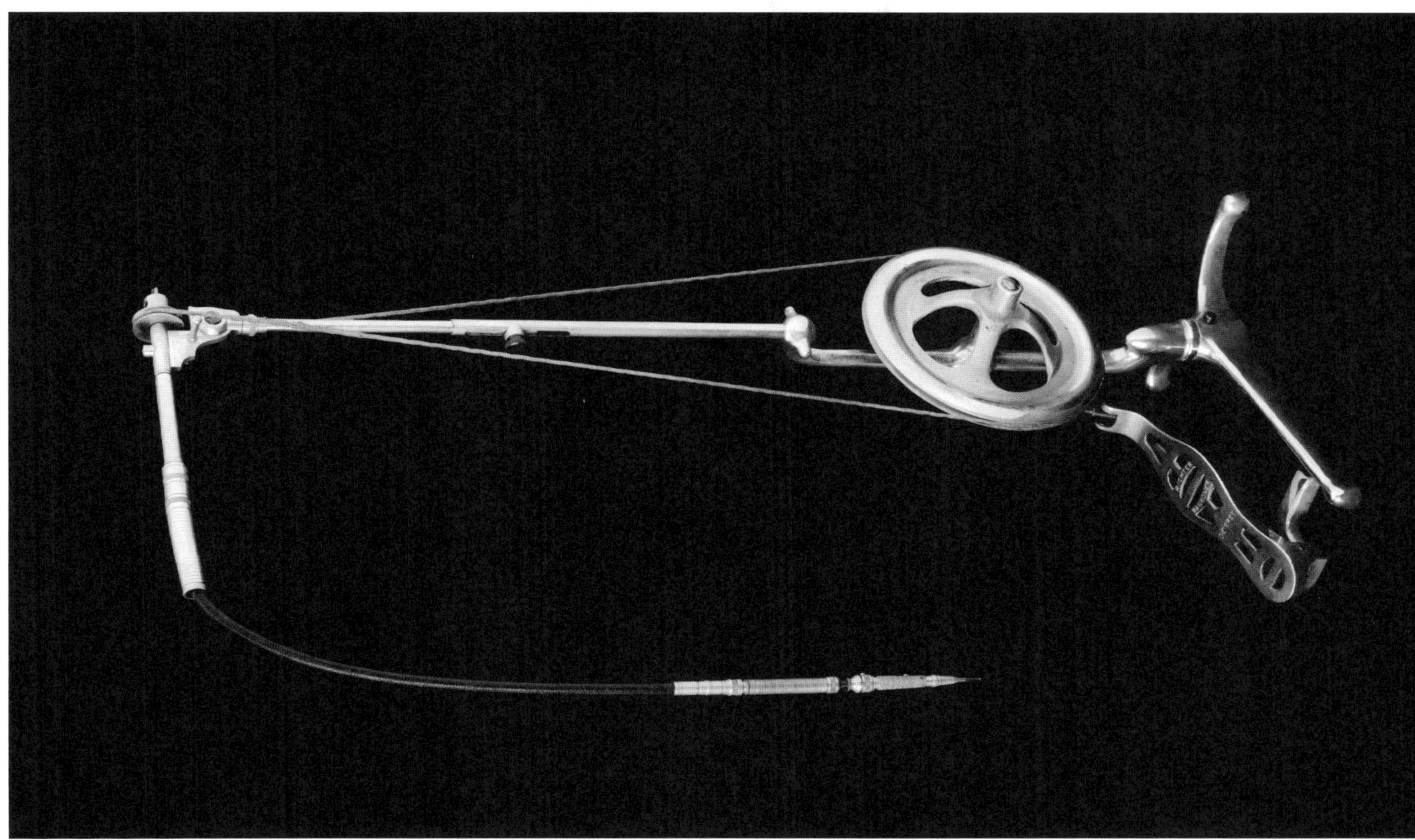

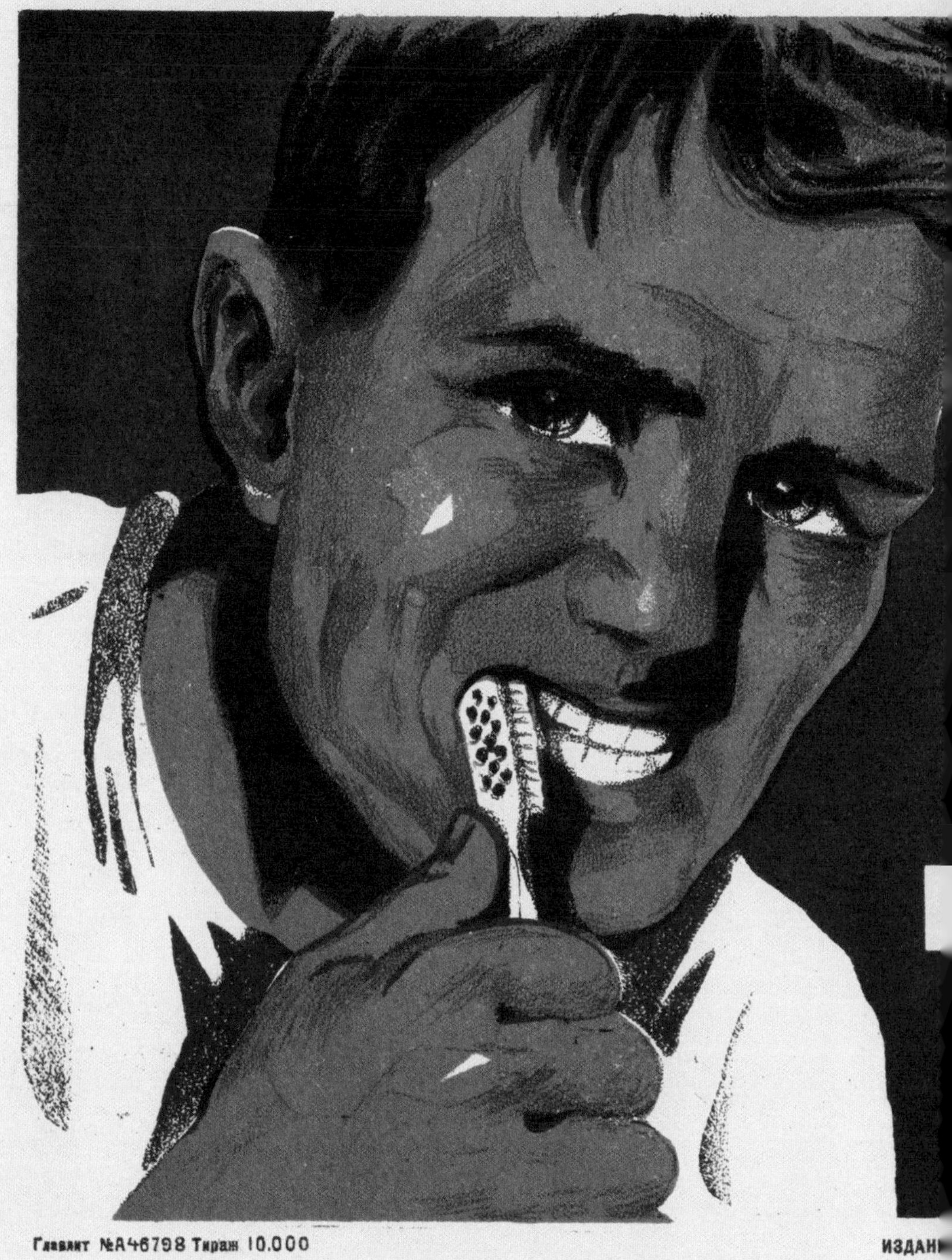


**222 页 |** 装有线驱牙钻、光源和痰盂的利特尔牙科综合治疗仪（Ritter dental unit，约 1930 年）。

**223 页 |** 德国踏板牙钻（1910—1920 年），由脚踏板控制。

**本页 |** 苏联宣传海报，鼓励工人们准确有效地刷牙，并配有标语："准确到位、切勿偷懒、天天刷牙"，莫斯科（1926—1929 年）。

УДЬ АККУРАТЕН,
ЗАБУДЬ ЛЕНЬ,
ЧИСТЬ ЗУБЫ
ЖДЫЙ ДЕНЬ

ДАТ. 12 лит. „Раб. Дело". Мосполиграф. Москва.

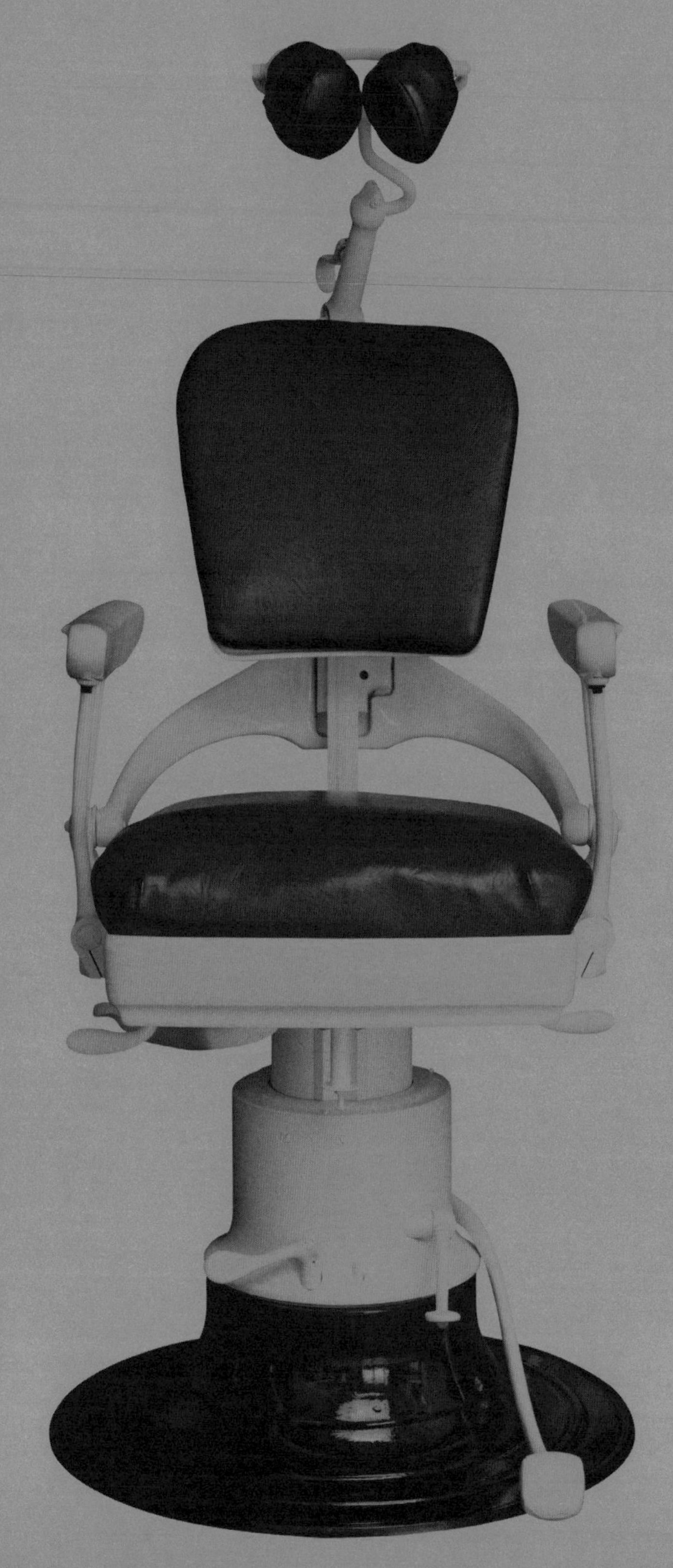

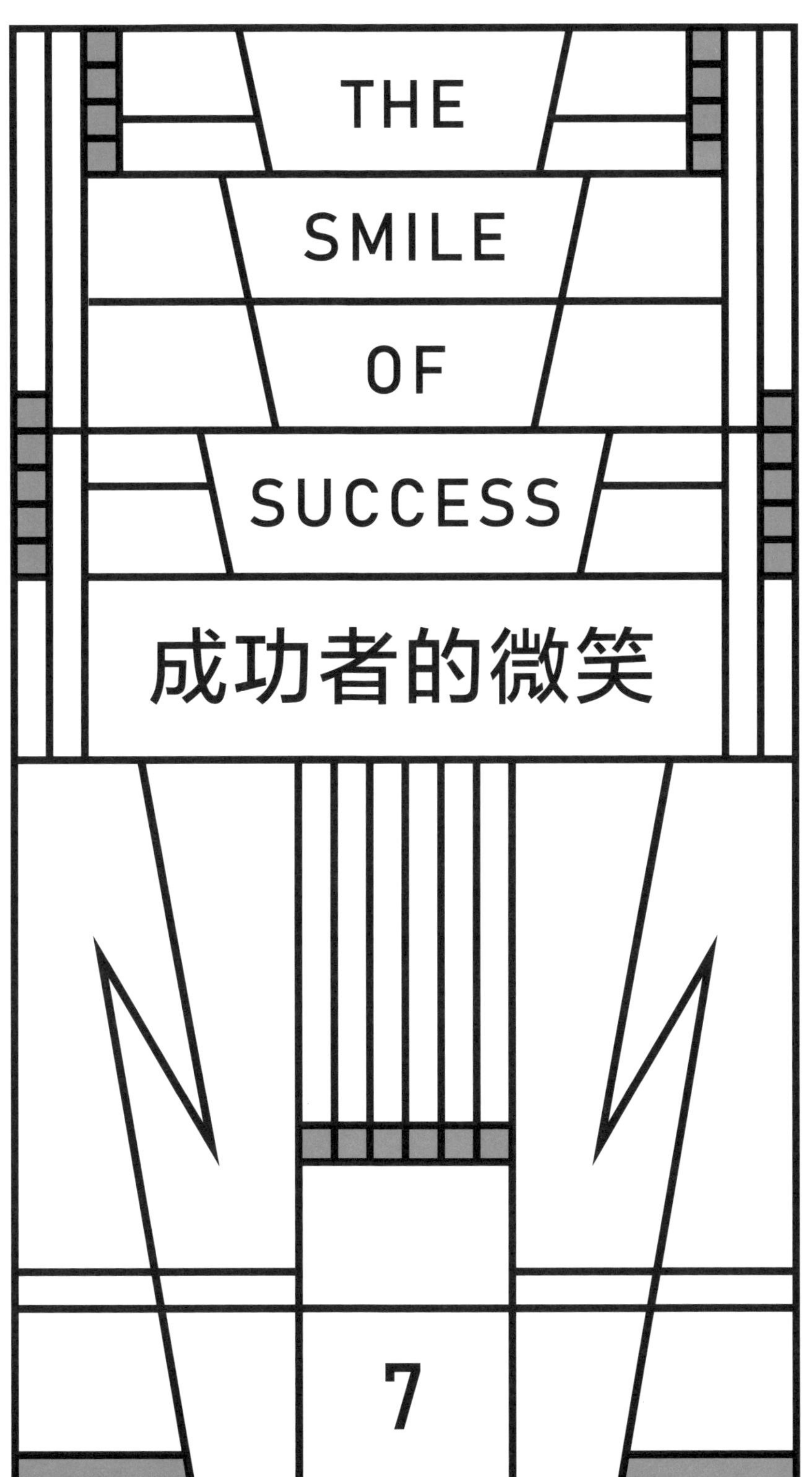
THE
SMILE
OF
SUCCESS
成功者的微笑
7

听了牙仙女的故事以后，许多倔脾气的孩子都会同意拔掉他们松动的牙齿。如果他们在睡觉前把拔下来的小牙齿放在枕头下面，那么牙仙女就会在夜晚悄悄地来取走牙齿，并在枕头下放上小礼物。

很久以前，父母就有各种办法来劝慰掉了乳牙的孩子们，不过这则刊登在 1908 年 9 月 27 日《芝加哥每日论坛》(*Chicago Daily Tribune*) 的“家庭提示”，是最早刊印的牙仙女的故事。1927 年，埃斯特·沃特金斯·阿诺德 (Esther Watkins Arnold) 将这一民间传说改编为三幕儿童戏剧，大受欢迎。从那之后，牙仙女的形象就定格为彼得·潘故事里的小仙女——汀可·贝尔 (Tinker Bell) 的模样，一个有着蝴蝶翅膀的娇小美丽的精灵。在 21 世纪，她时常通过网络、社交媒体以及公共卫生运动对孩子们说话。

但在 20 世纪，最伟大的牙科学发明并非这位来自精灵国度的好心仙女。铮亮、昂贵，看似天然却实为人造的“成功者微笑”，原本是由牙医一手缔造的概念。但在充斥着图像、由美国主导的 20 世纪下半叶，摩登版“精致的嘴”成为真正意义上的全球神话。正如当年“精英牙医”(dentistes) 提出在没有牙疼的时候就应拜访牙医这一革新理念，在此基础上，20 世纪的现代牙医又提出了定期检查牙齿对于个人和国民健康的重要性。助理、洁牙师、技师、治疗师配合牙医工作，整个牙科团队开始履行他们早在 300 多年前就许下的承诺。伴随着新型国民健康体系和存留牙齿新技术的发展，“成功者微笑”的理念犹如帝国崛起般急速扩张，折射出了视觉媒体力量的日益壮大和 20 世纪下半叶美国对政治主导权的争夺。这也让牙医的职业身份这一长期受到争议的问题有了新的发展：一方把牙医视作公职人员，另一方则认为他们是自给自足的企业家。

20 世纪初，欧洲和美国的福利项目十分关注儿

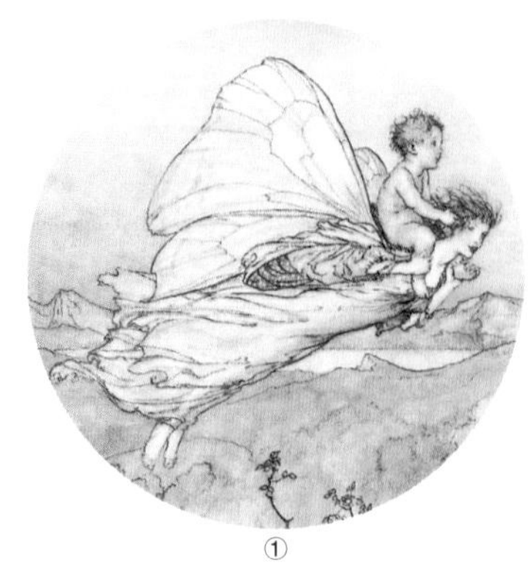

①

**226 页 |** 可调节液压牙科椅，20 世纪 50 年代。

①《仲夏夜之梦》插图 (1908 年)，作者阿瑟·拉克姆 (Arthur Rackham)。
② 玛丽莲·梦露向世界展示她的完美笑容 (1953 年)，之前她接受了正畸治疗，排齐了前牙。
③ 摄影作品，孩子们在学校外刷牙，约 1910 年，华盛顿特区。

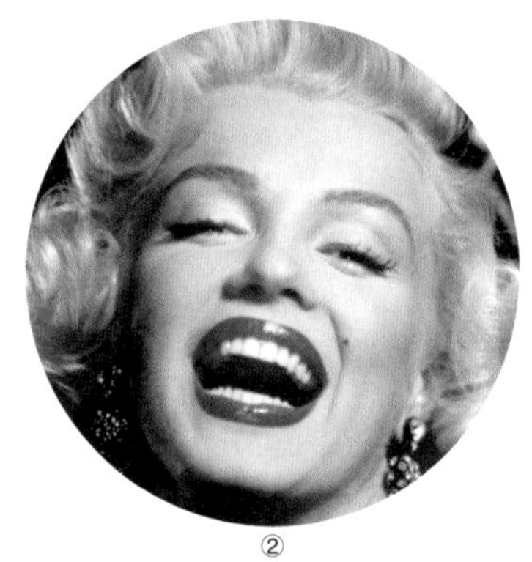

②

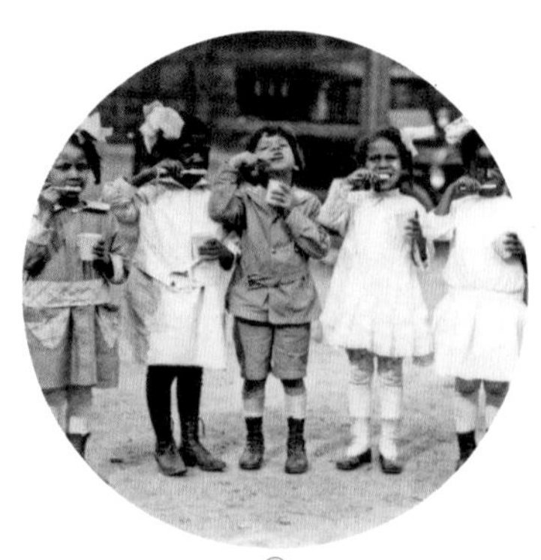

③

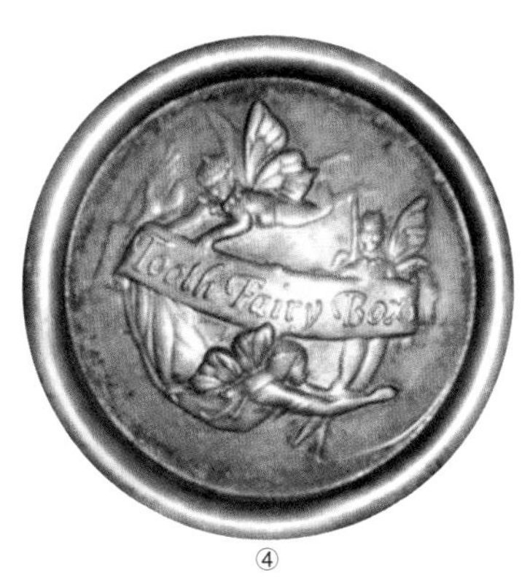


④

④ 来自里德和巴顿公司（Reed and Barton）的镀银牙仙女盒子，内部有为牙齿设置的红色“枕头”。
⑤ 加里·格兰特（Cary Grant）魅力十足，不过他的笑容稍有逊色——他少了一颗上颌中切牙。
⑥ 英国儿童在教学楼前摆好刷牙的姿势，这是刷牙训练的一部分（约 1920 年）。

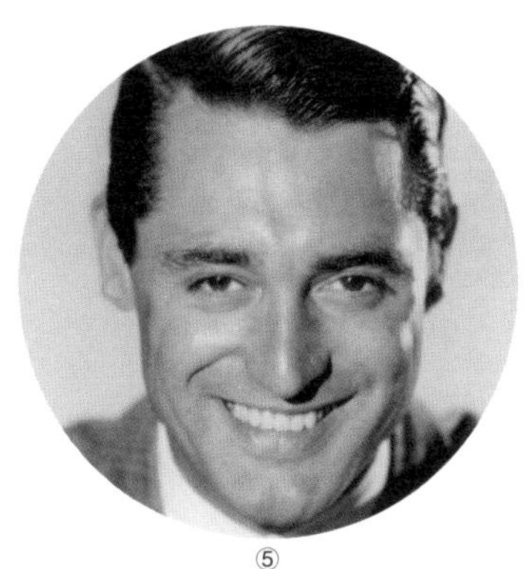

⑤

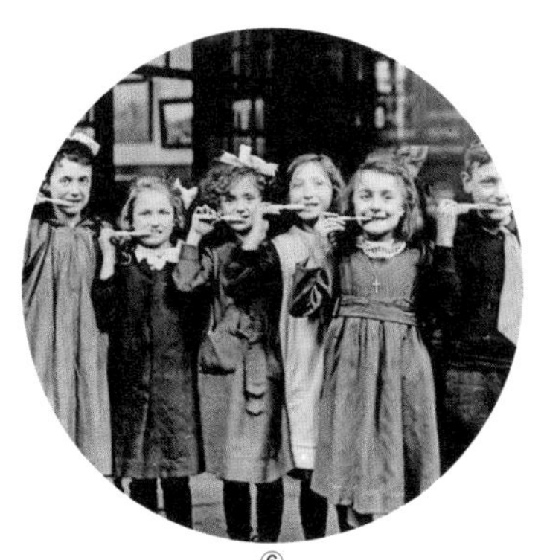

⑥

童健康，各国政府都在试图强化下一代工人、士兵以及国家建设者的体魄，以对抗潜在的国际威胁和种族退化。他们声称保护儿童的牙齿健康，就能使他们在长大成人后免于昂贵耗时又痛苦的治疗。从 1880 年起，英国牙科学会开始关注学龄儿童糟糕的牙齿状况，其中一些成员在 19 世纪 90 年代成立了学校牙医协会（School Dentists’ Society）。1907 年，剑桥牙医乔治·坎宁汉（George Cunningham）开设了第一家专门面向儿童的牙科诊所，各间学校还在校内开设“刷牙俱乐部”，以鼓励孩子们早晚刷牙。据历史学家阿丽莎·皮卡德（Alyssa Picard）的记录，美国的学校牙科项目同时包含公立和私立机构，因为公立学校和州政府与慈善组织和私人牙医都有合作[1]。参与这些活动给那些亟欲提高自身地位的牙医提供了便利。他们向国民宣讲牙科治疗的益处，使美国儿童养成了定期去看牙医的终身习惯，为牙医群体带来了丰厚的利润。

“一战”爆发后，对未来军事力量的担忧使得医学界对待牙科学的态度发生了重大转折。在西线的战地医院和手术室里，牙医以实力赢得了一流内外科医生的从未有过的敬意。佛兰德斯战场的惨烈状况使得军医时常需要处理面部重建的问题。暴露在战壕之上的头面部可能被狙击手和弹片击中，而在早期的战斗机上，油箱的位置是正对飞行员的，因此一旦爆炸会造成严重烧伤。在受伤严重需要撤离前线的士兵中，约有 15% 的人有面部创伤，而决定他们生死的，是一些极小的细节。担架队员很快发现，如果将面部毁损最严重的伤员平躺放置，他们的舌头会后坠并造成窒息。在险恶痛苦的战争中幸存下来的士兵被送到急救站和医院，接受及时、准确的精心治疗，时间长达几个月至数年。经过时髦的法裔美国牙医奥古斯特·查尔斯·瓦拉蒂耶（Auguste Charles Valadier）的治疗，其中大部分人获得了面部功能和外形的重建。

瓦拉蒂耶出生在一个富裕的巴黎家庭，先后在哥伦比亚和费城牙科学院学习，后执业于巴黎。战争爆发后，他自愿加入红十字会，搭乘着由专职司机驾驶的劳斯莱斯“银色幽灵”，来到滨海布洛涅（Bolougne-sur-Mer）城外的英国远征军第13综合医院工作。瓦拉蒂耶的外科助理，后来成为英国外科领军人物的哈罗德·吉利斯（Harold Gillies），这样回忆这位牙医：

一个胖乎乎的大人物，浅棕头发，脸色红润。他在他那辆劳斯莱斯上配备了牙椅、牙钻以及必不可少的重金属……他巡回往返，直到把英国总司令部里幸存的牙齿全都镶上了金。那些躺在他牙椅上的司令官和他交流过后，确认自己需要人工下巴。

在战地工作中，瓦拉蒂耶意识到了面部解剖的复杂性，他利用自己的牙科经验开发了针对面部创伤的新技术。在他身边工作的吉利斯受到启发，1917年回到英格兰后，成为英国面部重建外科中心、锡德卡普皇后医院（Queen's Hospital，Sidcup）的外科主任。在锡德卡普，吉利斯和另一位牙外科医生威廉·凯尔西·弗莱（William Kelsey Fry）合作，后者为颌骨及牙齿损伤的患者设计了新型修复体。

战后不久，随着1921年版《牙医法案》的颁布，英国牙科得到了更大程度上的独立。这标志着由牙医和相关辅助人员组成的独立牙科委员会（Dental Board）的成立，尽管其中仍然包含三位来自医学总会的代表，强力倡导牙科学对医疗规范的服从。法案规定，只有注册牙医和内科医生才能从事牙医行业（20世纪80年代，部分药剂师也获准开展牙科治疗）。根据1878年版《牙医法案》，那些已经在执业但未获许可的从业者大概有7000名，超过整个英国牙医总数的一半。他们获准继续执业，英国牙科由此进入了新世代。但普通居民的牙科保健依然有欠完善，并且高度依赖于人们的收入水平和所在地。20世纪30年代起，

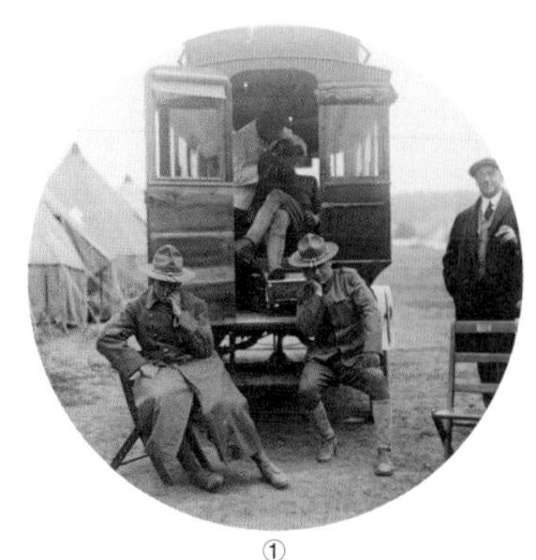
①

① 美军的新式流动牙科救护车于1917年投入使用，地点为纽约范科特兰公园（Van Cortlandt Park）内的国民警卫队营帐前，该车辆随后又抵达佐治亚州的汉考克（Hancock）。
②“一战”期间，士兵在波兰吉德罗瓦（Giedlarowa）的流动牙科诊所接受治疗。
③ 来自伦敦乔治国王部队医院（King George Military Hospital）的影集，展示了整形外科病例（1916—1918年）。

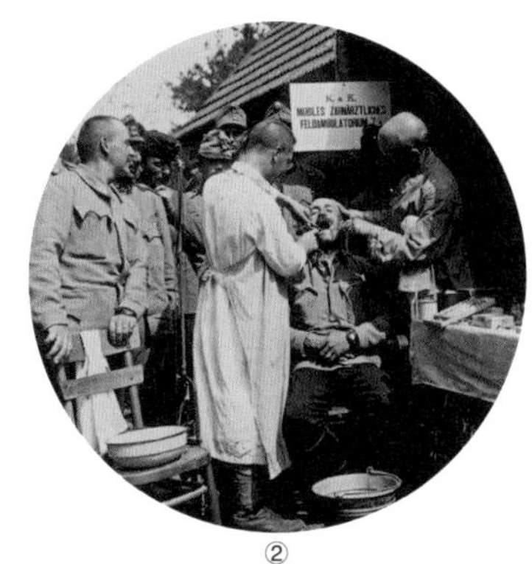
②

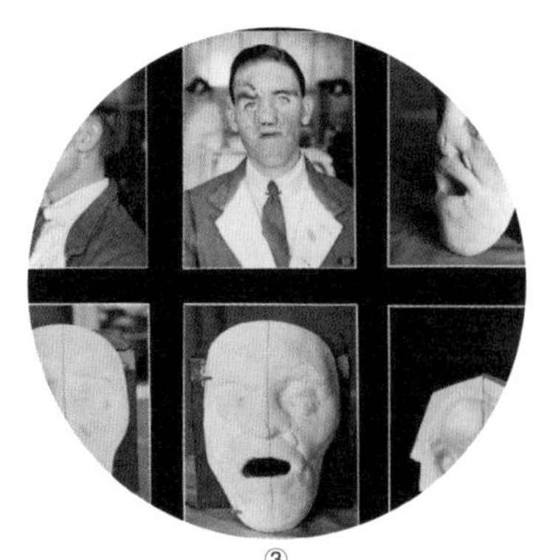
③

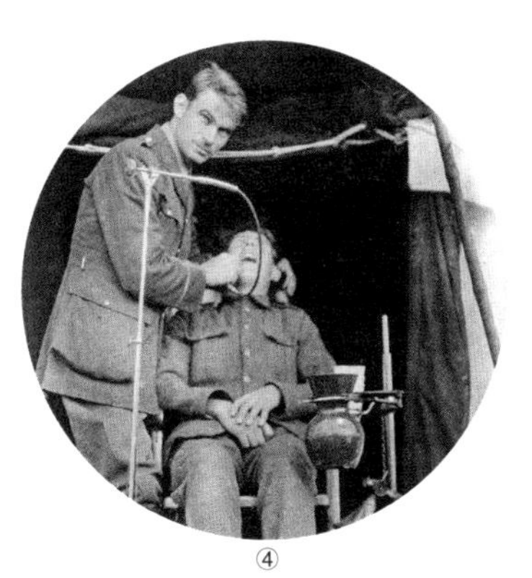

④

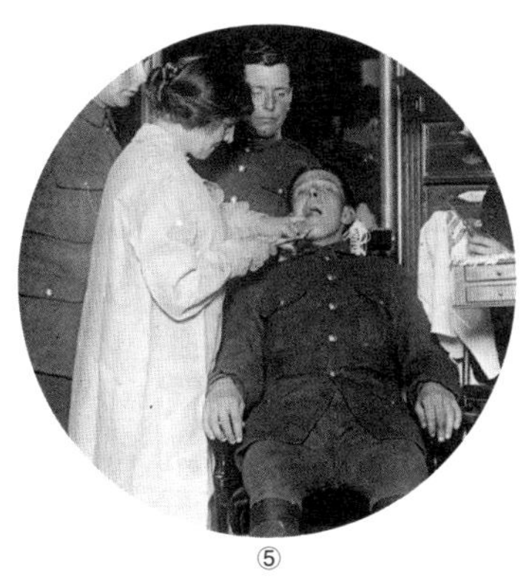

⑤

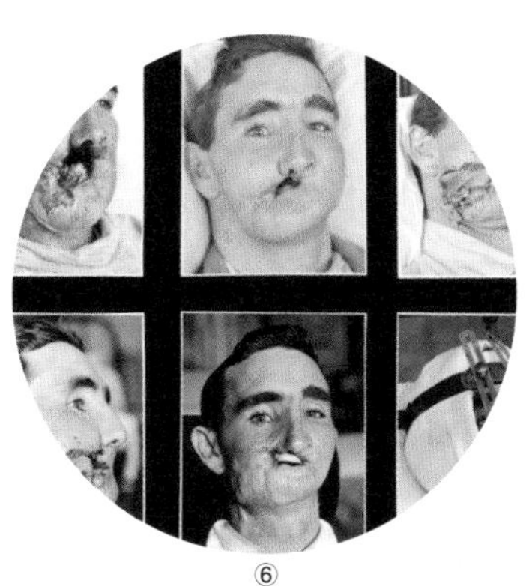

⑥

④ 1915 年，这位战地牙医正在波佩林格（Poperinghe）的伤员转运中心工作。他的前线装备包括折叠牙椅、脚踏引擎以及立于支撑杆上的痰盂，不过没有气压装置或氧气设备。
⑤ 1915 年的法国，一位英国女牙医正在为士兵治疗。
⑥ 伦敦乔治国王部队医院的影集，展示了整形外科病例（1916—1918 年）。

一些工人阶级的女性会在她们 21 岁生日或是婚礼当天收到一副全口义齿作为礼物——不怎么浪漫，但比起几十年的漫长拔牙历程，既廉价也没有痛苦。

对美国牙医来说，关于国民健康的政治争论，无疑为他们在公众中获得权威提供了机会。19 世纪末 20 世纪初，食品工业迎来了第一次重大发展，美国人的饮食，尤其是那些贫苦的城镇居民，发生了根本性的转变。在持优生学观点的牙医，比如尤金·所罗门·塔尔博特（Eugene Solomon Talbot）看来，糟糕的牙齿无异于民族劣化的一种表现，与酗酒、精神失常、犯罪以及其他身心的衰弱和堕落相关。就像科学家开始提出“均衡”饮食模型，并向育龄妇女提供婴儿饮食建议一样，牙医也跟着宣布，他们能够引领国民的口腔健康走向更光明的未来。至于具体措施，又是另一回事了。20 世纪 20 年代起，少数美国牙医提出了社会主义模式的国民牙科护理方案，即由国家承担教育和预防工作，并拨款雇用牙医提供免费治疗。大多数牙医赞同他们能为同胞的健康带来福祉，但将自由贸易视为美国精神的他们，更希望以生意人的身份来担当这一角色，而非政府雇员。还有些人认为社会主义和牙科疾病是携手并行的：1923 年，一名美国牙医告诉《口腔清洁》（*Oral Hygiene*）杂志，他“从未见过哪个布尔什维克不是一口烂牙。正确的牙科治疗可以消除极端情绪，而极端情绪正是布尔什维克产生的根源”。[2]

回到英国，类似争辩是在牙科日益严重的危机中浮现的。在布尔战争（Boer War）和“一战”中，有相当高比例的应征入伍者因为腐坏的牙齿而被判定为不合格。1921 年版《牙医法案》颁布后，整个行业陷入了停滞，少有新人加入，在业人员的平均年龄不断老化。转折点出现在“二战”爆发之后，1941 年，战时国民政府委派经济学家威廉·贝弗里奇（William Beveridge）对英国社会福利供给进行调查。1942 年出版的“贝弗里奇报告”中提出建立国民保健体系，即接受治疗时无须支付费用（译按：即就诊时无须付费，医疗费用通过国民税收来统一收取）。翌年，蒂维厄特委员会（Teviot Committee）开始着手安排牙科服务的各项细节。他们设计了一套“全面牙科服务”方案，三类人群被列为“重点服务对象”——孕期和哺乳期妇女、儿童、青少年。尽管公众对贝弗里奇的倡议回以热情拥护，英国牙科学会却和英国医学会一样对此表示反对，声称他们的成员拒绝合作。英国牙科学会要求，以契约的形式来保障成员们尚未稳固的独立执业地位。

1948年7月5日，工党领袖克莱门特·艾德礼（Clement Atlee）领导下的政府设立了国民健康保障体系（National Health Service, NHS）。尽管管理层为项目初始的高需求量配备了大额津贴，但病人数量之多依然远超任何人的预估。被龋齿的疼痛折磨了多年的病人得以钻开脓肿引流并拔掉腐坏的牙齿，无力承担高达一个月收入的假牙价格的人现在可以免费获得。第一年，NHS牙医就发放了近200万副义齿，尽管英国牙医学会深表担忧，他们还是出色地完成了工作。1948年底，英国部分牙医的收入达到4000镑——是NHS全科医生的2倍，也是战前平均水平的3倍[3]。

一些美国牙医或许不屑于英国这种布尔什维克爆发式的社会主义医疗，但在铁幕笼罩下的欧洲，苏联的牙科保健又处于什么样的状况呢？苏联医疗体系最显著的特征也许是他们的产业集成化。在苏联的各大城市，医生、牙医和药剂师在“综合诊所”里一起工作。除了卫国战争的退伍军人和“个人”年金拥有者（多数是高级别的苏联共产党员）可以享受免费的牙科和义齿服务以外，大部分国民需要付钱看牙——苏联宣传部门对此保持了沉默。国家公共卫生运动以儿童为核心，先在学校教会他们刷牙，再让他们回家说服父母或者激起父母的羞耻心，一起

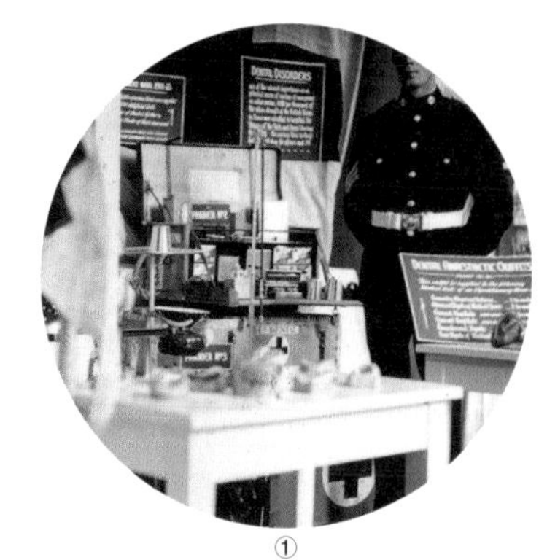

①

① 这些展品来自皇家陆军医疗队的档案收藏（Royal Army Medical Corps Muniments Collection，1932年），包括各种战地设施和麻醉装置。
② 1929年，约翰·安韦（John Onwy）设计的比利时牙科广告，宣称格利克邓特（Glycodont）牙膏可以美白牙齿。
③ 训练有素的“牙刷部队”扛着超大牙刷推广牙齿清洁，加州长滩，约1950年。

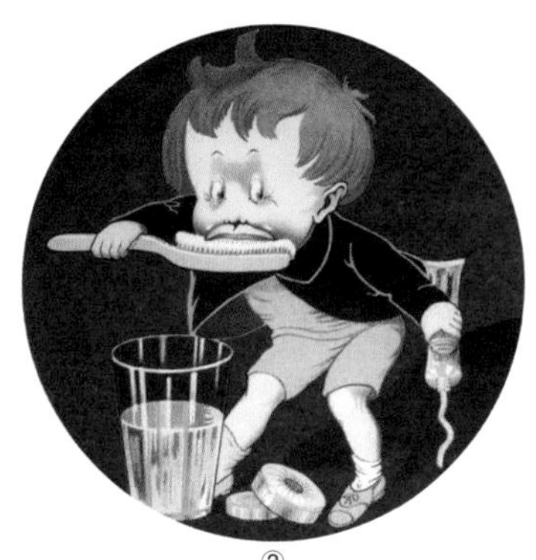

②

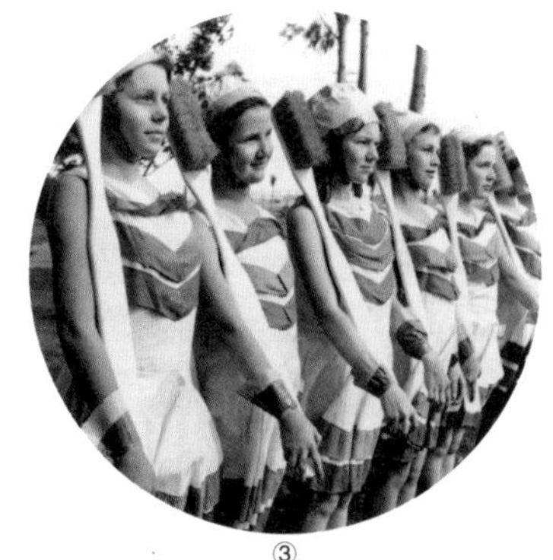

③

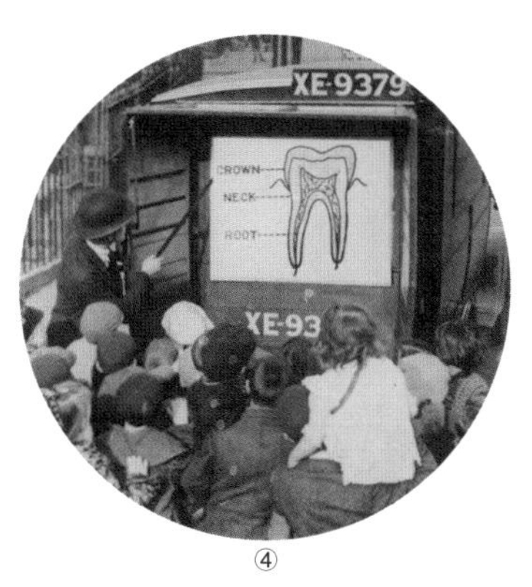

④

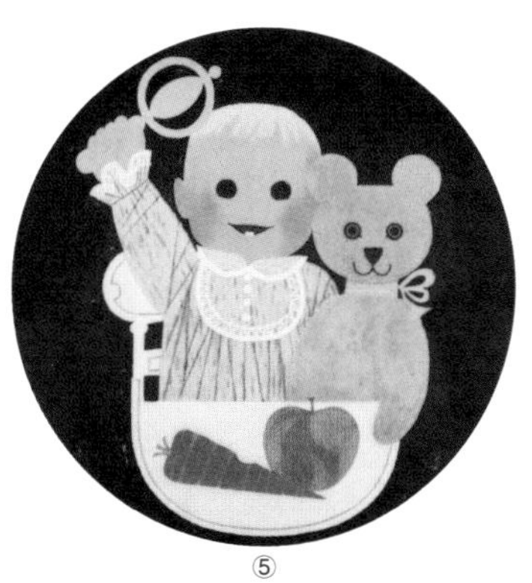
⑤

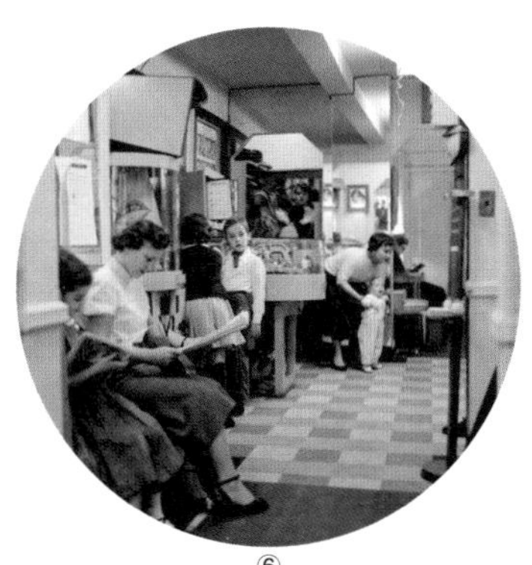
⑥

④ 伦敦伯蒙塞（Bermondsey），一群少年正聚集在一起，观看一场牙科卫生公共宣讲活动。
⑤ 1960 年，英国卫生部（Ministry of Health）的这份海报中说："乳牙非常重要。如果过早缺失，恒牙就没有足够的空间正常萌出。"
⑥ 病人在牙科诊所等待洁牙师的检查，约 1950 年。

加入刷牙的队伍。宣传海报中，健壮的社会主义现实主义英雄一边举着一把步枪大小的牙刷，一边高喊苏式高效清洁的口号："准确到位，切勿偷懒，天天刷牙。"[4]

随着冷战情势的推进，部分美国牙科运动领导人在反共战线上另辟蹊径。1953 年发表的一篇文章称：

> "龋病"不过是一小撮邪恶的阴谋分子为了掩饰诡计而设的"傀儡"……那些由独裁者掌管的国家，利用氟化的饮用水来控制人民的意志和思想。

这类荒谬可笑的论断是对核时代初期社会焦虑情绪的精准捕捉，但（正如皮卡德所指出的）也误导了人们对饮水氟化之争的看法：将其归结为科学理论和政治恐慌之间存在的难以妥协的二元对立[5]。"一战"后，科学家和牙医对氟化物产生了兴趣，他们发现，美国中西部一些矿业城镇的居民的牙齿尽管斑杂畸形，却没有龋病。美国公共卫生署的研究表明，在饮用水中加入百万分之一的氟可以减少龋病，且不会造成牙体变色。20 世纪 40 年代末，少数美国城市开始对饮用水进行氟化。这一决定激起了全国上下各政治群体的广泛争论。饮水氟化，究竟是隐秘的共产主义者对于"大政府"理念的实践，还是一种承担公共卫生责任的合理形式，抑或是铝矿公司倾弃工业废料氟化钠的手段？它会预防痛苦的龋病，还是会造成丑陋的牙体变色？

在麦卡锡主义盛行的"红色恐慌"时期，被指为同情共产主义者可能会在旦夕之间毁掉个人的职业生涯。加之公众对于饮水氟化的激烈争辩，许多美国牙医都拒绝政府在法律方面对牙科服务进行任何干涉。美国人逐渐意识到了某些联邦医疗和牙科保险可能带来的益处，但相关的立法提案却一直遭到诸多医疗和牙科组织的反对。1965 年美国总统林登·约翰逊

（Lyndon Johnson）制定了医疗补助计划，为所有儿童提供全面的牙病防治服务，但该计划实际上却难以执行——部分原因就在于仅有少数牙医愿意加入。

在 NHS 建立初期，各届英国政府面临的主要问题是资金。牙科高据 NHS 总预算的 10%，而且是在 1949 年为了缩减开支而将其减半之后。1951 年上任的保守党温斯顿·丘吉尔政府设立了牙科治疗的统一定价，但战后整个英国的 NHS 牙科支出仍持续攀升。1987 年起，政府取消了免费牙科检查。到本书写作之时，病人自己要支付大约 80% 的 NHS 牙医费用。越来越多的英国人改去私人诊所接受定期洁牙和牙齿护理服务，留在 NHS 的大多是复杂棘手的或最普通的病例。

战后牙科学的重大转变之一，是新型从业人员的出现。20 世纪第一个 10 年，“牙医助理”出现在了美国牙医的诊所，他们不仅协助治疗，也承担着诊所秘书和接待员的职责。这些助理通常是年轻女性，她们没有正式执业资格且薪资微薄——只是协助雇主却并不会威胁到后者的地位。当时欧洲和美国的女性牙医还很少，她们对这种现象提出了抗议，认为牙科助理应当获得相应的执业资格以及合理报酬。“二战”期间，鉴于飞行员们糟糕的牙齿状况，英国皇家空军（Royal Air Force）组织了培养年轻女性成为洁牙师的短期项目。

根据 1921 年版《牙医法案》，洁牙师不具备正式的执业资格。1956 年，第三版《牙医法案》通过后，新建、完全自主的牙科总会（General Dental Council）在伦敦新十字医院（New Cross Hospital）开办了试验性的洁牙师学校。以一个开设在新西兰的项目为基础，新十字培训出一批牙科辅助人员，到学校开展基础防治工作。尽管一开始他们不能和牙医一起参与日常治疗，但后来出现的有资质的辅助专家改变了战后牙科学的职业生态。洁牙师和治疗师开始专门为儿童

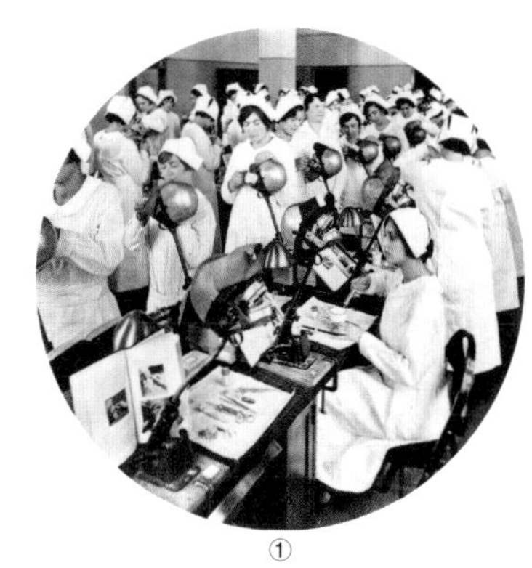
①

① 战后牙科学的发展得益于新设备和技术的发明，以及大量接受牙医训练的学生。
② 两名洁牙师学员正在头模上练习手术技术。
③ 一位躺在牙椅上的小病人正举着一个巨大的牙科模型，那是洁牙师用来说明正确刷牙方法的工具（约 1950 年）。

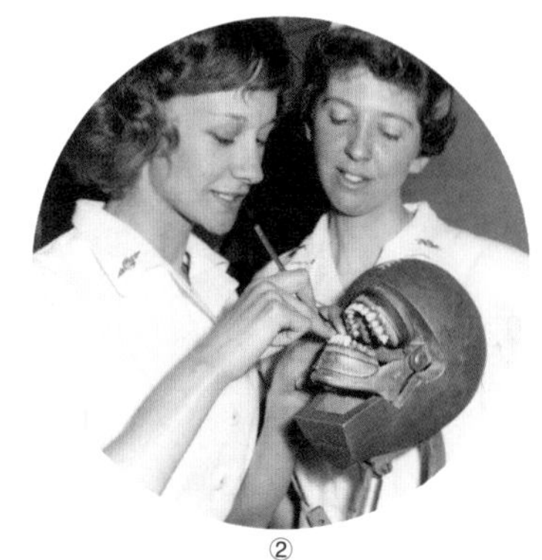
②

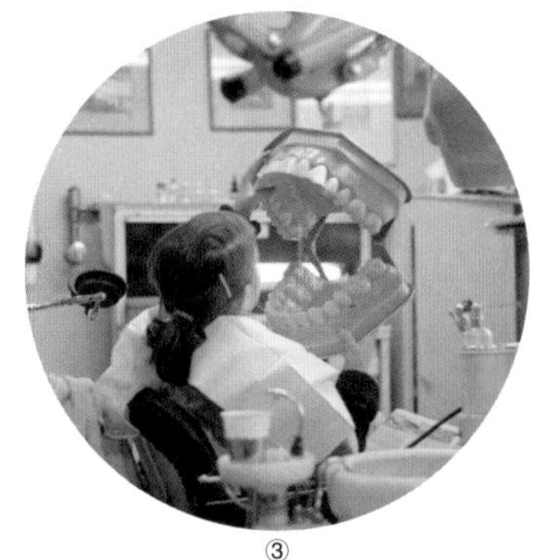
③

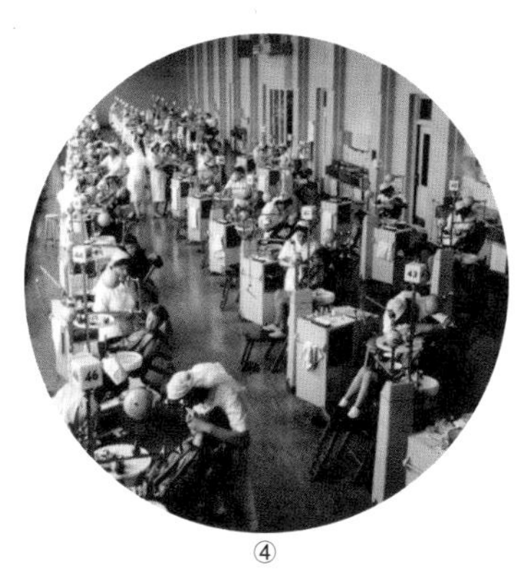
④

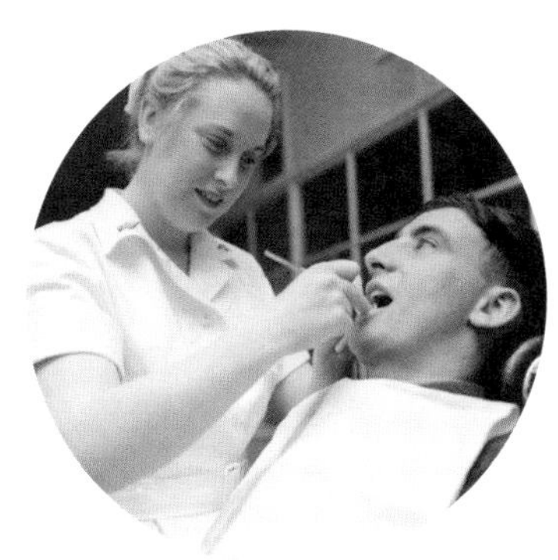
⑤

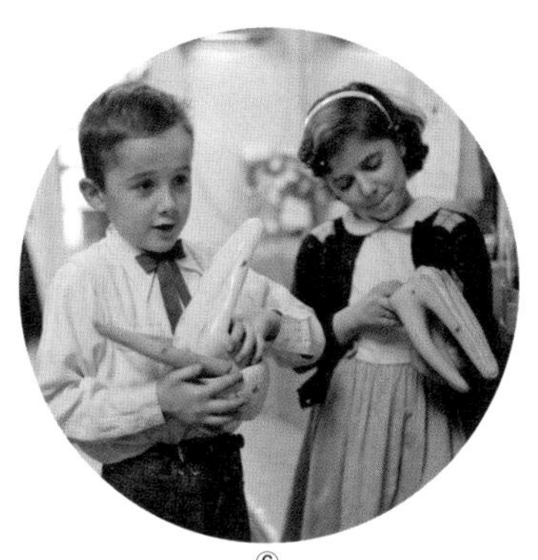
⑥

④ 新西兰免费牙科诊所治疗室的全景，可以同时容纳 50 名儿童接受治疗（1948 年）。
⑤ 女飞行员莫琳·奥莱瑞（Maureen O'Leary）接受洁牙师训练（1960 年）。
⑥ 小病人们在牙科诊所仔细观察巨大的磨牙模型，那是洁牙师用来宣教牙科护理重要性的工具（约 1950 年）。

提供治疗服务，将更复杂和盈利更多的成人牙科留给了牙医。始于 20 世纪七八十年代的“四手操作”标准（four-handed dentistry），现在已是世界范围内的牙科原则，使得牙医能够在一个时间段内治疗更多的病人。

“高效与预防”，是“二战”后牙科技术的发展口号。20 世纪 40 年代末，英国牙科还处于相当原始的状态，大部分治疗活动都是拔牙、汞合金充填修复和安装义齿，器械和麻醉针头是以煮沸的方式来消毒的。到了 NHS 系统下，牙科治疗从拔除和替换转向了以预防、保持和维护为基础的更加可持续的一种模式。每分钟转速可达 50 万次的高速涡轮机头取代了老式电动牙钻，金刚石模切钻头使得钻磨和充填变得前所未有地高效。人们对汞合金安全性及环境影响的关注日益增长，于是新型充填材料不断问世，有些仅需强力人工光源的短时照射便能迅速成形。计算机辅助扫描和研磨出来的义齿前所未有地精准快速，而种植义齿——将陶瓷义齿旋入植于颌骨内的钛钉之上，为失牙提供了永久性的替代方案。

而战后牙科最华丽的转变，要数英国历史学家柯林·琼斯所形容的“第二次微笑革命”——正畸技术的急速崛起，以及随之而来的全新唇齿审美文化与视角[6]。19 世纪下半叶，美国涌现出了第一波正畸专家。1900 年在圣路易斯，发明了丝弓托槽正畸支架的爱德华·H. 安格（Edward H. Angle）建立了美国正畸医师学会（American Society of Orthodontists）。与此同时，相机（尤其是摄影机）正在改变人们看待外表和展现自我的方式。大批量生产的廉价相机和快速感光胶片能在瞬间捕捉到面部和嘴唇的运动，记录下转瞬即逝的细微情绪。在默片时代，面部和嘴唇正是感觉和情绪的表达途径，在早期的黑白画面中，雪白的牙齿十分显眼。

这一转变的代表之一是 1920 年李施德林

(Listerine)漱口水的广告。李施德林的老板乔丹·惠特·兰伯特(Jordan Wheat Lambert)创造了一个新词——“口腔异味”(halitosis),以貌似科学的词汇形容难闻的口气。这则广告警示观众,如果没有光洁的牙齿和清新的口气,很有可能遭遇社交障碍和求爱失败。在狂销几百万册的《如何赢得朋友及影响他人》(*How to Win Friends and Influence People*,1936 年)一书中,戴尔·卡耐基(Dale Carnegie)也有类似观点:露出一口洁白牙齿的爽朗笑容,是一切人际交往成功的先决条件,包括友谊、恋情以及商务往来。“二战”之后的几年里,卡耐基一跃成为最畅销的作家之一,而生于战后婴儿潮的儿童由于饮水氟化的关系,拥有更强健的牙齿,也就更少需要补牙和拔牙。他们的父母一代深受卡耐基和自我提升文化的影响,愿意且有足够的经济实力来为正畸治疗买单。20 世纪 70 年代末,美国联邦贸易委员会(US Federal Trade Commission)迫使美国牙科学会取消了长期以来的广告禁令。牙医和正畸医师的商业特质愈发公开化,他们获得特许经营权,在购物中心内开店营业,毗邻着炸鸡连锁店和酒铺。

“第二次微笑革命”是文化、技术和政治影响交织的产物。美国人通过消费来表达自我,他们认为衣着、体格、发型和牙齿能够展示一个人的身份、品味乃至价值观。如果将美国人的身体视为某种财产,那么洁白整齐的牙齿就是将其价值最大化的部分,值得投入高昂的金钱并忍受在牙椅上长时间的治疗。作为一个漂亮的美国人,就要遵循社会潮流,体现出健康美丽的主流观点[7]。正畸医师会为男性设计阳刚气质的方形牙列,女性牙列则有着柔和的圆润曲线。他们还鼓励黑人顾客遵循白人中产阶级新教文化中的审美标准——而这正是 20 世纪 80 年代初嘻哈文化先锋所嘲讽的对象。他们通过在牙齿上镶嵌钻石或黄金,以表达对里根时代物质主义和种族歧视的嘲弄。

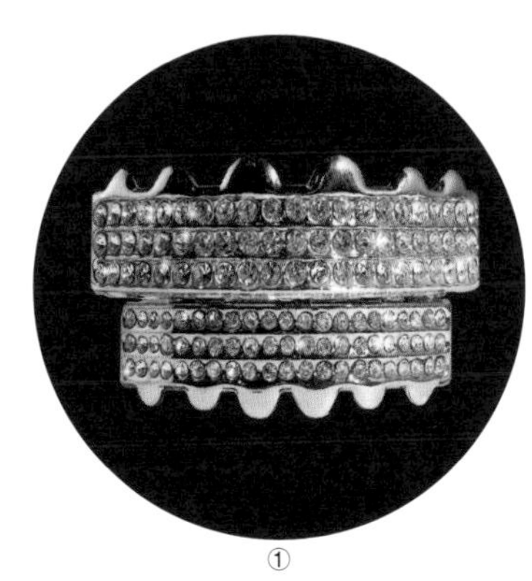

①

① 这副牙套上镶嵌着珍稀宝石。尽管牙套可以取下,但细菌仍然可以粘附其上,导致牙龈疾病和龋齿。
② 碧姬·芭铎(Brigitte Bardot)前牙之间的缝隙更增添了她的法式魅力。
③ 一位十几岁的少女正自豪地展示她的“八重齿”(yaeba)。“八重齿”又称双排牙,即上颌尖牙被覆盖而导致牙列不齐,产生了类似“小虎牙”的外形。

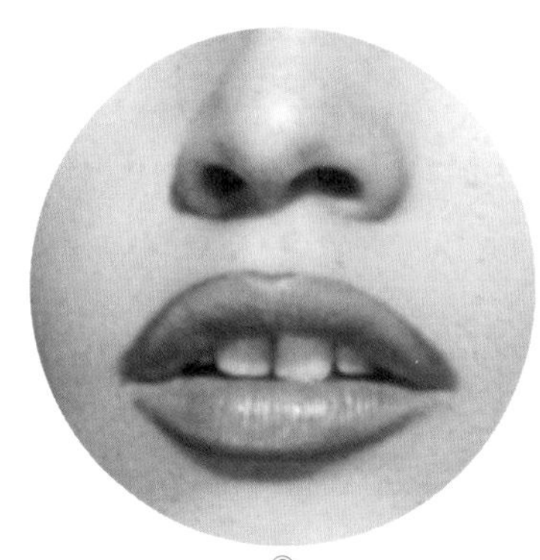

②

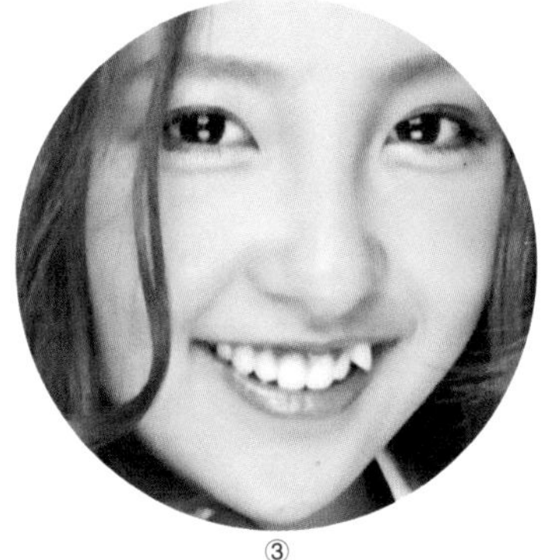

③

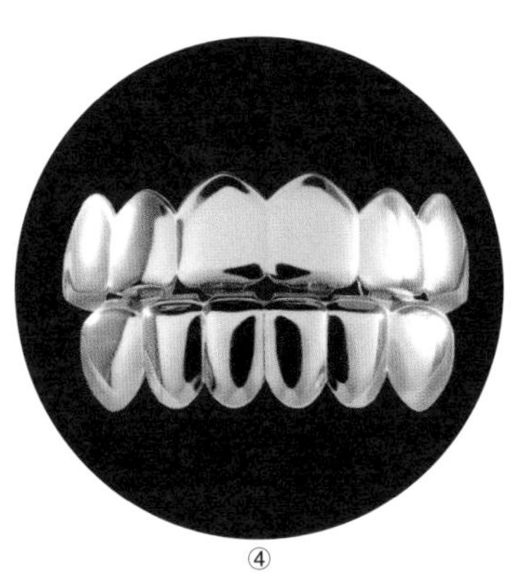

④

④ 有些人将牙套视作不可或缺的嘻哈首饰配件。这副金牙由不锈钢制成，表面镀有 18K 黄金。
⑤ 超模乔治亚·梅·贾格尔（Georgia May Jagger）独特的宽牙缝笑容是其他模特梦寐以求的。为了模仿她的笑容，按照这一造型进行正畸手术的需求大增。
⑥"八重齿"在日本非常受欢迎，因为在日本，这种奇特的微笑意味着天真和青春。

400 多年间，我们人类与自身牙齿的关系发生着剧烈的变化。只要我们履行我们的义务，做到保持清洁并爱护它们，便能拥有强健、美观、能伴随我们终生的牙齿。当牙齿发生疼痛或其他问题时，我们会来到受人尊敬的正规牙医这里，他们已然赢得了和内外科医生平起平坐的地位。许多人会在他们的孩童和少年时期频繁拜访牙医，粘上托槽，收紧丝弓，以便在成人时能够拥有符合审美期望的完美笑容。和上一辈人一样，我们购买各种牙刷、牙膏和漱口水，担心着自己糟糕的口气和错乱的牙齿。但有别于以往的是，我们这一代人概念中的牙科治疗，是无痛且高效的。从技术层面上来评价，21 世纪的牙科学比以往任何时候都要出色——但即使是在全世界最富裕的国家，贫穷人口的牙齿状况依然不容乐观。英国 NHS 的未来犹如困兽之斗，而美国牙科协会仍在继续反对国家牙科项目的扩展。这是一个无比丰饶又危机四伏的时代，医学科学取得的成就令人瞠目，全球健康不平等却日益加剧。人们健康快乐的笑容背后暗藏挑战，而牙科学依然是最强有效和令人不安的象征。

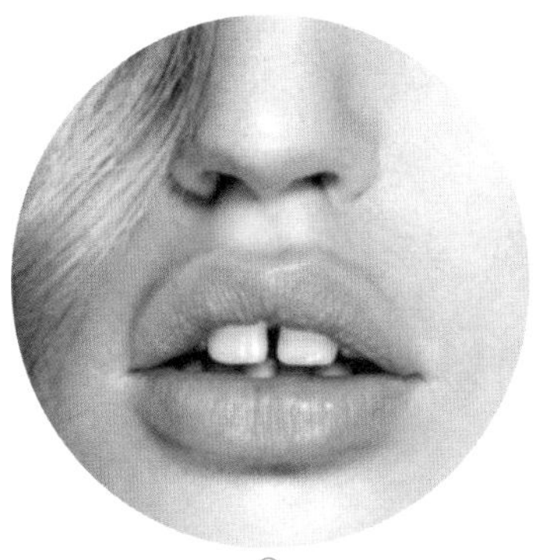

⑤

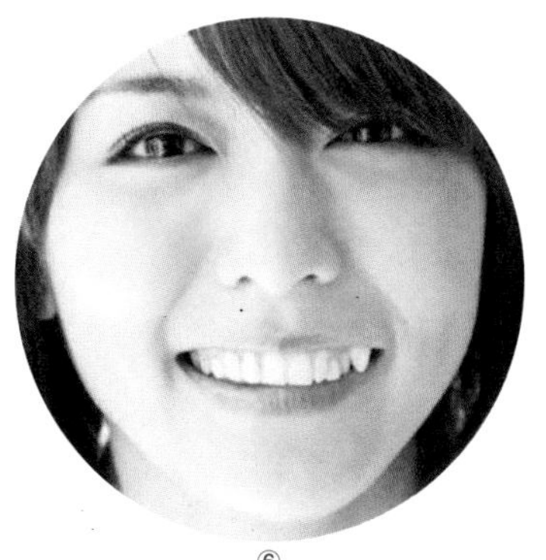

⑥

1.Alyssa Picard, *Making the American Mouth: Dentists and Public Health in the Twentieth Century*, Rutgers University Press, 2009, p. 18.
2. See Picard, 2009, p. 108.
3. Quoted in Nairn Wilson and Stanley Gelbier (eds), *The Regulation of the Dental Profession by the General Dental Council*, John McLean Archive, Witness Seminar 1, British Dental Association, 2014, p. 21.
4. Quoted in Tricia Starks, *The Body Soviet: Propaganda, Hygiene and the Revolutionary State*, University of Wisconsin Press, 2008, p. 173.
5. See Picard, 2009, p. 117.
6.Colin Jones, *The Smile Revolution in Eighteenth-Century Paris*, Oxford University Press, 2014, p. 15.
7. See Picard, 2009, p. 161.

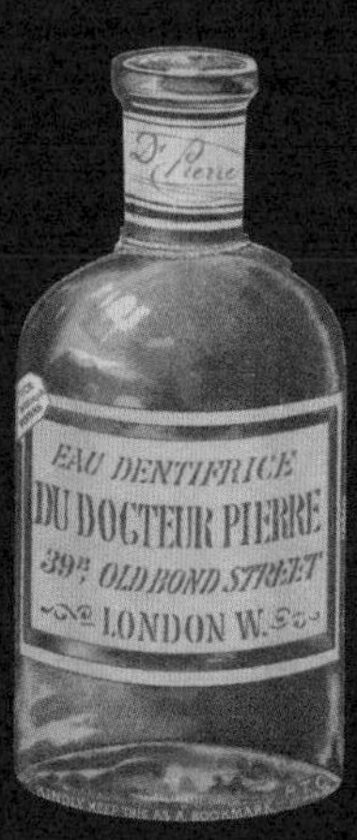


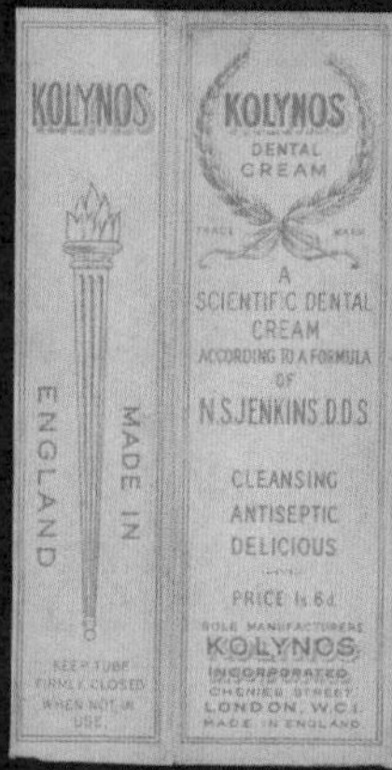


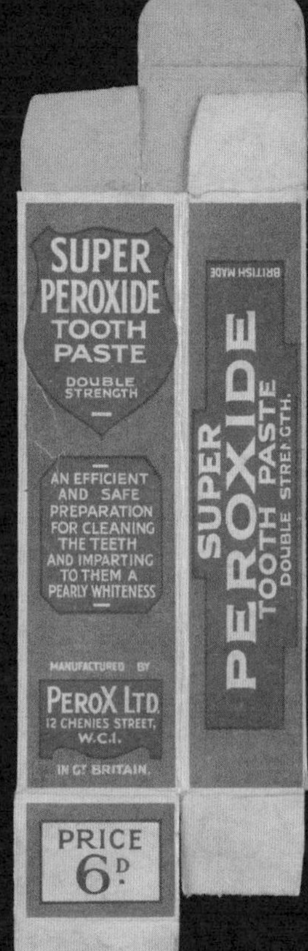


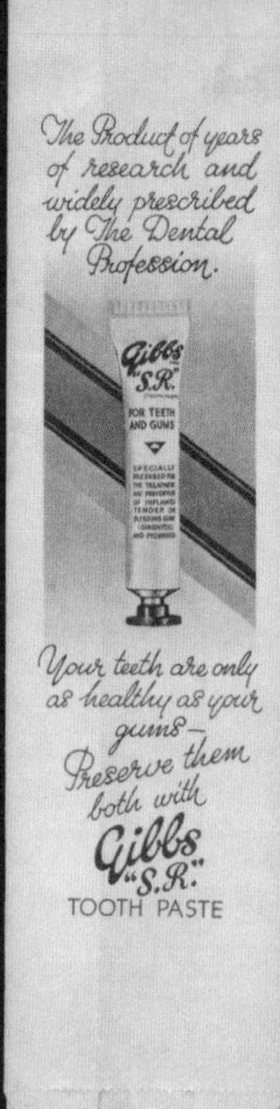


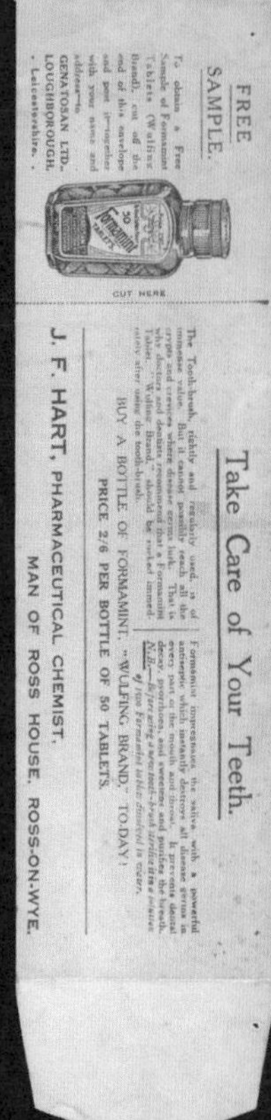


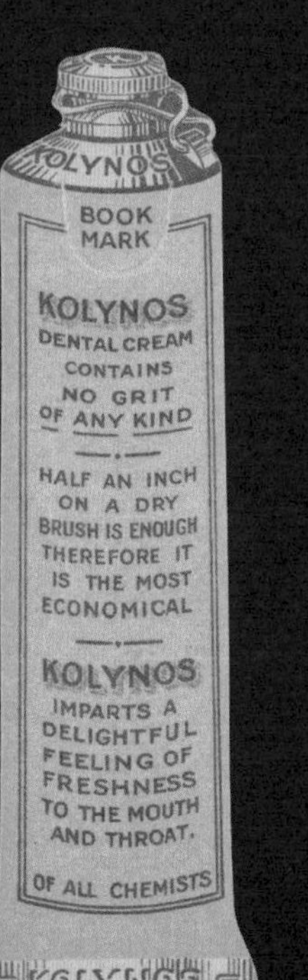


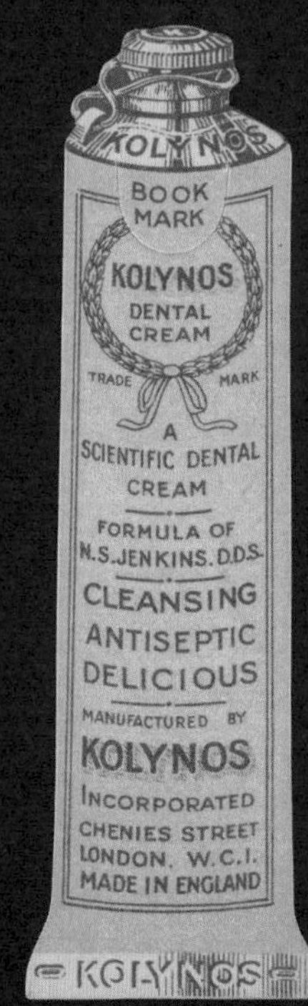


广告卡片和包装选登，出自 19 世纪末和 20 世纪初。固龄玉（Kolynos）强调其产品的科学和价格优势（本页左侧），而吉布斯和 J.F. 哈特（Gibbs and J. F. Hart）则推崇保护牙齿和牙龈健康的重要性（本页右上）。

在 1890 年左右的一份杂志中，W. 塞耶莫医生（Dr W.Ziemer）将亚历山德拉公主（Princess Alexandra）的头像印在了他的牙粉广告上（对页左上）。

邓特艾克牌（Dentyl，本页右下）和斯默克医生牌（Doctor Smoke，对页右上）牙膏都强调了它们的芳香和抗菌效果。

皮埃尔医生牌（Dr Pierre）牙粉牙膏的广告传单是由伯纳德·波特·德·蒙瓦尔（Bernard Boutet de Monvel）绘制的（使用了他的作品《摩洛哥》的部分元素，1920—1930 年，对页下方）。

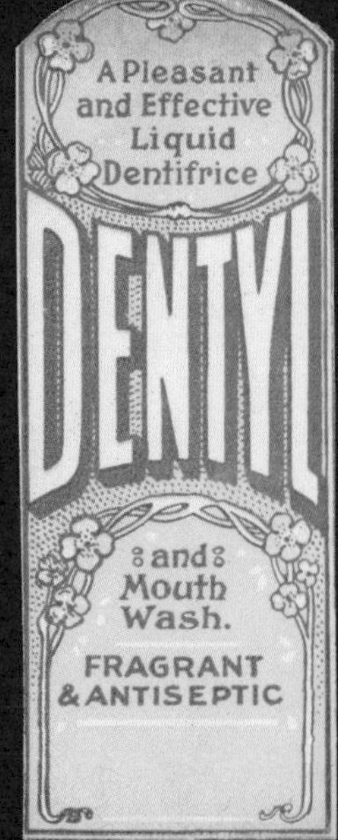

DR. PIERRE'S
DENTIFRICES
HYGIENICAL PREPARATIONS
FOR THE TEETH, BREATH & GUMS

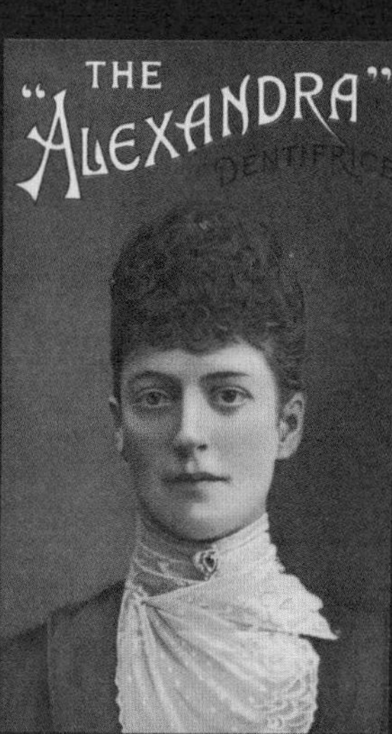


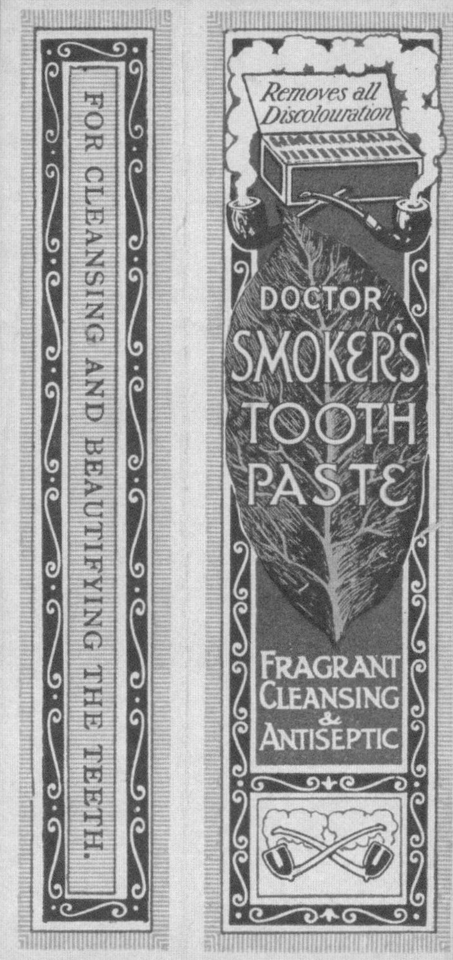


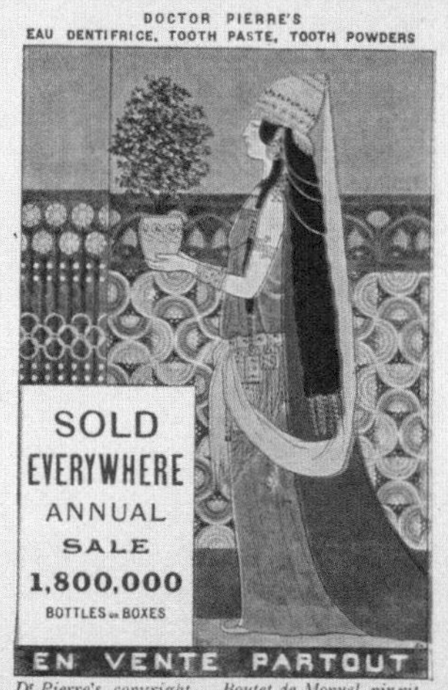


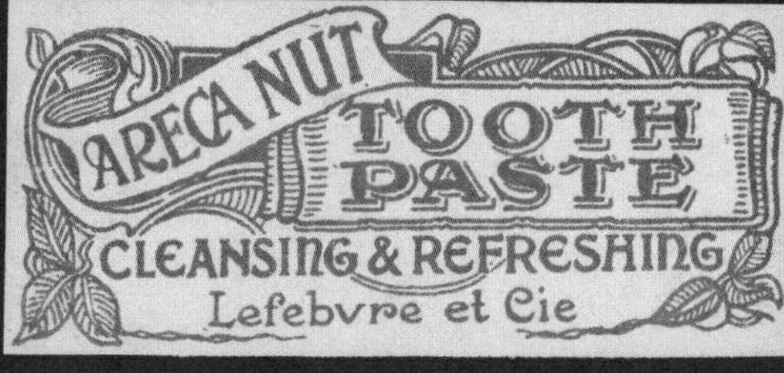


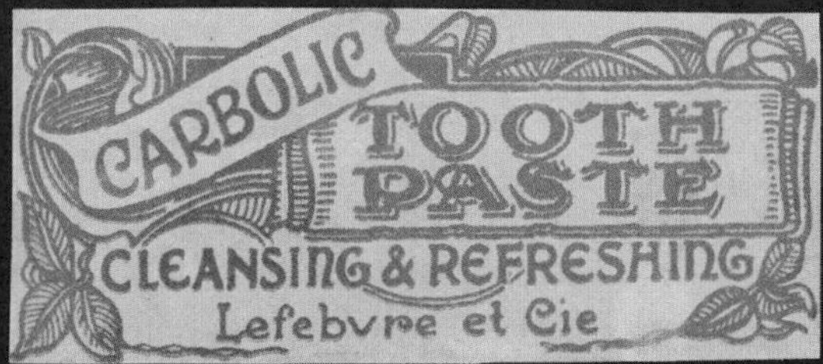

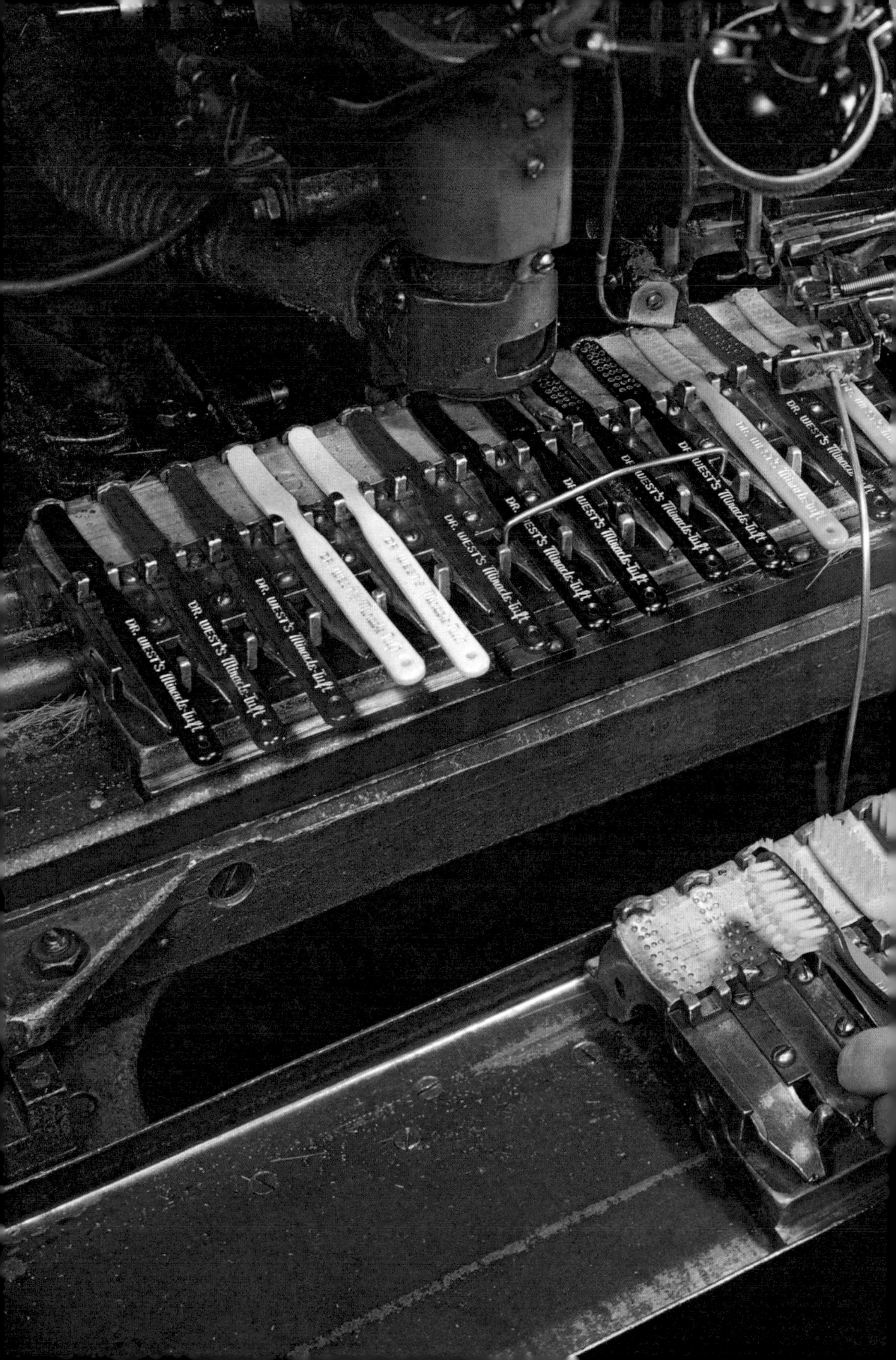
DR. WEST'S Miracle-Tuft

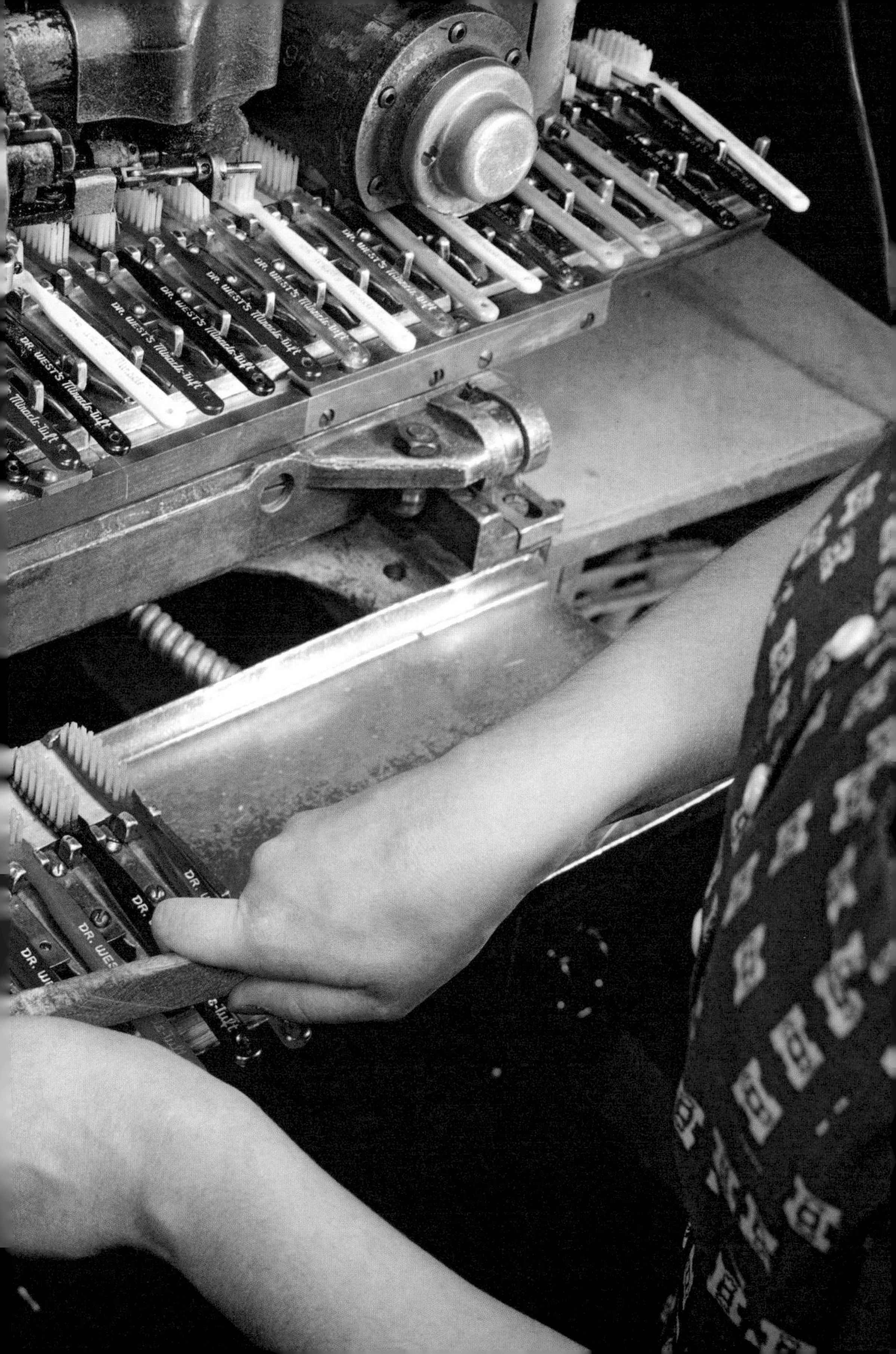
DR. WEST'S Miracle-Tuft

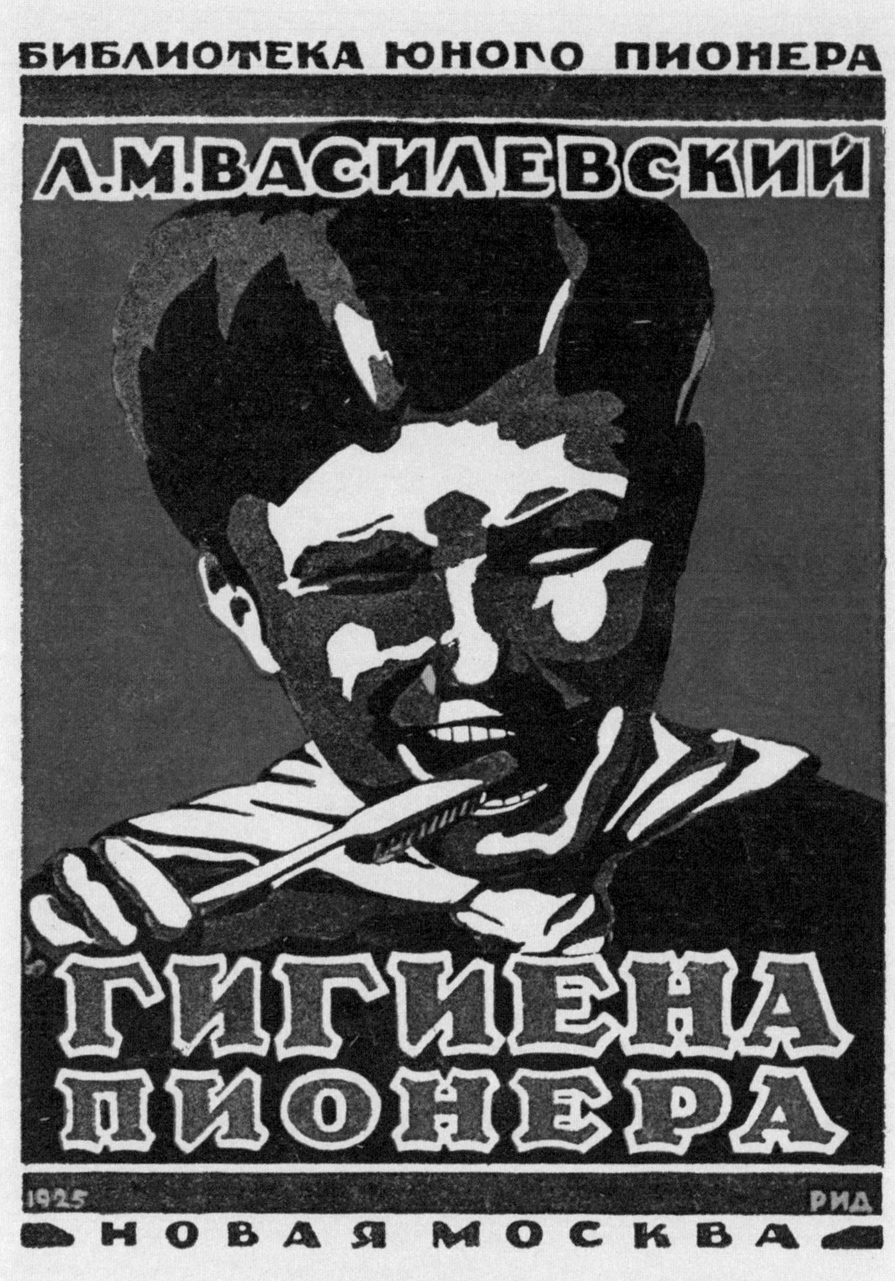


**前页 |** 尼龙成型硬化后被制成牙刷刷毛，马萨诸塞州列奥米尼斯特（Leominister），杜邦公司（DuPont factory，1939年）。机器在刷柄上打孔，将刷毛嵌入并固定。

**本页 |**《清洁先锋》（*Pioneer Hygiene*）一书的封面，作者 L.M. 瓦西列夫斯基（L. M. Vasilevskii），1925 年。

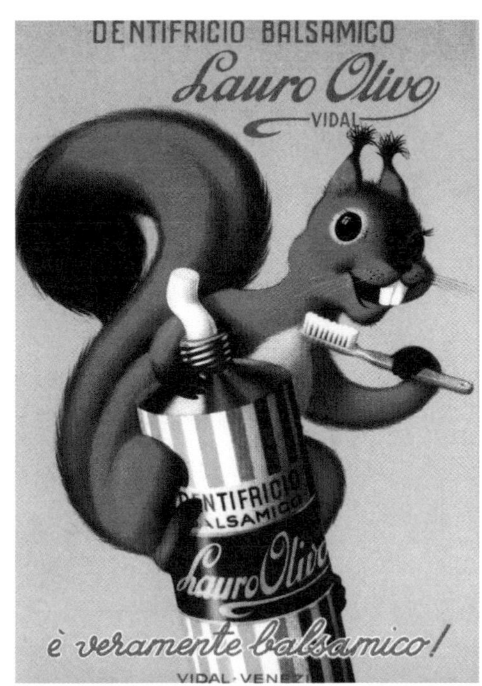


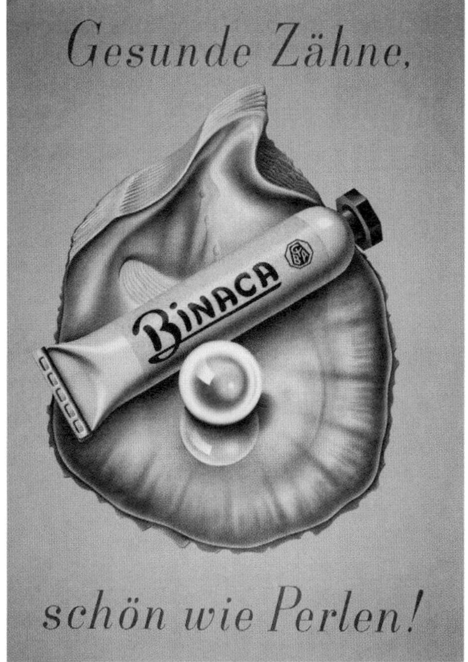


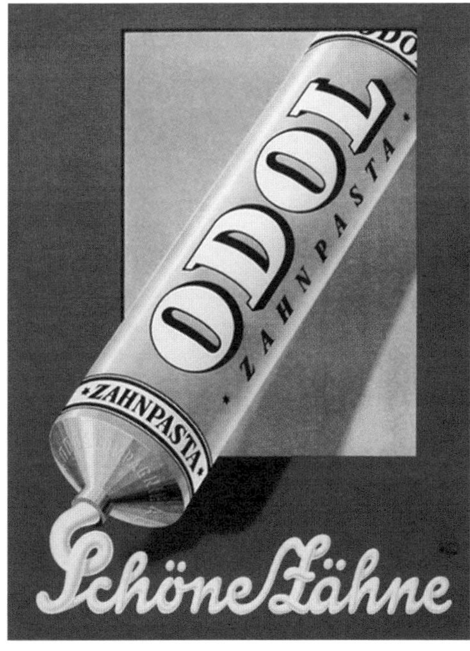


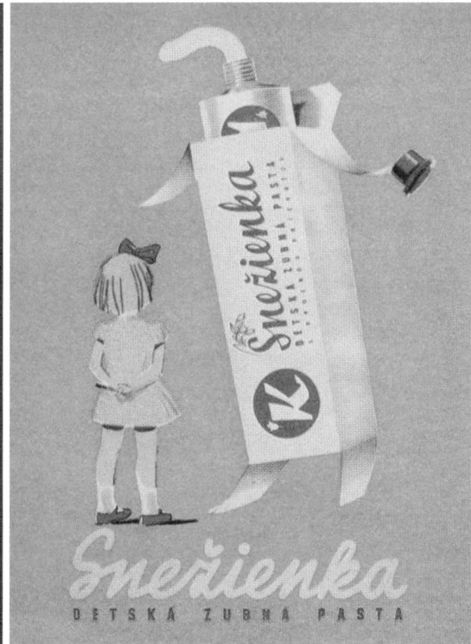


**左上 |** 1930 年左右的意大利广告，宣传劳伦 · 奥利佛（Lauro Olivo）香脂牙膏的修复作用。

**左下 |** 奥地利欧德公司（Odol）在广告中承诺“美丽的牙齿”，首次刊印于 1925 年。

**右上 |** 这幅 1945 年的拜纳卡（Binaca）牙膏广告出自瑞士艺术家尼克劳斯 · 斯托克林（Niklaus Stoecklin）之手：健康牙齿，珍珠般闪耀！

**右下 |** 20 世纪中叶捷克儿童牙膏广告。

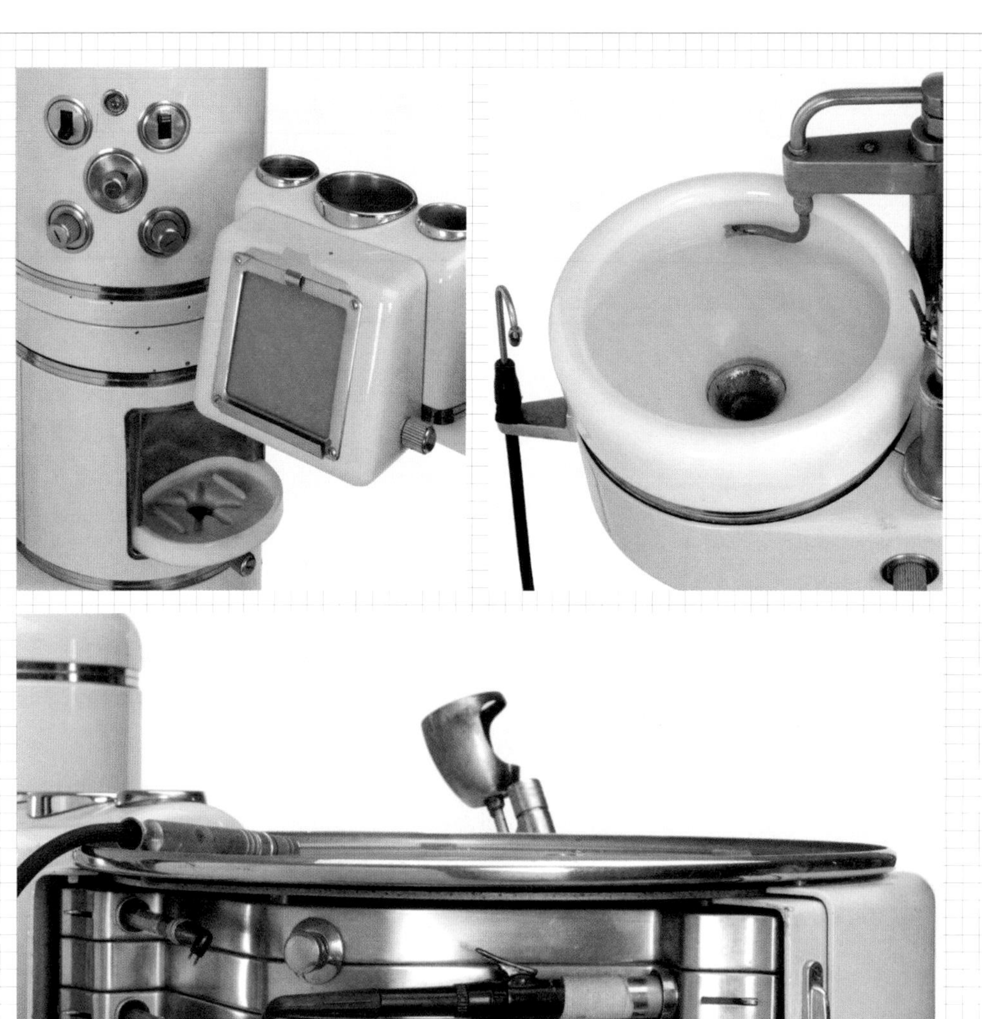

**本页 |** S. S. 怀特“A”型号高级牙科综合治疗仪局部，由 S. S. 怀特牙科制造公司生产（1938—1950 年）。

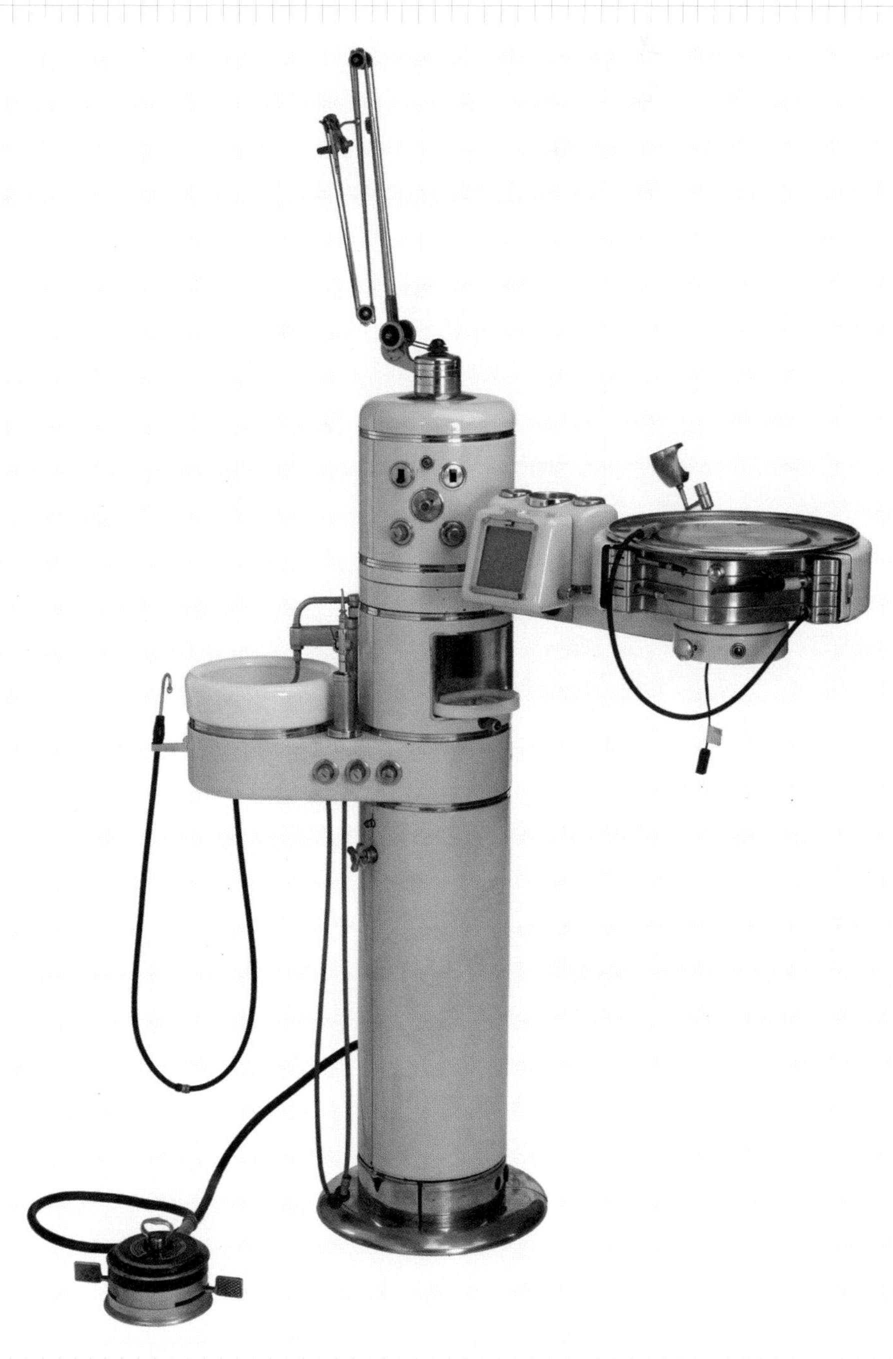

**本页 |** S. S. 怀特“A”型号高级牙科综合治疗仪（1938—1950 年），以踏板控制钻机为特色。

**后页 |** 立式广告，飞利浦氧化镁牙膏（约 1969 年），内含牙医指出可以消除口腔酸液的氧化镁乳剂。

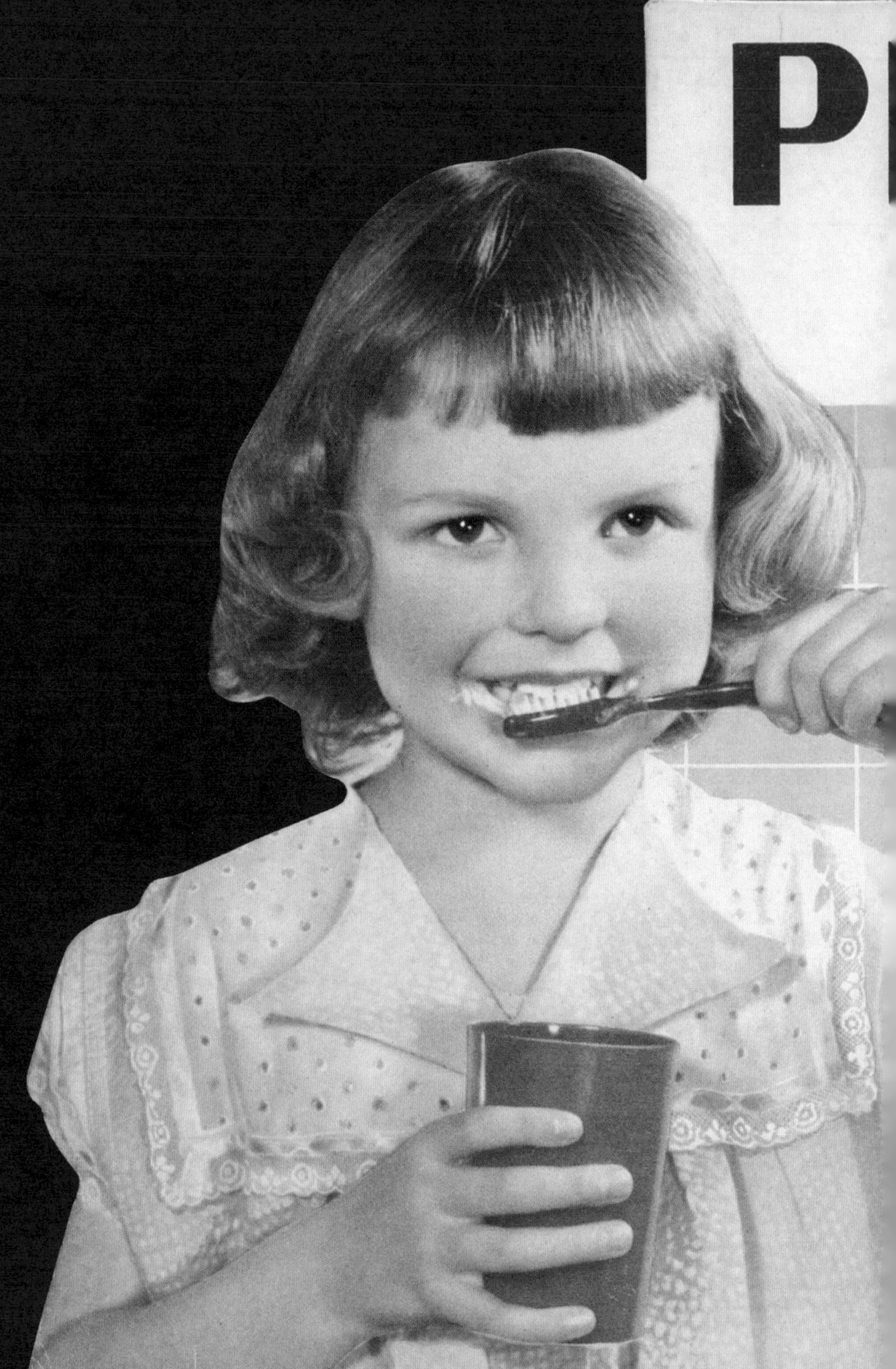

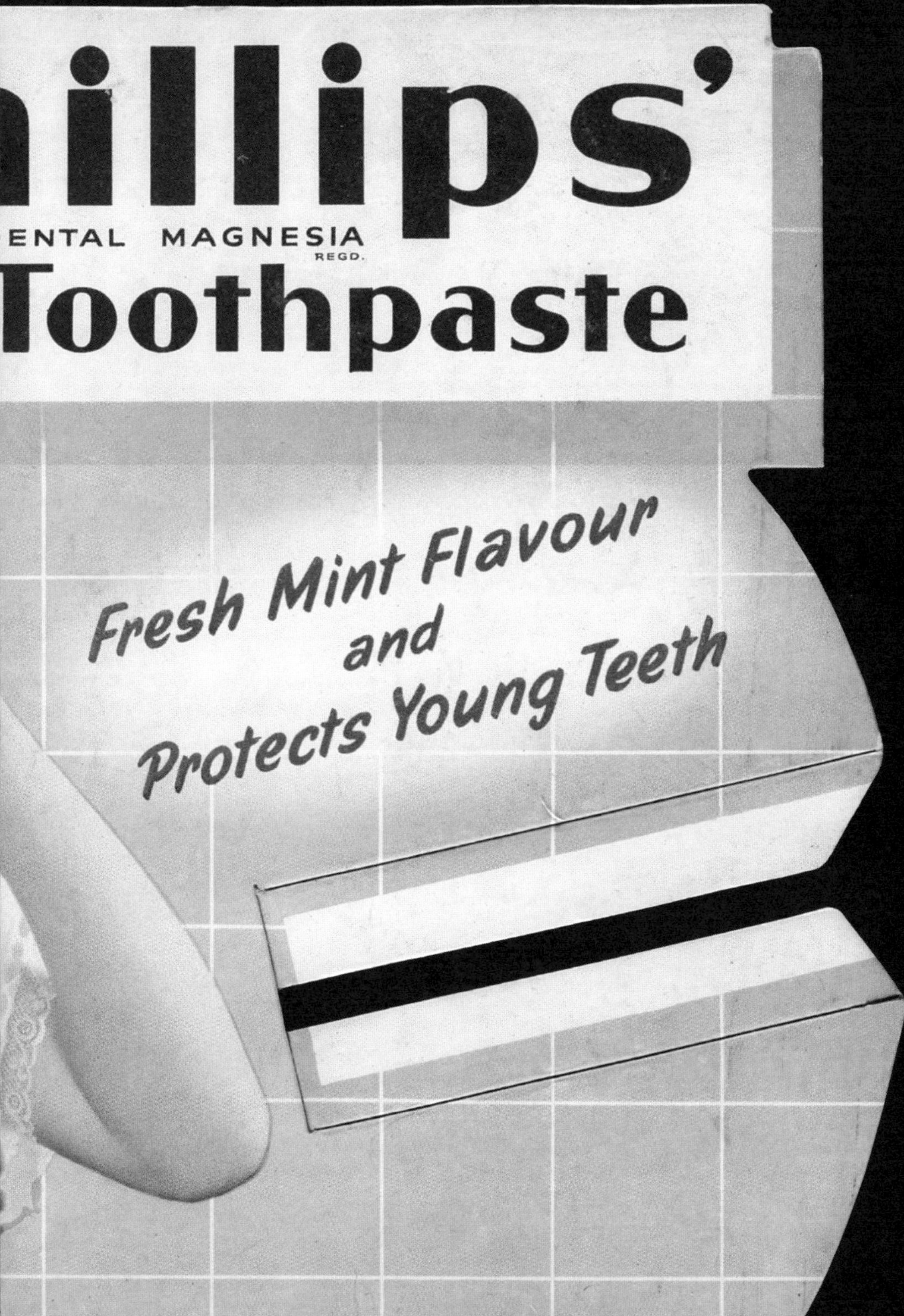

hillips'
ENTAL MAGNESIA
REGD.
Toothpaste

Fresh Mint Flavour
and
Protects Young Teeth

DM. 50

# 参考资料

**推荐参观地**

Berliner Medizinhistorisches Museum der Charité · Charitéplatz 1, D 10117 Berlin, Germany · bmm-charite.de

British Dental Association Museum 64 Wimpole Street, London W1G 8YS, UK · bda.org/museum

Dema Foundation Dental Museum Ilesa Road, Ile-Ifa, Osun State 220005, Nigeria · demafoundation.org/home

Deutsches Hygiene-Museum Lingnerplatz 1, 01069 Dresden, Germany · dhmd.de

Dittrick Medical History Center Allen Memorial Medical Library, 11000 Euclid Avenue, Cleveland, OH 44106-1714, USA · case.edu/artsci/dittrick/museum

Henry Forman Atkinson Dental Museum, University of Melbourne 720 Swanston Street, Carlton 3053 Victoria, Australia · henryformanatkinsondentalmuseum.mdhs.unimelb.edu.au

Historical Dental Museum, Temple University · 3223 North Broad Street, Philadelphia, PA 19140, USA temple.pastperfect-online.com

Hunterian Museum at the Royal College of Surgeons · 35–43 Lincoln's Inn Fields, London WC2A 3PE, UK rcseng.ac.uk/museums/hunterian

Kotteman Gallery of Dentistry, University of Illinois at Chicago 801 S. Paulina Street, MC621, Chicago, IL 60612, USA · dentistry.uic.edu/alumni/historic_conservation

Macaulay Museum of Dental History, Medical University of South Carolina 175 Ashley Avenue, MSC 403 Charleston, SC 29425, USA waring.library.musc.edu/macaulay.php

Musee d'Art Dentaire Pierre Fauchard, Paris · Académie Nationale de Chirurgie Dentaire, 22 Rue Émile Ménier, Paris, France

Museo de Odontología, University of Madrid · Ciudad Universitaria, 28040 Madrid, Spain · ucm.es/english/dentistry

Museum of Medicine & Dentistry, Nippon Dental University · 1–8 Hamaura-cho Chuo-ku, Niigata 951-1500, Japan · www2.ndu.ac.jp/museum/

Muzeum w Raciborzu · ul. Rzeźnicza 15, 47-400 Racibórz, Poland · muzeum.raciborz.pl/

National Museum of Civil War Medicine 48 East Patrick Street, Frederick, MD 21705, USA · civilwarmed.org

National Museum of Dentistry, University of Maryland · 31 South Greene Street, Baltimore, MD 21201, USA · dentalmuseum.org

Old Operating Theatre and Herb Garret 9A St Thomas's Street, London SE1 9RY, UK · thegarret.org.uk

Science Museum · Exhibition Road, London SW7 2DD, UK sciencemuseum.org.uk

Sindecuse Museum of Dentistry, University of Michigan · 1011 North University Avenue G565, Ann Arbor, MI 48109, USA · dent.umich.edu/about-school/sindecuse-museum/sindecuse-museum-dentistry

Sirindhorn Dental Museum · First floor, HRH Princess Maha Chakri Sirindhorn 50th Birthday Anniversary Celebration Building, No. 6, Yothi Road, Rajthawee District, Bangkok 10400, Thailand dt.mahidol.ac.th/division/en_Museum_and_Archive_Unit/

Surgeon's Hall Museums · Nicolson Street, Edinburgh EH8 9DW, UK museum.rcsed.ac.uk/dental-collection

Thackray Medical Museum Beckett Street, Leeds LS9 7LN, UK thackraymedicalmuseum.co.uk

Wellcome Collection · 183 Euston Road, London NW1 2BE, UK wellcomecollection.org

Wellcome Library · 183 Euston Road, London NW1 2BE, UK wellcomelibrary.org

Zahnmuseum Linz · Hauptplatz 1, 4020 Linz, Austria · zahnmuseum-linz.at

Zahnmuseum Wien · Währinger Straße 25a, A-1090 Wien, Austria zahnmuseum.at

**相关机构及网址**

American Academy of the History of Dentistry · historyofdentistry.org

American Dental Association Archives ada.org/en/member-center/ada-library/ada-archives

British Association of Dental Therapists badt.org.uk

British Dental Association bda.org

London's Pulse: Medical Officer of Health reports 1848–1972 wellcomelibrary.org/moh/

Virtual Dental Museum, University of the Pacific · dentalmuseum.pacific.edu/

Wellcome Images
wellcomeimages.org

**期刊**

*Dental Historian* · bda.org/museum/dental-links/lindsay-society

*Journal of the History of Dentistry*
histden.org/drupal/journal

**通史**

Rachel Bairsto, *The British Dentist*, Shire Library, 2015.

Robert Gregory Boddice (ed.), *Pain and Emotion in Modern History*, Palgrave Macmillan, 2014.

Constance Boquist and Jeannette V. Haase, *An Historical Review of Women in Dentistry: An Annotated Bibliography*, US Department of Health, Education, and Welfare, 1977.

Joanna Bourke, *The Story of Pain: From Prayer to Painkillers*, Oxford University Press, 2014.

Ann Dally, 'The lancet and the gum-lancet: 400 years of teething babies', *The Lancet* 348, 1996, pp. 1710–1711.

Peter Davis, *The Social Context of Dentistry*, Croom Helm, 1980.

Umberto Eco (ed.), *On Ugliness* (trans. Alastair McEwen), Harvill Secker, 2007.

Richard A. Glenner et al., *The American Dentist: A Pictorial History with a Presentation of Early Dental Photography in America*, Pictorial Histories, 1990.

Ove Hagelin and Deborah Coltham, *Odontologia: Rare and Important Books in the History of Dentistry*, Swedish Dental Society, 2015.

Gretchen E. Henderson, *Ugliness: A Cultural History*, Reaktion, 2015.

Christine Hillam (ed.), *The Roots of Dentistry*, British Dental Association / Lindsay Society for the History of Dentistry, 1990.

Roger King, *History of Dentistry: Technique and Demand*, Wellcome Unit for the History of Medicine, 1997.

Gerald Shklar and David Chernin, *A Sourcebook of Dental Medicine: Being a Documentary History of Dentistry and Stomatology from the Earliest Times to the Middle of the Twentieth Century*, Maro Publications, 2002.

Ben Z. Swanson, *Methods and Media of Dental Advertising, ca. 1700–1921, with a catalogue of the dental advertising ephemera in the Wellcome Institute Library including a scrapbook entitled 'Dental Memoranda' collected by T. Purland, 1844*, University College, London, M.Phil. thesis, 2 vols, 1987.

James Wynbrandt, *The Excruciating History of Dentistry: Toothsome Tales & Oral Oddities from Babylon to Braces*, St Martin's Press, 1998.

**史前与古代牙科史**

Tammy R. Greene, *Diet and Dental Health in Predynastic Egypt: A Comparison of Dental Pathology, Macrowear, and Microwear at Hierakonpolis and Naqada*, PhD thesis, University of Alaska, 2006.

Simon Hillson, *Teeth*, Cambridge Manuals in Archaeology, Cambridge University Press, 2005.

Fred Rosner, *Dentistry in the Bible, Talmud and Writings of Moses Maimonides*, American Academy of the History of Dentistry, 1994.

**欧洲早期牙科史**

Charles Allen, *The Operator for the Teeth* [1685] (ed. Ronald A. Cohen), Dawson's, 1969.

Bartholomaeus Eustachius, *A Little Treatise on the Teeth: The First Authoritative Book on Dentistry* [1563] (ed. David A. Chernin and Gerald Shklar, trans. Joan H. Thomas), Dental Classics in Perspective, 1999.

Arnauld Gilles, *The Flower of Remedies Against the Toothache: The First French Text on Dentistry and the Disease of the Teeth* [1621] (ed. Milton B. Asbell, trans. Jacques R. Fouré), Dental Classics in Perspective, 1996.

A. S. Hargreaves, *White as Whale Bone: Dental Services in Early Modern England*, Northern Universities Press, 1998.

Roger King, *The Making of the Dentiste, c. 1650–1760*, Ashgate, 1998.

**18 世纪牙科史**

Mark Blackwell, 'Extraneous Bodies: The Contagion of Live-Tooth Transplantation in Late Eighteenth-Century England', *Eighteenth-Century Life* 28, 2004, pp. 21–68.

Robert Darnton, *George Washington's False Teeth: An Unconventional Guide to the Eighteenth Century*, W. W. Norton, 2003.

Christine Hillam, *Brass Plate and Brazen Impudence: Dental Practice in the Provinces, 1755–1855*, Liverpool University Press, 1991.

Christine Hillam (ed.), *Dental Practice in Europe at the End of the Eighteenth Century*, Rodopi, 2003.

John Hunter, *The Natural History of the Human Teeth*, J. Johnson, 1778.

Colin Jones, *The Smile Revolution in Eighteenth-Century Paris*, Oxford University Press, 2014.

Stephanie Pain, 'The Great Tooth Robbery', *New Scientist*, 16 June 2001.

Ruth Richardson, 'Transplanting Teeth: Reflections on Thomas Rowlandson's "Transplanting Teeth"', *The Lancet* 354, 1999, p. 1740.

### 19 世纪牙科史

Arden G. Christen and Peter M. Pronych, *Painless Parker: A Dental Renegade's Fight to Make Advertising 'Ethical'*, American Academy of History of Dentistry, 1995.

J. A. Donaldson, *The National Dental Hospital 1859–1914*, British Dental Association, 1992.

Joseph Fox, *The Natural History and Diseases of the Human Teeth*, E. Cox and Son, 1814.

Alfred Hill, *The History of the Reform Movement in the Dental Profession in Great Britain During the Last Twenty Years*, Trübner & Co, 1877.

Christine Hillam, *James Robinson (1813–1862): Professional Irritant and Britain's First Anaesthetist*, Lindsay Society for the History of Dentistry, 1996.

Helen Scott Marlborough, *The Emergence of a Graduate Dental Profession, 1858–1957*, University of Glasgow PhD thesis, 1995.

Richard Skinner, *A Treatise on the Human Teeth* [1801] (ed. Max Geschwind), Argosy Antiquarian, 1967.

Ernest G. Smith and Beryl D. Cottell, *A History of the Royal Dental Hospital of London and School of Dental Surgery, 1858–1985*, Athlone Press, 1997.

Nairn Wilson and Stanley Gelbier (eds.), *The Regulation of the Dental Profession by the General Dental Council*, British Dental Association, 2014.

### 20 世纪牙科史

Anthony Freeman and Tom Sholl, *This is the DPB: The History of a Quango 1948 to 1998*, Dental Practice Board, 2000.

Stanley Gelbier, *Development of Industrial Dental Services in the United Kingdom*, Lindsay Society for the History of Dentistry, 1999.

Bernard Harris, *The Health of the Schoolchild: A History of the School Medical Service in England and Wales, Open University Press, 1995.*

Ruth Roy Harris, *Dental Science in a New Age: A History of the National Institute of Dental Research*, Iowa State University Press, 1992.

Alyssa Picard, *Making the American Mouth: Dentists and Public Health in the Twentieth Century*, Rutgers University Press, 2009.

Michael Ryan, *The Organization of Soviet Medical Care*, Blackwell, 1978.

David Charles Sloane and Beverlie Conant Sloane, *Medicine Moves to the Mall*, Johns Hopkins University Press, 2003.

Tricia Starks, *The Body Soviet: Propaganda, Hygiene and the Revolutionary State*, University of Wisconsin Press, 2008.

Nicholas Timmins, *The Five Giants: A Biography of the Welfare State*, HarperCollins, 1995.

*Charles Webster, The National Health Service: A Political History*, Oxford University Press, 2002.

Nairn Wilson and Stanley Gelbier (eds.), *The Changes in Dentistry Since 1948*, British Dental Association, 2014.

Nairn Wilson and Stanley Gelbier (eds.), *The Changing Role of Dental Care Professionals*, British Dental Association, 2014.

Nairn Wilson and Stanley Gelbier (eds.), *The Dental Press*, British Dental Association, 2014.

### 牙科与战争

Leslie J. Godden, *History of the Royal Army Dental Corps*, Royal Army Dental Corps, 1971.
*Handbook for Royal Naval Dental Surgery Assistants*, HMSO, 1957.

Jacqueline Healy (ed.), *Compassion and Courage: Australian Doctors and Dentists in the Great War*, Medical History Museum, University of Melbourne, 2015.

John M. Hyson Jr. et al., *A History of Dentistry in the US Army to World War II*, US GPO, 2008.

Emily Mayhew, *Wounded: From Battlefield to Blighty, 1914–1918*, Bodley Head, 2013.

### 法医牙科学

Christopher Joyce and Eric Stover, *Witnesses from the Grave: The Stories Bones Tell*, Little, Brown & Co, 1991.

Søren Keiser-Nielsen, *Teeth That Told: A Selection of Cases in which Teeth Played a Part*, Odense University Press, 1992.

William R. Maples and Michael Browning, *Dead Men Do Tell Tales: The Strange and Fascinating Cases of a Forensic Anthropologist*, Doubleday, 1994.

Robert Sullivan, *The Disappearance of Dr Parkman*, Little, Brown & Co, 1971.

### 牙科工具与材料

William J. Carter and Jean Graham-Carter, *Dental Collectibles and Antiques*, Dental Folklore Books, 1992.

Janine E. Meads, *The History and Development of Denture Materials*, University of Wales, 1993.

Hans Sachs, *The Toothpick and its History* (trans. Anna C. Souchuk), Steven R. Potashnick, 2010.

Nairn Wilson and Stanley Gelbier (eds.), *The History and Impact of Development in Dental Biomaterials over the Last 60 Years*, British Dental Association, 2014.

John Woodforde, *The Strange Story of False Teeth*, Routledge & Kegan Paul, 1968.

# 图像来源

除另有注明，
书中所有图像
皆转载自惠康图书馆。

a = 上
b = 下
c = 中
l = 左
r = 右

**25l** AF archive/Alamy Stock Photo; **25c, 25r** Warner Bros./The Kobal Collection; **26l** Museum of Fine Arts, Budapest; **27l** Galleria Borghese, Rome; **27c** Uffizi, Florence; **27r** Museo Nazionale di San Martino, Naples. Photo akg-images/De Agostini Picture Lib./A. Dagli Orti; 28 British Museum, London (EA2479); **32a** Chronicle/Alamy Stock Photo; **32c** Museum of Egyptian Antiquities, Cairo; **32b** Ottoman miniature, reproduction; **33a** The Print Collector/Alamy Stock Photo; **33c** Museo Egizio, Turin. Photo akg-images/De Agostini Picture Lib./G. Dagli Orti; **33b** 'The Tooth Worm as Hell's Demon', 18th century carved ivory, unknown artist, Southern France; **34b, 35b** Stichting Vrienden Tandheelkundig Erfgoed, University Museum, Utrecht; **38, 39** Kyoto National Museum (A甲679); **40cl, 40c, 40cr, 40bl, 40bc, 40br, 41** (all images) Stichting Vrienden Tandheelkundig Erfgoed, University Museum, Utrecht; **42** Photo Steve Gordon/Dorling Kindersley/Getty Images; **44c** Musée du Louvre, Paris. Photo Masterpics/Alamy Stock Photo; **44b** Illustration by Gustave Doré, prologue from book 1 of The Works of Rabelais, 1894, François Rabelais, translated by Sir Thomas Urquhart of Cromarty and Peter Antony Motteux; **45c** Elizabethan Gardens of North Carolina; **45b** Illustration by Gustave Doré, Pantagruel's Meal, from Gargantua and Pantagruel, François Rabelais, published in The Works of Rabelais, 1894, translated by Sir Thomas Urquhart of Cromarty and Peter Antony Motteux; **46c** Bibliothèque nationale de France, Paris; **47a** Bibliothèque nationale de France, Paris/akg-images; **47c** Prado Museum, Madrid; **48a, 49a, 49c, 60a, 61a, 61bl, 61br, 66a, 66b, 67a** Stichting Vrienden Tandheelkundig Erfgoed, University Museum, Utrecht; **67b** Gift of Dr G. J. Schade, Stichting Vrienden Tandheelkundig Erfgoed, University Museum, Utrecht; **72a** Stichting Vrienden Tandheelkundig Erfgoed, University Museum, Utrecht; **72c** Photo De Agostini Picture Library/M. Carreri/Getty Images; **73c** Galleria dell'Accademia/Leemage/Getty Images; **74a, 75a** Stichting Vrienden Tandheelkundig Erfgoed, University Museum, Utrecht; 82–83 Museum of Anthropology, St Petersburg (4336). Photo akg-images; **90a, 91a** Collection of George Washington's Mount Vernon, VA; **92a** Church of Santa Maria della Vittoria, Rome; **92c** National Gallery of Art, Washington, D.C. Andrew W. Mellon Collection (1942.8.5); **93a** Spanish Embassy, Rome; **93c** State Hermitage Museum, St Petersburg; **94a** Photo phisick.com; **95a** Early set of ivory dentures; **95c** Photo phisick.com; **98c** Shipley Art Gallery, Gateshead, Tyne & Wear, UK; **98b** Victorian bottle of clove oil; **99c** Private collection/Mondadori Portfolio/Getty Images; **102a, 103b** Stichting Vrienden Tandheelkundig Erfgoed, University Museum, Utrecht; **164a** Photo Mark Jay Goebel/Getty Images; **164c** Library of Congress, Prints and Photographs Division, Washington, DC. (LC-DIG-det-4a11783); **164b** Library of Congress, Prints and Photographs Division, Washington, D.C. (LC-DIG-nclc-05174); **165a** Library of Congress, Prints and Photographs Division, Washington, D.C. (LC-USZ62-35751); **165c** Photo dentalposterart.com; **165b** New York Public Library, The Miriam and Ira D. Wallach Division of Art, Prints and Photographs: Photography Collection, 1956; **166a, 167a** Photo phisick.com; **167c** Photo acuriouscollector.com; **167b** Cocaine medicine advert, 1885; **168a** Photo of a woman dentist performing tooth extraction, 1909; **168b** Photo of a promotional stunt by Painless Parker, c. 1900; **169a** New York Public Library. Schomburg Center for Research in Black Culture, Jean Blackwell Hutson Research and Reference Division; **169c** Collections of Strong Historical Society/Courtesy vintagemaineimages.com; **169b** Photo Museum of the City of New York/Byron Collection/Getty Images; **202a** Massachusetts Historical Society; **202c, 202b, 203a, 203c** US National Library of Medicine, Bethesda, MD; **203b** Harvard School of Dental Medicine, Boston, MA. Collections of the Boston Medical Library Museum, Rare Books Collection (Ref. KF224.W38B4 1850); **204a** U.S. National Library of Medicine, Bethesda, MD; **204c** Moscow Special Archive; **204b** Only known photograph of Karl Denke, 1924, after his suicide; **205a, 205c** Moscow Special Archive; **205b** Photograph of teeth of the victims of Karl Denke, 1920s; **206a** Photo Russell McPhedran/Fairfax Media via Getty Images; **206c** Natural History Museum/Alamy Stock Photo; **206b** Library of Congress, Prints and Photographs Division, Washington, D.C. (LC-B2- 2868-2); **207a** Photo Fairfax Media via Getty Images; **207b** Skulls of the Tsar Romanov's family, found in 1991, now buried in St Petersburg cathedral; **217, 222** British Dental Association Museum/Science Photo Library; **224–225** Russian State Library, Moscow; **226** © jondpatton/istockphoto.com; **228a** Illustration by Arthur Rackham from A Midsummer Night's Dream, by William Shakespeare. William Heinemann Ltd, London, 1908; **228c** akg-images/Album/Frank Powolny; **228b** Photo dentalposterart.com; **229a** Private collection; **229c** Bettmann; **230a** Bettmann/Getty Images; **230c** Photo K.K. Kriegspressequartier, Lichtbildstelle, Vienna/ÖNB-Bildarchiv/picturedesk.com/TopFoto; **230b** Army Medical Services Museum, Keogh Barracks, Aldershot, UK. Wellcome Images; **231c** Roger-Viollet/TopFoto; **231b** Army Medical Services Museum, Keogh Barracks, Aldershot, UK. Wellcome Images; **232a** RAMC Muniment Collection in the care of the Wellcome Library; **232c, 232b** Photo dentalposterart.com; **233a** Southwark Local History Library and Archive, London. Wellcome Images; **233c** Poster issued by the Ministry of Health, UK 1960s; **233b** Photo Orlando/Three Lions/Getty Images; **234a** Photo dentalposterart.com; **234c** Photo Fox Photos/Getty Images; **234b** Photo Orlando/Getty Images; **235a** Photo Popperfoto/Getty Images; **235c** TopFoto; **235b** Photo Orlando/Three Lions/Getty Images; **236a** Set of grillz, precious stones; **236c** Photo Du Film/Del/REX/Shutterstock; **236b** Tomomi Itano; **237a** Set of grillz, gold; **237c** Georgia May Jagger; **237b** Aki Toyosaki; **240-241** The Art Archive/Willard Cukver/NGS Collection; **242** Russian State Library, Moscow; **243al** Lauro Olivo toothpaste advert, Italy, c. 1930; **243ar** Binaca toothpaste advert, Germany, 1945; **243bl** Odol toothpaste advert, Austria, 1925; **243br** Snežienka toothpaste advert, Czechoslovakia.

# 索引

粗体数字代表图片所在页面

## H



## J



## K



## L



## M

## Z

## 作者简介

理查德·巴奈特（Richard Barnett）：医学和科学文化史领域的作家、教师和电台主播。早年在伦敦学医，后专研历史并执教于剑桥大学彭布罗克国王学院项目（Pembroke-Kings Programme）。2011 年他获得了惠康基金会首批资助金，活跃于英美电视广播媒体。他的首部作品《医学视角下的伦敦——疾病之城与治愈之城》即获 BBC 广播 4 台一周书选推荐。威尔·塞尔夫（Will Self）评价他的作品《病玫瑰》"博古又易懂"。他的作品还包括《手术剧场：十九世纪外科学图志》。个人网站 richardbarnettwriter.com.

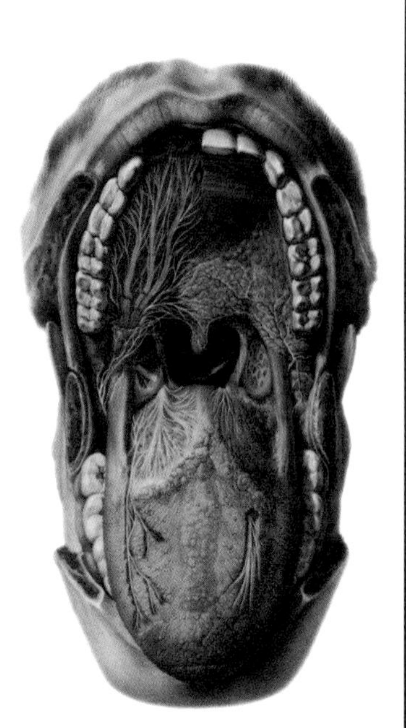

## 致 谢

敬此感谢：泰晤士－哈德逊出版社的崔斯坦·德·兰瑟（Tristan de Lancey），珍·莱昂（Jane Laing）和罗丝·布莱克特奥德（Rose Blackett-Ord）；考勒莱和怀特公司的皮特·罗宾森（Peter Robinson）和弗德里卡·里奥纳蒂（Federica Leonardis）；惠康图书馆的西蒙·查普林（Simon Chaplin），菲比·哈金斯（Phoebe Harkins），罗斯·麦克法兰（Ross MacFarlane）和丹尼·里斯（Danny Rees）；惠康影像的凯瑟琳·德雷克（Catherine Draycott），凯瑟琳·阿伦戴尔（Kathleen Arundell）和克里斯蒂娜·福西纳（Crestina Forcina）；惠康博物馆的佛朗西斯·巴里（Francseca Barrie）和科蒂·托比瓦拉（Kirty Topiwala）。特别感谢瑞秋·拜斯托（Rachel Bairsto），艾尔玛·布莱纳（Elma Brenner），斯坦利·盖尔比（Stanley Gelbier），克里斯汀·胡赛（Kristin Hussey），科林·琼斯（Colin Jones），罗斯·麦克法兰（Ross MacFarlane）和艾米莉·梅休（Emily Mayhew）的妙语灼见。由于在写作期间摄入了大量重口烟酒，特此向我的牙医罗伯特·德林（Robert Durling）诚意致歉。

献给詹姆斯·巴奈特（James Barnett）

Published by arrangement with Thames & Hudson Ltd., London

Design by Daniel Streat at Visual Fields

This edition first published in China in 2022 by Beijing Imaginist Time Culture Co.,Ltd., Beijing


北京版权保护中心外国图书合同登记号：01-2022-3772

**图书在版编目(CIP)数据**

微笑偷盗者：难以启齿的牙科学艺术 / (英) 理查德 · 巴奈特著；黄维佳译. -- 北京：北京日报出版社，2022.10

ISBN 978-7-5477-4349-2

Ⅰ. ①微… Ⅱ. ①理… ②黄… Ⅲ. ①牙科学－普及读物 Ⅳ. ① R78-49

中国版本图书馆 CIP 数据核字 (2022) 第 123199 号

责任编辑：姜程程
特邀编辑：马步匀　董　婧
装帧设计：高　熹
内文制作：陈基胜

出版发行：北京日报出版社
地　　址：北京市东城区东单三条8-16号东方广场东配楼四层
邮　　编：100005
电　　话：发行部：（010）65255876
　　　　　总编室：（010）65252135
印　　刷：中华商务联合印刷（广东）有限公司
经　　销：各地新华书店
版　　次：2022年10月第1版
　　　　　2022年10月第1次印刷
开　　本：787毫米 × 1092毫米　1/16
印　　张：16
字　　数：244千字
定　　价：198.00元

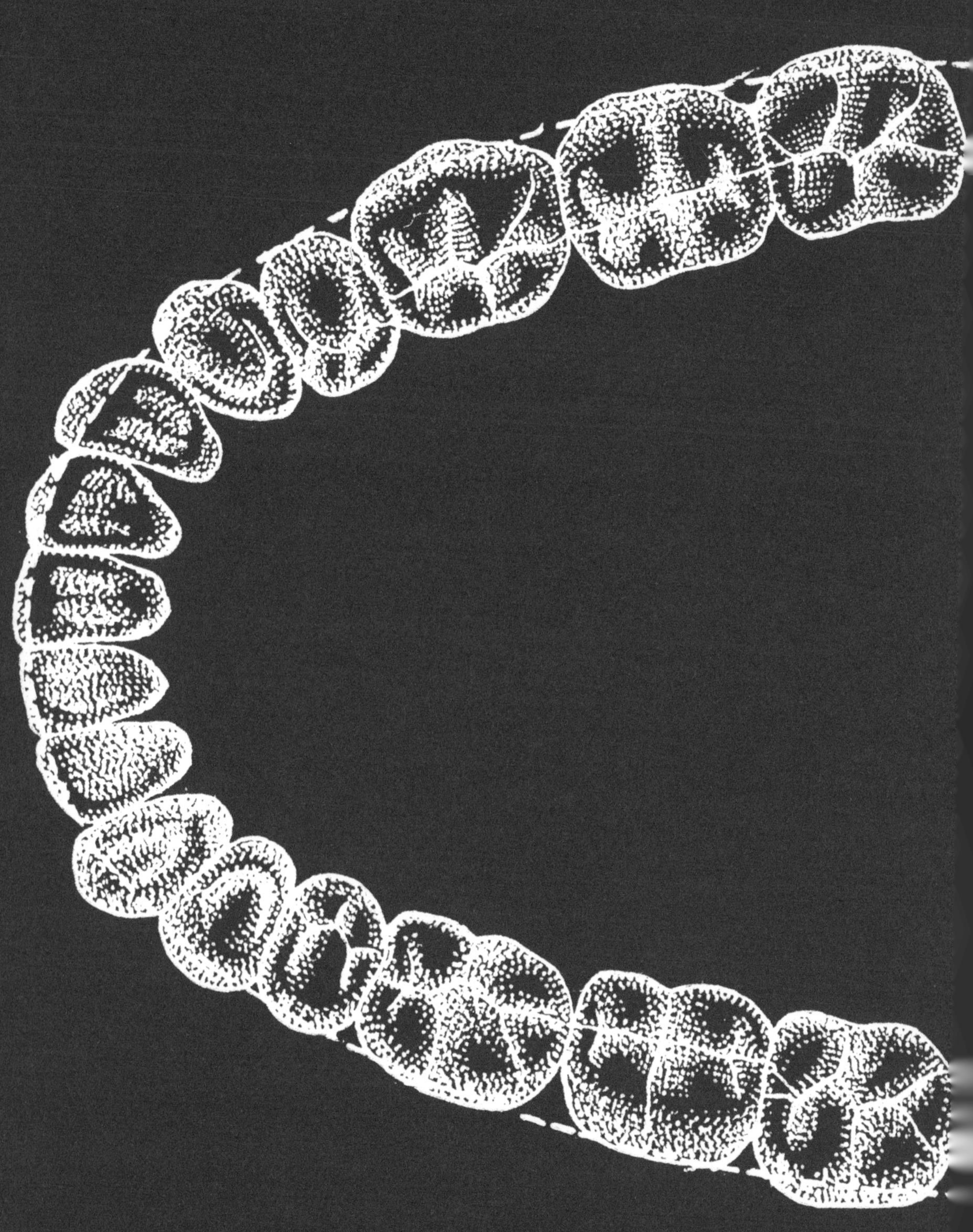